国家科学技术学术著作出版基金资助出版

国家卫生健康委员会"十三五"规划教材配套教材

供大数据相关专业学生及科研人员使用

健康医疗大数据建模
方法与应用

U0268645

主　　编　郭秀花
副 主 编　李文斌　薛付忠　胡国清
编　　者　(按姓氏笔画排序)

王　星	中国人民大学	周雪忠	北京交通大学
王　耘	北京中医药大学	胡国清	中南大学
方　亚	厦门大学	胡德华	中南大学
石再兴	厦门大学	夏　娟	首都医科大学
伍亚舟	陆军军医大学	夏佳楠	北京交通大学
华　琳	首都医科大学	高　琦	首都医科大学
安　红	北京中医药大学	郭秀花	首都医科大学
芮　牮	华南理工大学	诸　强	北京交通大学
李文斌	首都医科大学	陶丽新	首都医科大学
李洪凯	山东大学	黄安鹏	北京大学
杨克青	华南理工大学	蔡煜锋	中南大学
易　东	陆军军医大学	薛付忠	山东大学
罗艳侠	首都医科大学		

学术秘书　陶丽新　首都医科大学　　　　　夏　娟　首都医科大学

人民卫生出版社

·北　京·

图书在版编目（CIP）数据

健康医疗大数据建模方法与应用 / 郭秀花主编 . —
北京：人民卫生出版社，2022.9
ISBN 978-7-117-33224-8

Ⅰ.①健… Ⅱ.①郭… Ⅲ.①医学 - 数据处理 Ⅳ.
①R319

中国版本图书馆 CIP 数据核字（2022）第 101537 号

人卫智网	**www.ipmph.com**	医学教育、学术、考试、健康，
		购书智慧智能综合服务平台
人卫官网	**www.pmph.com**	人卫官方资讯发布平台

健康医疗大数据建模方法与应用
Jiankang Yiliao Dashuju Jianmo Fangfa yu Yingyong

主　　编：郭秀花
出版发行：人民卫生出版社（中继线 010-59780011）
地　　址：北京市朝阳区潘家园南里 19 号
邮　　编：100021
E - mail：pmph @ pmph.com
购书热线：010-59787592　010-59787584　010-65264830
印　　刷：中农印务有限公司
经　　销：新华书店
开　　本：787 × 1092　1/16　印张：26
字　　数：633 千字
版　　次：2022 年 9 月第 1 版
印　　次：2022 年 9 月第 1 次印刷
标准书号：ISBN 978-7-117-33224-8
定　　价：98.00 元

打击盗版举报电话：**010-59787491**　　E-mail：**WQ @ pmph.com**
质量问题联系电话：010-59787234　　E-mail：zhiliang @ pmph.com
数字融合服务电话：4001118166　　E-mail：zengzhi @ pmph.com

内 容 提 要

随着互联网、云计算、大数据、人工智能、可穿戴健康医疗设备等领域的快速发展，每天都有海量、多源、异构的健康医疗大数据产生。如何挖掘和利用好这些大数据，将数据库变成知识库进而为人们带来更有效的健康医疗服务，已成为高校人才培养和众多医学科研工作者共同关注的焦点。本教材针对健康医疗领域大数据，从实际应用角度出发，深入浅出地介绍了多种大数据建模方法和基于 R 语言、Python 语言等软件实现程序。本书共分 14 章：绪论、大数据存储与管理技术、医学图像大数据的结构化处理方法、医学文本与语音大数据的处理方法、健康医疗高维大数据常用降维方法、互联网健康医疗大数据的获取、健康医疗大数据的关联分析、分类诊断常用的数据挖掘方法、回归预测常用的数据挖掘方法、健康医疗大数据深度学习方法、健康医疗时间序列大数据的建模方法、健康医疗大数据的时空建模方法、健康医疗大数据背景下的因果推断、生物信息大数据建模方法与应用。此外，附录部分增加了大数据分析软件简介等内容。书中例题的数据库、练习题答案等内容以二维码形式展示。

本教材内容丰富、方法先进、通俗易懂、实用性强，可作为大数据相关专业学生的核心课程教材，或作为医学类院校数据科学与医学大数据专业的核心课程教材，以及医学工程专业的核心课程或选修课程教材；也可作为医学各专业研究生开设医学统计学课程的拓展、配套教材。同时，对从事健康医疗科学研究的工作者亦是方便自学的有益方法学书籍。

序　言

当生命医学研究经历了艰辛劳动和不懈努力后，总渴望有新的发现、新的收获及新的希望。对生命医学的认识、探索及创造一直都伴随着认识和改造世界的方法学、方法论的发展和提升。信息技术的蓬勃发展使得健康医疗领域出现规模巨大、传递迅速、形式复杂多样、非结构化程度高的海量数据。数据来源包括居民健康档案、临床诊疗、健康/疾病监测、健康医疗保险、可穿戴设备移动监测、代谢组学（基因组、转录组、蛋白组、糖基组、代谢组等）等，形式可以是统计报表、空间数据、文字、声音、图像、超文本等各种数据信息。海量数据的出现促使健康医疗领域进入新的时代，如何利用统计模型将海量数据进行整合分析，进而实现个性化医疗、疾病预防和健康管理，是健康医疗领域当下面临的一个重要挑战。通过大数据对患者个人身体状况的分析，可为患者制订个性化治疗方案，起到更好的治疗效果；通过大数据对健康人群进行追踪，可得到疾病风险评估与预测模型，为早期识别疾病、实施干预奠定基础。从全新视角挖掘与应用的健康医疗大数据是国家重要的基础性战略资源和重要的生产要素，将给人类带来新财富，对科技创新、人才培养和产业发展等都具有重大意义。

健康医疗大数据是无法在可承受的时间范围内用常规软件工具进行捕捉、管理和处理的健康数据集合，是需要新处理模式才能得到具有更强的决策力、洞察发现力和流程优化能力的海量、高增长率和多样化的信息资产。健康医疗大数据领域包含不同维度获取、分析和利用大数据，其中如何基于模型驱动与数据驱动，采用先进、适宜的建模方法对健康医疗大数据进行分析，是本领域的关键核心问题，也是瓶颈技术问题。健康医疗大数据需要相关领域的专业人士与统计建模专家一起对数据进行有针对性地分析与信息挖掘，这种跨学科、跨领域合作能够实现对健康医疗大数据的有效利用与转化。

迄今为止，国内已有近700所本科院校设立了"数据科学与大数据技术"专业、近20所高校成立了健康医疗大数据或数据科学研究院，并招收大批博士生、硕士生。然而目前我国尚缺乏健康医疗大数据分析方法方面的教材及专著。顺应时势，首都医科大学郭秀花教授和李文斌教授组织全国10余所高校20余名专家共同撰写了这本具有鲜明特色的教材。本教材从健康医疗大数据的基本概念出发，按照健康医疗大数据的类型，介绍非结构化大数据的结构化处理方法、大数据的获取与管理方法、多种大数据建模的数据挖掘方法以及多种先进的深度学习方法。本教材注重分析方法的适用性与通用性，并将之与现代大数据处理的理论相结合，在确保教材科学性、严谨性、系统性的基础上，强调通俗易懂，突显实用、便于学习的特点。因此，本书可作为各医学院校数据科学与医学大数据等专业的教材，亦为从事健康医疗科学研究工作者的有益方法学书籍。有理由相信，本教材的出版将有益于推动健康医疗领域科技创新、人才培养和产业发展。

中国科学院院士
首都医科大学副校长
首都医科大学健康医疗大数据研究院院长
2022 年 6 月于北京

前　言

随着互联网、云计算、大数据、人工智能、可穿戴健康医疗设备等领域的快速发展,每天都有海量、多源、异构的健康医疗大数据产生。如何挖掘和利用好这些大数据,将数据库变成知识库进而为人们带来更有效的健康医疗服务,已成为高校人才培养和众多医学科研工作者共同关注的焦点。围绕健康医疗大数据获取与分析建模的领域,需要培养大批人才。然而目前,我国各高校普遍缺少相应的教材。我们组织全国 25 名在健康医疗大数据领域教学科研一线的专家编写了本教材。

编写本教材遵循的原则主要有:第一,内容的科学性为主,兼顾方法的实用性。正确阐述健康医疗大数据及其建模方面的科学理论和概念定义,理论密切联系实际,重要方法以实例解释理论,对实践起到指导作用的基础上注意将本领域最新发展成果、新技术、新方法纳入本教材。第二,把握好写作条理性。注重教材的层次分明、条理清楚,教材体系能反映内容的内在联系及机器学习处理大数据的思维方式。第三,以研究生或同等水平阅读能力群体为主要对象,并兼顾本科生数据科学专业教学。从认知规律出发,富有启发性,便于学生学习。第四,突出实践技能,强化软件操作。注重健康医疗大数据各种机器学习方法(数据挖掘、深度学习等),以实际案例引入,采用 R 语言或 Python 语言软件编程,并给出结果解释,使学生真正掌握大数据建模计算方法。

本教材共分为十四章:绪论、大数据存储与管理技术、医学图像大数据的结构化处理方法、医学文本与语音大数据的处理方法、健康医疗高维大数据常用降维方法、互联网健康医疗大数据的获取、健康医疗大数据的关联分析、分类诊断常用的数据挖掘方法、回归预测常用的数据挖掘方法、健康医疗大数据深度学习方法、健康医疗时间序列大数据的建模方法、健康医疗大数据的时空建模方法、健康医疗大数据背景下的因果推断、生物信息大数据建模方法与应用。此外,附录部分还包括了大数据分析软件简介等内容。为了压缩篇幅,书中例题的数据库及练习题答案等内容以二维码形式展示。

在本教材即将问世之际,感谢中南大学孙振球教授,孙教授在全国研究生《医学统计学》教材第五版编写会议上,提议主编一部健康医疗大数据建模方法与应用方面的教材;感谢首都医科大学王松灵副校长等有关领导对本教材编写工作给予的关心、支持与指导;感谢来自全国 11 所高校的 20 余位大数据建模与应用领域专家在缺少参考书籍和参考资料的情况下，百忙中认真撰写各自负责的章节内容，反复凝练、修改与完善书稿；最后，感谢学术秘书夏娟、陶丽新老师为本书做了大量而繁杂的具体工作，还要感谢研究生冯巍、张彦飞、李伟铭、刘悦、武志远、李志伟、潘荟颖、刘梦梦、张海平、吕世云、于思琪、王金琪、韩泽、曹耘嘉、王唱唱、邹雯等同学对本书所有例题、软件操作进行了复核，并认真校对书稿。另外，还要感谢参与本书编写，但未列入编者名单的颜素容、缪素芬、刘颖、李芳、宋秋月、陈佳、李高明等老师。

　　本书可作为医学院校数据科学与医学大数据专业的核心课程教材，以及医学工程专业的核心课程或选修课程教材；也可供临床医学、基础医学、口腔医学、卫生信息管理学、生物医学工程学、中医药学等医学类专业开设进阶层次的专业拓展课程教学使用，同时，对从事健康医疗科学研究的工作者亦是方便自学的有益方法学书籍。限于编者的学识和精力，本书的缺点和错误在所难免，恳请广大读者批评指正，给我们提出宝贵意见（Email：guoxiuh@ccmu.edu.cn），以便再版时及时改正，谢谢！

郭秀花

2022 年 6 月于北京

目　录

第一章 绪 论

健康医疗大数据是国家重要的基础性战略资源和生产要素,被比喻为 21 世纪的"新石油"和"金矿",其挖掘与应用将给人类带来新财富视角,对科技创新、人才培养和产业发展等都是一项全新的创造性工程,对国家和民族的今天、明天及未来都将具有重要的现实意义和长远的战略意义。中共中央、国务院 2016 年颁布的《"健康中国 2030"规划纲要》,国务院办公厅 2016 年《关于促进和规范健康医疗大数据应用发展的指导意见》和 2018 年《关于促进"互联网 + 医疗健康"发展的意见》印发实施,对"健康中国""数字中国""创新强国"建设作出了一系列战略前瞻性部署。因此,基于健康医疗大数据进行建模和利用,必将成为重要的核心技术。

第一节 健康医疗大数据的概念与属性

一、健康医疗大数据的基本定义

大数据(big data)的概念有多种不同的说法。根据国务院《促进大数据发展行动纲要》,大数据首先是数据,即大数据是一种以容量(或规模)大、类型多、处理速度快、应用价值高但密度低(简称 4 个"V")为主要特征的数据集合。大数据的获取与利用体现在大数据的采集、存储和建模分析方法上,是对数量巨大、来源分散、格式多样的数据进行重组和二次利用,通过大数据建模分析发现新知识、创造新价值、提升新能力。

健康医疗大数据是涉及人们生老病死、衣食住行等生命全周期、生活全方位、生产全过程中所产生、发生及交互产生的有关生理、心理、生产、生活、道德、环境,及社会适应、疾病防治、公共卫生、健康管理等方面的数据、再生/衍生数据及元数据。发展健康医疗大数据事业与产业,以科技创新为动力,运用新技术,探索新模式,增强新动力,打造以大数据为资源链的国家优质医疗服务新业态,应对高度个性化的公众健康日益增长新需求。

二、健康医疗大数据的特征

1. **数据规模大** 一个人的全基因组数据分析为 500M~100G,全基因数据可以有 75 万个位点以及上百万个拓展位点信息;目前一个中等医院放射科每天产生的影像数据约 15G,每年约 5TB。到 2020 年,全国有 250 亿台外部设备联网,中国的医疗数据总量达到 35ZB;有大约 180 个子系统全天候运行的数据。

2. **数据类型多** 包括结构化数据和非结构化数据(前者占 10% 左右,后者占 90% 左右),其中非结构化数据种类繁多,例如邮件、图片、音频、视频、微信、微博、位置信息、链接信息、手机呼叫信息、网络日志等。

3. **处理速度快** 在 Web2.0 应用领域,1 分钟内新浪可以产生 2 万条微博、淘宝可以产生 6 万件商品信息、百度可以产生 90 万次搜索查询。随着 5G、物联网和人工智能技术的迅速发展，远程病理诊断、远程医学影像诊断、远程监护、远程会诊、远程手术几乎可以做到完全同步。

4. 价值密度低 很多有价值的信息都分散在海量数据中。以医疗数据为例，不同医疗机构产生的大量医疗记录包括许多事务性记录，以及重复、有歧义甚至错误和相互矛盾的描述，需要通过鉴别来提取有用的信息。

三、健康医疗大数据的价值属性

当前，根据来源和应用方向，学术界和产业界对健康医疗大数据有各种各样的分类方式。为了更好地理解健康医疗大数据应用发展的必然性和其在公众日常生活中所发挥的巨大价值，主要探究其价值属性。

1. 应用属性 在于其使用价值。大数据是在应用过程中获取和聚集数据。健康医疗大数据是在各种各样应用过程中形成的资源链。健康医疗大数据资源链的形成过程，也是其使用价值的释放过程。健康医疗大数据可以根据人群和场景需求定位应用目的，应用目的越清晰，使用价值就越凸显。

2. 社会属性 在于其交换价值。大数据既可以作为资源也可以作为资产，从而具有了服务不同目的而产生的交换行为。社会交换自然产生交换价值，根据交换的目的和交互模式，价值大小有所差异。

3. 科学属性 在于其知识价值。大数据蕴藏着大量的信息，这些信息是智慧的源泉。大数据通过采集、承载、存储、呈现等各个环节，形成面向健康、医学、生物等各个方向应用的健康医疗大数据，表现为语音和文本、图像和文件、视频和数据流三类物理形态，承载信息的物理电子信号可以有数字和模拟两种形式，无论哪种信号形式，都需要关注信号的干净有效，这是保障数据质量的前提条件。其次，为了更好地从信号承载的数据信息中发现新知识，物理信号和数据信息的格式化和标准化尤为重要。再次，挖掘数据信息的科学价值，需要大力发展数据的科学处理方法和数据可视化处理技术。对数据的深度挖掘和多维度分析，可能发现事物的新规律和新生事物。科学价值是知识发现的智慧源泉，也是价值创造的有力工具。此时更需要关注数据质量，从物理信号到数据信息再到知识发现，每个环节都更要注重其数据的质量，没有数据质量就没有知识属性。

4. 时空属性 在于其跨界融合的价值。大数据的"大"由两个方式形成：一是大来自"长"，即在应用中自然形成的过程，如一个人一生的数据积累，一个家族长期传承的数据积累，一个中医药学科的长期历史积累等。二是大来自"小"，在于有外界各方合力推动其形成所谓的"大"，在某个方向的大规模应用，如全国糖尿病患者及高风险人群的筛查；或在跨领域跨方向的融合发展，如环境、公安、民政、社保等领域数据对特定群体的健康或疾病风险管理的应用。

四、发展健康医疗大数据需要科学创新思维

健康医疗大数据与每个人的生命、生活、生产息息相关。健康医疗大数据是"未知大于已知、已知蕴藏未知"的国家战略新领域，事关国人生命安全以及国家生物国防和战略安全。"实施国家大数据战略、加快建设数字中国"为我国新兴战略发展方向，其中健康医疗

大数据是国家基础战略性资源和国家最核心资产，是"健康中国"和"数字中国"两大国家战略的融合点，也是"创新强国"和"健康产业"两大国家战略的交汇点。其发展繁荣必将极大增强群众获得感、破解医改新难题、发展经济新动能，必将引领民生、经济和科技等多方位取得全面突破性发展，是新时代赋予的新机遇。

发展健康医疗大数据，要求人人都成为大数据科学家不切实际，但是大数据已经深入所有人生活、生产的方方面面，人人都应该掌握大数据所带来的新方法新思维。当前，已由以测量为基础的单一科学方法，发展到与其并行的以数据驱动为基础的新科学思维方式方法。过去的科学思维方式方法是基于传统以探究因果关系为科技创新的理论基础，以测量为工具的科学方法；大数据是基于数据驱动为方法，不仅研究事物间的因果关系，更要探索事物间的关联关系，以人工智能为工具，研究数据之间偶然中的必然性，开展知识推理工作，寻找"非逻辑性"的事物之间存在的关系，主要是以创新思维方式为工具的科学方法。

第二节　健康医疗大数据的分类与应用

一、健康医疗大数据分类方法

健康医疗大数据是指依据国家法律法规和工作职责，各级各类医疗卫生机构在服务和管理过程中产生和使用的公共卫生、计划生育、医疗服务、医疗保障、药品供应、综合管理等健康医疗数据，及医疗救治过程中医患和医药交互时所产生的全部数据和交互数据，包括相关企事业单位在为公众提供第三方健康医疗咨询、检查检验等服务过程中所产生的数据，以及公众在健康维护中提供的个人信息和医疗仪器设备所采集的数据。健康医疗大数据涵盖生物、临床、心理、行为、社交、环境、商业等与人类健康活动具有直接或间接关系的所有数据源，包括专病专科大数据、肿瘤临床大数据、医药研发大数据、用药安全大数据、疾病风险大数据、中医"治未病"大数据、健康监测大数据、健康教育大数据、旅游养老大数据等。各种健康和医疗新技术新服务正在改变公众的就医模式和健康理念。

健康医疗大数据可以分为以下五大类：

1. **健康医疗服务供给方数据**　各级各类医疗卫生机构运营过程中产生的数据。以医院信息系统（HIS）为例，主要包括门诊挂号子系统、门诊收费子系统、住院信息管理系统、药库管理子系统、药房管理子系统、病案信息管理系统、财务监管子系统、医疗保险（社保）子系统等。

2. **服务对象（患者）数据**　服务对象的标识和人口学特征，以及社会、经济、环境和健康危险因素，同时包括：

（1）人口普查、出生、死亡登记数据。

（2）健康体检、健康管理及可穿戴设备收集的生命体征监测数据。

（3）网络行为数据，例如网络挂号、远程医疗、网络购药、健康咨询、医患病友交流等。

（4）传染病报告、慢性病监测、重大疾病（如恶性肿瘤、心血管疾病）及营养调查、国家卫生服务调查等数据。

3. **实体医疗机构（公共卫生机构）服务数据**　涵盖服务对象"从生到死"在公共卫生机构和医疗机构接受所有服务过程中产生的数据，包括计划生育服务、孕产妇保健、计划免疫、儿童保健、门(急)诊及住院的医疗记录等。医疗记录包括诊断、体格检查、实验室检查、影像学检查、基因测序、用药、手术与操作、诊疗路径记录等。数据增长快速,特别是新兴检测如基因检测数据。

4. **研发数据** 主要来自国家重大医学研究项目、各级医学科研机构、医药和医疗器械研发企业、第三方研发机构等在研发过程中产生的数据,例如国内外学术期刊、研究报告、国家大规模人群队列研究、重大疾病专病队列研究、新药(医疗器械)临床试验记录等。

5. **医疗费用支付及医保数据** 一切与付费方相关的审核/报销记录,主要包括患者支付记录、报销记录、医药流通记录等。

二、健康医疗大数据典型应用方向

健康医疗大数据正以跨界融合之态进入公众日常生活和工作中,以"跨界融合、科技创新"为导向,推进健康医疗大数据"政、医、产、学、研"融合以及"法律、人文、科技、投资"融合,发挥市场在资源配置中的决定性作用,积极推进健康医疗大数据与食品、体育、旅游、环境、地产、电子、电信、电商等其他领域融合发展,普及健康生活、优化健康服务、完善健康保障、建设健康环境,把健康产业培育成国民经济重要支柱产业。其应用发展模式可以归纳为以下主要方向:

1. **以发展"精准医学"为目标的生物医学大数据** 以"知识发现、科技攻关"为引领,构建生物基因组学、蛋白组学、药物组学等基本生物资源信息库,为疑难疾病和罕见疾病的诊疗提供科学支持,并构建生物医学信息交互安全可信网络,在确保国家生物国防安全前提下,形成跨部门健康医疗数据资源共享共用格局,推进价值创新、新药研发、数据交易、增值服务等新体系发展,形成高端辐射效益。

2. **以发展"智慧医疗"为目标的医疗医药医保大数据** 以"信息畅通、智慧决策"为抓手,推动"三医联动"和"分级诊疗"等国家新医改政策的落地落实,构建专科专病和系统整合资源库,以网络共享方式推进优质医疗资源下沉,上下协同夯实基层卫生服务能力,实现医疗关口前移。

3. **以发展"全面健康"为目标的人口健康大数据** 以应对人类追求"既健康、又长寿"的需求挑战为方向,围绕个人及家庭健康需求组织有效服务,通过智能设备和数据共享,实现与健康档案系统和第三方社会服务的一体化整合,人人享有随时随地"全景式"优质健康服务新模式,最终形成与每个生物人相对应且可量身定制的"数字健康服务",实现人与自己、社会、环境的和谐健康发展。加强和完善政策引导,全面推进新兴信息技术在健康领域的创新应用,并解决智能设备大规模普遍应用带来的隐私保护、应用监管和信息安全等问题,大力发展健康知识教育平台,加强公众健康/医疗知识的教育传播等,充分发挥健康医疗大数据在引领新经济发展中的特色优势,构建"以人为本"的数字健康新业态。

4. **以推进"中医药现代化、国际化"为目标的中医药科技大数据** 以"中医特色、传承创新"为优势,有效集成各方资源。借助大数据等现代科技手段,加快中医四诊客观化、中医"治未病"、中药材生态种植、中药复方精准用药等关键技术创新,有望突破重大疾病防治难题、构建中国特色医疗卫生服务新体系,提升我国医药和健康产业核心竞争力。中医药为人类健康和中华民族繁衍昌盛作出巨大贡献,以"一带一路"倡议为契机可以大力推进中医药国际化。

第三节 健康医疗大数据的现状与挑战

一、健康医疗大数据分析面临的挑战

我国健康医疗大数据分析面临两个挑战：第一，科学应对数据源头"求数无源"或"有量无质"的现状。临床数据的采集工具标准化和规范化本身就是一个问题，更要保障所采集数据能够满足既定用途所需要的一定数量和一定质量等问题，这些都是对健康产业能否快速良性发展的考验。第二，切实解决应用发展过程中"有病无数"或"有数无据"的现象，改变我国临床救治与数据应用需求脱轨的局面，加强大数据、人工智能等新技术在临床上的应用发展，加强并完善临床一线的数据收集和汇聚，疾病救治过程就是临床数据采集过程，完善数据交互共享和临床科研协作的网络建设过程，在数据深加工方面要取得科学突破，尤其是生命内涵与健康本质的探究，促使数据驱动的临床科研、医药研发、器械生产、三医联动、分级诊疗、健康养老、医养结合、家庭医生签约等产品和服务的快速发展，构建数据驱动的健康产业发展支撑平台。

二、健康医疗大数据清洗与融合技术已经成熟

多源异构数据的清洗和融合是复杂健康医疗数据分析的重要保障。提升数据质量的重要途径是纠正健康医疗数据文件中可识别的错误，其数据清洗技术常采用的策略包括自动算法实现、专门编写应用程序实现、人工实现等。数据清洗常采用的方法包括空缺值填充、孤立点识别、噪声消除、数据纠正和正则化处理等，还常需要对数据格式、语义进行转换处理。数据清洗既包括与健康医疗特定应用领域无关的数据清理，也包括与其有关的问题数据处理。同时，在数据整合过程中通过相关大数据技术或协议将分散存储在医疗信息系统、可穿戴设备和公共卫生信息系统的健康医疗数据迁移到大数据中心平台。根据标准体系，对出现多义性、重复、不完整、违反业务或逻辑规则等问题的数据，进行大规模清洗、管理、配置和调度，并制定相关数据治理框架和服务标准。

三、健康医疗大数据处理手段呈现多样化

大规模高性能数据挖掘是健康医疗数据洞察的重要手段。健康医疗数据分析挖掘是开放的，采用开源、开放的分析挖掘工具才能让更多的行业企业、科研机构、医疗机构参与数据的合作研发和应用，从而避免被某个或某几个固定的企业专有技术锁定，变成一个封闭的生态系统。分布式并行数据处理可以进行离线批处理、流式实时处理和复杂迭代的内存计算。同时，须综合运用统计学和数据挖掘技术，采用多元化方法对大规模数据进行多粒度多尺度决策分析，如统计特征分析描述主题现状；分类、聚类、关联规则、回归、预测、信号处理、仿真等机器学习算法挖掘深度知识；深度学习、联合认知框架等智慧认知技术构造类人的统一感知和发现能力。

四、健康医疗大数据应用发展态势良好

健康医疗数据在分析应用方面已有不少成功的案例，如四川省卫生管理机构利用病案

首页数据库、新农合数据库和基层医疗卫生机构管理信息系统数据,主要采用基本信息评价、现场检查评价和时间序列分析等数据分析方法,利用 3 000 余万条病案首页数据,成功绘制全省 1 821 万名患者流向、20 多种重点监测与常见慢性病病种分布、2015—2017 年 400 多亿元基金使用情况等动态图,卫生行政主管部门能够得到立体精准的患者画像,清晰了解患者转院或跨级就诊的原因。通过对县域内就诊率、就诊费用和治疗效果等数据分析,不仅能为主管部门全面管控基层医疗服务能力提供决策支持,还可将挖掘的有用信息开放给患者,引导患者在县域内就诊。在公共卫生方面,全球公共卫生情报网络(Global Public Health Intelligence Network,GPHIN)是一个安全的基于互联网的早期预警系统,监控全球媒体来源,实时采集疾病暴发和具有公共卫生意义的信息。加拿大政府和世界卫生组织于 1997 年开始建设 GPHIN,1999 年投入使用,2004 年 GPHIN 第二代正式发布。目前 GPHIN 系统能通过 9 种语言监测全球公众可获得的媒体信息。信息被不间断地收集,相关联的信息被自动归类,通过自动处理和人工分析结合的方式过滤并分类后提供给用户访问。在监测的内容上,GPHIN 追踪疾病暴发、传染病、食品和水污染、生物恐怖、化学品暴露、自然灾害等事件。GPHIN 已逐渐能够关注任何可能造成国际间疾病暴发的新闻事件,无论是自然发生的还是人为生物恐怖事件。作为早期预警系统应尽可能提高获取信息的广度和时效性,尽可能给用户带来范围更宽泛的信息提醒,使提醒时间接近潜在疾病暴发时点。因此 GPHIN 报告关注的重点不仅包括传染病暴发,还有许多可能与疾病相关联的特色信息。美国国家环境健康追踪体系(National Environmental Public Health Tracking,NEPHT)主要追踪环境危害、相关疾病以及其他相关信息 3 个方面的重要数据,其不仅是数据监测平台,更是一个环境健康综合数据整合平台。NEPHT 由美国疾控中心主导,医疗卫生机构、学术机构、环保部门、社会组织、政府部门等多部门合作,疾控中心从各部门收集数据并整合后与各部门进行有效共享。

第四节 健康医疗大数据建模方法与应用概述

一、人工智能

人工智能可以通过处理大量医疗健康数据,并利用自然语言识别能力以及超凡的机器学习能力,为医生提供辅助诊断,提高疾病的临床研究与治疗水平。例如 IBM Watson 可以在 17 秒内阅读 3 469 本医学专著、248 000 篇论文、69 种治疗方案、61 540 次实验数据、106 000 份临床报告,并根据医生输入的患者指标信息,为医生提供辅助诊断,最终为癌症患者提供私人定制的、以症状为依据的个性化治疗方案,提高癌症治疗水平。自 2016 年起,人工智能领域建设已上升至国家战略层面,国家积极推动人工智能技术及产业发展,在脑机交互、中文语义信息处理、智能机器人仿生技术等领域取得重要突破,特别是在汉字识别、语音合成、语义理解、生物特征识别、机器翻译等方面保持国际先进水平。人工智能在健康医疗领域的应用,开启了基于大数据的机器学习时代,为更好地以大数据为基础,在癌症以及其他常见病的辅助治疗上取得了更多突破,可以说:人工智能引领健康医疗大数据未来发展。

二、机器学习

20 世纪 70 年代之前,人工智能的研究范式是采用抽象数据列表与递归作符号演算来衍生人工智能。此后，基于专家系统、自然语言理解、智能知识库的逻辑推理范式逐渐占领人工智能主流地位。当前，人工智能的主要实现方式是机器学习，针对数据加强处理、安全机制等方面要求的深度学习、增强学习、联邦学习、迁移学习，都是机器学习的高级表现形式。

机器学习（machine learning，ML）是一门多领域交叉学科，涉及概率论、统计学、逼近论、凸分析、算法复杂度理论等多门学科，专门研究计算机怎样模拟或实现人类的学习行为，以获取新的知识或技能，重新组织已有的知识结构使之不断改善自身性能。机器学习是人工智能的核心，是使计算机具有智能的根本途径。

首先，常用机器学习分析算法库方面，早期机器学习算法很多是由 C++ 语言实现的，因为机器学习算法对运算速度要求很高。例如 Shogun 是使用 C++ 实现的机器学习类库之一，其从 1999 年开始开发，提供大量的机器学习算法，并且提供很多核方法的算法。但与很多 C++ 算法的开发问题相同，C++ 程序的图形化开发难度大，对编程能力要求高。其后，为了兼顾应用程序的开发效率且面向更多的开发人员，使用 Python 和 Java 的算法库也开始出现并且快速发展。例如 Weka 是一个开源的机器学习类库，使用 Java 作为开发语言。Scikit-learn 是 Python 环境下流行的模块化机器学习类库。

其次，在分布式机器学习工具方面，自从 MapReduce 计算框架被提出，大规模机器学习算法迅速发展。例如 Samsara 是基于 Mahout 分布式环境下的机器学习类库提出的机器学习算法，能与 Spark MLlib 兼容、提供面向 Scala API 的算法库环境，重新定义如何使用 Mahout 进行可扩展的机器学习算法应用的创建，以及向用户提供个性化的数学工具，使其能够编写自定义策略或优化方法。Spark MLlib 是 Spark 自带的机器学习类库，包括大量的特征处理以及模型拟合方法，能与 Spark 分布式系统本身高度兼容，运行高效率的大规模机器学习分析应用。GraphLab 是一个可以在集群实现大规模机器学习分析的开源计算框架，其在 MapReduce 计算框架的基础上进行发展，能够更好地运行迭代型、数据重叠型的算法。

三、深度学习

深度学习是机器学习的一种，而机器学习是实现人工智能的必经路径。深度学习是学习样本数据的内在规律和表示层次，学习过程中获得的信息对文字、图像和声音等数据的解释有很大帮助。深度学习的概念早期源于人工神经网络研究，含多个隐藏层的多层感知器就是一种深度学习结构。深度学习通过组合低层特征形成更加抽象的高层表示属性类别或特征，以发现数据的分布式特征表示。研究深度学习的动机在于建立模拟人脑进行分析学习的神经网络，其模仿人脑机制来解释数据，例如图像、声音和文本等。最终目标是使机器能够像人一样具有分析学习能力，能够识别文字、图像和声音等数据。因此，深度学习是一个复杂的机器学习算法，在深度学习分析工具方面，语音识别、图像识别与自然语言理解都实现了突破性发展。其中 Google 开源了 TensorFlow（GitHub），此举在深度学习领域影响巨大。对希望在应用中整合深度学习功能的开发者来说，GitHub 上其实还有很多较好的开源项目值得关注，如规模人气很高的 Caffe、Theano 和 Torch。除了以上三个比较成熟知名的项目，还有很多有特色的深度学习开源框架也值得关注，例如 Brainstorm、Chainer、Deeplearning4j、Marvin、ConvNetJS 等。

人工智能可以借助深度学习，通过整合医疗图像、病例、可穿戴设备数据等各类形式的数据，进一步提升医生临床诊断的决策效率，减少人为操作误判率。近年来，从图像中识别出对象物的"图像识别技术"性能,在"深度学习"的帮助下迅速提高。X线照片的分辨率为(3 000×2 000)像素,其中的恶性肿瘤尺寸为(3×3)像素左右。从非常大的图像上判断一个很小的阴影状物体是不是恶性肿瘤是非常难的任务。人工智能技术在判断时,首先会将一张胶片进行预处理,将其分割成若干小块,再从每一块中提取特征值与数据库进行对比,经过匹配后作出相关判断。在整个诊断过程中,人工智能也会自己进行深度学习,在病历库中寻找案例,作为判断的依据。例如:利用胸部CT检查结果,在针对结节和肺癌的判断上,人工智能比专业放射科医生准确度高50%。人工智能还可以检测到占整个X线片面积0.01%的细微骨折。

使用深度学习技术,人工智能在精神健康方面能够进行情绪识别,加强精神疾病的预测与监控。人工智能在精神健康方面的市场需求十分巨大。世界卫生组织(World Health Organization,WHO)数据显示,美国1/5的人有精神健康方面的问题,每年有200万人次因精神问题导致住院。而且精神疾病的痊愈相当困难,患者的重复住院率为37.5%,导致每年的花费为452亿美元。在中国,由于人口基数庞大,受各类精神健康影响的人更多。中国有2.5亿人需要心理咨询服务,有8 000万人需要心理治疗。在情绪识别方面,利用人工智能技术,发现细微的现象或捕捉稍纵即逝的表情或情绪变化,进而理解人类的情绪变化,并在判断出情绪变化之后通过一些方法帮助人类进行情绪管理和调节。在精神疾病预测与监控方面,通过建立疾病发作的风险分层模型,利用机器学习可以对疾病进行提前干预,有效预测病情发作的概率。可以从患者的录音中搜索语言线索,以数字的方式呈现,为精神疾病的诊断提供参考。同时通过观察患者在医院的发病状态或抑郁状态的语音模式变化规律,可以更快地为精神疾病患者开出正确的处方与合适的剂量。

深度学习也是一种非常有前景的表现型预测方法,即预测中间分子的表现型,如基因表达或基因剪切等,这些信息会用于下游疾病的预测。中间分子状态预测比人类性状预测容易,因为其信号更多,训练数据更加广泛。这两个特征使得这一问题非常适合用深度学习解决,目前已经证实深度学习非常善于预测剪接和转录因子结合。基因组数据也可以直接作为疾病产生和衍化的生物标志物(biomarker)。例如,血液中含有少量脱离细胞的DNA,这些DNA是从身体其他部位的细胞中释放出来的。这些DNA片段是器官排斥反应(即免疫系统攻击移植细胞)、细菌感染及癌症早期的非侵入性指标。脱细胞DNA被成功应用于产前诊断:胎儿DNA存在于母亲的血液表明染色体畸变,可以揭示胎儿的整个基因组。生物标记数据通常非常嘈杂,需要进行复杂的分析(如确定脱细胞DNA是否预示癌症),深度学习系统可以提高针对DNA序列、甲基化、基因表达及其他度量的生物标记分析质量。

四、强化学习

强化学习(reinforcement learning)通常是为了实现特定目标,可通过试错、演示或混合方法来实现。一旦智能体开始在其环境中采取行动,奖励和后果的迭代反馈循环会训练智能体更好地完成目标。强化学习在医疗上的典型应用是普林斯顿大学的一个研究案例:ICU是重症监护室(intensive care unit)的简称,是医院抢救危重患者的病房,也是一个医院医疗资源高度集中的地方。抢救和监护重症患者时,医生常常会陷入一个两难境地:血液化验指标可以提供抢救患者的关键信息,但过于频繁的化验有加重病情的风险,也会增加治疗的费用。普林斯顿大学研究团队设计了一个强化学习系统,可以在减少化验频率的同时优化关键治疗的开展时间。该机器学习系统目前关注的重点是血液中的乳酸、肌酸、尿素氮和白细胞,这四个指标常用于诊断肾衰竭和感染导致的败血症。研究团队使用了 MIMIC Ⅲ 的重症患者数据库,该数据库共收录了于波士顿贝斯以色列女执事医疗中心(Beth Israel Deaconess Medical Center)就诊过的 5.8 万条 ICU 病历。最终有 6 060 条病历记录被用于训练机器学习算法,这些患者都曾在 ICU 接受过生命综合体征和血液检测。强化学习算法在该机器学习系统中发挥了关键性作用。算法中的"奖励机制"鼓励系统优先挑选可以提供更多关键信息的血液化验项目。具体来说,如果算法挑选了更能体现患者疾病状态变化、能预示开展临床治疗(如抗生素、呼吸机治疗)的检验项目,会得到加分。对应的,如果算法挑选的检验项目会提高治疗费用或患者风险,则会被减分。在 ICU 中,医生面临的其实是一个连续性决策问题。上述强化学习算法可以提高机器学习甄选临床检验项目的能力,通过优化临床检验的次序来得到最多的奖励。并且,事后回顾化验和治疗过程时发现,经优化的临床检验次序最有利于患者的长期看护和治疗。

五、联邦学习

医疗机构对人工智能技术多持有开放欢迎的态度,认可其在辅助医疗等领域带来的收益,但因涉及医疗隐私等问题多持保守意见,合法合规使用医疗数据使其发挥作用是业内人士的基本态度。医疗隐私问题已经筑成了人工智能技术的围城,如果突破医疗隐私的围城,人工智能技术在医疗领域将会有更进一步的发展。安全隐私问题制约人工智能技术在医疗健康领域的发展,为此,2017 年 4 月谷歌第一次提出了联邦学习的概念。2019 年谷歌实现了首个产品级的联邦学习系统,解决安全隐私问题。联邦学习中的安全技术包括:①安全多方计算(SMC),是解决一组互不信任的参与方之间保护隐私的协同计算问题的方法,SMC 要确保输入的独立性、计算的正确性,同时不向参与计算的其他成员泄露各输入值。②差分隐私,针对数据库隐私泄露问题提出的一种新的隐私定义,主要通过使用随机噪声来确保:查询请求公开可见信息的结果并不会泄露个体隐私信息,即提供一种从统计数据库查询时最大化数据查询的准确性,同时最大限度减少识别其记录的机会,简单来说,就是保留统计学特征的前提下去除个体特征以保护用户隐私。③同态加密,是基于数学难题的计算复杂性理论的密码学技术。对经过同态加密的数据进行处理得到一个输出,将这一输出进行解密,其结果与用同一方法处理未加密的原始数据得到的输出结果一样。与一般加密算法相比,同态加密除了能实现基本的加密操作之外,还能实现加密文间的多种计算功能,即先计算后解密可等价于先解密后计算。

六、迁移学习

当前的人工智能各类算法,都需要足够的训练样本,而且只有在训练数据和测试数据处于相同的特征空间中或具有相同分布的假设下才能很好地发挥作用,一旦随着时间推移,标签可用性变差或标注样本数据缺乏,效果便不尽如人意。为了训练出与医学专家水平相同的模型,达到临床应用所需的精度,需要在保障隐私的基础上,为人工智能算法提供大量的能够充分代表临床环境的病例用于训练,这是切入人工智能在医疗应用痛点的迁移学习。

顾名思义,迁移学习(transfer learning)就是把一个领域已训练好的模型参数迁移到另一个领域,使得目标领域能够取得更好的学习效果。迁移学习是解决如何利用源领域(source domain)中少量的可用标签训练样本和数据训练出鲁棒性好的模型,对具有不同数据分布的无标签或少可用标签的目标领域(target domain)进行预测。鉴于大部分数据存在相关性,迁移学习可以比较轻松地将模型已学到的知识分享给新模型,从而避免从头学习,这样可以加快效率,也大大提高样本不充足任务的分类识别结果。在计算机视觉领域,迁移学习已经有了很多成功的应用,如对象检测、图像分类、医学成像任务等,甚至在一些任务中,机器能以超越人类精确度的水平完成。如基于机器深度学习的医学影像智能阅片系统,需建立卷积自编码、迁移学习、对抗学习等众多模型,以及研发多结节自动分割、高通量特征提取、三维超高分辨率动态显微成像、多参数专科超声成像、多模态分子成像、基于内容影像检索等多种设备及技术。从影像大数据原始像素出发,提取高维手工设计特征并进行特征选择,构建影像特征与临床问题的分类模型。从多尺度卷积神经网络同时提取肿瘤组织、肿瘤边界和肿瘤微环境信息,提升肿瘤疗效预测性能。卷积自编码器从无标签数据中自动学习疾病关键特征,比传统手工设计特征更有效。构建迁移学习模型,实现肿瘤自动分型和分类预测,辅助临床诊断。构建多智能体对抗学习模型,进行精确的肿瘤预后预测分析。构建多病种、多模态、多中心、多参数的医学影像数据资源平台,将计算机定量特征、经验特征、文本信息、基因信息和病理信息相结合,全面量化疾病异质性。随着深度神经网络应用于越来越多的领域,迁移学习已经成为开发深度学习模型的一种非常流行的技术。在迁移学习中,神经网络的训练分为两个阶段:第一,预训练阶段。通常在代表大量多种标签/类别的大规模基准数据集(例如 ImageNet)上训练神经网络。第二,测试阶段。对预训练的网络在感兴趣的特定目标任务上进一步训练,可能需要比预训练数据集更少的标签样本。预训练步骤可帮助网络学习在目标任务上重用的通用特征(general features)。迁移学习在 NLP 跨域情感分析上也展现了技术潜力。与此同时,迁移学习存在的问题也随之暴露。研究人员发现,从不同的角度剖析不同模块的作用及影响成功迁移的因素时,相比高层的特征,预训练模型适合迁移的主要是低层统计信息;但在某些案例中,源域和目标域之间在视觉形式上仍存在较大差异,很难理解什么能够成功进行迁移,以及网络的哪些部分对此负责。

本章小结

1. 健康医疗大数据的特征主要包括:数据规模大、数据类型多、处理速度快、价值密度低。

2. 健康医疗大数据的价值属性主要包括:应用属性、社会属性、科学属性、时空属性。

3. 健康医疗大数据典型应用方向可以归纳为:以发展"精准医学"为目标的生物医学大数据、以发展"智慧医疗"为目标的医疗医药医保大数据、以发展"全面健康"为目标的人口健康大数据、以推进"中医药现代化、国际化"为目标的中医药科技大数据。

4. 健康医疗大数据建模方法主要采用机器学习算法,例如数据挖掘、深度学习、强化学习、联邦学习、迁移学习等。

(李文斌 黄安鹏 郭秀花)

练 习 题

一、思考题

1. 大数据的基本概念是什么？大数据在医疗健康领域的应用范畴有哪些？

2. 大数据的属性与特征是什么？

3. 什么是人工智能？人工智能与大数据是什么逻辑关系？

4. 什么是科学研究范式？大数据的科学研究范式与传统研究模式有哪些异同点？

5. 人工智能、机器学习、深度学习、联邦学习、迁移学习、强化学习，请画出他们之间的逻辑关系，列出各自特点与应用范畴。

6. 请用一则案例剖析算法、程序与人工智能及大数据之间的关系。

7. 请结合自身实际体会，描绘健康医疗大数据的应用框架与应用场景。

二、判断正误题

1. 健康医疗大数据主要是例数特别大。（　　）

2. 机器学习就是人工智能。（　　）

3. 数据挖掘与深度学习是不同的健康医疗大数据建模方法。（　　）

第二章　大数据存储与管理技术

大数据的有效存储和高效管理是数据建模及应用的基础和支撑。本章首先介绍大数据处理的流程和平台架构，以及其中涉及的大数据采集、存储和计算技术、常用工具和分布式存储、分布式计算等关键概念；其次介绍大数据分析工具 Hadoop 生态系统及其核心项目；然后介绍大数据的预处理技术，包括数据清洗、数据转换和数据集成；最后介绍大数据的安全和隐私保护技术。

第一节　概　　述

对大数据的处理超出了传统数据库软件工具的能力范围，需要新的技术和工具支撑大数据的获取、存储、管理和分析。

一、大数据的处理流程

大数据处理流程一般包括数据采集、数据预处理、数据存储、数据分析、数据可视化及数据应用等环节，如图 2-1 所示。

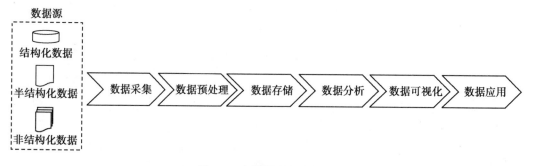

图 2-1　大数据处理流程图

数据采集是指用相应的设备和软件从不同数据源，包括互联网、数据库、文件系统、服务器、第三方软件、传感器等采集结构化、半结构化或非结构化的数据。采集到的原始数据通常存在缺失、冗余、重复、噪声、冲突等问题，需要进行预处理，包括清洗、消噪、集成等步骤提高数据质量，保证后续数据分析结果的准确性与可靠性。数据存储是将经过预处理的数据以某种形式保存到计算机内部或外部的存储介质上，为数据分析提供可靠、规范、完整、一致、准确的格式化数据。数据分析主要采用适当的统计分析、机器学习等方法对大数据进行分类汇总、归纳统计和挖掘建模，发现大数据内部蕴含的关联信息和规律，形成对事物的新知识。数据分析是大数据处理流程中的关键环节，决定了大数据的价值和可用性。数据可视化是将大数据以图形图像形式呈现，并利用数据分析和开发工具发现其中未知信息的处理过程。数据应用是将数据分析结果应用于业务场景下的管理决策、战略规划等过程，是对大数据分析结果的检验与验证，对数据分析具有引导作用。

二、大数据核心技术

完成大数据的处理流程需要大数据平台的支撑。与大数据处理流程的各个环节相对应，大数据平台架构自下向上通常分为数据采集层、数据处理层、数据分析层、数据访问层及应用层。此外还包括一个纵向的管理平台层，如图 2-2 所示。其中包含的大数据核心技术包括采集技术、存储技术和计算技术。

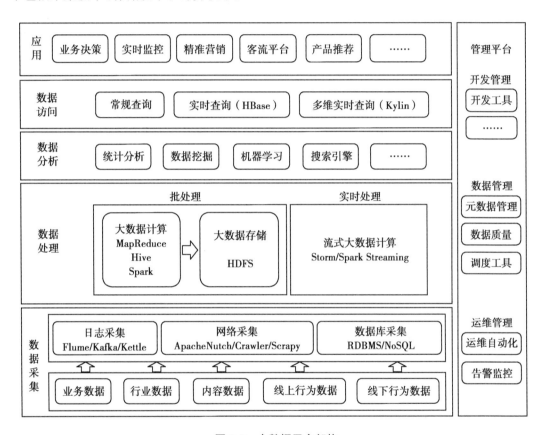

图 2-2　大数据平台架构

（一）大数据采集技术

数据采集层主要采用 ETL（extract, transform and load）工具采集数据。

由于大数据来源多样，数据量巨大且类型、结构差异巨大，需要首先通过抽取（extract）技术从各数据源的原始数据中提取数据分析需要的数据，丢弃不重要的或错误的信息。提取后的数据需要进行数据清洗以过滤和剔除错误数据和异常数据。同时，为满足应用场景和数据分析工具对数据格式的不同要求，有时还需要对清洗后的数据进行数据转换（transform），将其转换为适于存储和分析的数据格式。最后，按照预先定义的数据仓库模型，将数据加载（load）到数据仓库，为后续的数据分析提供完整、准确、一致性好的高质量格式化数据。

大数据的主要来源包括日志文件、网络和数据库。目前常用的日志数据 ETL 工具有 Flume、Kettle、Kafka 等，它们可以收集、集成和转移大量日志数据，并提供离线处理或在线实时分析功能。网络数据采集主要通过网络爬虫和一些网站平台提供的公共应用程序接口（application programming interface，API）从网站上获取数据。目前常用的 ETL 工具有 ApacheNutch、Crawler4j、Scrapy 等框架，它们从网页文件中提取非结构化和半结构化数据并清洗、转换成结构化数据，将其存储为格式统一的本地文件数据。常用的数据库 ETL 工具是 Hive，是基于 Hadoop 的一个数据仓库工具，可以存储、查询和分析存储在 Hadoop 分布式文件系统中的数据。图片等非结构化大数据在第三章相关内容进行介绍。

（二）大数据存储技术

大数据存储技术主要包括分布式文件系统和分布式数据库。分布式文件系统管理的数据分散存储在不同的设备上，设备间通过网络连接。目前主要的分布式文件系统是 Hadoop 分布式文件系统（Hadoop distributed file system，HDFS）。分布式数据库包括支持传统数据规模的关系型数据库和支持并行处理的非关系型数据库 NoSQL（not only SQL）。常用的分布式非关系型数据库包括 HBase、MongoDB、Redis 等。

（三）大数据计算技术

大数据计算技术主要包括批量计算和流式计算技术。批量计算是指统一收集数据，存储到数据库中，然后对数据进行批量处理的数据计算方式，适用于实时性要求不高、离线计算的场景，如数据分析、离线报表，主要代表技术是 Hadoop MapReduce。流式计算是对随时间动态变化、价值随时间流逝而降低、必须实时计算给出秒级响应的数据流进行处理，适用于时效性要求较高的场景，如实时推荐、业务监控等。目前主流的流式计算框架有 Storm、Spark Streaming、Flink 等。

三、大数据技术的相关概念

大数据技术有两个基本概念：分布式存储和分布式计算。

（一）分布式存储

分布式存储是指存储设备分布在不同的地理位置，数据分散存储到就近的存储设备上，而不是集中存放在单一的存储服务器上。这些分散的存储资源通过网络连接构成一个虚拟的存储设备。用户访问分散存储的数据就像在本地机器上访问完整数据。

分布式存储方式解决了大数据单机存储的容量限制问题，可以支持太字节级（Terabyte，TB，2^{40} 字节）和拍字节级（Perabyte，PB，2^{50} 字节）规模的数据存储。具有如下特点：

1. **可扩展** 存储设备可以根据需求扩展到几百台甚至几千台规模，系统的整体性能随设备数量增加线性增长。

2. **低成本** 分布式存储具有容错和负载平衡机制，允许存储设备使用低性能的普通计算机，从而降低设备成本。同时系统的线性扩展能力可以实现集群的自动运行维护，降低运维成本。

3. **高性能** 分布式存储性能优于传统的集中存储方式。

4. **易用性** 分布式存储系统提供方便易用的对外接口及完善的监控、运维工具，方便与其他系统集成。

（二）分布式计算

大数据的处理分析需要巨大的计算能力。如果采用传统的集中计算方式会耗费相当长的时间甚至无法处理。分布式计算的思想与分布式存储类似,将计算任务分解成多个小任务,分发到联网的多台机器上,利用这些机器闲置的处理器和内存等计算资源进行计算。

如图 2-3 所示,处理一个包含 600 万条用户行为记录,数据量共 30GB 的日志文件时,传统的单机处理方法是从文件中逐条读取每个记录进行分析计算,直至读取和处理完全部记录。假设整个处理过程需要耗费 30 小时,平均每处理 1GB 数据需要 1 个小时。如果采用分布式存储和分布式计算方式,则先将 600 万条数据分散存放在 30 台机器上(假设),每台机器存放 20 万条数据约 1GB 的数据量。再将统计分析数据的计算任务拆分成 30 个计算任务,分配到每台机器上执行,将各台机器的计算结果汇总得到最终的分析结果。每台机器用 1 个小时处理 1GB 数据,30 台机器同时执行计算任务,则所有数据用 1 个小时就可以计算完成,计算速度是传统方法的 30 倍。这种分布式计算方式可以将超大规模数据集的计算效率提升几十倍甚至几百倍。

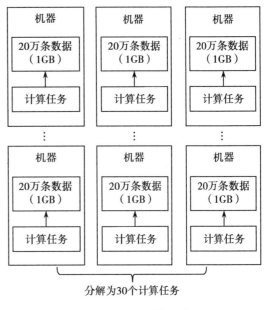

图 2-3 分布式计算示意图

第二节 Hadoop 生态系统

Hadoop 是对大数据进行分布式处理的开源软件框架,是事实上的大数据平台标准。其由多个项目构成,经过不断丰富发展形成完整的 Hadoop 生态系统,如图 2-4 所示。其中分布式文件系统 HDFS 和分布式并行编程模型 MapReduce 是 Hadoop 的两大核心项目。HDFS 负责大数据的分布式存储,MapReduce 实现大数据的分布式计算。

一、Hadoop 分布式文件系统 HDFS

（一）HDFS 的系统结构

HDFS 是 Hadoop 中负责管理大数据存储的分布式文件系统,由一个名称节点(NameNode)和若干数据节点(DataNode)组成,这些节点通常放到不同的机架(Rack)上,如图 2-5 所示。名称节点类似于计算机上的根目录,负责管理文件系统的命名空间,执行命名空间操作,如打开、关闭、重命名文件或目录,同时管理数据块与数据节点之间的对应关系。数据节点负责存储数据,其接收客户端的文件读写请求,在名称节点的统一管理下进行数据块的创建、删除和复制。

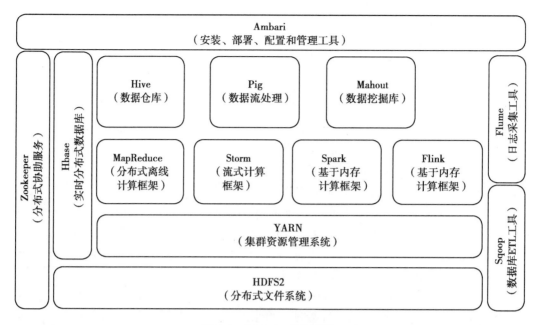

图2-4 Hadoop 生态系统

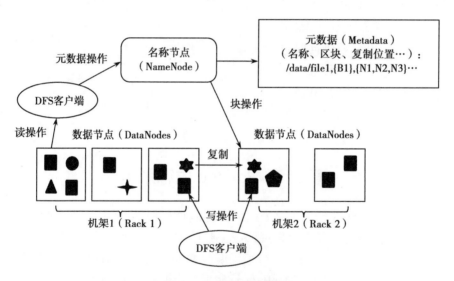

图2-5 HDFS 系统架构

（二）HDFS 的分块存储

HDFS 存储文件时，会根据一定标准将文件切分成若干数据块（block）。数据块是 HDFS 读写数据的基本单位，默认大小是 128MB（Hadoop1.0 是 64MB）。采用分块存储的优点是数据块可以保存在多个存储设备上，从而支持超大规模数据的存储；有利于数据复制，便于快速备份；同时有利于数据的分布式计算。

为避免文件丢失或损坏，每个数据块默认复制 3 个副本分别保存到 3 个数据节点上。如果某个数据块被损坏，名称节点会自动寻找位于其他数据节点上的副本来恢复数据。名称节点上保存了文件的元数据，包含文件存储路径、文件与数据块的关系以及数据块和数据节点的关系等信息。例如图2-6中名称节点的元数据内容如下：

/data/File1, 3, [B1], {[B1: D1, D2, D3]}

/data/File2, 3, [B2, B3], {[B2: D1, D3, D4], [B3: D1, D2, D3]}

/data/File3, 3, [B4, B5, B6], {[B4: D2, D3, D4], [B5: D1, D3, D4], [B6: {D1, D2, D4]}

如果由于各种原因丢失名称节点，则存储在数据节点上的数据块将无法识别和访问，因此名称节点的高可用性和元数据的备份在HDFS中非常重要。

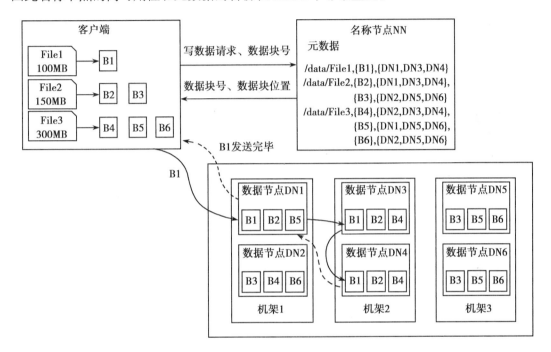

图2-6 HDFS写数据流程

（三）HDFS数据读写流程

大型HDFS通常运行在由多个机架组成的集群上。每个机架上有多个数据节点服务器。如图2-6所示，假设HDFS有1个名称节点NN和6个数据节点DN1～DN6，分布在3个机架上。要在HDFS上存储3个文件File1（100MB）、File2（150MB）和File3（300MB），流程如下：

1. **文件分块** 客户端首先将3个文件切分成数据块：文件File1小于默认块大小，被切分为1个数据块B1（100MB）；文件File2被切分为2个数据块B2（128MB）和B3（22MB）；文件File3被切分为3个数据块B4（128MB）、B5（128MB）和B6（44MB）。

2. **获取数据块副本存放位置** 客户端向名称节点发送写数据请求，名称节点记录数据块信息，并返回可用的数据节点。在默认3个副本的情况下，数据块副本的放置策略是：若客户端是数据节点，数据块的副本1写在客户端所在机架的其他节点上，副本2写在不同机架的节点上，副本3写在与副本2同机架的其他节点上，如果还有其他副本则随机选择数据节点存放。若客户端不是数据节点，则数据块的副本1随机选择一个节点，副本2写在不同机架的节点上，副本3写在与副本2同机架的另一个节点上，其他副本随机挑选数据节点存放。根据该策略，图2-6中各数据块副本存储位置结果是：B1：DN1，DN3，DN4；B2：DN1，

DN3，DN4；B3：DN2，DN5，DN6；B4：DN2，DN3，DN4；B5：DN1，DN5，DN6；B6：DN2，DN5，DN6。

3. 写入数据块 客户端采用流水线方式将数据块依次写入数据节点。写入数据块 B1 时，先将其分成若干个 64k 的 packet，然后将第一个 packet 发送给 DN1；DN1 接收后，将第一个 packet 发送给 DN3，同时客户端向 DN1 发送第二个 packet；DN3 接收第一个 packet 后，发送给 DN4，同时接收 DN1 发来的第二个 packet。以此类推，直到将 B1 发送完毕。DN1 向客户端发送"数据发送完毕"通知，客户端收到 DN1 发来的消息后向名称节点发送消息，结束 B1 的发送过程。发送完 B1 后，重复上述过程，依次发送 B2、B3 等，直至全部数据块发送完毕。

用户从 HDFS 读取文件的流程比较简单。例如读取文件 File2，客户端先向名称节点发送读取请求，名称节点查看元数据信息，返回 B2 和 B3 的数据块位置 DN1，客户端按顺序从 DN1 读取 B2 和 B3。

二、Hadoop 分布式计算框架 MapReduce

MapReduce 是一种面向大数据的分布式并行编程模型和计算框架，核心思想是"任务的分解与结果归并"。如图 2-7 所示，其将计算任务抽象成 Map 和 Reduce 两部分，其中 Map 将一个计算任务分割成更小的 Map 任务，就近分配到附近的数据节点，使数据和数据计算在同一节点上，节省数据传输时间，提高计算速度。Map 任务结束后产生的中间结果被分发到多个 Reduce 任务中进行归并汇总得到最终的计算结果，并输出到 HDFS 中。

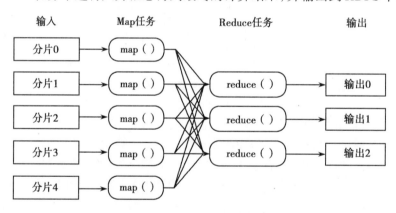

图 2-7　MapReduce 运行示意图

三、Hadoop 的其他功能组件

（一）分布式资源管理器 YARN

YARN 是第二代 MapReduce，即 MRv2，是在第一代 MapReduce 基础上演变而来的，主要是为了解决原始 Hadoop 扩展性差、不支持多计算框架而提出的。YARN 是一套资源管理框架，支持用户同时用多种方式处理数据，对共享数据集进行批处理、交互式分析或实时分析。类似于 Hadoop 的操作系统。

（二）分布式列存数据库 HBase

HBase 是建立在 HDFS 之上的面向结构化数据的可伸缩、高可靠、高性能、分布式和面向列的动态模式数据库。HBase 采用了 BigTable 的数据模型,即增强的稀疏排序映射表(Key/Value)。其中键由行关键字、列关键字和时间戳构成。HBase 提供了对大规模数据的随机、实时读写访问,同时 HBase 中保存的数据可以使用 MapReduce 处理,将数据存储和并行计算完美地结合在一起。

(三)Hive

Hive(数据仓库)最初用于解决海量结构化的日志数据统计问题。Hive 定义了一种类似 SQL 的查询语言(HQL),将 HQL 转化为 MapReduce 任务在 Hadoop 上执行,通常用于离线分析。HQL 用于运行存储在 Hadoop 上的查询语句,Hive 使不熟悉 MapReduce 的开发人员也能编写数据查询语句,这些数据会被翻译成 Hadoop 上面的 MapReduce 任务。

(四)Spark

Spark(内存 DAG 计算模型)提供了一个更快、更通用的数据处理平台。和 Hadoop 相比,Spark 平台可以在内存中运行速度提升 100 倍,或在磁盘上运行时速度提升 10 倍。

第三节 大数据预处理技术

大数据平台数据采集层采集到的原始数据庞大杂乱,即所谓"脏"数据。"脏"数据存在的主要问题:①不完整,属性值缺失,例如"血压 = ' '";②含噪声,即属性值存在错误或偏离期望的异常值,例如"体重 =–20kg";③不一致,即属性值之间存在矛盾或属性之间存在逻辑错误,例如"年龄 =37"而"生日 =06/12/2021"。这些"脏"数据如果不进行处理,会严重影响数据分析结果的可用性。例如较大的异常值会使数据整体的平均值出现明显偏差,缺失值过多会导致一些分析算法陷入局部最优化,逻辑错误会导致数据分析结果缺乏可解释性。因此必须通过预处理提高数据质量,保证数据的正确性、完整性、一致性和可靠性。

大数据预处理的主要步骤包括数据清洗、数据集成和数据转换。数据清洗主要消除错误数据和数据的不一致性,数据集成将来自多个数据源的数据根据分析目标集成为数据立方体或文件,数据转换是为满足数据源和数据分析方法对数据格式的不同要求,解决数据的规范化和一致性。

一、数据清洗

数据清洗的任务包括填充缺失值、识别异常值、平滑噪声数据、纠正数据不一致和清除数据集成过程中造成的重复。

(一)缺失值处理

数据缺失的情况很常见,可能来自设备故障,如服务器宕机、网络抖动断线、传感器掉线等;也可能来自数据不一致被删除,如登记身份证号后,系统自动稽核发现年龄填写错误而自动删除;还可能由于数据没有被录入,如纸质材料灭失、人为操作失误等。在数据分析挖掘过程中,缺失值会造成有价值信息的丢失,增加数据分析结果的不确定性,降低数据分析结果的可靠性和可用性,因此有必要对缺失值进行处理。缺失值处理通常有以下几种方法:

1. 删除缺失值 数据集中如果某个记录缺失多个属性,或某个属性缺失比例过大,可以直接删除该记录或属性。这是最简单直接的处理方法,但如果缺失值比例很大,并且不是集中在少数记录或属性上,而是呈随机分布,该方法可能会丢失潜在的有用信息,导致数据分析结果出现偏差,因此该方法适用于缺失值比例很小的数据集。

2. 填补缺失值 当数据集中的缺失值达到一定比例时,直接删除会大量减少数据集中的记录,造成资源浪费,并且可能丢失潜在的有用信息,因此需要采用一些方法来填补缺失值。

(1)人工填写缺失值:如果缺失值是人为因素造成的,可以考虑人工填补。因为用户最了解原始数据,使用该方法填充的数据真实可靠,偏离度最小。缺点是当待填充数据规模大、缺失值较多时,该方法耗时较长。另外当事人可能不愿意承认失误并且返工,或者数据不易采集,例如在医疗数据库中患者的临床检验结果并非都能在特定时间内轻易得到,因此该方法实现起来比较困难。

(2)均值填补:如果缺失值是数值型属性,如血压、体重等,可以用该属性的平均值填补。如果缺失值是非数值型属性,如药物疗效等,则根据统计学中的众数原理,用该属性的众数,即出现频率最高的值填补。

(3)同类均值填补:如果包含缺失属性的样本属于某一类别,则用该类别所有样本该属性的均值填补。例如一个数据集按性别分为男性和女性两类,某女性样本中的身高属性缺失,则可以用其他女性样本的身高平均值填补缺失值。

(4)多重填补:多重填补以贝叶斯估计为基础,主要思想是认为待填补值是随机分布的,并且这些信息可以从已观测到的数据得到。为每个缺失值产生一套可能的填补值,分别使用这些值填补缺失值,获得若干填补数据集。然后对每个填补数据集都用针对完整数据集的统计方法进行统计分析,最后综合各填补数据集的分析结果选出最佳填补值。

(5)使用最可能的值填充:采用回归、贝叶斯、决策树、随机森林等机器学习方法构建模型预测缺失值。通过这类方法得到的估计值往往更加接近真实值,但构造和评估模型的过程比较复杂,需要对模型进行评价。

(二)噪声处理

噪声是被测量数据的随机误差或方差,包括错误的数据或偏离期望的数据,又称异常值、奇异值或孤立点。噪声数据的常用处理方法包括分箱、回归、聚类和业务逻辑检测等。

1. 分箱 分箱法的思想是认为有序序列中的每个数据与它的"近邻"数据应该是相似的,因此可以用近邻("箱"或"桶")替代表示。箱的深度表示箱子中的数据个数,箱的宽度表示每个箱子的取值区间。该方法可以局部平滑数据,也能在一定程度上保持数据自身特性。

例如要将一组数值 $\{8, 4, 28, 15, 21, 24, 21, 25, 34\}$ 进行分箱平滑。首先将数据按升序排序,然后进行等深分箱,得到三个箱 $\{4, 8, 15\}$、$\{21, 21, 24\}$、$\{25, 28, 34\}$。使用箱均值进行平滑时,用箱均值替代箱中的每一个值。使用箱边界平滑时,则使用箱中的最大值和最小值作为箱边界,箱中的值被最近的边界值替代。使用箱中位数平滑时则用箱中位数替代箱中的每一个值,如图2-8所示。

2. 回归 回归是用一个函数拟合数据分布,如果一组数值经过排序后与某种曲线拟合度很好,那么离该曲线位置较远的点就可以判定为噪声,可以直接删除或修改为与回归曲线更接近的合理值。

3. 聚类 聚类是将相似的样本组织成"类"或"簇",簇内样本很相似而簇间样本差异很大,落在簇外的样本被视为离群点。用该方法检测出噪声点以后,应结合业务场景进行识别,如果确为无意义的异常点,则直接删除。

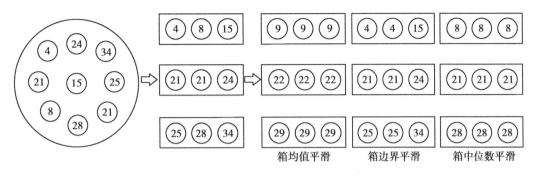

图2-8　分箱原理

4. **业务逻辑检测**　这是一种计算机和人工检查相结合的方法,指利用业务人员的业务知识和实际经验通过人工统计制定筛选规则,再由计算机根据规则自动筛选出不符合规则的噪声数据。

二、数据集成

(一)数据集成需要解决的问题

数据集成是将来自多个数据源的数据存放在一个一致的数据存储对象中的过程。数据集成需要解决以下问题:

1. **实体识别**　实体识别是指寻找匹配来自多个数据源的等价实体。例如,"性别"这个属性在一个数据库中用字符"男"和"女"表示,而另一个数据库用数字"0"和"1"表示,这属于异名同义。而不同数据源的相同属性名并不意味着相同的数据结构或含义,即同名异义。例如"苹果"既可以代表手机也可以代表水果。解决实体识别的最佳方法是统一设计元数据。每个属性的元数据包括属性名、现实含义、数据类型、取值范围,以及处理零或空白时的空值规则,不同数据源如果有统一的元数据,不仅可以有效避免模式集成的错误,还能在变换数据时起到一定作用。

2. **数据不一致性的检测与处理**　同一实体由于表达方式、尺度标准或编码的不同导致元数据的巨大差异。例如,"身高"在一个系统中以"米"作为度量单位,而在另一个系统中以"厘米"作为度量单位。又如大学的课程评分系统中,有的学校采用A~F评分方法,有的学校则采用数值1~10评分方法,因此对两所学校进行数据库合并时需要将两个系统的评分方法做统一处理。

3. **数据集成中的冗余**　当对多个数据库集成时,常会出现数据冗余现象。例如一个人的年龄可以通过出生年份计算出来,那么"年龄"这个属性就是冗余的。或者对于同一实体,不同数据库有其相对应的属性,则集成时也会造成数据冗余。分析冗余有很多方法,可以对数据进行可视化处理,将数据点绘制成图表后,属性间的关联关系容易直接观察到。还可以通过相关性分析方法进行检测。对于标称属性可以使用卡方检验;对于数值属性,可以使用协方差或相关系数来衡量属性之间的密切程度。通过相关性分析可删除冗余数据,以达到精简数据集、降低计算复杂度的目的。

（二）数据集成的方法

数据集成方法主要分为以下几种：

1. 模式集成方法 模式集成是最早采用的数据集成方法，用户向集成系统提交请求时，能够将请求转换成对各个数据源的请求操作，使得用户可以在集成系统上完成对各数据源的访问。模式集成最常见的两种方法是中间件集成方法和联邦数据库。联邦数据库系统由半自治数据库系统构成，相互之间分享数据，联盟各数据源之间相互提供访问接口，同时联盟数据库系统可以是集中数据库系统或分布式数据库系统或其他联邦式系统。在这种模式下又分为紧耦合和松耦合两种情况，紧耦合提供统一的访问模式，一般是静态的，在增加数据源上比较困难；松耦合则不提供统一的接口，但可以通过统一的语言访问数据源，核心是必须解决所有数据源语义上的问题。中间件模式通过统一的全局数据模型来访问异构的数据库、Web 资源等。中间件位于异构数据源系统（数据层）和应用程序（应用层）之间，向下协调各数据源系统，向上为访问集成数据的应用提供统一数据模式和数据访问的通用接口。各数据源的应用仍然完成各自的任务，中间件系统则主要集中为异构数据源提供一个高层次检索服务。联邦数据库系统主要面向多个数据库系统的集成，其中数据源有可能要映射到每一个数据模式，当集成的系统很大时，会给实际开发带来巨大困难。

2. 数据复制方法 数据复制方法通过将数据复制到其他相关数据源上，使数据的访问更为便捷、高效。其中最常见的是数据仓库方法。数据仓库是在企业管理和决策中面向主题的、集成的、与时间相关的和不可修改的数据集合。其中数据被归类为广义的、功能上独立的、没有重叠的主题。

3. 综合性集成方法 综合性集成方法是将模式集成方法和数据复制方法结合起来，对于相对简单的请求，通过数据复制方法在单一数据源上完成；对于相对复杂的请求，则通过模式集成的方法完成。这样可以兼顾两者的优点，提高数据访问效率。

三、数据转换

数据转换主要对数据进行某种形式的变换，使数据保持一致性或符合处理技术的要求。数据转换方法主要包含数据平滑、数据聚集、数据泛化和数据规范化。其中数据平滑是指消除数据集合中的噪声数据，即数据清洗中的噪声平滑技术。数据聚集是指对数据进行汇总或聚集，即数据集成。本节主要介绍数据泛化和数据规范化。

（一）数据泛化

数据泛化指使用概念分层，即用高层概念（例如青年、中年、老年）替换低层概念（例如年龄的数值范围），主要用于标称数据的转换。通常情况下，分类属性的概念分层往往涉及一组属性。可以通过专家或用户对属性进行偏序或全序设定，从而对属性进行概念分层。使用概念分层变换数据使得较高层的知识模式特点突出，容易被发现。

（二）数据规范化

对属性项的度量单位和取值范围进行规范化处理，通过合适的函数变换将其映射到设定的数值区间。常见的数据规范化方法包括最小 - 最大规范化、Z- 分数规范化和小数定标规范化。

1. 最小 - 最大规范化 该方法对数据作线性变换。假设 max_A 和 min_A 分别表示属性 A 的最大值和最小值，将属性 A 的值域转换到区间 $[new\_min_A, new\_max_A]$ 的最小 - 最大规范化计算公式如下（式2-1）：

$$v' = \frac{v - min_A}{max_A - min_A}(max_A - min_A) + min_A \qquad （式2-1）$$

该线性变化可保持数据与原始数据之间的联系。但当输入的值在 A 的原始数据值域之外时，最小 - 最大规范化处理后的值有"越界"危险。

2. Z-分数规范化 该方法可以将较大的值转换成较小的值。计算公式如下（式2-2）：

$$v' = \frac{v - \mu_A}{\sigma_A} \qquad （式2-2）$$

其中 μ_A 是属性 A 的均值，σ_A 是属性 A 的标准差。

3. 小数定标规范化 该方法通过移动数值的小数点位置来达到缩放效果的规范化处理，通过小数定标规范化后的值域转变为 [–1, 1]。计算公式如下（式2-3）：

$$v' = \frac{v}{10^j} \qquad （式2-3）$$

公式中 j 是使属性 v 的最大绝对值小于1的最小整数。

第四节 大数据的安全与隐私保护技术

大数据技术在提升数据资源存储规模和处理能力的同时，也给数据的安全与隐私保护带来了全新的挑战。特别是健康医疗大数据涉及个人隐私和敏感的医疗信息，对数据安全和隐私保护的要求更高。

一、健康医疗大数据面临的安全挑战和隐私泄露风险

健康医疗大数据面临的安全挑战和隐私泄露风险包括非授权访问、信息泄露或丢失、数据篡改或破坏、拒绝服务攻击、网络病毒传播、个体标识信息和敏感信息的泄露等。标识信息是指可以明确标识个体的信息，例如姓名、身份证号、社保编号，或一组联合起来能够唯一标识个体的信息集合，例如某些人口统计信息（性别、出生日期和邮政编码）和疾病诊断信息。敏感信息是指个体不愿意与之关联的信息，例如某些特定的诊断（精神类疾病、艾滋病、癌症等）及生物信息。

在健康医疗数据的产生阶段，医院内部业务流程中有多个节点可以访问患者的各种标识信息和敏感信息，这些数据存在隐私泄露风险。另外，在大数据网络环境下医疗数据来源多样化，除院内信息系统外，还可能来自其他各级医疗机构的交换和共享，如果信息系统安全保护体系存在漏洞，可能会遭受外部攻击造成数据和隐私泄露。同时，大数据通常存储于云服务器，数据存储者和拥有者是分离的，数据存储服务提供商并不能保证完全可信，医疗数据面临被不可信的第三方窃取或篡改的风险；此外，大数据的关联、聚类、分类等数据挖掘方法可以从表面看上去与个人信息无关的数据中分析出个人隐私信息。一些数据经过与个人属性信息匹配，并与其他相关社会信息数据协同后，可以分析出个人敏感信息。再有，同类型用户在访问和使用医疗数据时，如果用户能访问超出其权限的数据时有可能造成隐私泄露。例如患者在获取医疗服务的同时有机会接触到其他人的隐私信息。针对这些安全挑战和隐私泄露风险，应采取多种数据安全和隐私保护技术。

二、健康医疗大数据的安全隐私保护技术

（一）大数据发布安全隐私保护技术

大数据采集发布阶段的安全隐私保护主要采用匿名保护技术,指在确保发布的信息数据公开可用的前提下,隐藏公开数据记录与特定个人之间的对应联系,从而保护个人隐私。匿名保护技术的思想是让攻击者无法从数据中识别出用户标识信息和敏感信息。直接删除用户的标识信息并不能达到隐私保护的目的,因为攻击者可以用准标识符连接多个数据集,重新建立用户标识符与数据记录的对应关系,这种攻击称为"链接攻击"。对抗这种攻击的技术主要包括:

1. k- 匿名技术 该技术对数据中的准标识符进行处理,使多条记录具有相同的准标识符组合,具有相同准标识符组合的记录集合称为等价组。每个等价组中有 k 个记录。攻击者攻击时,对任意一条记录的攻击都会同时关联到等价组中的其他 k-1 条记录,使攻击者无法确定与特定用户相关的记录,达到保护用户隐私的目的。

2. Ⅰ-diversity 匿名策略 如果等价组的敏感属性取值单一,攻击者即使无法获取特定用户的记录,仍然可以获得目标用户的隐私信息。Ⅰ-diversity 保证每个等价组至少有 l 个不同的敏感属性值,从而使攻击者最多以 1/ l 的概率确认某个体的敏感属性。

3. t-closeness 匿名策略 若等价组中敏感属性值的分布与整个数据集敏感属性值的分布具有明显差别,攻击者能够以一定概率猜测目标用户的敏感属性值。t-closeness 匿名策略提出一种距离度量方式 EMD(earth mover's distance)衡量敏感属性值分布之间的距离,并要求等价组内敏感属性值的分布特性与整个数据集敏感属性值的分布特性之间的差异不超过 t。t-closeness 匿名在 Ⅰ-diversity 基础上考虑了敏感属性的分布问题,要求所有等价组中敏感属性值的分布尽量接近该属性的全局分布。

4. 数据重发布匿名策略 该策略是针对大数据的持续更新和动态变化特性提出的动态匿名保护技术。数据发布者集中管理数据集不同发布版本中的等价组。若新增数据集与先前版本的等价组无交集并能满足 Ⅰ-diversity 准则,则作为新版本发布数据中的新等价组出现,否则需要等待;如果新增数据集与先前版本的等价组有交集,则插入最接近的等价组中;如果一个等价组过大,需要对等价组进行划分以形成新的较小的等价组。

（二）大数据存储隐私保护技术

在大数据存储阶段,数据可能存储在不可信的第三方服务器,被不可信的存储管理者窥视,造成数据隐私泄露。主要的隐私保护技术包括存储加密和第三方审计技术等。

1. 大数据存储加密技术 大数据存储加密的基本思路是将含有敏感信息的大数据加密后存储在远程服务器。传统的对称加密方法加密快但密钥管理过程复杂,非对称加密方法密钥管理简单但算法计算量大。适合大数据存储的加密技术主要包括:

（1）针对 HDFS 的混合加密技术:该技术将对称加密和非对称加密结合起来,先通过对称加密方法(AES)对新增的大数据文件快速加密,并将其分布式存储于每个 HDFS 节点上,然后使用非对称加密方法(RSA)对加密该文件的密钥进行加密,并将结果存储于该数据的头文件中,实现密钥的有效管理。

（2）结合 MapReduce 的全同态加密技术:可以有效避免存储的加密数据在进行分布式处理时的加解密过程。该技术在 reduce 模块之前,增加一个在密文状态下进行计算的转换

模块,使经过全同态加密后的文件可以在不解密的情况下进行 MapReduce 运算,从而优化存储的大数据隐私信息的运算效率。

2. **大数据审计技术** 大数据审计指数据拥有者或第三方机构对云存储中的数据完整性进行审计。通过审计确保数据不会被云服务提供商篡改、丢弃,并在审计的过程中确保用户隐私不会被泄露。目前的大数据审计技术包括:

(1)可证明的数据持有模型(provable data possession, PDP):该模型可以对服务器上的数据进行完整性验证。该模型先从服务器上随机采样相应的数据块,并生成持有数据的概率证据。客户端维持一定数量的元数据,并利用元数据对证据进行验证。在该模型中,挑战应答协议传输的数据量非常少,因此所耗费的网络带宽较小。

(2)可恢复证明模型(proof of retrievability, POR):该模型主要利用纠错码技术和消息认证机制保证远程数据文件的完整性和可恢复性。在模型中,原始文件首先被纠错码编码并产生对应标签,编码后的文件及标签存储在服务器上。当用户选择服务器上的某个文件块时,可以采用纠错码解码算法恢复原始文件。

(三)大数据挖掘隐私保护技术

大数据的关联、分类、聚类等数据挖掘方法可能发现数据中的个人隐私信息,造成隐私泄露。隐私保护数据挖掘是指在保护隐私前提下的数据挖掘。

1. **关联规则的隐私保护** 关联规则的隐私保护包括两种方法:一种是变换,即修改支持敏感规则的数据,使敏感规则因为支持度和置信度小于一定阈值而被隐藏。另一种是隐藏,该类方法不修改数据,而是隐藏生成敏感规则的频繁项集。

2. **分类结果的隐私保护** 分类方法的结果有时可以发现数据集中的隐私敏感信息,因此需要对敏感的分类结果进行保护。这类方法的目标是降低敏感信息分类准确度的同时不影响其他应用的性能。方法包括随机扰动加密、Rational Downgrader 隐私保护系统等。

3. **聚类结果的隐私保护** 聚类结果与分类方法结果类似,也可能产生隐私泄露。聚类结果的一种隐私保护方法是在保证聚类准确性的前提下先对原始数据进行几何变换以隐藏敏感信息,再用变换后的数据进行聚类。

(四)大数据使用隐私保护技术

大数据使用阶段,主要采用大数据访问控制技术保护隐私。大数据访问控制技术主要决定哪些用户以何种权限访问哪些大数据资源,从而保证合适的数据及合适的属性在合适的时间和地点,给合适的用户访问。大数据的访问控制技术主要包括基于角色的访问控制和基于属性的访问控制。

1. **基于角色的访问控制技术** 基于角色的访问控制通过为用户分配角色实现对数据的访问权限控制,不同角色的访问权限不同。例如医生具有开处方的权限,但没有访问财务部门的权限,这样可以有效控制不同角色的访问内容及其操作,减少隐私泄露风险。技术主要是时空融合的角色访问控制。

2. **基于属性的访问控制技术** 通过将各类属性,包括用户属性、资源属性、环境属性等组合起来用于用户访问权限的设定。主要技术包括基于属性集加密访问控制、基于密文策略属性集合的加密、基于层次式属性集合的加密等。这些模型以数据资源的属性加密作为基本手段,采用不同的策略增加权限访问灵活性。

三、区块链技术在健康医疗大数据安全与隐私保护中的应用

(一)区块链概述

区块链是按照时间顺序排列的数据区块链式结构。区块链技术的主要优势是去中心化、信息的不可篡改及基于共识机制的信息传输和共享。

区块链是一种去中心化的分布式应用架构。传统的客户端/服务器(client/server, C/S)、浏览器/服务器(browse/server, B/S)结构以中心服务器为核心,由用户向中心服务器发起请求,中心服务器处理请求后再将结果返回给用户。用户之间的通信也需要通过中心服务器转发来完成。区块链网络中不存在中心节点(服务器)。如图2-9所示,区块链中每个节点的地位都是对等的,具有相同的功能,无主从之分。节点间的数据交换遵循固定算法,交易方不需要通过公开身份的方式让对方产生信任。任何节点都可以验证区块链中信息的准确性,也可以进行数据维护,区块链的安全靠每个节点来维护。

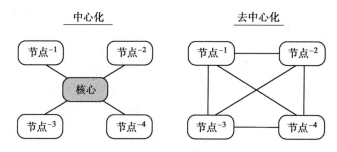

图2-9 区块链的去中心化

区块链将数据成批存放在带有时间标记的数据块中,每个数据块使用其自身的哈希值进行标识,并与前面产生数据块的哈希值相连,从而形成一个完整的链条。哈希值是用哈希算法对一个区块中的信息进行加密,并压缩为一串由数字和字母构成的随机字符。如果数据内容发生变化,哈希值就会改变。但是改变区块的哈希值必须有超过50%的节点同意,当加入区块链的节点足够多时,基本上不可能实现,从而保证了原始数据的不可篡改性。

所有节点之间如何达成共识,去认定一个记录的有效性,这既是认定的手段,也是防止篡改的手段。区块链提出了4种不同的共识机制,适用于不同的应用场景。区块链的共识机制具备"少数服从多数"以及"人人平等"的特点,其中"少数服从多数"并不完全指节点个数,也可以是计算能力、股权数或其他的计算机可以比较的特征量。"人人平等"是当节点满足条件时,所有节点都有权优先提出共识结果、直接被其他节点认同后并有可能成为最终共识结果。

(二)区块链在健康医疗大数据安全保护中的应用

目前,区块链技术在健康医疗大数据中的主要应用是利用区块链技术分布式、不可篡改、可追溯、加密算法等特点,打破医疗机构信息数据之间互为数据孤岛的现状,实现医疗信息的存储与共享。

在传统的医疗信息管理模式中,患者信息主要存储于各医疗机构,个人诊疗信息无法在医疗体系中无障碍流通,实现医疗信息共享。对医生而言,不能完全了解患者的既往病

史,给诊疗造成障碍。对患者而言,不能获取既往诊疗数据或无法理解诊断结果都会给患者再次就医、个人健康管理造成困扰。将区块链技术应用于医疗信息的存储,通过分布式数据库存储电子病历信息,使患者医疗记录并非集中在某一家医疗机构,而是共享于所有在区块链中授权的节点。区块链去中心化的特点保证了数据的公开与安全。公钥和私钥的获取方式保证区块链中所有节点能够对数据进行访问,在保证数据安全和隐私保护的前提下极大减少了医疗数据获取和分享过程中数据审核、数据审计的时间。

如图 2-10 所示,基于区块链的医疗数据存储模型中,数据层存放患者的原始医疗数据,患者对数据拥有控制权并可以上传数据。存储层对数据进行分类存储:原始医疗数据加密存储在云存储服务器,区块链上存储医疗数据的元数据及摘要、数据提供者公钥、数据提供者签名及该医疗记录在云数据库中的地址索引表。分类存储一方面保证区块链的利用率,另一方面保证数据的安全性和共享效率。共识层实现医疗数据的安全共享。查询者可向区块链发出查询请求,经授权后可通过区块链中的地址索引表在云存储服务器上找到加密的医疗数据,使用查询者公钥和患者私钥生成重加密密钥,对加密文件进行二次加密,并将加密结果返回给查询者。应用层主要完成数据的提取。通过共识层保证区块链节点间的相互信任,利用重加密机制,保证数据的安全。这种方式可在信息隐私保护的前提下,实现数据共享。

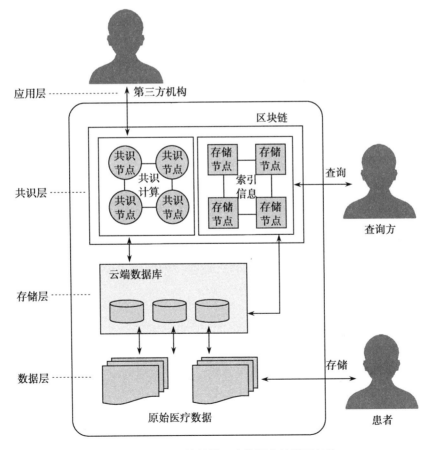

图 2-10 基于区块链的医疗数据存储模型架构

该模型充分利用区块链分布式、不可篡改、可追溯、加密算法的特点，实现医疗信息的隐私保护、防篡改和安全存储。例如患者个人信息将被唯一哈希值标识，医疗数据访问权限由数据所有者自主控制，基于密码学的非对称加密技术使每次上传医疗记录时，重新生成公私密钥，从而实现访问者对医疗数据文件的访问权限控制。区块链上只保存医疗记录的元数据，具体的医疗数据记录加密保存在云端，即使得到了文件哈希值，没有私钥也无法解开任何密文信息。这些策略实现了数据的隐私保护。

区块链特性保证了所有上传至链上的文件均带有时间戳，保证了文件操作记录的透明性。区块链中保存了医疗原始数据的哈希值，对数据的任何修改都会引起哈希值改变，且需要控制 50% 以上的节点才能做到，这在区块链网络中是不可能的，从而保证了原始数据的不可篡改性。

患者对个人的医疗记录具有上传和权限控制的所有权，医疗记录的公共信息存储在区块链上，保证了公共信息的不可篡改。医疗记录的其他部分加密，并将密文存储在云端，云端分布式存储特点和存储记录的密文，保证了数据存储的安全性。

本章小结

1. 大数据的处理流程包括数据采集、数据预处理、数据存储、数据分析、数据可视化及数据应用等环节。

2. 大数据平台框架自下向上包括数据采集层、数据处理层、数据分析层、数据访问层、应用层，还包括一个纵向的管理平台层。

3. 大数据平台采用分布式存储方式解决大数据存储的单机容量限制问题，采用分布式计算方式解决计算力和计算资源的限制问题。

4. Hadoop 是事实上的大数据平台标准，核心部分包括分布式文件系统 HDFS 和并行分布式编程计算框架 MapReduce。

5. 大数据的预处理技术包括数据清洗、数据集成和数据转换。

6. 与大数据生命周期对应的大数据隐私保护技术包括匿名保护、数据存储加密、数据审计、大数据访问控制技术等。

7. 区块链技术具有可追溯、不可篡改的特征，作为一种信任机制可以缓解用户对数据平台安全和隐私保护方面的忧虑，将区块链技术应用于大数据存储和共享成为新趋势。

（诸　强）

练 习 题

一、思考题

1. 阐述大数据处理的流程。

2. 举例说明大数据的关键技术。

3. HDFS 中的名称节点和数据节点的功能是什么?

4. 阐述 HDFS 在正常情况下写文件的过程。

5. 数据清洗包含哪些内容?

6. 健康医疗大数据面临哪些安全挑战和隐私泄露风险?

7. 举例说明区块链技术在医疗大数据存储和共享中的应用。

二、选择题

1. HDFS 中 block 默认保存( )份。

    A. 1   B. 2   C. 3   D. 4

2. HDFS 中负责保存文件数据的节点被称为( )。

    A. 名称节点   B. 数据节点   C. 第二名称节点   D. 节点管理器

3. 一个 Hadoop 集群(2.2.7 版本),在不修改默认配置的情况下存储 30 个 mp4 文件,每个文件 200M, HDFS 集群会产生( )个 block(包括副本)。

    A. 30   B. 60   C. 100   D. 180

4. 噪声数据主要包括错误数据和( )数据。

    A. 异常数据   B. 真实数据   C. 污染数据   D. 以上都对

5. 假设 12 个销售价格记录组已经排序如下:6,10,11,13,15,36,50,55,72,92,204,215,将它们等频划分成 3 个箱,要求:箱 1 用平均值,箱 2 用中位值,箱 3 用箱边界三种方法来平滑噪声数据,下面( )是正确的。

    A. 11,11,11;43,43,43;72,215,215,215   B. 10,10,10;43,43,43;72,72,215,215

    C. 10,10,10;36,36,36;72,72,215,215   D. 10,10,10;43,43,43;72,72,72,72

第三章 医学图像大数据的结构化处理方法

医学图像（medical image）是现代医学十分重要的信息源，在心脑血管疾病、肿瘤等重大疾病的筛查、诊断、分期、治疗决策、疗效评估等方面起着重要作用，是医生在临床工作中不可或缺的辅助手段。常规的医学图像诊断主要依赖医生的水平和经验，效率低、主观性强、准确率低。随着成像技术的普及，医学图像数量飞速增长，需要基于计算机技术、大数据建模方法，开展医学图像大数据的结构化处理和建模，帮助医生提升诊断的准确性和阅片效率，有利于疾病的早期诊断与病程进展的精准预测。本章围绕如何实现非结构化医学图像的结构化，主要介绍医学图像概述、医学图像感兴趣区域的分割、医学图像特征指标、医学图像纹理特征提取方法。

第一节 医学图像概述

一、医学图像的基本概念

（一）医学图像的定义

医学图像是指用于医疗或医学研究的、反映人体解剖与生理功能状况以及病理变化等信息的图像，在疾病诊断、分期及选择治疗方法等方面发挥重要作用。医学图像根据其形式或产生方法还可分为模拟图像和数字图像。传统 X 线成像设备所获得的图像为模拟图像，其空间坐标和明暗程度是连续变化的，无法用计算机直接处理，也无法在各种数字系统中存储或传输；数字图像是将连续的模拟图像经过离散化处理后变成计算机能够辨识的点阵图像，其空间坐标和灰度均不连续，用离散的数字表示。目前提到的医学图像多指数字医学图像。

（二）医学图像的像素

一幅数字医学图像可以用一个非负整数的二维矩阵 $f(x,y)$ 来表示，这里 $1 \leqslant x \leqslant M$，$1 \leqslant y \leqslant N$，$M$ 和 N 为正整数，分别代表矩阵的行数和列数。对于一个给定的 x 和 y，图像中由坐标 (x,y) 表示的最小矩阵称为像素，图像大小为 $(M \times N)$ 像素。像素是组成数字图像的基本元素，每个像素具有两个属性：位置和灰度。当 $M=N$ 时，就形成一幅数字方阵图像，临床上所用的大多数断层影像都是方阵图像。

（三）医学图像的体素

一幅三维图像可以用一个具有相应值的三维阵列来描述，这些值称为体素，是体元素的简称。有两种定义体素的方法：一是将体素看成具有一定大小的一个小立方体，二是将体素看成三维空间中没有大小的一个点，其中第二种更为常用。体素是三维医学图像重建、分析的基础。

（四）医学图像的灰度

一幅二维医学数字图像的非负整数二维矩阵 $f(x,y)$ 称为图像在该像素上的灰度，或称为像素值。灰度是指图像亮度的明暗程度，通常从黑到白连续变化的灰度值可量化分层为 256（$2^8=256$）级灰度等级，灰度值的范围为 $0 \sim 255$，表示亮度从小到大，对应图像中的颜色从黑到白。灰度图像就是具有从黑到白 256 级灰度色阶或等级的图像，只有灰度颜色而没有彩色。

（五）医学图像的色度

彩色医学图像包括红色、绿色、蓝色 3 个颜色分量，每一个像素的信息由存储在相应位置的红、绿、蓝颜色分量决定。图像的颜色由亮度和色度共同表示，色度是从图像中抽取出的、不包括亮度在内的颜色的一个特性，独立于表面的形状和观察的角度，反映颜色的色调和饱和度。

二、医学图像的种类及特点

医学图像按获取方式可分为侵入式的病理图像和非侵入式的医学影像。病理切片图像是取患者一定大小的病变组织，用病理组织学方法制成病理切片后，用显微镜进一步检查病变的发生发展过程，最后作出病理诊断，病理切片图像的诊断结果一般是临床上癌症诊断的"金标准"。非侵入方式的医学影像，获取的是患者内部组织影像，常见种类包括计算机断层成像（computed tomography，CT）图像、超声（ultrasonic）图像、磁共振成像（magnetic resonance imaging，MRI）图像，及融合形式的多模态图像等。图像建模都是针对非侵入方式的、非结构化的医学影像（简称医学图像）。以下简述临床上常用的几种医学图像。

（一）X 线图像

X 线图像用于临床疾病诊断已有一百多年历史，现今仍是医学图像的重要组成部分。X 线成像的原理是当 X 射线透过人体时，各种脏器与组织对 X 射线的吸收程度不同，因而在接收端得到不同的射线强度。基于这个原理，所得的 X 线图像是将三维空间的人体投影到一个二维平面上，各组织器官和病灶的信息重叠，造成某些细节因信息重叠而丢失，因此这种成像方式难以检测较小的病灶，分辨率也较低。

（二）CT 图像

CT 利用高穿透性、高能量的 X 线从多个方向沿身体某一选定的断层层面进行照射，然后测定透过的 X 射线量，数字化后经过计算得出该层面组织各个单位体积的吸收系数，最后重建图像。CT 成像适合对骨骼进行检测和研究，可以测出某一平面不同组织之间放射衰减特性的微小差异，精细地分辨出各种软组织的不同密度，从而形成对比。CT 图像的临床应用扩大了人体检查范围，提高了病变检出率和诊断准确率。但因为 CT 图像也是通过检测人体对 X 线的吸收量而获得，其对软组织的密度分辨率没有 MRI 高。

（三）超声图像

超声图像是利用超声束扫描人体，通过对反射信号的接受、处理，以获得体内器官组织信息的图像。其成像具有廉价、实时、无损伤、无辐射和敏感度高等优势，在临床诊断中发挥巨大作用。目前超声诊断广泛应用于产科，可用于评估不孕症、胎儿发育情况等。但超声图像由于其成像原理，一些微小的结构不能被分辨；加上声波信号的干涉，图像对比度差，空间分辨率不如 CT 和 MRI 高，得到的图像不够清晰。超声检查的视野也有限，不利于与其他医学图像进行对比。随着高速机械扫描和高速电子扫描的实时超声断层显像仪和超声多普勒技术的普遍应用,超声诊断由非直观的回声图诊断发展为高成像质量的灰阶声像图诊断,为通过计算机进行超声图像处理提供了可能。

(四)MRI图像

MRI通过外加梯度磁场检测所发射出的电磁波,实现人体内部横断面成像所需的空间定位。MRI图像能够提供清晰的人体软组织解剖结构,可以多方向、多参数成像,无需造影剂就能对心血管成像,提供了丰富的诊断信息。由于其安全性和信息的丰富性,MRI图像成为医学图像中的重要组成部分,广泛用于临床诊断和治疗。但MRI图像一般不能提供骨性组织的解剖结构。功能性磁共振成像(functional magnetic resonance imaging, fMRI)是在MRI基础上发展起来的一种能够反映大脑功能活动的方法,可以通过神经元活动时大脑的血流动力学反应,如血容量、血流量及血氧水平在静息状态下以及激活时的变化,定位大脑的功能活动区。与其他图像相比,fMRI具有较高的分辨率和较好的可重复性及可行性。

(五)核医学成像图像

以上图像提供的多为人体解剖学变化的信息,而核医学成像可以提供人体组织器官新陈代谢变化的信息,即功能性信息。核医学成像利用放射性药物在体内能被特定组织器官摄取或被代谢排出等特性,在体外测定这些放射性药物在相应器官中的摄取速度、存留时间、排出速度等,推断器官功能状态。因此,核医学图像的清晰度主要取决于脏器或组织的功能状态。目前正电子发射断层成像(positron emission computed tomography, PET)和单光子发射计算机断层成像(single photon emission computed tomography, SPECT)被广泛应用。但核医学图像通常不能提供组织器官的解剖结构,空间分辨率较低;另外,由于检查费用高,一般患者负担不起。

在实际临床应用中,单一模态的医学图像往往不能提供医生所需的信息,通常需要将不同模态的图像融合在一起,以便了解病变组织或器官的综合信息,帮助医生作出准确诊断或制定合适的治疗方案。如把CT和PET两种技术合二为一的PET/CT,既能单独完成超高档螺旋CT的功能,又能完成PET的所有功能,其融合后的图像对病灶定性、手术放射治疗定位及一些目前仍不清楚的代谢疾病研究等具有重要价值。

三、医学图像结构化分析的意义

医学图像种类繁多,数据分散琐碎,数据价值密度低,结构复杂,无固定格式,常常需要整合不同图像的信息。随着医学图像数量大幅度增长,医生的阅片负担大大增加,仅靠人工诊断分析效率低下,且给出的结果存在主观性、模糊性。在技术上,由于医学图像的复杂性,信息难以标准化和理解,不能采用传统的结构化数据分析方法进行批量处理,需要进行非结构化数据分析。机器学习作为非结构化数据分析常用的一种方法,可应用于医学图像分析和疾病诊断。因此,医学图像非结构化分析具有较大的临床实际意义。

(一)医学图像数量快速增加

随着我国经济发展,人民生活水平和健康意识日益提高,各项健康体检、疾病筛查的数量不断加大。同时,医学成像设备在各级医院普及、新兴的成像技术在临床开始应用,医学图像数量飞速增长。据统计,医学图像数据年增长率超过30%。医院存储的信息90%以上是图像信息,其数据量的增长速度十分惊人,图像信息形成了巨大的数据积累。快速增长的数据量要求图像分析的速度也要相应提升,然而我国影像科医生的年增长率仅为4%,传统的人工阅片方式越来越难以满足日益增长的图像诊疗需要。

(二)医生阅片的局限性

传统的人工阅片方式主要依赖医生的专业知识和临床经验,给出的结果往往存在准确率低、模糊和不完全等问题。具有不同知识背景的医生由于存在主观性,即使对同一张医学图像也可能给出不同判断。长时间判读图像使医生效率低下,更容易因疲劳和分心而产生解读错误,造成一些疾病漏诊或误诊,诊断准确率下降。据统计,医学图像的疾病误诊率可达到10%～30%。由此产生的假阴性结果会使患者错过最佳治疗时机,而假阳性病例一般还要依靠其他临床手段排除,增加了患者的经济负担。

(三)机器学习算法准确性优势

机器学习算法在医学图像分析中起着至关重要的作用,已经成为较有前途的研究领域之一。传统的机器学习算法包括决策树(decision tree)、支持向量机(support vector machines, SVM)、贝叶斯网络(Bayesian network)等,通过提取图像的形状、大小和纹理等特征并进行特征挑选,剔除冗余特征得到最优特征集。但是,这种人工特征的选取依赖于大量专业知识,且难以涵盖图像的全面特征,导致其使用存在局限性。深度学习是机器学习近年来的一个新兴研究领域,不需要人工参与设计就能将原始数据通过自动学习过程从一些简单的非线性模型变换为更高层次的表达,再组合多层变换,学习提取出非常复杂的函数特征。

随着人工智能的发展,以深度学习为代表的一系列机器学习算法在医学图像领域的应用越来越广泛。机器学习算法可应用于多种临床常用的医学图像,对肿瘤、阿尔茨海默病等疾病的病情诊断及图像分类、分割的结果都可以达到一个较高的准确率。临床工作中,机器学习算法可以识别医学图像中隐藏的特征,辅助医生进行疾病诊断,减少医生的工作量,弥补医生主观判断中的不可预测因素。随着用于医学图像分析的机器学习算法的不断改进,扩大了医学图像在疾病诊疗的应用价值,促进医疗领域进一步发展。采用以深度学习为代表的机器学习算法对医学图像进行定量、准确分析成为现代医学发展的必然趋势。

第二节　医学图像感兴趣区域的分割

图像分割是图像处理到图像分析的关键步骤,是通过将图像分成具有不同特征的区域,从而寻找感兴趣区域(region of interest, ROI)的技术和过程。

一、医学图像感兴趣区域的分割方法

目前医学图像感兴趣区域的分割方法主要有:边界分割算法、阈值分割算法、区域生长分割法、基于统计学的分割算法。随着人工智能技术的发展,基于深度学习的医学图像感兴趣区域分割方法也得到越来越多的应用。

(一)边界分割算法

基于边界的分割方法是利用不同区域之间像素灰度不连续的特点从而检测出区域间的边缘,实现图像的分割。边缘检测是所有基于边界分割算法的基础。边缘是指与周围像素灰度有阶跃变化的像素的集合,边缘是灰度值不连续的结果,边缘的检测可以借助空域微分算子通过卷积来完成,常用的梯度算子有Sobel算子、Prewitt算子以及Canny算子等。用

一阶导数的局部最大值或二阶导数的过零点可以方便地检测边缘。根据采用的方式不同，目前边缘检测方法大致有以下几类：基于局部图像函数的方法、多尺度方法、图像滤波法、基于反应-扩散方程的方法、多分辨分析法、基于边界曲线拟合方法、状态空间搜索法、动态规划法、边界跟踪法、Hough 变换等。

（二）阈值分割算法

阈值分割算法是一种传统的图像分割算法，其优势在于简单有效，是图像分割的一种经典方法。其基本原理是将图像像素以某一阈值为分界线，划分为目标区域和背景区域，阈值一般为灰度值。阈值分割算法根据所选阈值的作用范围可以分为全局阈值法和局部阈值法。全局阈值法指利用全局信息（例如整幅图像的灰度直方图）对整幅图像求出最优分割阈值，可以是单阈值，也可以是多阈值。局部阈值法是把原始的整幅图像分为几个小的子图像，再对每个子图像应用全局阈值法分别求出最优分割阈值。阈值分割法的结果很大程度上依赖于对阈值的选择，因此该方法的关键是如何选择合适的阈值。目前公认对阈值选择相对合理、分割效果良好的方法是 Otsu 分割法。Otsu 算法结合阈值分割和聚类思想，其理论依据为：假定一幅图像只包含两类像素，即前景像素和背景像素，通过计算得到一个阈值，该阈值满足使两类像素差异最大，即类间方差最大。阈值分割的方法大多原理简单，容易实现，阈值的选择作为关键技术，直接影响分割的合理性及效果。由于阈值分割一般只考虑像素本身的灰度，对像素在空间的分布关注度较低，易受噪声等因素的影响。

（三）区域生长分割法

区域生长是目前应用较为广泛的图像分割方法之一。区域生长的基本思想是根据像素之间的相似性不同，把图像分割成不同的区域，即把具有相似性质的像素结合起来构成区域：先在每个待分割的区域找到一个种子像素作为生长的起始点，然后将种子像素周围邻域中与种子像素有相同或相似性质的像素（根据某种事先确定的生长或相似准则来判定）合并到种子像素所在的区域中。将这些新像素当作新的种子像素继续进行上述操作过程，直到再没有满足条件的像素可被包括进来，这样一个区域就生长完成了，生长过程结束，图像分割也随之完成。区域生长方法计算简单，能够实现对具有相似性质而在空间上分开的区域进行正确划分，且能够分割出连续的区域。应用区域生长法的关键有三点：初始生长点的选择、相似性准则即生长准则的确定和生长停止条件的设置。

（四）基于统计学的分割算法

基于统计学的医学图像分割算法，是指从统计学角度出发，对数字图像进行建模，把图像中各像素点的灰度值看作具有一定概率分布的随机变量。因此，可通过找出以最大的概率得到该图像的区域组合来完成图像分割。常见的基于统计学的分割算法有基于马尔可夫随机场（Markov random field, MRF）的方法、标号法（labeling）、混合分布法（mixture）等。基于马尔可夫随机场的方法是最常用的一种，其利用图像数据的局部相关性，用条件概率描述图像的数据分布。该条件概率与图像中像素点的位置无关，而包含关于各点相互位置的信息。

（五）基于深度学习的分割算法

机器学习中数据挖掘方法和深度学习也逐步用于医学图像感兴趣区域的自动化、智能化处理中。例如，基于神经网络的图像分割方法，其基本思想是：训练多层感知机，获取线性决策函数；利用获取的决策函数将像素分类，借此达到分割图像目的。常用于图像分割的神经网络算法有 BP 神经网络算法、径向基（RBF）神经网络算法、Hopfield 神经网络算法和稀疏编码方法（sparse coding, SC）。深度学习中的稀疏编码方法是模拟哺乳动物视觉皮层对信号刺激反应的人工神经网络方法，近年来广泛应用于图像分类、人脸识别及医学图像。深度学习在医学图像自动化、智能化处理分析方面，越来越受到重视，将有更广阔的前景。对于相应方法的学习，可参考本书后续章节相关内容。

二、实例应用

例 3-1　某研究者收集胸部 DICOM 格式 CT 图像，其中 1 张轴位 CT 图像见图 3-1，请基于区域增长法对图像的背景像素进行处理，分割感兴趣区域。

具体实现方法：

第一步：转化图像格式，并大致勾勒范围。

先用 DICOM 医学图像浏览器 Ver2.9.4.21 软件查看图像，设定图像的窗宽、窗位为 1 500 和 –500，修改图像格式为 bmp。再用 Image J 1.52v（National Institutes of Health）从 bmp 格式的图像中勾勒感兴趣区域大致范围。要求包括所有的边缘，且图像面积要尽量小（感兴趣区域大致勾勒结果见图 3-2）。

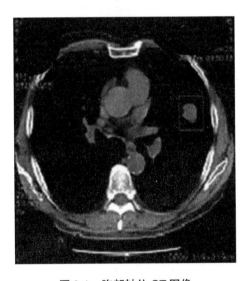

图 3-1　胸部轴位 CT 图像

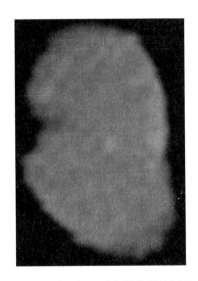

图 3-2　感兴趣区域勾勒范围结果图

第二步：基于 Python 软件实现区域增长法实现图像分割，其代码如下：

```
from PIL import Image
import matplotlib.pyplot as plt
import numpy as np

file1 = '第三章 \\ 例 3-1\\ 图 3-2.png'
im = np.array( Image.open( file1 ).convert( 'L' ), 'f' )    #读取图片
im_array = np.array( im )
[m, n]=im_array.shape
```

```
a = np.zeros((m, n))  #建立等大小空矩阵
a[m//2, n//2]=1   #选择图片中心作为种子点
k = 60   #设立区域判断生长阈值
flag=1
while flag=1:
        flag=0
        lim =(np.cumsum(im_array*a)[-1])/(np.cumsum(a)[-1])
        for i in range(2, m):
            for j in range(2, n):
                if a[i, j]==1:
                    for x in range(-1, 2):
                        for y in range(-1, 2):
                            if a[i+x, j+y]==0:
                                if(abs(im_array[i+x, j+y]-lim)< =k):
                                    flag = 1
                                    a[i+x, j+y]=1

data = im_array*a
new_im = Image.fromarray(data)#data 矩阵转化为二
维图片

if new_im.mode == 'F':
    new_im = new_im.convert('RGB')
new_im.save('new_001.png')   #保存图片域生长
```

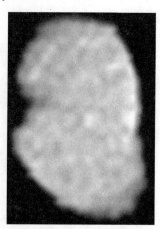

运行程序,得到感兴趣区域图片,用于后续深入分析
感兴趣区域图像,本例见图3-3。

图3-3 感兴趣区域分割后的图片

第三节 医学图像特征指标

一、医学图像纹理特征简介

纹理是反映区域中像素灰度级的空间分布的一种属性,是医学图像重要的特征之一。
纹理特征通过描述图像的灰度统计信息,反映图像像素间的灰度变化,可以很好地描述图
像中物体表面不同颜色和灰度的分布情况,是灰度图像常用的一种图像描述方法。

由于医学图像的成像模式各异,不同部位病变多且复杂,医学图像纹理通常具有规则
多变的局部模式和无周期性的重复,图像中的纹理值往往有统计学意义,因此基于医学图
像纹理特征进行疾病诊断有重要价值。

二、图像灰度纹理参数量化指标

（一）灰度共生矩阵的概念

灰度共生矩阵（grey level co-occurrence matrix，GLCM）是一种基于统计的提取纹理特征的方法，建立在估计图像的二阶组合条件概率密度基础上。从 $N \times N$ 图像中取任意一点 (x, y) 及偏离它的另一点 $(x+a, y+b)$，设该点对的灰度值为 (i, j)。令点 (x, y) 在整个画面上移动，则会得到各种 (i, j) 值，设灰度值的级数为 k，则共有 k^2 种 (i, j) 的组合。统计每一种 (i, j) 值出现的次数并排列成一个方阵，再用 (i, j) 出现的总次数将它们归一化为出现的概率 $P(i, j)$，这样的方阵称为灰度共生矩阵。距离差分值 (a, b) 取不同的数值组合，可以得到不同情况下的联合概率矩阵。(a, b) 取值要根据纹理周期分布的特性来选择，对于较细的纹理，一般选取 $(1, 0)$、$(1, 1)$、$(2, 0)$ 等小的差分值。当 $a=1$、$b=0$ 时，像素对水平，即 $0°$ 扫描；当 $a=0$、$b=1$ 时，像素对垂直，即 $90°$ 扫描；当 $a=1$、$b=1$ 时，像素对呈右对角线分布，即 $45°$ 扫描；当 $a=-1$、$b=1$ 时，像素对呈左对角线分布，即 $135°$ 扫描。

（二）灰度共生矩阵的特征

由于灰度共生矩阵的数据量较大，一般不直接作为区分纹理的特征，而是将基于它构建的一些统计量作为纹理分类特征。基于灰度共生矩阵可提取 14 个图像纹理特征，简记为 $f_1 \sim f_{14}$，具体名称及计算方法如下：

（1）能量（energy）：也称角二阶矩，反映图像在 $K \times K$ 矩阵中灰度分布均匀程度和纹理粗细程度，表达式为式 3-1。

$$f_1 = \sum_{i=0}^{K-1} \sum_{j=0}^{K-1} P^2(i, j) \qquad （式 3-1）$$

其中，$P(i, j)$ 表示图像中两个相邻像素的灰度值分别为 i 和 j 的可能性。

（2）灰度均值（mean）：反映像素所有灰度值的集中趋势，表达式为式 3-2。

$$f_2 = \frac{1}{K \times K} \sum P(i, j) \qquad （式 3-2）$$

（3）逆差矩（inverse difference moment，IDM）：反映图像纹理的同质性，度量图像纹理局部变化情况，表达式为式 3-3。

$$f_3 = \sum_{i=0}^{K-1} \sum_{j=0}^{K-1} \frac{1}{1+(i-j)^2} P(i, j) \qquad （式 3-3）$$

（4）熵（entropy）：表征图像中纹理的复杂程度，反映纹理灰度分布的随机性，肿瘤摄取异质性越高时，其值越大，定义见式 3-4。

$$f_4 = -\sum_{i=0}^{K-1} \sum_{j=0}^{K-1} P(i, j) \log P(i, j) \qquad （式 3-4）$$

在灰度共生矩阵推导出的边缘分布特征 $P_x(i)$ 与 $P_y(j)$ 分别见式 3-5。

$$P_x(i) = \sum_{j=0}^{K-1} P(i, j), \ P_y(j) = \sum_{i=0}^{K-1} P(i, j) \qquad （式 3-5）$$

边缘分布特征的均值与方差分别用 μ_x、μ_y、σ_x、σ_y 表示。指定灰度和 / 或差的概率和见式 3-6。

$$P_{x+y}(k) = \sum_{i+j=k} P(i, j), \ k = 0, 1, 2, \cdots, 2K-2$$

$$P_{x-y}(k) = \sum_{|i-j|=k} P(i, j), \ k = 0, 1, 2, \cdots, K-1 \qquad （式 3-6）$$

（5）相关性（correlation）：图像线性度的测度，用来衡量灰度共生矩阵元素在行方向或列方向上的相似程度,肿瘤摄取异质性越高时,其值越小,定义见式 3-7。

$$f_5 = \frac{\sum_{i=0}^{K-1}\sum_{j=0}^{K-1} i \times j \times P(i,j) - \mu_x\mu_y}{\sigma_x\sigma_y} \qquad （式 3-7）$$

（6）聚类趋势（cluster tendency）:测量相似灰度水平值像素的分组,表达式为式 3-8。

$$f_6 = -\sum_{i=1}^{K-1}\sum_{j=1}^{K-1}[(i-\mu_x)+(j-\mu_y)]^4 \times P(i,j) \qquad （式 3-8）$$

（7）对比度（contrast）:反映图像的清晰度,是图像局部灰度变化程度的度量,对非均匀的局部对比度敏感,表达式为式 3-9。

$$f_7 = \sum_{i=0}^{K-1}\sum_{j=0}^{K-1}(i-j)^2 P^2(i,j) \qquad （式 3-9）$$

（8）同质度（homogeneity）:反映灰度水平的相似程度,表达式为式 3-10。

$$f_8 = \sum_{i=0}^{K-1}\sum_{j=0}^{K-1}\frac{P(i,j)}{1+|i-j|} \qquad （式 3-10）$$

（9）方差（variance）:衡量随机变量或一组数据离散程度的指标。在图像方面,方差主要反映灰度水平分布情况和纹理变化快慢。值越大,纹理周期越大。其中,a 为 $P(i,j)$ 的均值,表达式为式 3-11。

$$f_9 = \sum_{i=0}^{K-1}\sum_{j=0}^{K-1}(i-a)^2 P(i,j) \qquad （式 3-11）$$

（10）最大概率（maximum probability）:表示某一事件发生的最大概率,为最突出的像素对的发生率,表达式为式 3-12。

$$f_{10} = \text{Max}_{i,j}[P(i,j)] \qquad （式 3-12）$$

（11）和的均值（sum-mean）:表示一系列数据或统计总体的平均特征的值,提供图像中灰度水平总体均值,表达式为式 3-13。

$$f_{11} = \sum_{k=0}^{2K-2} P_{x+y}(k) \qquad （式 3-13）$$

（12）差的均值（difference-mean）:表示一系列数据或统计总体的平均特征的值,提供图像中灰度水平差异的均值,表达式为式 3-14。

$$f_{12} = \sum_{k=0}^{K-1} P_{x-y}(k) \qquad （式 3-14）$$

（13）和的熵（sum-entropy）:表达式为式 3-15。

$$f_{13} = -\sum_{k=0}^{2K-2} P_{x+y}(k)\log\{P_{x+y}(k)\} \qquad （式 3-15）$$

（14）差的熵（difference-entropy）:表达式为式 3-16。

$$f_{14} = -\sum_{k=0}^{K-1} P_{x-y}(k)\log\{P_{x-y}(k)\} \qquad （式 3-16）$$

基于灰度共生矩阵的上述 14 个纹理特征中,有 4 个特征（对比度、逆差矩、相关性、能量）是不相关的,这 4 个特征既便于计算又能给出较高的分类精度。此外,可采用邻域灰度差分矩阵来提取图像的局部纹理特征,包括粗糙度、对比度等。

（1）粗糙度（coarseness）:表达式为式 3-17。

$$f_{cos} = [\varepsilon + \sum_{i=0}^{G_h} P_i s(i)]^{-1} \qquad （式 3-17）$$

其中,G_h 是图像中最高的灰度等级,ε 是一个防止出现无穷大值的小值,P_i 是灰度值 i 在图像中出现的概率。

（2）对比度（contrast）:表达式为式 3-18。

$$f_{con} = \left[\frac{1}{H_g(N_g-1)}\sum_{i=0}^{G_h}\sum_{j=0}^{G_h} P_i P_j (i-j)^2\right]\left[\frac{1}{n^2}\sum_{P_i}^{G_h} s(i)\right] \qquad （式 3-18）$$

其中,N_g 是不同灰度值的总数。

三、图像颜色特征

颜色是图像非常重要的视觉特征,医学图像的颜色特征主要通过描述图像中某个颜色空间中的颜色构成与分布,为计算机提供一种理解图像内容的方式。最常见的颜色特征提取算法为颜色直方图,广泛应用于图像检索系统,描述不同像素在图像中所占的比例。定义 I 为由像素点 p 组成的图像,每个像素点都有特定的灰度级别。设 $g_1, g_2, \cdots, g_n$ 为图像 I 的所有灰度级别,$I(p)$ 代表像素 p 的灰度级别,I_g 代表灰度级为 g 的像素点的集合,即 $I(p)=g$,灰度 g_i 的直方图定义为式 3-19。

$$h_{gi}(I) = \sum_{p \in I} p \in I_{gi} \qquad\qquad (式 3\text{-}19)$$

常用的图像描述方法为通过 RGB、HSV 两种颜色空间对图像的颜色特征进行描述。RGB 是最常用的颜色表示,描述了图像中红色、绿色和蓝色的强度值。HSV 是另一种比较常用的方法,通过色调(H)、饱和度(S)和亮度(V)三种颜色通道来表示颜色。

1. RGB 颜色特征　RGB 颜色空间最为常用,大部分图像采用 RGB 颜色空间进行表示。图像颜色分量像素值的均值和方差是最常用的 RGB 颜色特征。大小为 $n \times m$(简写为 nm)的图像,均数和方差定义见式 3-20、式 3-21。

$$均数 \overline{X} = \sum_{i=1} \sum_{j=1} \frac{X_{ij}}{mn} \qquad\qquad (式 3\text{-}20)$$

$$方差 S^2 = \frac{1}{m} \sum_{i=1}^{n} \sum_{j=1}^{m} (X_{ij} - \sum_{i=1} \sum_{j=1} \frac{X_{ij}}{mn})^2 \qquad\qquad (式 3\text{-}21)$$

其中,X_{ij} 是 i 行 j 列的像素值。

采用颜色直方图对图像的颜色特征分布进行描述,即在每个颜色通道中,对像素的数量进行统计。计算颜色直方图需要对颜色进行量化,即将颜色空间划分为若干小的颜色区间(bin),通过计算颜色落在每个小区间内的像素数量可以得到颜色直方图。但 RGB 颜色空间存在一定的局限性:首先,RGB 空间三种特征线性相关,独立性不足;其次,RGB 空间主要用于进行显示输出,其设计并非用来接近人的视觉感受,且每个通道的数值和表示的刺激强度不成线性比例,分析时难以准确计算颜色的差异。

2. HSV 颜色特征　HSV 颜色空间更符合人们对颜色的主观认识。在 HSV 颜色空间中,H 代表色调,变化范围为 0°～360°;S 代表饱和度,变化范围为 0～1,值越大,颜色越饱和;V 代表亮度,即颜色明亮的程度,变化范围为 0～1。与 RGB 颜色空间分析方法不同,HSV 采用了颜色通道的非均匀量化方法,通过把颜色空间划分为若干不等的颜色区间来反映颜色空间的内在特征。

四、图像形状结构特征

医学图像的形状结构特征描述了图像中所包含物体的形状信息,是医学图像中最具代表性和诊断意义的视觉信息之一。通常情况下,形状结构特征有两类表示方法,分别为轮廓特征与区域特征。图像的轮廓特征主要针对图像物体的外边界,例如肺结节边缘的特征;而图像区域特征则关系到整个形状区域,例如整个单一肺结节的特征。典型的结构特征描述方法主要为以下几种。

1. 几何参数法　图像结构的表达和匹配常采用区域特征描述方法,通过图像几何形状特征,例如区域致密度、空间矩、径向距离测度、链码、Fourier 描述子等提取结构参数。

（1）区域致密度:反映图像区域离散（复杂）程度,为图像区域的周长 P 的平方和面积 A 的比值。越复杂的形状致密度越大,越简单的图像致密度越小,可表示为式 3-22。

$$C=\frac{P^2}{A}$$ （式 3-22）

圆形是最简单的形状,圆形度 R 可用来描述图像区域接近圆形的程度,反映被测量边界的复杂程度,表示为式 3-23。

$$R=\frac{4\pi A}{P^2}$$ （式 3-23）

（2）空间矩:空间矩常用来描述图像的形状和灰度分布,如面积、主轴、偏心等。实际应用时要注意高阶矩特征影响较大,低阶矩影响较小。对于给定的二维连续图像函数 $f(x,y)$,其 $(p+q)$ 阶几何矩定义见式 3-24。

$$m_{pq}=\iint x^p y^q f(x,y)dxdy \quad p,q=0,1,2,\cdots$$ （式 3-24）

（3）中心矩:表示图像重心 (x_0,y_0) 的灰度分布情况的度量,定义见式 3-25。

$$\mu_{pq}=\iint (x-x_0)^p (y-y_0)^q f(x,y)dxdy \quad p,q=0,1,2,3,\cdots$$ （式 3-25）

中心距在图像平移、旋转过程中保持不变,因此在图像处理中可以应用中心距等进行平移或旋转变换。

（4）方向角:物体形状拉长（长轴）的方向,定义为式 3-26。

$$\theta=\frac{1}{2}\tan^{-1}\frac{2\mu_{11}}{\mu_{20}-\mu_{02}}$$ （式 3-26）

（5）偏心度:物体的偏心度（宽窄度）,定义为式 3-27。

$$\varepsilon=\frac{(\mu_{20}-\mu_{02})^2+4\mu_{11}^2}{(\mu_{20}+\mu_{02})^2}$$ （式 3-27）

2. 边界特征法 边界特征法通过对图像边界特征的描述来获取图像的形状参数。其中 Hough 变换法和边界方向直方图是边界特征提取的经典方法。Hough 变换是利用图像全局特性将其边缘像素相连接,并建立封闭区域边界的方法,其基本思想是点与线的对偶性;边界方向直方图是将微分图像求得图像边缘后,构建边缘大小和方向特征直方图。

3. 傅里叶形状描述符法 傅里叶形状描述符（fourier shape deors）的基本思想是将图像特征边界进行傅里叶变换表达,并利用图像区域边界的封闭性和周期性,将二维问题转化为一维问题,即将 x–y 平面中的曲线段转化为一维函数 $f(r)$,也可将 x–y 平面中的曲线段转化为复平面上的一个序列。

第四节 医学图像纹理特征的提取方法

医学图像的纹理特征描述病灶表面灰度或颜色的变化,体现病灶内及边缘在特征方面的重要信息。良性与恶性肿瘤在医学图像上存在计算机能够识别和处理的定量纹理特征,需要提取出来进行统计分析。传统的纹理特征提取根据其描述图像原理可大致分为:统计法、模型法、频谱法和结构法等。此外,还有直接输入感兴趣图片的深度学习方法自动化提取图像特征。

一、图像特征提取方法介绍

（一）图像特征提取方法概述

对于灰度图像，纹理特征值是最常用的一种图像描述方法。一般认为纹理是反映图像中同质现象的视觉特征，体现了物体表面具有缓慢变化或周期性变化的表面结构组织排列属性。纹理特征具有三大特点：局部序列重复性、非随机排列性和纹理区域内大致均匀统一。

纹理提取方法有很多种，根据其描述图像的原理可大致分为：统计法、模型法、频谱法和结构法等，其中最常用的是频谱法与统计法整合，从图像多个尺度提取纹理特征。

1. **统计法**　主要是对图像像素的分布及其相互间的关系进行描述，从而达到对图像纹理特征进行提取的目的。医学图像具有不同的成像模式，病变多且复杂，这决定了医学图像纹理通常不具有规则不变的局部模式和简单的周期重复，即蕴含在图像中的纹理值往往有统计学意义，因此，统计法在提取医学图像中有非常重要的价值。统计法包含了一阶算法、二阶算法及高阶算法等几种方法。一阶描述图像的灰度值分布情况，反映总体纹理特征，主要包括标准差、偏度、峰度。二阶描述应用空间灰度依属法、灰度共生矩阵等方法，描述局部纹理特征，主要包括熵、能量、对比度、相关性等。高阶是基于相邻灰度差分矩阵的图像局部特征描述，反映像素强度的变化及分布趋势，如粗糙度、对比度等。统计法的优点为方法相对简单，易于实现，具有较强的适应能力和鲁棒性。不足之处是与人类视觉模型脱节，缺少全局信息的利用，难以研究纹理尺度间像素的遗传或依赖关系，同时计算复杂度较高。

2. **模型法**　假设纹理是以某种参数控制的分布模型方式形成，从纹理图像的实现来估计模型参数，以参数为特征或采用某种分类策略进行特征提取。模型法可以较好地处理图像像素之间的关联性，而这种关联性通常是存在的。模型法主要包括自回归模型（simultaneous auto regression，SAR）、分形模型、马尔可夫随机场模型（Markov random field，MRF）、Gibbs 随机场模型等。模型法的优势在于具有很大的灵活性，兼顾纹理局部的随机性和整体的规律性，能够研究纹理尺度间像素的遗传或依赖关系。不足之处在于模型系数的求解难度较大，迭代优化过程导致计算速度较慢，参数调节较为复杂。

3. **频谱法**　以滤波器理论为基础，建立在多尺度分析基础上，对纹理图像中某个区域内实行某种变化后，再提取保持相对平稳的特征值。频谱法反映图像灰度分布的区域间的异质性，广泛应用于图像压缩重建和多尺度特征提取等方面。频谱法主要包括小波变换（wavelet transform）、第二代小波变换、傅里叶变换等。对图像进行小波分解后，得到不同分辨率的一系列图像。不同分辨率的图像由代表不同方向信息的一系列高频子带图像构成，高频子带图像反映图像的纹理特征。对二维图像的分析中，第二代小波变换尤其在分析二维图像中的曲线或边缘特征时，在逼近精度和稀疏表达能力上表现更为突出。第二代小波变换包括 Ridgelet、Curvelet、Contourlet 等一系列多尺度几何分析工具。Contourlet 变换的基本思想，首先通过一个类似小波的多尺度分解对边缘的奇异点进行识别，再汇集位置相近的奇异点，成为轮廓段。相对于 Ridgelet、Curvelet 等其他多尺度几何分析工具，Contourlet 变换在冗余度和逼近性能上具有较大优势。

频谱法中的小波变换符合人类视觉特征，对纹理进行多分辨表示，能在更精细的尺度上分析纹理。不足之处在于无法处理背景复杂的自然图像,计算随着尺度维度的增加而较为复杂。

4. 结构法 结构分析方法认为纹理由重复的纹理基元的空间组织结构和排列规则来描述,且纹理基元几乎具有规范的关系,包括句法纹理描述算法和数学形态学等。由于结构方法强调纹理的规律性,较适用于分析人造纹理,而真实世界的大量自然纹理通常是不规则的,因此该类方法的应用受到很大程度的限制。尤其在医学图像分析过程中,大部分医学图像异质性较高,反映人体复杂的组织结构和病理变化,因此在医学领域较少采用结构法。

(二)基于灰度共生矩阵的纹理特征提取

灰度共生矩阵是对纹理特征基于空间分布的描述。共生矩阵用两个位置像素的联合概率密度来定义,反映亮度的分布特性,也反映具有同样亮度或接近亮度的像素之间的位置分布特性,是有关图像亮度变化的二阶统计特征。一幅图像的灰度共生矩阵能反映图像灰度关于方向、相邻间隔、变化幅度的综合信息。计算过程分为以下四个步骤。

1. 提取灰度图像 提取纹理特征首先将多波段的影像(RGB 影像)转换为灰度图像,求出分别代表 RGB 的单波段,由于纹理特征是一种结构特征,即使使用不同波段的影像得到的纹理特征都是一样的,可以任意选择其中的一个波段计算。

2. 灰度级量化 在实际应用中,一幅灰度影像的灰度级一般为 256 级,在计算由灰度共生矩阵推导出的纹理特征时,由于计算时间较长,要求影像的灰度级远小于 256 级。计算空间灰度共生矩阵时,在不影响纹理特征的前提下往往先将原影像的灰度级压缩到较小范围,一般取 8 级或 16 级,以便减小共生矩阵的尺寸。进行直方图均衡化之后,再将灰度除以 32 取整便可将 0~255 级灰度级变换为 0~7 级灰度级。

3. 计算特征值的参数选择 计算特征值前,先选择计算过程中的一些参数:滑动窗口尺寸、步距 d 和方向选择。灰度共生矩阵的方向一般选择 0°、45°、90°、135°四个方向,也可以对这四个方向进行综合,即对四个方向的特征值取平均值。

4. 纹理特征值的计算及生成 纹理特征影像生成的主要思想为:用每一个小窗口形成的子影像,通过纹理特征计算程序计算小窗口影像灰度共生矩阵和纹理特征值,然后将代表该窗口纹理特征值赋值给窗口的中心点,完成第一小窗口的纹理特征计算。然后窗口被移动一个像素形成另外一个小的窗口影像,再重复计算新共生矩阵和纹理特征值。以此类推,整个图像就会形成一个由纹理特征值形成的纹理特征值矩阵,然后将这个纹理特征值矩阵转换成纹理特征影像。

(三)非下采样双树复轮廓波(NSDTCT)变换

1. 非下采样双树复轮廓波(NSDTCT)方法处理图像优势 该方法规避二维离散小波变换不能有效捕获图像方向信息的不足,同时考虑到医学图像具有更加复杂的结构和纹理特征信息。该变换由双树复小波(dual-tree complex wavelet transform,DTCWT)和非下采样方向滤波器组(non-subsampled direction filter banks,NSDFB)两部分结合组成。该过程没有采用下采样操作,所以在平移不变性上有较大优势。由于其具有的高度方向选择性、平移不变性、各向异性,可以在多个尺度多个方向上对图像进行描述,提取图像更丰富的细节信息。

2. 非下采样双树复轮廓波(NSDTCT)方法原理 由用于多分辨率分析的 DTCWT 和

用于方向分析的 NSDFB 两部分结合得到的一种新的变换。首先利用 DTCWT 对原图像进行分解获得双树结构子带系数,每级分解得到 2 个低频子带和 6 个不同方向 ±15°、±45°、±75° 的高频子带;其次利用 NSDFB 对每一层 6 个不同方向的高频子带系数进行分解,得到 2^n 个方向的子带系数。其实质是采用 DTCWT 中的双树分解结构代替 NSCT 中的非下采样金字塔滤波器结构,从而实现用 6 个不同方向的高频分量取代原来的 1 个高频分量,从而具有更多的方向选择性,能够更好地表达图像中丰富的纹理特征和细节信息等。

NSDTCT 的分解结构见图 3-4。通过并行使用 2 个离散小波变换(discrete wavelet transform, DWT)来实现,分别作为 DTCWT 的实部和虚部,称为 A 树和 B 树。A 树和 B 树的滤波器组分别为 $\{h_0(n), h_1(n)\}$ 和 $\{g_0(n), g_1(n)\}$。$\downarrow 2$ 表示隔点下采样。NSDFB 表示非下采样操作。

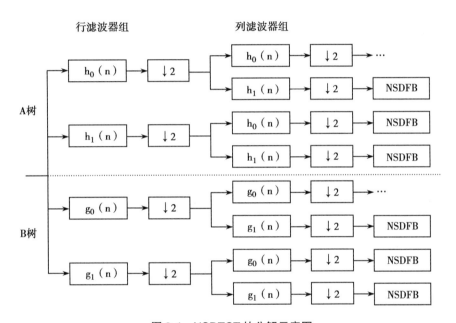

图 3-4　NSDTCT 的分解示意图

(四)深度学习方法

高维数据往往具有非线性结构,线性方法难以很好地提取信息,同时当前各种浅层非线性学习算法对复杂函数的表示能力有限。因此,维数灾难和信息爆炸的矛盾对数据特征的提取提出了更高要求。深度学习方法可以模拟大脑的学习过程,基于海量的训练数据构建深层次的模型从而学习数据中的隐含特征。深度学习由人工神经网络模型发展而来,通过多个非线性处理层对数据进行逐层抽象,即将当前网络层的输出作为下一网络层的输入,经过逐层堆叠和归纳,得到更为高级的表示,从而能够从数据中获得不同层面的抽象特征。

深度学习的卷积神经网络(convolutional neural network, CNN)是经典的深度学习方法,更适合用于二维图形分析。CNN 由卷积层、池化层交替组成,最后连接全连接层作为分类器。CNN 采用权值共享的方式,即同一个特征图具有相同的卷积核,从而降低网络的复杂性;然后将上一步得到的结果输入给一个非线性函数,如 ReLU 等;最后,再经过下采样方法,比如最大池化等,将得到的特征数据输入全连接层。采用 CNN 方法提取医学图像特征时,可以把分割好的感兴趣区域图片直接输入进行计算。CNN 方法的具体原理,详见第十章第二节相关内容。

二、实例应用

例 3-2 某研究者基于肺部 CT 图像纹理构建肺癌的诊断模型,其中 1 张 CT 图像采用区域增长法分割肺结节感兴趣(ROI)区域(图 3-5),请基于灰度共生矩阵提取对比度、逆差矩、相关性、能量等 14 个纹理特征值。

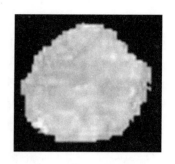

图 3-5 区域增长法处理后的肺结节图像

本例提取图像纹理特征使用 Python 软件实现,其代码如下:

```python
import numpy as np
import cv2
import os
import pandas as pd
import matplotlib.pyplot as plt
from skimage.feature import greycomatrix, greycoprops
import math

def get_inputs(s): # s 为图像路径
    input = cv2.imread(s, cv2.IMREAD_GRAYSCALE) # 读取图像,灰度模式
    # 设置参数:图像矩阵,距离,方向,灰度级别,是否对称,是否标准化
    glcm= greycomatrix(input, [2], [0], 256, symmetric=True, normed=True) # 提取共生矩阵统计值
    return input, glcm
def feature_computer(img, p):
    ENG = 0.0
    INE = 0.0
    IDM = 0.0
    ENT = 0.0
    # COR
    CT = 0.0
    # CON
    HG = 0.0
    VAR = 0.0
    MP = 0.0
    SM = 0.0
    DM = 0.0
    SE = 0.0
    DE = 0.0
```

```
# mean
img1 =（img *（256/img.max（）））.astype（'int'）+ 1
MEAN = img1.mean（）
# cxpy
cxpy = np.zeros（shape=（1, 256+256-1））
for i in range（256）:
        for j in range（256）:
            cxpy[0][i+j-2] += p[i][j]
# cxmy
cxmy = np.zeros（shape=（1, 256））
for i in range（256）:
        for j in range（256）:
            cxmy[0][abs（i-j）] += p[i][j]
# Correlation
COR = greycoprops（p, 'correlation'）
# contrast
CON = greycoprops（p, 'contrast'）
for i in range（256）:
        for j in range（256）:
            ENG += p[i][j]*p[i][j]          # Energy
            INE +=（（i-j）**2）*p[i][j]       # Inertia
            IDM += p[i][j]/（1+（i-j）**2）   # Inverse Difference Moment
            if p[i][j] > 0.0：              # Entropy
                ENT += p[i][j]*math.log（p[i][j]）
            HG += p[i][j]/（1+abs（i-j））          # Homogeneity
            VAR += p[i][j] *（i-MEAN）**2              # Variance
    # MP
    MP = p.max（）
    # cluster tendency
    xx, yy = np.meshgrid（list（range（1, glcm.shape[0]+1））, list（range（1, glcm.shape[1]+1）））
    xx = xx.reshape（256*256, 1）
    yy = yy.reshape（256*256, 1）
    mu = glcm.mean（）* np.ones（[glcm.shape[0], glcm.shape[1]]）
    term1 = xx+yy-mu.reshape（256*256, 1）
    term = glcm.reshape（256*256, 1）* term1
    CT = term.sum（）
    #SE
    for i in range（1）:
```

```
        for j in range( 256+256−1 ):
            if cxpy[i][j] > 0.0:
                SE += cxpy[i][j]*math.log( cxpy[i][j] )
    # DE
        for i in range( 1 ):
            for j in range( 256 ):
                if cxmy[i][j] > 0.0:
                    DE += cxmy[i][j]*math.log( cxmy[i][j] )
    # SM
    SM =( np.array( range( 256+256−1 )) * cxpy ).sum( )
    # DM
    DM =( np.array( range( 256 )) * cxmy ).sum( )
    return ENG, MEAN, IDM, ENT, COR, CT, CON, HG, VAR, MP, SM, DM, SE, DE
if __name__ == '__main__':
    path = r'3-5.png'
    img, glcm = get_inputs( path )
    feature_computer( img, glcm )
```

程序运行结果：

可以得到图像的 14 个纹理指标分别在不同步长和不同角度下的特征值。其中一种情况 14 个纹理特征 Energy、Mean、Inverse_Difference_Moment、Entropy、Correlation、Cluster_Tendency、Const、Homogeneity、Variance、Maximum_Probability、Sum_Mean、Difference_Mean、Sum_Entropy、Difference_Entropy 结果分别为：0.259、100.661、0.716、2.132、0.924、206.856、1 641.5、0.728、10 733.1、0.480、448.032、13.181、1.891 和 1.076。

例 3-3 某研究者基于肺部 CT 图像纹理构建肺癌的诊断模型，其中 1 张 CT 图像分割肺结节感兴趣（ROI）区域见图 3-6，请采用卷积神经网络直接输入图片提取其图像特征。

本例采用卷积神经网络方法提取图像特征使用 Python 软件实现，其代码如下：

```
import cv2
import numpy as np
import torch
from torch.autograd import Variable
from torchvision import models
```

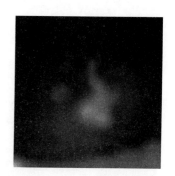

图 3-6 肺结节 CT 图像感
兴趣区域分割后的图片

```
def preprocess_image( cv2im, resize_im=True ):    # 对图片进行预处理

    # mean and std list for channels ( Imagenet )
    mean = [0.485, 0.456, 0.406]
```

```python
        std = [0.229, 0.224, 0.225]
        # Resize image
        if resize_im:
            cv2im = cv2.resize(cv2im, (224, 224))        # 扩充图像为224*224大小
        im_as_arr = np.float32(cv2im)
        im_as_arr = np.ascontiguousarray(im_as_arr[..., ::-1])
        im_as_arr = im_as_arr.transpose(2, 0, 1)    # Convert array to D, W, H
        # Normalize the channels
        for channel, _ in enumerate(im_as_arr):
            im_as_arr[channel] /= 255
            im_as_arr[channel] -= mean[channel]
            im_as_arr[channel] /= std[channel]
        # Convert to float tensor
        im_as_ten = torch.from_numpy(im_as_arr).float()
        # Add one more channel to the beginning. Tensor shape = 1, 3, 224, 224
        im_as_ten.unsqueeze_(0)
        # Convert to Pytorch variable
        im_as_var = Variable(im_as_ten, requires_grad=True)
        return im_as_var


    class FeatureVisualization():
        def __init__(self, img_path, selected_layer):
            self.img_path=img_path
            self.selected_layer=selected_layer
            self.pretrained_model = models.vgg16(pretrained=True).features        # 使用训练好的vgg16模型

        def process_image(self):
            img=cv2.imread(self.img_path)
            img=preprocess_image(img)
            return img

        def get_feature(self):
            # input = Variable(torch.randn(1, 3, 224, 224))
            input=self.process_image()
            print(input.shape)
            x=input
            for index, layer in enumerate(self.pretrained_model):
                x=layer(x)
```

```
            if( index == self.selected_layer ):
                return x

    def get_single_feature( self ):
        features=self.get_feature( )
        print( features.shape )

        feature=features[ :, 0, :, : ]        #提取本层第一张图片的特征
        print( feature.shape )

        feature=feature.view( feature.shape[1], feature.shape[2] )
        print( feature.shape )

        return feature

    def save_feature_to_img( self ):
        #to numpy
        feature=self.get_single_feature( )
        feature=feature.data.numpy( )

        #use sigmod to [0, 1]
        feature= 1.0/( 1+np.exp( −1*feature ) )

        # to [0, 255]
        feature=np.round( feature*255 )
        print( feature[0] )

        cv2.imwrite( 'e: /img.jpg', feature )        # 图像输出路径
if __name__=='__main__':

    # 输入原始图像路径, 提取第二层特征
    myClass=FeatureVisualization( r'C: \Users\Administrator\Desktop\12538_1_3.JPG', 2 )
    print( myClass.pretrained_model )

    myClass.save_feature_to_img( )
```

程序运行结果:

卷积神经网络四个卷积核提取的肺结节图像特征, 见图3-7。

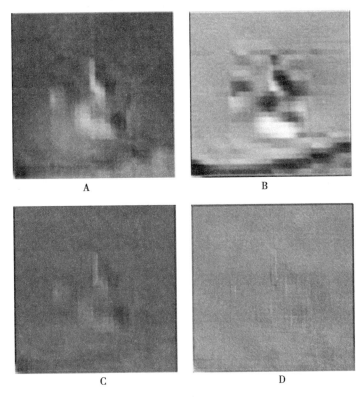

图 3-7 卷积神经网络四个卷积核提取的肺结节图像特征

本章例题的软件运行程序请扫描二维码。

本章小结

1. 医学图像的基本概念主要有像素、体素、灰度和色度等。

2. 医学图像常见的种类包括 X 线图像、CT 图像、超声图像、MRI 图像、核医学成像图像等。

3. 图像分割的方法目前有边界分割算法、阈值分割算法、区域增长分割法、基于统计学的分割算法、基于深度学习分割法等。

4. 医学图像特征指标可分为灰度纹理参数量化指标、图像颜色特征与图像结构特征三类。

5. 灰度共生矩阵是灰度纹理参数提取过程的经典方法之一,主要包括能量、灰度均值、逆差矩等指标,不同病变性质的医学图像在纹理特征等方面通常具有统计学差异。

　　6. 纹理提取方法分为统计法、模型法、频谱法和结构法等。

　　7. 非下采样双树复轮廓波变换考虑到医学图像具有更加复杂的结构和纹理特征信息;基于深度学习的卷积神经网络方法,可以自动提取图像特征。

（郭秀花　陶丽新）

练 习 题

一、思考题

1. 常见的医学图像种类主要有哪些?

2. 医学图像非结构化分析的意义是什么?

3. 什么是感兴趣区域(ROI)?

4. 常见的图像分割方法有哪些?

5. 图像颜色常用特征有哪些? 彼此之间有什么异同?

6. 图像纹理特征提取有哪几种方法?

二、判断正误题

1. 医学影像包括病理切片图像、X线图像、CT图像、MRI图像、多模态图像等。(　　)

2. 与其他图像相比,核医学成像图像的不同主要体现在可以反映代谢、血流和组织器官的解剖结构。
(　　)

三、最佳选择题

1. 反映图像灰度分布均匀程度和纹理粗细程度,也称为角二阶矩的特征指标是(　　)。

　　A. 能量　　　　　　　B. 灰度均值　　　　　C. 熵　　　　　　　　D. 聚类趋势

2. 反映图像区域离散(复杂)程度特征的指标是(　　)。

　　A. 空间矩　　　　　　B. 区域致密度　　　　C. 偏心度　　　　　　D. 傅里叶形状描述符

3. 图像颜色特征提取中HSV方法主要是为了提取图像中的(　　)。

　　A. 红、黄、蓝色度值　　　　　　　　　　　　B. 色调、饱和度、灰度

　　C. 红、绿、蓝色度值　　　　　　　　　　　　D. 色调、饱和度、亮度

第四章 医学文本与语音大数据的处理方法

随着信息技术的快速发展,电子医疗越来越展示出独特的优势,同时,出现了很多医学电子文本数据和语音数据,隐含了大量医疗信息。比如电子病历中非结构化的自由文本,可能包含大量患者的个体、社会、环境等信息,而来源于病患、医师或其他相关人员的语音数据也可能包含关键信息。由于非结构化文本数据及语音数据不能直接被计算机解读,想从中获取更多的信息就需要用到自然语言处理(natural language processing,NLP)技术。NLP 是计算机科学领域与人工智能领域的一个重要方向,主要研究能在人与计算机之间用自然语言进行有效通信的理论和方法,文本挖掘和语音识别技术是基本的核心技术。本章主要介绍医学文本数据和语音数据的基本概念和特征,介绍文本挖掘技术及语音处理技术的流程和具体步骤,希望读者能够初步掌握利用医学文本和语音数据获取有效信息的方法。

第一节 医学文本数据及文本挖掘概述

一、非结构化文本数据的概念

文本数据是由多个存在逻辑关系的词组成的文字表述,不能直接作为变量进行统计分析。按照结构化程度可将文本分为结构化、半结构化和非结构化三类。结构化文本指逻辑上以表格或其他严格统一形式存储的文本,如 csv 文件、dsv 文件等,具有相当强的格式性,其中的文本含义很容易由事先的定义得出,这类文本一般很容易处理。半结构化文本是结构与内容混合在一起的文本,兼具格式性和可扩展性,常见的半结构化文本有超文本标记语言(hypertext markup language,HTML)文档、JS 对象标记(JavaScript object notation,JSON)文档等。非结构化文本指完全没有结构或只含有语义结构的一类文本,是以文本(如字符、数字、标点符号、各种可打印的符号等)作为数据形式的非结构化数据,其典型代表如图书馆数据库中的文档,其中包含大量非结构化文本成分,如摘要和正文内容。这类文本扩展性很强,难以通过统一的规则进行处理,因此提取文档中的信息时,需要利用机器学习方法。对于海量非结构化文本数据,一般使用文本挖掘技术进行信息的提取。

二、医学文本数据的特点

医学文本(以电子病历为代表)包括大量非结构化的自由文本信息,数据形式非常丰富,可包含有关临床病历的各种信息,例如病案首页信息、病程记录信息、物理检查结果、化验与实验室检查结果、病理分析信息、医生诊断记录以及相关的患者症状、主诉等数据信息。医学文本中虽然蕴藏着丰富的医疗知识,但由于医生自行输入文本信息(与之相对的是下拉菜单选择某信息),可能存在文本拼写错误、医学名词简写及不同医生不同地区的用语习惯存在差异等问题的特殊性,非结构化的医疗信息难以采用普通的方法进行分析。医学文本数据的特点如下:

1. **数据多源复杂** 临床医学具有极其复杂的特性,故描述疾病的发生发展、病情程度等情况的手段及形式多种多样,其数据形式也千差万别,医学实体(医学文本的基本信息单位)分布密集且类别丰富,包括疾病、症状、检查、检验、诊断、药品、手术等类别,医疗知识高度密集而且存在复杂的关系。

2. **信息存在缺陷** 临床病历和病案的有限性,使其所包含的医疗信息数据不可能全面反映某患者疾病的所有特征,文本信息描述疾病的客观不完整性和描述的主观不确切性,都导致了医学文本数据记录的信息存在缺陷。

3. **多点时空掺杂** 临床文本中可能包含患者在不同时间点和/或不同地点的事件,也包括其当前的就诊情况,这些事件可能具有时间依赖关系,可能存在相互关联,患者在不同时间和空间的信息可能非常相似而难以区分。

4. **专业词汇繁多** 医学是一门极其复杂且专业的学科,具有大量专业词汇。医学文本中,受不同卫生机构规范、不同医生和不同地区用语习惯等因素的影响,专业词汇的书写不一致现象多有发生,存在大量专业术语缩写,存在缺乏主语、边界模糊、语义模糊等问题。

5. **逻辑关系特殊** 医学文本与日常交流的普通语言和文章不同,描述的词语大多是医学专业词汇,词语间的逻辑关系和表达方式特殊,形成了一套往往只有医学专业人员才能理解的特殊体系。

三、文本挖掘的基本概念和原理

文本挖掘(text mining,TM)是数据挖掘的一种,近年来文本挖掘发展迅速,被用于销售报告的自动分析、生物医学领域的文献挖掘、开放式调查问卷的文本数据分析等。从技术上说,文本挖掘结合了数据挖掘和信息检索两门学科的内容。相对于传统数据挖掘,其特别之处在于所处理的数据是非结构化文本数据,比如医学文本数据。本书对其定义如下:文本挖掘是以计算机语言学、统计数理分析为理论基础,结合机器学习和信息检索技术,在大规模文本集合中发现并提取隐含的、未知的、潜在有用的信息的过程。其优势在于可以自动化处理大规模的文本集合,从文本信息描述到选取提取模式,最终形成用户可理解的信息知识,挖掘出隐藏在大量文本中的潜在的有价值的信息。

文本挖掘的对象可以是中文文本和英文文本,分词也包括中文分词和英文分词。两种文本的区别在于英文单词是空格隔开的,可以直接用最简单的空格和标点符号完成分词;而中文文本词与词之间没有空格,再加上语言的复杂性导致中文分词的难度增加,故需要用分词算法来完成分词。英文文本挖掘预处理时需要进行词干提取(stemming)和词形还原(lemmatization)。词形还原是把不同时态形式的词汇还原为一般形式,比如 is-are-been可还原成 be,它可以完整地表达语义。词干提取则指抽取词的词干或词根形式,比如 play-playing-played,提取词干 play,不一定可以完整地表达语义。简单理解,词形还原是基于词典,将单词的复杂形态转变成最基础的形态,通常提取后的单词是词典中的单词;而词干提取是去除单词的前后缀得到词根的过程,提取后的单词不一定出现在词典中。相同的是两者都是对词汇进行规范化从而找到词的原始形式。英文分词可通过 Python 中的自然语言处理工具包（natural language toolkit, NLTK）实现。相对于中文，对英文的文本挖掘相对容易且步骤类似，本章主要介绍中文文本挖掘方法，下面详细介绍中文分词方法。

分词是指对中文中的各个词进行分隔，且一般以语句为单位对各个词进行分离。例如"研究生需要经常阅读文献"分词后，变成"研究生/需要/经常/阅读/文献"，分词方法可分为有词典分词和无词典分词。

（一）有词典分词

也称基于规则的分词，是指分词系统利用系统内预先收集存储的词进行分词，这样能提高分词效率。根据字符串扫描方向的不同，将有词典分词分为正向匹配和逆向匹配；依据优先匹配的词长不同，分为最大匹配和最小匹配。常使用正向最大匹配分词和反向最大匹配分词。

1. 正向最大匹配分词　当对一个句子进行分词时，从句子中指定的某个字开始往后寻找最长匹配词，找到后再接着找出下一个最长匹配词，以此循环，直到找到最后一个词，才算完成对整个句子的分词。

2. 反向最大匹配分词　当对一个句子进行分词时，从句子中指定的某个字开始往前寻找最长匹配词，找到后再接着找出下一个最长匹配词，以此循环，直到找到最后一个词。

可以看出，与正向最大匹配分词不同，反向最大匹配分词是从句末至句首进行匹配，相当于对字符串反向查询。根据大量分词数据试验评价，反向最大匹配分词的精确率比正向最大匹配分词精确率高。当然不可否认的是两者都存在切分歧义的问题。

（二）无词典分词

也称基于统计的分词，是指分词系统在分词时系统内没有预先收集存储的词。基于统计的分词法是利用相邻字的共同出现的频率（共现率）作为分词标准的一种方法。其基本思想是根据两个字相邻出现的概率体现词的可信程度来判别。常见的统计分词模型有隐马尔可夫模型（hidden Markov model, HMM）、最大熵模型和 N-gram 模型等。基于统计的分词不需要相应词典的支持，对输入文本也不需要过多预先了解，但实际的应用中经常会提取出一些虚词，因此需要使用通用词典来匹配分词，同时利用统计的方法识别一些新词。本节将详细介绍 N-gram 统计分词技术。

1. 基于词网格的 N-gram 统计分词技术　词网格（word lattices）指描述一个需要被分词的语句和其所形成的候选词共同形成的路径的方法。图 4-1 是"研究生需要经常阅读文献"所对应的词网格。

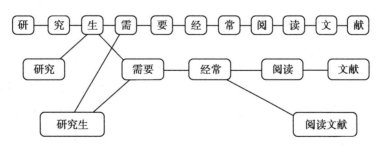

图 4-1　词网格示意图

根据词网格，一个句子可能存在多种划分方法且对应不同的路径。所以构造好词网格后，分词问题就转变为寻找众多路径中最佳路径的问题。如何评价各个路径并找出最佳路径是基于词网格分词的主要任务。

2. N-gram 模型 统计语言模型中，将自然语言看作一个随机过程，其中每一个语言单位包括字、词、句、段落和篇章等都被看作有一定概率分布的随机变量。为计算一个自然语言句子 S 的概率值 $P(S)$，假定 S 由最小的结构单位词 $w_1, w_2, \cdots, w_n$ 组成，直接计算 $P(S)$ 较为困难，所以将其分解为条件概率的乘积（式4-1）。

$$P(S)=P(w_1, w_2 \cdots w_n)=\prod_{i=1}^{n} P(w_i \mid h_i) \qquad （式4-1）$$

式中，$h_i=\{w_1, w_2, w_{i-1}, w_{i+1}, \cdots, w_{n-1}, w_n\}$，称为 w_i 的上下文。N-gram 模型实质是 $N-1$ 阶马尔可夫模型（式4-2）。

$$P(w_i \mid h_i)=(w_i \mid w_{i-n+1}, w_{i-n+2}, \cdots w_{i-1}) \qquad （式4-2）$$

常使用的 N-gram 模型是 Bi-gram 模型及 Tri-gram 模型。Bi-gram 模型即一阶马尔可夫模型，其在计算路径评价值时，假设当前词 w_i 的转换概率计算只受到前一个词的影响（式4-3）。

$$P(S)=\prod_{i=2}^{n} P(w_i \mid w_{i-1}) \qquad （式4-3）$$

式中，w_0 为一个虚拟的头部"#shead#"，w_1 为 S 切分的第一个词；n 为 S 切分的词的总数。考虑到计算机程序计算时的准确性，将两侧取对数 $\log(\ )$（式4-4）。

$$\log P(S)=\sum_{i=2}^{n} \log P(w_i \mid w_{i-1}) \qquad （式4-4）$$

对所有可能的候选路径按照式4-4计算后，对各个候选切分方式进行排序，挑选具有最大路径切分概率（或其对数）所对应的切分就是最佳切分。

类似的，Tri-gram 模型即二阶马尔可夫模型，假设当前词 w_i 的转换概率计算受到前两个词的影响（式4-5）。

$$P(S)=\prod_{i=3}^{n} P(w_i \mid w_{i-2}, w_{i-1}) \qquad （式4-5）$$

第二节 医学文本挖掘技术

文本挖掘的步骤主要包括：①文本获取；②文本预处理；③文本表示；④特征选择；⑤分类器进行分类或文本聚类。本章采用 R4.0.2 进行文本挖掘实践。下面以对精神障碍患者电子病历进行文本挖掘为例，详细阐述其步骤及相关代码。

例 4-1 自杀是世界范围的重要公共卫生问题，对自杀行为进行快速识别与动态监测对精神障碍患者的自杀预防非常重要。为了对入院患者的自杀监测与风险评估提供技术支持，研究人员利用文本挖掘技术，对精神障碍患者电子病历中的非结构化叙述性文本进行挖掘以快速准确识别具有自杀行为的患者。研究者收集 2010—2015 年在某精神专科医院所有首次入院的共 25 241 例成年精神障碍患者的电子病历，将其中的主诉内容提取出来，通过人工阅读病历主诉的方法判断患者本次入院是否存在自杀行为，最终筛选并纳入 1 800 例有自杀行为患者及 1 800 例无自杀行为患者的主诉用于文本挖掘、分类模型的训练及评估。

（一）文本获取

文本数据的获取有两种方法：一种是使用别人做好的语料库，如可获得的电子病历中的主诉；另一种是获取网络文本，主要获取网页 HTML 的形式。在 R 中对可扩展标记语言（extensible markup language，XML）文件、HTML 文件或 XML、HTML 字符串的网页解析有多种方法，比较成熟的是使用 XML 包。XML 包能将 XML、HTML 网页解析成 R 结构数据。目前网络上已经存在很多开源的爬虫系统（比如 Python 的 scrapy 和 pyspider）用来获取网络文本数据。

例 4-1 中，最终从 25 241 例大样本中筛选出 3 600 例有 / 无自杀行为患者，构成如表 4-1 所示的数据集 "total"（部分）。

表 4-1　有 / 无自杀行为精神障碍患者的主诉（部分）

number	type	text
1791	suicide	情绪低，乏力懒动，兴趣减退，想死半年
1792	suicide	情绪不稳、易怒，多疑与情绪低落，兴趣减退，伴想死念头交替出现 3 年余，加重情绪低落 1 年
1793	suicide	间断性情绪低落、少语、想死、失眠与兴奋、话多 3 年，近 1 周加重
1794	suicide	间断性情绪低落、失眠、悲观厌世 17 年，复犯 4 个月，坐立不安，过度关注躯体情况
1795	suicide	心情烦躁、悲观、想死 3 年，加重 8 个月
1796	suicide	兴奋、话多与情绪低、兴趣减少、想死交替 6 年，近 2 个月情绪低，易激惹，入睡困难
1797	suicide	间断情绪低、少语乏力、躯体不适 8 年，复犯 2 年余，伴轻生观念
1798	suicide	首次出现心情低落、话少、乏力、自卑、强烈轻生观念 7 个月余
1799	suicide	情绪低、自信心差、悲观厌世及情绪高、挥霍、自信心强交替出现 15 年，近半年情绪低落
1800	suicide	间断情绪低落、自信心差 3 年，近半年注意力不集中、胸闷，加重 1 周伴轻生观念
1801	no-suicide	间断失眠、话多兴奋 2 年余，发脾气、疑心被害 1 个月
1802	no-suicide	情绪不稳，多疑与兴奋话多交替出现 5 年，复犯 1 周，话多冲动
1803	no-suicide	自幼学习成绩差，间断自言自语、发脾气、凭空闻声 1 年，复犯 3 个月
1804	no-suicide	间断情绪低落与兴奋话多伴疑心交替发作一年半，近半月加重，兴奋外跑
1805	no-suicide	情绪低落与情绪高涨相交替 3 年，主要表现为情绪不稳、冲动爱发脾气、打骂家人
1806	no-suicide	凭空闻声、视物，疑心被害、被议论 4 年，加重 1 个月，欲伤人
1807	no-suicide	凭空闻声、疑心被害 10 年，加重 1 周，冲动，打骂家人
1808	no-suicide	间断兴奋、话多、夜眠差与情绪低交替发作，伴疑心被害、凭空闻声 1 年半，复发 1 个月，加重 9 天
1809	no-suicide	精神失常 1 年，语乱，行为怪异，情绪不稳，夜不眠，近 1 个月反复，呆愣
1810	no-suicide	间断情绪不稳、发脾气 7 年余，加重 1 年，自言自语、打家人

（二）文本预处理

文本预处理是文本挖掘的重要一步，很大程度上影响了文本挖掘效果，相关资料指出文本的预处理过程可能占据整个文本挖掘 80% 的工作量。其过程包括对文档进行分词，删除所有标点符号和数字，并用单个空格替换非文本字符（如制表符），去除停用词并建立语料库。

1. 文档分词　在 R 中常使用"Rwordseg 包"或"jiebarR 包"进行中文分词。"Rwordseg 包"主要基于隐马尔可夫模型（HMM），在 Java 环境下安装。此外，需要提前安装好分词词典，为达到更好的分词效果，还可根据文本内容添加自定义词典。

例 4-1 中，为提高分词准确性，安装了包括文本形式的自定义词典、从网络下载的 scel 格式医学词汇大全词典等多个词典。

文档分词的 R 软件实现方法如下：

1）调用 R 包

library("rJava")

library("Rwordseg")

csv < -read.csv("D: //total.csv")　　　#读取数据集文件

2）安装 secl 格式词典和自定义词典

installDict(dictpath="D: // 医学词汇大全【官方推荐】.scel", dictname=" 医学词汇 ", dictdesc ="scel")　　#安装 sougou 的 secl 格式词典

installDict(dictpath="D: //zidingyi.txt", dictname="zidingyi")　　#安装自定义词典

listDict()　　#查看已安装词典

3）分词

sample.words < - gsub("[0-9 0 1 2 3 4 5 6 7 8 9 < > ～]", "", csv$text)　　#去除数字等

sample.words < -segmentCN(sample.words)　　#分词

2. 去除停用词　停用词是指携带信息量少、出现频率高且对文本没有太多作用的虚词。若不去除这些停用词，可能导致不同类别的文本表现出较高的相似度。相反，去除停用词不仅能降低文本的空间维度，同时能提升分类的准确率。停用词处理主要是使用停用词集进行去除。

例 4-1 中，采用了哈工大停用词表，其中包含 1 500 多个中文短功能词。

去除停用词的 R 软件实现方法如下：

stopwords < -unlist(read.table("D: //StopWords.txt", stringsAsFactors=F, quote= ""))

#导入停用词表

removeStopWords < -function(x, stopwords){

temp < - character(0)

index < -1

xLen < -length(x)

while(index < = xLen){

if(length(stopwords[stopwords==x[index]]) < 1)

temp < -c(temp, x[index])

index < - index+1

```
}
temp
}
sample.words < -lapply( sample.words, removeStopWords, stopwords )        #去停词
```
分词与去除停用词后的结果见表 4-2。

表 4-2　分词与去除停用词后的结果(前 10 条)

序号	分词												
	词1	词2	词3	词4	词5	词6	词7	词8	词9	词10	词11	词12	词13
1	间断	情绪	低	落年	凭空	闻声	紧张	害怕	夜眠	差	加重	天	伴
2	怕	咳嗽	声	怕	见	男生	疑心	议论	年	加重	月	情绪	低
3	心	情差	焦虑	失眠	活动	减少	月	近	月	病	情加	重伴	自杀
4	反复	情绪	低	自杀	年	复发	月	伴凭	空闻	声	—	—	—
5	间断	情绪	低	少语	少动	年	近	月复	犯伴	心慌	坐立	不安	自杀
6	情绪	低落	话少	反应	慢	兴趣	缺乏	月	加重	周	伴	自杀	观念
7	凭空	闻声	疑心	跟踪	自语	自笑	懒散	退缩	年	伴	冲动	伤人	曾
8	间	断性	夜	眠	差	兴奋	外	走	挑剔	发脾气	近三	周	心
9	情绪	不	稳定	重复	想事	行为	轻率	反复	自杀	年	近	周	冲动
10	情绪	低落	活动	减少	自责	伴	自杀	观念	情绪	高涨	兴奋	话	乱

3. 建立语料库　语料库是文本文档的集合,须使用"tm 包"。

例 4-1 中,建立语料库的 R 软件实现方法如下:
```
library( "tm" )
corpus < - Corpus( VectorSource( sample.words ) )        #建立语料库
inspect( corpus[1 : 10] )        #查看语料库
text_corpus < - tm_map( corpus, removeNumbers )        #去除语料库中的数字
text_corpus < - tm_map( text_corpus, stripWhitespace )        #去除语料库中的多余空格
```
结果见表 4-3。

表 4-3　查看语料库(前 10 条)

序号	语料库
1	c("间断","情绪","低","落年","凭空","闻声","紧张","害怕","夜眠","差","加重","天","伴","自杀","观念")
2	c("怕","咳嗽","声","怕","见","男生","疑心","议论","年","加重","月","情绪","低","绝望","伴自","杀行")
3	c("心","情差","焦虑","失眠","活动","减少","月","近","月","病","情加","重伴","自杀","观念")
4	c("反复","情绪","低","自杀","年","复发","月","伴凭","空闻","声")
5	c("间断","情绪","低","少语","少动","年","近","月复","犯伴","心慌","坐立","不安","自杀","观念")

续表

序号	语料库
6	c("情绪","低落","话少","反应","慢","兴趣","缺乏","月","加重","周","伴","自杀","观念")
7	c("凭空","闻声","疑心","跟踪","自语","自笑","懒散","退缩","年","伴","冲动","伤人","曾","有次","自杀")
8	c("间","断性","夜眠","差","兴奋","外走","挑剔","发脾气","近三","周心","情差","躯体","不","适伴","自杀","想法")
9	c("情绪","不","稳定","重复","想事","行为","轻率","反复","自杀","年","近","周","冲动","发脾","气")
10	c("情绪","低落","活动","减少","自责","伴","自杀","观念","情绪","高涨","兴奋","话","乱","花钱","间断","出现","年","余","复发","情绪","低","月","余")

（三）文本表示

文本表示指将词汇整合成计算机可识别的形式。文本表示的模型包括：向量空间模型（vector space model，VSM）、布尔逻辑表示模型（Boolean model）和概率表示模型（probabilistic model）等。

1. VSM VSM 是目前常用的文本表示模型之一，其主要思想是用文本中的词语来表达文本的语义，将这些能够表达文本的词语抽取出来，并将其描述成向量的形式，即将文档表达为一个矢量，将其看作向量空间中的一个点。可以分别使用欧式距离、向量内积、向量余弦夹角等直接判断文本相似度。

2. 提取特征值序列 特征词指可以代表文本类型或文本信息的词或短语，向量空间模型就是使用这些特征词来表示文本。要将文本转化为计算机可识别的形式就要对文本进行特征表示，将特征用结构化的形式保存，以便于处理。特征值序列具体表示形式为 $D=(t_1, t_2, \cdots, t_m)$，其中 t_i 为特征项。

例 4-2 现在有 4 个文档，分别为 D_1，D_2，D_3，D_4。

D_1：文本挖掘技术非常有用；

D_2：向量空间模型是用于文本表示的模型之一；

D_3：文本表示是文本挖掘的重要步骤；

D_4：各高校应提供良好的学习资源。

这 4 个文档特征词的表示结果可以被描述成向量形式，但在此之前需要先对其进行中文分词和去除停用词。分词和去停词后，表示形式见表 4-4。

表 4-4 使用特征词表示文档

文档	词语				
	词语 1	词语 2	词语 3	词语 4	词语 5
D_1	文本	挖掘	技术	有用	—
D_2	向量	空间	模型	文本	表示
D_3	文本	挖掘	表示	重要	步骤
D_4	高校	提供	良好	学习	资源

术语(term)指能够表达文本的主要词语,也就是上文提到的特征词,一般是经过精心挑选的。若表4-4中的词语全部看作术语,且向量只描述术语出现或不出现,出现记作1,不出现记作0,这种描述就称为布尔向量(布尔向量不关心术语出现的次数),见表4-5。

表4-5　使用术语(特征词)表示文档的布尔向量形式

文档	术语														
	文本	挖掘	技术	有用	向量	空间	模型	表示	重要	步骤	高校	提供	良好	学习	资源
D_1	1	1	1	1	0	0	0	0	0	0	0	0	0	0	0
D_2	1	0	0	0	1	1	1	1	0	0	0	0	0	0	0
D_3	1	1	0	0	0	0	0	1	1	1	0	0	0	0	0
D_4	0	0	0	0	0	0	0	0	0	0	1	1	1	1	1

把术语作为向量空间中的各个轴,每个文档就变成了向量空间中的一个向量,即成功地把文本内容转化成了向量空间中的向量运算,也就可以用向量的相似度来估计文本语义的相似度,常用余弦距离进行相似度估计。

3. **特征项的权值计算**　在布尔向量中,只考虑特征词出现与否,未考虑其出现的频数,而词频高更能够反映文本对该词语所表达语义的强调,表4-6是考虑词频信息的文档向量表示。尽管如此,一篇文档经过向量空间模型的初步表示后,应赋予特征项以权值来准确反映特征词在文本中的分量。每一个文档 $D=(t_1, t_2, \cdots, t_m)$ 中的每一个特征项 t_i 都根据相应的权重计算规则计算出一个权重值 w_i,该权值体现了该特征项对文本的区别度和识别度。特征词的权重判定:①特征词在某一篇文档中出现的次数(次数多文本标识度高);②特征词在不同文档中出现的次数(不同文档中出现次数多,文档区分度低)。计算特征项权重有很多方法,主要包括绝对词频(term-frequency, TF)法、TFIDF权重、布尔权重、TFC权重以及LTC权重等。

表4-6　带有词频信息的术语(特征词)表示文档

文档	术语														
	文本	挖掘	技术	有用	向量	空间	模型	表示	重要	步骤	高校	提供	良好	学习	资源
D_1	1	1	1	1	0	0	0	0	0	0	0	0	0	0	0
D_2	1	0	0	0	1	1	2	1	0	0	0	0	0	0	0
D_3	2	1	0	0	0	0	0	1	1	1	0	0	0	0	0
D_4	0	0	0	0	0	0	0	0	0	0	1	1	1	1	1

4. **词频及逆文档频率**　词的描述能力受两个要素影响。词频(TF)指词语在文档中出现的频次,词频越高意味着该文档的代表性越强。逆文档频率(inverse document frequency, IDF)用来描述一个词对于区分文档类别的重要程度,它代表了词语本身的描述能力,也就是说如果一个词出现在较少的文档类别中,则其描述能力较强。

为了防止词频偏向较长的文档,需要进行归一化,将文档中某词出现的次数除以所有词汇出现的总次数(式4-6)。

$$TF(i, d) = \frac{freq(i, d)}{\sum_j freq(j, d)} \qquad （式4-6）$$

$TF(i, d)$是文档d中关键词i的归一化词频值，$freq(i, d)$是i在d中出现的绝对频率，$\sum_j freq(j, d)$为其他所有词汇出现的总次数，$i \neq j$。

文档频率（document frequency, DF）指一个词在整个语料库所有文档中出现的次数，逆文档频率是文档频率的倒数，用来降低在所有文档中常见但对文档的分类、聚类作用不大的词语的影响（式4-7）。

$$IDF(i) = \log \frac{N}{n(i)} \qquad （式4-7）$$

式中N指所有文档的数量，$n(i)$指在所有的文档N中，出现过关键词i的文档数量。

分别计算出$TF(i, d)$和$IDF(i)$后，$TF-IDF$的值为（式4-8）。

$$TF\text{-}IDF(i, d) = TF(i, d) \times IDF(i) \qquad （式4-8）$$

利用$TF-IDF$值替换表4-6中的各个分量值，就相当于给特征值赋予了各自的权重，既考虑了词频信息又考虑了区分度，从而能够更好地提取出文本特征来表示文本。

例4-1中，分别采用TF和$TF-IDF$计算权重，并建立术语文档矩阵。

建立术语文档矩阵的R软件实现方法如下：

（1）以TF计算权重

sample.tdm < -DocumentTermMatrix(text_corpus, control=list(wordLengths=c(4, Inf)))

（2）以$TF-IDF$计算权重

sample.tdm < -DocumentTermMatrix(text_corpus, control=list(wordLengths=c(4, Inf)))

sample.tdm1 < - weightTfIdf(sample.tdm)

建立文档矩阵结果见图4-2。

```
> sample.tdm<-DocumentTermMatrix(text_corpus,control=list(wordLengths=c(4, Inf)))
> sample.tdm
<<DocumentTermMatrix (documents: 3600, terms: 2720)>>
Non-/sparse entries: 45039/9746961
Sparsity            : 100%
Maximal term length: 8
Weighting           : term frequency (tf)
```

图4-2　以TF计算权重建立文档矩阵

（四）特征选择

文本分类问题的主要特征或难点是特征空间的高维性，因此，特征选择方法被广泛应用以减小特征空间的维数，从而提高分类效率。特征选择旨在从已有的候选特征中，选取最有代表性和最具区分能力的特征。一般通过构造一个特征评估函数，对候选特征进行评估，每个特征获得一个评估分数，然后对所有特征按照评估分大小进行排序，选取预定数量的最佳特征作为特征子集。特征词选择的准则是经特征选择后能有效提高文本准确率。选择没有改变原始特征空间的性质，只是从原始特征空间中选择了一部分重要的特征，组成一个新的低维空间。

进行最佳特征选择的方法如下：①从专业词典抽取具有基本语义的词语作为术语，部分情况下需要手工挑选辅助；②通过文档频率（*DF*）或 *TF-IDF* 值来衡量，按照指标计算并排序各个候选术语，再加以选择；③借助模型评价，比如支持向量机（SVM）模型；④使用 χ^2 统计、交叉熵等方法衡量各词与分类的相关度，然后选择相关度较高的术语；⑤混合方法度量，设计一个综合多种评价指标的公式，综合估计术语的重要性。

例 4-1 中，选择文档频率（*DF*）作为特征提取手段。上述得到的 sample.tdm 或 sample.tdm1 是稀疏矩阵（数值为 0 的元素远多于非 0 元素），由于稀疏率过高，需要删除文档频率较低的术语，使得矩阵中列数目大幅减少。以 TF 计算权重建立的文档矩阵 sample.tdm 为例，特征选择的 R 软件实现方法如下：

去除稀疏矩阵中的部分词条

dtm < -removeSparseTerms（sample.tdm, sparse=0.98） ＃根据文档频率，稀疏度=0.98 时，保留频率高的词语

dtm1= as.matrix（dtm） ＃转换成普通矩阵

rownames（dtm1）< - csv\$num ＃矩阵行命名

write.csv（dtm1, "D:/dtm1.csv"） ＃写成 csv. 文件并保存

上述结果见图 4-3 和表 4-7。

```
> dtm <-removeSparseTerms(sample.tdm,sparse=0.98)    #根据文档频率，稀疏度=0.98时
> dtm
<<DocumentTermMatrix (documents: 3600, terms: 109)>>
Non-/sparse entries: 33560/358840
Sparsity          : 91%
Maximal term length: 7
Weighting         : term frequency (tf)
```

图 4-3 去除稀疏矩阵中的部分词条结果

表 4-7 最终转化成的普通矩阵（部分）

序号	特征词														
	伴	低	凭空	加重	夜眠	天	差	情绪	紧张	自杀	观念	闻声	间断	伴自	疑心
1	1	1	1	1	1	1	1	1	1	1	1	1	1	0	0
2	0	1	0	1	0	0	0	1	0	0	0	0	0	1	1
3	0	0	0	0	0	0	0	0	0	1	1	0	0	0	0
4	0	1	0	0	0	0	0	1	0	1	0	0	0	0	0
5	0	1	0	0	0	0	0	0	0	1	0	0	1	0	0
6	1	0	0	1	0	0	0	0	0	1	1	0	0	0	0
7	1	0	0	0	0	0	0	0	0	0	0	1	0	0	1
8	0	0	0	0	1	0	1	0	0	0	0	0	0	0	0
9	0	0	0	0	0	0	0	0	0	1	0	0	0	0	0
10	1	1	1	0	0	0	0	2	0	1	0	0	0	0	0

（五）文本分类方法

文本分类是一种典型的监督式机器学习方法，常分为训练和分类两个阶段，训练算法和分类算法是分类系统的关键部分，在分类系统分类的过程中，将根据训练集结果和对应

的分类算法,对新样本进行分类运算,从而建立文本自动分类器。

常见的文本分类方法如下(各种分类方法对应的原理和实践方法详见第八章相关内容)。

1. k- 最近邻分类算法(k-nearest neighbor, kNN) 属于一种"根据邻居来判定类别"的算法,即基于某种距离度量找出训练集中与其最靠近的 k 个训练样本。假设有一个新的数据需要分类,kNN 算法就是从训练集中找到和新数据最接近的 k 条记录,再根据这 k 条训练数据的类别,使用投票法确定新数据的类别。常使用"caret 包"和"class 包"。

2. 支持向量机(support vector machine, SVM) 该算法基于结构风险最小化原则,将数据集合压缩到支持向量集合,学习得到分类决策函数。其目的是寻找一个超平面对样本进行分割,分割的原则是间隔最大化,最终转化为一个凸二次规划问题来求解。支持向量机具有较好的推广性能和较高的分类准确率。常使用"e1071 包"。

3. 决策树(decision tree) 决策树可以看作一个树状预测模型,是由节点和有向边组成的层次结构。一棵决策树包含一个根结点、若干个内部结点和若干个叶结点。根结点包含样本全集,叶结点对应决策结果,其他每个结点则对应一个属性测试。决策树算法就是根据训练集构造一棵决策树,从根节点到每个叶节点都形成一条完整的分类规则,再将新文本与该决策树上的规则进行比对确定文本类别。

4. 随机森林(random forest) 随机森林是通过集成学习的思想将多棵树集成的一种算法,其基本单元是决策树,通过在变量(列)的使用和数据(行)的使用上进行随机化,生成很多分类树,再汇总各分类树的结果获得最终的分类。常使用"randomForest 包"。

5. Adaboost Adaboost 是一种迭代算法,其主要思想是对同一个训练集训练不同的分类器(弱分类器),然后把这些弱分类器集合起来,构成一个更强的最终分类器(强分类器),从而达到更好的分类效果。常使用"adabag 包"。

6. 卷积神经网络(convolutional neural networks, CNN) 卷积神经网络属于深度学习,是利用卷积计算将图像或文本进行分类的一种算法。模型结构主要包括输入层(input layer)、卷积层(convolutional layer)、池化层(pooling layer)、全连接 +softmax 层。常常使用 tensorflow 搭建神经网络。

(六)分类评价指标

采用适当的评价指标对分类器的性能进行评估,比较常用的有精确率(precision rate)、召回率(recall rate)、$F1$ 值($F1$ measure),此外还有准确率(accuracy rate, AR)、错误率(error rate, ER)。常用到如表 4-8 的分类结果混淆矩阵。

表 4-8 分类结果混淆矩阵

真实类别	模型预测的类别	
	阳性	阴性
阳性	TP(真阳性)	FN(假阴性)
阴性	FP(假阳性)	TN(真阴性)

1. 精确率 又称查准率,衡量所有被分类器划分到该类别的文本中正确文本的比率,准确率越高表明分类器在该类上出错的概率越小,体现系统分类的准确程度(式 4-9)。

$$P = TP/(TP+FP)$$

(式 4-9)

2. 召回率　又称查全率,衡量所有实际属于某个类别的文本被分类器划分到该类别中的比率,查全率越高表明分类器在该类上可能漏掉的分类越少(式4-10)。

$$R = TP/(TP+FN) \qquad\qquad (式4-10)$$

查全率与查准率是一对矛盾的度量。一般来说,查准率高时,查全率偏低;而查全率高时,查准率往往偏低。因此构造了 $F1$ 值进行度量。

3. $F1$ 值　综合考虑精确率和召回率,是二者的调和平均值(式4-11)。

$$F1 = (2 \times P \times R)/(P+R) \qquad\qquad (式4-11)$$

(七)文本聚类

文本聚类(text cluster)技术指根据文本内容所表达的语义是否相似或相似的程度将文本归为不同的类,同类对象间相似度高,不同类对象间相似度低,差异性大。文本聚类和文本分类的区别在于聚类的过程是无监督学习,没有预先定义的类别,也不需要预先定义。聚类的方法有很多,包括划分聚类法、层次聚类法、基于密度的方法、基于网格的方法、基于模型的方法、竞争聚类模型等。

第三节　医学语音数据概述

一、语音数据的概念和基本特征

语音是指人类通过发音器官发出、含有一定目的和意义、用于交流的声音,是语言的一种外部形式,人类的语言首先以语音的形式出现。在语言的三个基本属性(音、形和义)中,音即语音排在首位。每一种语言都有其独特的语音系统,音节的划分、音调的使用、音位系统、重音和节奏等各有异同。例如,在英语中,成对的清辅音和浊辅音在区分词义中有很大作用,然而在汉语中浊辅音很少,而清辅音很多且起到区分词义的重要作用。

不同语言之间语音特点的差异,导致了其语音数据识别原理和处理技术上的差异。语音数据指将人类发出的语音通过技术设备和其他手段收集、数字化并储存为包含语音本身及其内含信息的电子数据。在实际使用中,语音数据可以储存为各种格式的声音文件,包括动态影像专家压缩标准音频层面(moving picture experts group audio layer Ⅲ, MP3)格式、波形格式数据(waveform, WAV)格式、乐器数字接口(musical instrument digital interface, MIDI)格式等。

语音数据与其他一般声音数据相同,可以来源和收集于麦克风、录音笔、手机等设备,具有简易储存、不易损失、传播简单等特点。同时,由于语音是一种特殊的声音,具有社会属性,包含其意义和目的,服务于社会生活。例如,同样发音为"gōng shì"的词语,其可能包含的意义可以为"公式""公示"或"攻势"等。在没有书面符号辅助的情况下,准确提取语音数据中所包含的信息,除了需要解读声音本身的物理性质,还需要对说话人所在的社会环境、语言系统等进行综合考虑。

二、医学语音数据

医学语音数据产生或收集于医疗过程中,来源于患者、医师或其他相关人员。医学语音内容纷杂不一,在医患交谈中,专业词汇和日常用语相互混杂,关键信息和干扰内容难以分辨。因此,医学语音具有与医学文本相似的特点,如本章第一节提到数据多源复杂、专业词汇繁多等。同时,医学语音也具有不同于文本的特征,例如,精神障碍患者的录音病历,来自录音笔等设备记录的精神检查和医患交谈过程,对话中的各种生僻词、文言词、行话、方言等内容难以用文本形式书面表达。虽然录音可以使精神相关检查更深入和全面,但同时,精神障碍患者的状态和情绪起伏过大,抑郁时的频频叹息、喃喃低语,兴奋时的滔滔不绝甚至放声高歌,更有精神分裂患者的黑白颠倒、词不达意等,使得录音内容复杂难辨。除了精神障碍,其他疾病的问诊录音也会出现患者对医生答非所问、逻辑混乱等问题,使得医学语音的录音质量参差不齐。

因此,充分利用好医学语音数据,关键在于如何从纷杂混乱的数据中提取关键信息。在复杂的语音环境中提取有效语音信息的过程称为语音信号处理。

三、语音信号采集

语音信号采集到储存为语音数据的过程如图 4-4 所示。说话人在头脑中产生想要表达的信息,将信息所包含的音素序列、韵律、响度等表示出来,神经肌肉控制完成相应声带的震动、形成声道的形状。然后人发出的声波被麦克风等设备接收,再被转成模拟的语音信号。这些信号经过采样、量化等过程,进行适当放大和增益控制,被保存为数字信号即波形文件,便得到了语音数据。

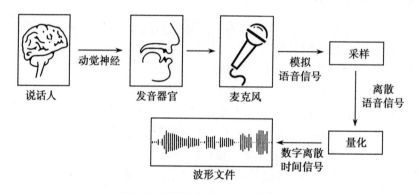

图 4-4 语音信号产生与采集的过程

在日常工作中,现有的麦克风和计算机软件已可以方便地完成语音信号的前期处理并得到语音数据。以下将根据图 4-4 的构架图,简单介绍语音的采集装置、采样和量化的原理、语音数据(即声音文件)的格式等内容。

(一)语音的采集装置

各类语音采集装置,按照原理可分为动圈式和电容式两种。动圈式麦克风输出阻抗小,可接较长的电缆,但精度、灵敏度较低,体积较大。电容式麦克风音质好,灵敏度高,其中的驻极体麦克风无需外加电源,体积小而应用广泛。在医护日常工作和研究中常用的录音笔和手机等便携设备,其采用的麦克风类型多为驻极体麦克风。评价设备的性能,主要有以下指标:

1. 指向性 设备对来自不同方向声音的灵敏度称为指向性。其大小用麦克风设备正面 0°方向和背面 180°方向的灵敏度差值表示。

2. **频率响应**　当声音从某个方向传入时,灵敏度会随频率而变化这一特性,被称为传声器的频率响应。一般来说,频率范围越宽、频响曲线越平直越好。

3. **灵敏度**　灵敏度指当向传声器施加一个标准音信号时,传声器能产生的输出电压。即在单位声压激励下输出电压与输入声压的比值,单位常用分贝(dB)表示,并规定 0dB 等于 1V/Pa。

4. **输出阻抗**　输出阻抗低(一般为 1kΩ 以下)的设备可连接较长数据线缆,也较少受到外界信号干扰,适合长距离传输。而输出阻抗高的麦克风则灵敏度高,适合音质要求较高的场合。

5. **等效噪声**　等效噪声可以看作设备自身的电路噪声,当麦克风未受到任何声波作用时,其也会有一定的电平输出,即传声器的等效噪声。

(二)语音的采样和量化

采样的过程是把模拟信号转化为离散信号的过程,如图 4-5 所示,按一定的频率每隔一小段时间,测得模拟信号的模拟量值,原始的声音信号经过采样后变为离散的数字信号。每秒采样的点数称为采样率,单位用赫兹(Hz)表示。

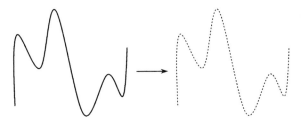

图 4-5　采样的过程

采样率越高,采样间隔越短,则音频损失越小,音质也就越高。电脑与手机等主流设备的采样率多采用 16kHz,音质要求较高的 CD 等设备为了达到无损目的,常采用的采样率为 44.1Hz。

声音被采样后得到离散的采样值还需要再进行离散化处理,变成整数数值,这个过程称为量化。如图 4-6 所示,不同电压范围在量化后转为整数量化值。

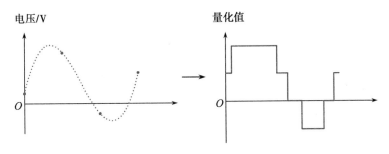

图 4-6　量化后的波形

量化位数可以是 8 位、16 位、32 位等,位数越多,损失越少,但占据储存空间也越大,一般情况下采用 16 位量化。将采样率和量化位数相乘即可得到比特率(bps)。例如,采样率 16kHz 和量化位数 16 位的情况下比特率为 256kb/s。

（三）语音的编码格式

语音信号储存为语音数据的过程中需要编码，常用的编码格式包括 PCM、MP3、AAC 等。

1. PCM 编码 脉冲编码调制（pulse code modulation，PCM）是约定俗成的无损编码。其最大的优点是音质良好，但所占储存空间较大。PCM 常见的文件格式有 WAV 和无损音频压缩编码（free lossless audio codec，FLAC），均为无损声音文件格式。

2. MP3 和 AAC 编码 MP3 和高级音频编码（advanced audio coding，AAC）是常见的有损压缩编码。MP3 文件能够提供不同比特率以适应各种网络传播条件和音频质量的需求，同时能在占较小空间的情况下提供较为接近原始数据的声音效果。AAC 编码与 MP3 相比能够提供更高的音质。

第四节　医学语音处理技术

一、语音信号处理概述

语音信号处理技术包括对语音信号的前期处理、语音识别、语音编码与合成技术等。在医学领域对收集的医学语音数据进行信息提取，主要用到语音识别技术。如图 4-7 语音识别系统构架图所示，要将收集的语音信号从最原始的声音输入到进行语音识别、完成信息提取，需要先进行预处理和数字化得到符合质量要求的语音数据，以便用于计算机处理。

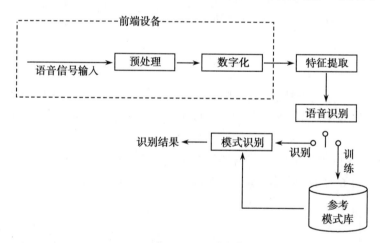

图 4-7　语音识别系统构架图

依靠现在市面上流通的采集设备和简易的计算机条件就可以方便地完成语音识别系统前端设备所要完成的任务，实现语音信号的采集和语音数据的储存。以下简单介绍语音识别后端部分的原理和实现。

二、语音识别技术

语音识别技术是让机器通过识别和理解过程把语音信号转变为相应的文本或命令的技术，也就是让机器听懂人类的语音，也被称为自动语音识别（automatic speech recognition，ASR）。语音识别系统的基本结构如图 4-8 所示。

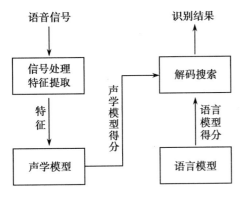

图 4-8　语音识别系统的构架

声学模型将声学和发音学的知识进行整合，以特征提取得到的特征作为输入，以此生成声学模型分数。语言模型通过训练语料学习词之间的相互关系，估计假设词序列的可能性。解码搜索对给定的特征向量序列和若干假设词序列计算声学模型分数和语言模型分数，将总体输出分数最高的词序列作为识别结果。

（一）语音特征提取

将原始语音不定长的时序信号转换成特定的特征向量的过程称为语音特征提取。目前在语音识别中使用最广泛的两种特征是 MFCC 特征和 FBank 特征，其提取过程见图 4-9，以下将只对各流程的基本概念和作用进行简单介绍，其详细工作原理和代码实现可参考其他相关书籍。

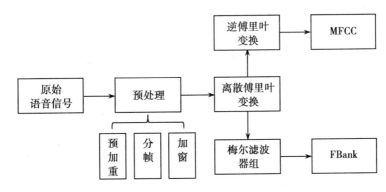

图 4-9　语音特征提取的简单流程

1. 预处理

（1）预加重：语音经过口唇发出后受到唇端辐射抑制，高频能量明显降低。这时可以使用预加重的方法补偿语音高频部分的振幅。

（2）分帧：虽然语音信号整体上并非平稳，但考虑到发浊音时声带振动有规律，因此可以认为语音信号具有短时平稳性，一般取 10～30ms。进行语音信号处理时，为减少语音信号整体的非稳态、时变的影响，对语音信号进行分段处理，其中每一段称为一帧，帧长一般取 20ms 或 25ms。同时，为了保证声学特征参数的平滑性，一般采用重叠取帧的方式，即相邻帧之间存在重叠部分，帧移一般取 10ms。

（3）加窗：分帧后的信号是非周期的，但进行后续步骤的快速傅里叶变换（fast Fourier transform，FFT）操作要求信号为无穷信号或周期信号。现实世界中不可能采集到无穷信号，只能是有限时间长度的周期信号。如果信号是非周期的，进行 FFT 操作之后会有频率泄露的问题，为了减少误差，需要使用加权函数，也叫窗函数。简单来说，加窗的目的是使时域信号更好地满足 FFT 的周期性要求，减少泄露。

2. 快速傅里叶变换（FFT）　声音从频率上可分为纯音和复合音。纯音只包含一种频率，而大部分声音（包括语音）都是复合音，即涉及多个频率段的声音。每个频率的信号都可以用正弦函数建模,而基于正弦函数具有的正交性(即任意两个不同频率正弦波的乘积在两者公共周期内的积分为零),通过相关处理可以从语音信号中分离出对应不同频率的正弦信号。

离散采样的语音信号可以采用离散傅里叶变换(discrete Fourier transform,DFT),将每个窗口内的数据从时域信号转为频域信号。在实际使用中采用快速傅里叶变换可简化计算复杂度,加快计算速度。

3. 梅尔滤波器组 人类对不同频率语音有不同的感知能力。频率低的声音听起来音调低,反之则听起来音调高。然而频率和音调不呈正比关系,音调的单位是梅尔频率,用来模拟人耳对不同频率语音的感知。在梅尔频域内,人的感知能力为线性关系,如果两段语音梅尔频率差两倍,则人在感知上也差两倍。研究者根据一系列心理声学试验得到了类似于耳蜗作用的一个滤波器组,用来模拟人耳对不同频带声音的感知能力。

4. FBank FBank(filter-bank)是一种常见的声学特征,在经过模拟人耳听觉机制的梅尔滤波器组之后,将属于每个滤波器的功率谱的幅度平方求和后再取对数即可得到。

5. 梅尔频率倒谱系数(Mel-frequency cepstral coefficient,MFCC) MFCC 是另一种语音识别领域常见的声学特征。MFCC 特征可以在 FBank 的基础上进行离散余弦变换得到。

(二)声学模型

人在说话时,同一句话语速不同则时间长短不同,说话的内容也不尽相同,说话时声响、环境、周围人声和麦克风等条件也不相同。这些随机过程引出了声学模型需要解决的两个问题:特征向量序列的可变长和音频信号的丰富变化性。

针对以上问题,学术上通常用动态时间规划(dynamic time warping,DTW)和隐马尔可夫模型(HMM)方法来解决。在过去,主流的语音识别系统通常使用混合高斯模型-隐马尔可夫模型作为声学模型。近些年,深度神经网络(deep neural network,DNN)对声学特征建模表现出更好的效果。

1. HMM 隐马尔可夫模型起源于马尔可夫链,马尔可夫链最早由一名俄罗斯数学家提出,用于描述随机过程。在一个随机过程中,如果每个事件的发生概率仅依赖上一个事件,则称之为马尔可夫过程。马尔可夫模型每个状态(state)只有唯一的观察事件,即状态与事件之间不存在随机性。然而 HMM 描述的问题比马尔可夫模型更复杂,它包含隐藏状态且隐藏状态与观察事件并不是一一对应的关系。为了描述语音数据,在马尔可夫链的基础上进行扩展,用一个观测的概率分布与马尔可夫链上的每个状态进行对应,这样引入双重随机性,使得马尔可夫链不能被直接观察,故称为隐马尔可夫模型。本质上,HMM描述了双重随机过程:①马尔可夫链:状态转移的随机性;②依存于状态的观察事件的随机性。

人说话时发音是连续的,很难区分单个发音单位,因此可将发音单位分为 n 个阶段。用 HMM 描述发音过程,即用 n 个有效状态来表示 n 个阶段。图 4-10 展示了一个简单的 HMM 例子,其中包含 4 个状态,分别代表单词 "six" 发音的四个阶段,每个阶段只能向右或自身转换。每个状态可以产生观察值,且每个状态可对应多帧观察值,这些观察值即特征序列,目的是通过可见的观察值推测出对应的隐藏状态。

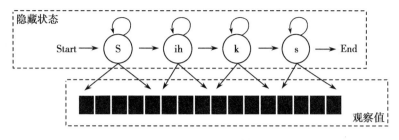

图 4-10 HMM 举例

图 4-10 的举例是一个英文单词,在汉语的语音识别中建立合适的声学模型,首先要选择适合汉语的建模单元。建模单元可以是音素、音节、整词、词组等。

音素(phone)是描述一种语言的最小发音单位,可分为元音和辅音。音节是完整的发音单位,由音素组成,汉语中每个字都有对应的音节。汉语共有 32 个音素,包括 10 个元音和 22 个辅音。同时,由音素组成的汉语音节有 409 个。英语有 48 个音素,包括 20 个元音和 28 个辅音。

英语语音识别建模工作中,建模单元的选择比较简单。英语没有声调之分,可以直接选择音素来建模。和英语不同,汉语普通话中拼音还分为声母和韵母,声母有 24 个,韵母有 37 个,声韵母共 61 个。声母除了辅音,还有个别半元音例如"w";韵母除了元音,还有复韵母,即元音和辅音的组合,如"an"。由于汉语的词组多、四种声调等特点,在选择建模单元时,比较合适的是包含声调的声韵母建模,这种情况下模型数目适中,可训练性和稳定性比选择其他建模单元(如音节、音素和词组)优秀。在声韵母建模的实际应用中,往往将 61 个声韵母归为音素的同一级别,因此根据语音识别实际的技术原理,也存在汉语有 61 个音素的说法,这 61 个音素指声韵母。

2. GMM-HMM 自然界中很多信号都符合高斯分布,复杂的数据难以用一个高斯函数表示时,可用多个高斯函数组合表示,从而形成高斯混合模型(Gaussian mixture model,GMM)。在语音识别中,HMM 每个状态都可对应多帧观察值,这些观察值是特征序列,多样化而且不限制取值范围,因此观察值概率分布是连续的,所以也适合用 GMM 来建模。

混合高斯模型 - 隐马尔可夫模型(GMM-HMM)中,HMM 模块负责建立状态之间的转移概率分布,GMM 模块负责生成 HMM 的观察值概率。一个 GMM 负责表征一个状态,每个 GMM 生成的概率就是 HMM 中所需要的观察值概率。

依然以单词"six"的 HMM 为例,如图 4-11 所示,由于不同人发音存在差异,每个状态可能对应多个高斯函数,这些高斯函数组成 GMM 与 HMM 的每个状态对应,相应的观察值也可用对应的高斯分布来表示。这种用 GMM 作为 HMM 状态产生观察值的概率密度函数模型就是 GMM-HMM。

3. CD-DNN-HMM 虽然 GMM-HMM 以往有很多成功案例,但其无法准确描述语音内部复杂的结构。随着深度学习的发展,深度神经网络模型表现出明显超越 GMM 模型的性能。因为引入了上下文信息,采用 DNN 模型的 HMM 状态建模被称为基于上下文的深度神经网络隐马尔可夫模型(context-dependent DNN-HMM,CD-DNN-HMM)。与 GMM 相比,其在大量词汇的连续语音识别任务上取得了显著进步,相比传统的 GMM-HMM 模型性能有明显提升。

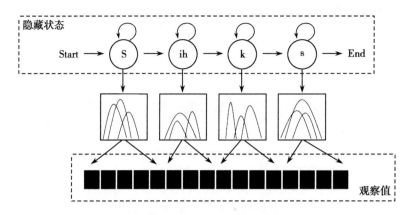

图 4-11 GMM-HMM

DNN 应用到语音识别领域后取得了非常明显的效果,其应用范围广、速度快,已经历了多次换代升级和衍生。从卷积神经网络到循环神经网络(recurrent neural network,RNN)再到 RNN 与连续时间序列分类的结合等,伴随着这个过程,语音识别的性能也在持续提升,未来甚至可以期望与 AI 进行无障碍交流。

(三)语言模型

如果仅依靠前文简单介绍的声学模型,只能完成音素的识别,而无法连词成句,更无法在复杂的医学语音中提取完整可靠的信息。声学模型用来判断给定文字后语音信号有多大的可能发音,语言模型(language model,LM)用来描述不同字词之间的搭配关系,使得这一串词或字变得更"像话"。可以说,声学模型和语言模型在语音识别中就像大脑的左脑和右脑,缺一不可。

语言模型,顾名思义,对语言进行建模的模型。语言表达可以看作一串字符序列,不同的字符序列组合代表不同的含义,字符的单位可以是字或词。语言模型的任务,可以看作给定字符序列,估计该序列的概率,或者说,估计该序列的合理性。例如,"糖尿病导致体重减轻"和"糖尿病倒置体重减轻"哪一个更合理呢?很明显,前一句合理的概率更大,研究者希望语言模型能够作出同样的判断,给出符合人类预期的概率分配,使得"导致体重减轻"的概率大于"倒置体重减轻"的概率。对于给定词序"$w_1,w_2,\cdots,w_t$",利用条件概率公式可以计算这个句子的组合概率(式 4-11)。

$$P=P(w_1,w_2,\cdots,w_t)=P(w_1)P(w_2|w_1),\cdots,P(w_1|w_1,w_2,\cdots,w_{t-1}) \qquad (式 4-11)$$

基于上述统计方法的语言模型被称为统计语言模型,其比基于语法规则的模型更适合广泛真实的大规模文本。下面介绍两种常见的统计语言模型。

1. N-gram 模型 第一节已介绍,此处再联系语言模型有所补充。对汉语而言,N-gram 模型也可称为汉语语言模型(Chinese language model,CLM)。汉语语言模型利用上下文相邻词间的搭配信息,在需要把连续无空格的拼音、笔画,或代表字母或笔画的数字,转换成汉字串(即句子)时,计算出具有最大概率的句子,从而实现到汉字的自动转换,无需用户手动选择,避开许多汉字对应相同拼音(或笔画串,或数字串)的重码问题。

N-gram 基于这样一种假设:第 n 个词的出现只与前面 n-1 个词相关,而与其他任何词都不相关,整句的概率就是各个词出现概率的乘积。这些概率可以通过直接从语料中统计 n 个词同时出现的次数得到。考虑到计算代价,n 通常取 5 以内,根据 n 的取值不同,相应的模型可称为一元模型（unigram）、二元模型（bigram）等。相比一元模型，多元模型解码效果更好，同时模型也越大，解码也越慢。综合来看，n 取 3 的三元模型（trigram）在计算代价和解码效果等方面更适中，因此使用也最广泛。

2. RNN-LM 模型　N-gram 模型存在局限性，只能针对 3～5 个字词进行建模。针对长度不一的句子时，对上下文依赖关系进行建模的循环神经网络语言模型（RNN-LM）是更好的选择。

RNN 由输入层、隐藏层和输出层组成，依然以给定词序"$w_1, w_2, \cdots, w_t$"为例，RNN 语言模型的简化结构如图 4-12 所示。

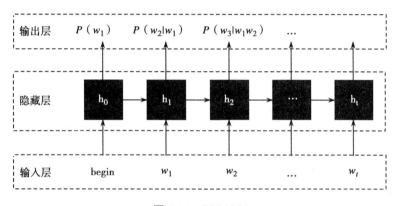

图 4-12　RNN-LM

由于建模时囊括了更前面的词序，考虑了上下文的联系，RNN 语言模型比 N-gram 模型有更好的预测能力。但同时，其优秀性能带来的是庞大的计算量和缓慢的训练速度。针对此问题，可以采取分类的方法解决，例如将词语分为名词、动词、量词等。分类之后，可以按类别训练语言模型，这样可以大大加快计算速度。

（四）WFST 解码器

声学模型、语言模型和解码器是现代语音识别系统最核心的三个组成部分。声学模型主要用来构建输入语音和输出声学单元之间的概率映射关系；语言模型用来描述不同字词之间的概率搭配关系；解码器负责结合声学单元概率数值和语言模型在不同搭配上的打分进行筛选，最终得到最可能的识别结果。

在语音识别系统中，有限加权状态转换机（weighted finite-state transducers, WFST）扮演着重要的角色。如前文介绍，一个语言识别系统由多个部分组成，声学模型、语音模型，甚至更详细的还有发音词典，这些模块分别来自不同的知识源，WFST 能提供一个统一的形式来表示这些不同知识源，即将这些模块按照 WFST 或其兼容的形式编译在一起。表示不同知识源的多个 WFST 可以通过复合运算整合成一个 WFST 表示的搜索网络。

三、语音识别的实现

在实际医疗工作中实现医学语音数据的识别和文本信息提取，可以选择的产品和工具有很多。例如基于 HMM 和 N-gram 模型的开源语音识别工具包，如 HTK（hidden Markov toolkit）、Kaldi、CMU Sphinx 等，但这些工具多面向专业的研究者，其使用需要一定的编程基础。与此同时,在各种不同数字设备和平台、操作系统中还有很多非开源的语音识别工具和软件可供选择。以下简单介绍几种不同类型语音识别工具的优劣特点和使用场合。

(一)HTK工具

HTK最早由剑桥大学开发,用于建立基于HMM的语音识别系统。语音识别过程的算法繁琐复杂,HTK是一款集成语音信号处理、特征提取、模型训练和识别解码等功能的工具,能使开发者迅速建立自己的语音识别工具。HTK提供一系列各种功能的命令函数用于语音识别,可根据需要自行选择,HTK在UNIX/Linux和Windows操作系统上都可使用。

HTK以源代码的方式发布,在HTK官方网站(http://htk.eng.cam.ac.uk)即可获得最新版本的代码。同时,HTK还附有使用手册HTKBOOK,内容详细说明了各种模块的功能和如何配置各项命令参数。这也是HTK相比其他开源工具的一个明显优势,如果使用者不熟悉语音识别,也可以通过对HTK官方手册的学习对该领域有一个概括的认识。

使用HTK工具搭建语音识别系统,首先要进行工具安装和编译。以下简单介绍Windows操作系统下HTK工具的安装和配置过程。

1. 下载HTK 进入官网注册下载。解压后的readme文件详细描述了HTK在Windows下安装的前提要求。

2. 安装和编译

(1)安装目录:打开cmd,进入HTK所在目录(如e:\htk),创建文件夹bin.win32。

(2)运行VCVARS32。

(3)编译HTK Library:输入代码

cd HTKLib

nmake /f htk_htklib_nt.mkf all

cd ..

(4)编译HTK Tools:输入代码

cd HTKTools

nmake /f htk_htktools_nt.mkf all

cd ..

(5)编译HLM Library:输入代码

cd HLMLibrary

nmake /f htk_hlmlib_nt.mkf all

cd ..

(6)编译HLM Tools:输入代码

cd HLMTools

nmake /f htk_hlmtools_nt.mkf all

cd ..

编译完成后可在bin.win32文件夹内找到对应的.exe文件,说明编译成功。编译完成后将bin.win32文件夹路径加入系统环境变量中。

3. 语音识别系统构建 HTK安装完成后语音识别系统的构建步骤如下:①建立语音数据库,确定并标记声学模型的建模单位,如声母、韵母等;②对语音数据库内的语音文件进行MFCC特征的提取;③为每一个建模单位建立HMM;④利用MFCC特征对每一个

HMM进行训练；⑤定义输入语音的语法规则等；⑥识别。

　　搭建能够识别完整录音病历的语音识别系统过程十分复杂，需要多种学科知识和技能。但可以通过HTK工具搭建一个孤立词语音识别系统，简单了解上文所说各个步骤的详细过程。

　　例4-3　自杀是精神障碍患者死亡的主要原因之一，自杀行为经常出现在以显著而持久的心境低落为主要临床特征的抑郁症患者中。请使用HTK工具，搭建一个孤立词语音识别系统，能够识别"抑郁"和"自杀"两个词语。

　　（1）工具准备和环境搭建：安装见前述过程。在工作目录中新建八个文件夹：def，hmms，models，lab，sig，mfcc，results，test。具体命名和数量可以按照个人习惯改动。

　　（2）录制和标记语音数据：使用HTK自带的录音工具HSLAB。运行cmd，在工作目录中输入命令：

　　hslab zisha.sig

　　在出现的窗口点击rec录制"自杀"二字，点击stop停止。点击mark和labelas进行标记和命名。标记发音前后的空白区域及词语发音区域，注意各区域不要有重叠。分别命名"sil"和"zisha"。如图4-13所示。

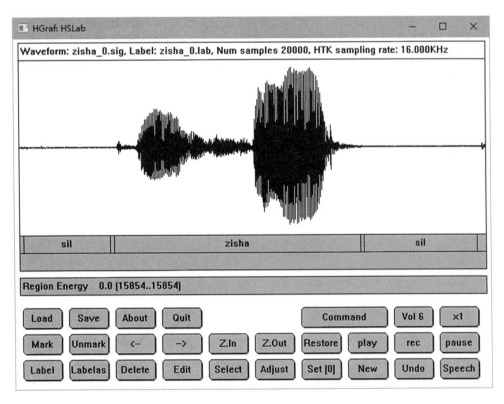

图4-13　语音数据的录制和标记

　　点击save保存并重命名文件，得到录音文件zisha_01.sig和标记文件zisha_01.lab。

　　重复上述步骤完成十次"自杀"和十次"抑郁"的录音，共得到20个录音文件和20个标记文件，分别放入sig文件夹和lab文件夹。

（3）提取特征文件：在 test 文件夹中新建 analysis.conf 文件，文件内容如下（各参数含义可参照 HTKBOOK）：

```
SOURCEFORMAT=HTK
TARGETKIND=MFCC_0_D_A
WINDOWSIZE=250000.0
TARGETRATE=100000.0
NUMCEPS=12
USEHAMMING=T
PREEMCOEF=0.97
NUMCHANS=26
CEPLIFTER=22
```

在 def 文件夹中新建 targetlist.txt，内容如下（省略内容需要参照各行格式更改文件名进行补全，共 20 行）：

```
sig/zisha_01.sig mfcc/zisha_01.mfcc
…
sig/zisha_10.sig mfcc/zisha_10.mfcc
sig/yiyu_01.sig mfcc/yiyu_01.mfcc
…
sig/yiyu_10.sig mfcc/yiyu_10.mfcc
```

输入命令：

```
Hcopy -A -D -C test/analysis.conf -S def/targetlist.txt
```

运行成功后可在 mfcc 文件夹得到 20 个 mfcc 文件。

（4）初始化 HMM 模型：在 models 文件夹中新建 3 个无后缀名文件：hmm_zisha、hmm_yiyu、hmm_sil。因篇幅原因文件详细内容请扫描文末二维码。

在 test 文件夹中新建 trainlist.txt 文件，内容如下（省略内容进行补全，共 20 行）：

```
mfcc/zisha_01.mfcc
…
mfcc/zisha_10.mfcc
mfcc/yiyu_01.mfcc
…
mfcc/yiyu_10.mfcc
```

在 hmms 文件夹中新建 hmm0 文件夹，然后执行命令：

```
Hinit -A -D -T 1 -S test/trainlist.txt -M hmms/hmm0 –H models/hmm_zisha –l zisha –L lab zisha
Hinit -A -D -T 1 -S test/trainlist.txt -M hmms/hmm0 –H models/hmm_yiyu –l yiyu –L lab yiyu
Hinit -A -D -T 1 -S test/trainlist.txt -M hmms/hmm0 –H models/hmm_sil –l sil –L lab sil
```

运行成功后可在 hmm0 文件夹内得到 hmm_zisha、hmm_yiyu 和 hmm_sil 三个文件。这一步容易出错，如出现错误可参照错误编码在 HTKBOOK 中寻找原因。

（5）HMM 模型训练：在 hmms 文件夹中新建 3 个文件夹 hmm1、hmm2 和 hmm3。使用命令：

　　HRest -A -D -T 1 -S test/trainlist.txt -M hmms/hmm1 -H hmms/hmm0/hmm_zisha-l zisha-L lab zisha

　　HRest -A -D -T 1 -S test/trainlist.txt -M hmms/hmm2 -H hmms/hmm1/hmm_zisha-l zisha-L lab zisha

　　HRest -A -D -T 1 -S test/trainlist.txt -M hmms/hmm3 -H hmms/hmm2/hmm_zisha-l zisha-L lab zisha

　　将上述命令中的"zisha"替换为"yiyu"和"sil"，分别运行一次。

　　运行成功后可以在 hmm3 文件夹中得到 hmm_zisha、hmm_yiyu 和 hmm_sil 三个文件。

　　(6)建立语法和词典：在 def 文件夹中新建 gram.txt 文件，内容如下：

$WORD=ZISHA | YIYU；

（{START_SIL}[$WORD]{END_SIL}）

　　在 def 文件夹建立 dict.txt，内容如下，末尾需要留一行空白：

ZISHA [自杀] zisha

YIYU [抑郁] yiyu

START_SIL [sil] sil

END_SIL [sil] sil

　　建立工作网络，输入命令：

Hparse -A -D -T 1 def/gram.txt def/net.slf

　　(7)识别

　　1)使用内容分别为"自杀"和"抑郁"的各十个语音文件进行测试。

　　首先按照步骤(3)提取测试数据的特征文件。

　　然后在 results 文件夹中新建 reco.mlf 文件。在 test 文件夹中新建 hmmsdef.mmf 文件，其内容为 hmms/hmm3 文件夹中的所有 hmm_xxx 文件数据，第一个复制进去的文件保留全部数据，剩下的文件从第一个～h 开始复制，即保留第一个～o。

　　在 test 文件中新建 hmmlist.txt，内容如下：

zisha

yiyu

sil

　　然后输入命令：

Hvite -A -D -T 1 -H test/hmmsdef.mmf -i result/reco.mlf -w def/net.slf def/dict.txt test/hmmlist.txt mfcc/test_01.mfcc

　　如运行正常，可得到 START_SIL ZISHA END_SIL 的结果。

　　重复如上操作，完成 20 条语音文件的识别，识别结果见表4-9。

表 4-9 语音识别测试结果

文件名称	语音内容	识别结果
test_01.sig	自杀	START_SIL ZISHA END_SIL
test_02.sig	自杀	START_SIL ZISHA END_SIL
test_03.sig	自杀	START_SIL ZISHA END_SIL
test_04.sig	自杀	START_SIL ZISHA END_SIL
test_05.sig	自杀	START_SIL ZISHA END_SIL
test_06.sig	自杀	START_SIL ZISHA END_SIL
test_07.sig	自杀	START_SIL ZISHA END_SIL
test_08.sig	自杀	START_SIL ZISHA END_SIL
test_09.sig	自杀	START_SIL ZISHA END_SIL
test_10.sig	自杀	START_SIL ZISHA END_SIL
test_11.sig	抑郁	START_SIL YIYU END_SIL
test_12.sig	抑郁	START_SIL YIYU END_SIL
test_13.sig	抑郁	START_SIL YIYU END_SIL
test_14.sig	抑郁	START_SIL YIYU END_SIL
test_15.sig	抑郁	START_SIL YIYU END_SIL
test_16.sig	抑郁	START_SIL YIYU END_SIL
test_17.sig	抑郁	START_SIL YIYU END_SIL
test_18.sig	抑郁	START_SIL YIYU END_SIL
test_19.sig	抑郁	START_SIL YIYU END_SIL
test_20.sig	抑郁	START_SIL YIYU END_SIL

在20条测试数据中,识别准确率为100%。

2)进行交互式识别,在test文件夹中新建directin.conf文件,内容如下:

SOURCERATE=625.0

SOURCEKIND=HAUDIO

SOURCEFORMAT=HTK

TARGETKIND=MFCC_0_D_A

WINDOWSIZE=250000.0

TARGETRATE=100000.0

NUMCEPS=12

USEHAMMING=T

PREEMCOEF=0.97

NUMCHANS=26

CEPLIFTER=22

AUDIOSIG=-1

输入命令:

Hvite -A -D -T 1 -C test/directin.conf -g -H test/hmmsdef.mmf -w def/net.slf def/dict.txt test/hmmlist.txt

出现"ready"后即可说话。说一个词语然后回车就能看到识别结果,如图4-14所示。

```
HTK Configuration Parameters[12]
  Module/Tool        Parameter                Value
  #                  AUDIOSIG                  -1
  #                  CEPLIFTER                 22
  #                  NUMCHANS                  26
  #                  PREEMCOEF            0.970000
  #                  USEHAMMING              TRUE
  #                  NUMCEPS                   12
  #                  TARGETRATE       100000.000000
  #                  WINDOWSIZE       250000.000000
  #                  TARGETKIND          MFCC_0_D_A
  #                  SOURCEFORMAT             HTK
  #                  SOURCEKIND            HAUDIO
  #                  SOURCERATE          625.000000

Read 3 physical / 3 logical HMMs
Read lattice with 8 nodes / 12 arcs
Created network with 14 nodes / 18 links

READY[1]>
START_SIL ZISHA END_SIL  ==  [3918 frames] -56.9197 [Ac=-223011.3 LM=0.0] (Act=12.0)
```

图4-14 交互式识别结果

至此,一个简单的孤立词语音识别系统便完成了。该系统使用的是整词建模,如果要实现更复杂的语音识别,需要更适宜的建模单位(如声韵母)、更高级的建模方法以及更丰富的语言模型和词典。具体内容可以参照其他相关书籍。

(二)Kaldi工具

近些年,深度学习在语音识别中的应用日益广泛,Kaldi工具便是一套能搭建基于深度学习的语音识别系统的工具。其最早起源于约翰斯·霍普金斯大学,在发展的过程中有不同的研究者贡献力量,最终发展为现在最常用最广泛的语音识别工具之一。

Kaldi基于C++语言,可在Windows和Linux平台上进行编译。Kaldi工具与HTK相比,主要有以下区别:① Kaldi没有类似于HTKBOOK的使用手册,只有最简单的官网介绍和工程实例,这使得Kaldi的使用门槛更高,要求使用者至少了解shell脚本和语音相关知识;②编写语音的不同:HTK是基于面向过程的C语言开发,而Kaldi是基于面向对象的C++语言开发,因此二者的优劣特点也体现在C语言和C++语言各自的特点,HTK高效简单但要求自行定制内存管理模块和数据结构,Kaldi易于修改和扩展,但可能导致过度封装;③代码理解的难度上,HTK的代码较为陈旧,理解较为困难,而Kaldi是较新的开发工具,代码的理解阅读难度下降。

Kaldi的源代码可直接从其开源地址(https://github.com/kaldi-asr/kaldi)下载获得源代码压缩包,或直接使用git工具从Github网站下载,安装包中有INSTALL文件,写明了安装步骤。

(三)个人电脑

无论是Windows操作系统还是MacOS操作系统,都带有内置的语音输入软件。除了系统自带的听写功能可以完成实时的语音与文字信息的转换,在中文市场还有非常丰富的产品可以实现该功能,各种成熟输入法开发商都建立了比较成熟的中文语音输入产品和软件。除此之外,这些产品还可以完成本地语音数据的识别和文本信息转换。此类产品面向一般用户开发,界面简洁,使用简单,对语音数据的质量要求不高,也不需要编程基础。

由于 Macintosh 多媒体功能丰富且性能优越，在 MacOS 平台上的语音识别功能的开发和应用也进行和发展得更超前。早在智能手机普及至当今水平之前，Nuance 公司开发的 Dragon Dictate 等语音识别软件已在 MacOS 平台上有较为出色的表现。虽然这些产品已经停产，但在当时（2012 年以前）其领先于时代的语音处理和识别技术为日后产品内置的各式语音识别和语音输入功能开辟了技术道路，其中包括风靡世界的"Siri"。

除了面向普通用户的软件之外，我国各大 IT 技术和互联网开发商和语音技术厂商也为有开发需求的个人或企业提供商业语音识别服务，例如通过可简单快速接入的应用程序接口和多种软件开发工具包对外提供满足物流、教育、电商等多领域需求的语音识别服务。

（四）移动设备和智能手机

提到"Siri"，在智能手机发展和普及的今天，移动设备上能够实现语音识别的工具和软件可以说是"百花齐放"。在医学日常工作中，比如精神障碍患者就诊过程中的录音病历，如果可以通过移动设备记录语音数据的同时获得文本数据，将会对诊疗和教学科研工作提供巨大帮助。但由于各类 APP 开发商水平参差不齐，市场缺乏统一监管标准，这些工具的性能、语音识别精准度也优劣不一。

本章例题的详细数据文件、数据库和软件运行程序请扫描二维码。

本章小结

1. 文本挖掘是数据挖掘的一种，是以计算机语言学、统计数理分析为理论基础，结合机器学习和信息检索技术，在大规模文本集合中发现并提取隐含的、以前未知的、潜在有用信息的过程。

2. 文本挖掘的步骤主要包括：①文本获取；②文本预处理；③文本表示；④特征选择；⑤分类器分类 / 文本聚类。

3. 语音识别包括特征识别、声学模型、语音模型等内容。

4. 文本挖掘技术和语音识别技术都是计算机自然语言处理技术，随着人工智能相关科技的发展，这些领域与医学的相互融入日益加深，在临床和医学研究的应用范围也日益广泛。

（高 琦）

练 习 题

一、思考题

1. 医学文本数据有哪些特点?

2. 文本挖掘具体有哪些步骤?

3. 中文文本与英文文本预处理的区别有哪些?

4. 向量空间模型的含义及如何利用其提取特征?

5. 简单说明声学模型和语言模型在语音识别系统中各自的作用。

二、选择题

1. 下面不属于无词典分词的是(　　)。

    A. 正向最大匹配分词　　　　　　　　　　B. 最大熵模型

    C. 隐马尔可夫模型　　　　　　　　　　　D. N-gram 模型

2. 文本预处理不包括(　　)步骤。

    A. 文档分词　　　　　B. 去停词　　　　　C. 特征选择　　　　　D. 建立语料库

3. 分类效果评价指标中具有综合衡量作用的是(　　)。

    A. 精确率　　　　　B. 召回率　　　　　C. F_1 值　　　　　D. 准确率

4. 下列哪种声音文件的格式属于无损格式(　　)。

    A. MIDI　　　　　B. MP3　　　　　C. AAC　　　　　D. WAV

5. 关于语音识别的基本流程,以下排序正确的是(　　)。

    ①预处理　②特征提取　③信号输入　④声学模型　⑤语言模型

    A. ③①②④⑤　　　　　B. ③②①④⑤　　　　　C. ③①⑤④②　　　　　D. ①③②④⑤

6. 在汉语的语音识别中,最常用的声学模型建模单元是(　　)。

    A. 音节　　　　　B. 音素　　　　　C. 声韵母　　　　　D. 整词

第五章　健康医疗高维大数据常用降维方法

当前的健康医疗大数据中,很多数据都是高维数据,如图像数据、语言信号数据和基因组等组学数据,这些数据的变量个数远远大于样本量。在给定精度下,准确地对某些变量的函数进行估计,所需计算量会随着变量维度的增加呈指数形式增长,这也就是常说的维度灾难(dimensionality curse, DC)问题。如果能把高维数据的维度降低,并且使数据点的关系与原高维空间里的关系保持不变或近似,就可以对数据进行可视化并直观地观察数据情况。此外,数据经过降维后,如果保留了原有数据的主要信息,用降维后的数据进行机器学习模型的训练和预测,效率也将大大提高。因此,降维的意义就在于克服维度灾难、获取本质特征、节省存储空间、去除噪声并实现数据的可视化。降维方法可以分为线性降维和非线性降维,本章结合具体案例介绍三种降维方法:LASSO、随机森林和弹性网。

第一节　LASSO

一、LASSO 降维思想和原理

(一)LASSO降维思想

在样本量小、训练数据不足时,经常会出现过拟合(over-fitting)现象,从而导致模型对训练集外的数据拟合效果较差。正则化是机器学习中最常见的过拟合解决方法,在损失函数中加入正则项来惩罚模型的参数,以此降低模型的复杂度。正则化,又称权重衰减,是防止过拟合的重要方法之一。LASSO 降维本质就是约束或限制要优化的参数,实际上就是在不可约平面代数曲线的奇点处,把不同切线的曲线分支区分开,进而消除奇异性。采用正则化的方法可以减弱不重要的变量,提取重要的特征变量,从而达到减小特征变量数量级的作用,降低模型的复杂度,保留解释性较强的特征子集。

(二)LASSO方法原理

LASSO 方法是 1996 年由 Robert Tibshirani 首次提出的回归方法。该方法是估计稀疏系数的线性模型,通过构造一个惩罚函数得到一个较为精炼的模型,压缩一些回归系数,即强制回归系数绝对值之和小于某个固定值,同时设定一些回归系数为零,从而保留子集收缩的优点,可以解决多重共线性的问题。

考虑多元线性模型(式 5-1):

$$Y=X\beta+\varepsilon \tag{式 5-1}$$

其中,$X_{n \times p}$ 为自变量矩阵,$\beta_{p \times 1}$ 为回归系数向量,$\varepsilon_{n \times 1}$ 为误差向量,$Y_{n \times 1}$ 为响应向量,β_0 为截距。

LASSO 方法选用 $L1$ 正则化,其估计定义为(式 5-2):

$$\hat{\beta}(\lambda)=\arg\ \min(\ \|Y-X\beta\|_2^2/n+\lambda\|\beta\|_1\ ) \qquad (式5\text{-}2)$$

其中，$\|Y-X\beta\|_2^2=\sum_{i=1}^p (\ Y_i-(X\beta)_i\ )^2$，$\|\beta\|_1=\sum_{j=1}^p |\beta_j|$，$\lambda \geq 0$ 是一个惩罚项。

如果选择 $L2$ 正则化，就是岭回归（ridge regression）分析。$L1$、$L2$ 正则化都能防止过拟合，提升模型的泛化能力，$L1$ 正则化得到的解更加稀疏。LASSO 回归估计解决了加惩罚项 $\lambda\|\beta\|_1$ 的最小二乘的最小化。当 $\lambda=0$ 时，即为普通线性回归的最小二乘算法。LASSO 的求解方法包括坐标下降法、近端梯度下降法和最小角回归等方法。

LASSO 是一种变量筛选方法，这种方法适用于自变量个数远远大于样本量个数的数据。例如基因位点数据，每个人测序后位点可能成千上万个，但测序的人数可能只有几十例，因此传统回归的前进法、后退法、逐步回归法和 Wald 法等均不再适用。此时可以通过 LASSO 回归筛选变量，再用 LASSO 筛选后的变量构建模型。LASSO 回归的特点是在拟合广义线性模型的同时进行变量筛选和复杂度调整。因此，无论因变量是连续变量还是分类变量，都可以使用 LASSO 回归建立模型并进行预测。LASSO 回归的变量筛选是有选择地把变量放入模型从而得到更好的性能参数。复杂度调整是指通过一系列参数控制模型的复杂度，从而避免过度拟合。复杂度调整的程度由参数 λ 控制，λ 越大对变量较多的线性模型的惩罚力度就越大，从而获得一个变量较少的模型。LASSO 回归模型最终能确定具有最小规模但其解释性达到最大化的预测特征子集。

目前较为好用的拟合广义线性模型的 R 软件包是 glmnet 软件包，由 LASSO 回归的发明人，斯坦福统计学家 Trevor Hastie 领衔开发。其特点是对一系列不同 λ 值进行拟合，每次拟合都用到上一个 λ 值拟合的结果，可同时进行系数估计和特征选择，从而大大提高了运算效率。此外它还包括了并行计算的功能，可以调动一台计算机的多个核或多个计算机的运算网络，进一步缩短运算时间。glmnet 可以拟合线性回归模型、二分类 Logistic 回归模型、多分类 Logistic 回归模型、Poisson 回归模型和 Cox 比例风险回归模型等。

以下将通过案例讲解如何使用 R 软件的 glmnet 包拟合基于 LASSO 方法的回归模型。

二、实例应用

例5-1 基于 LASSO 方法的线性回归模型

某种疾病患者有 12 名，每名患者测量了 8 000 个蛋白的表达水平。通过蛋白的差异表达分析，从中提取了 65 个差异蛋白，如表 5-1 所示。其中 $x1\sim x65$ 为 65 个差异蛋白的表达值，y 为一个临床指标（响应变量），数据命名为 linearlasso.csv，保存于 d 盘中。请用 LASSO 方法从 65 个差异蛋白中提取与 y 相关的特征蛋白。

表 5-1 数据集 linearlasso 形式

$x1$	$x2$	$x3$	$x4$	$x5$	$\cdots$	$x63$	$x64$	$x65$	y
0.147 5	0.079 4	0.225 8	0.338 3	0.463 7	$\cdots$	0.309 9	0.620 0	0.596 7	7.17
0.223 1	0.206 8	0.310 2	0.549 0	0.481 2	$\cdots$	0.348 0	0.816 7	0.558 0	4.77
$\vdots$	$\vdots$	$\vdots$	$\vdots$	$\vdots$		$\vdots$	$\vdots$	$\vdots$	$\vdots$
0.733 5	0.729 9	0.814 0	0.869 1	0.891 0	$\cdots$	0.806 2	0.303 7	1.002 4	3.98

在 R 窗口中输入语句：

install.packages("glmnet") #安装 glmnet 软件包

library(glmnet) #加载 glmnet 软件包

read.table("d:\\linearlasso.csv", header=TRUE, sep=",")->a #读入数据

a<-as.matrix(a) #数据转换为矩阵

x<-a[,1:65] #提取自变量矩阵

y<-a[,66] #提取响应变量

fit=glmnet(x, y, family="gaussian") #构建 LASSO 回归模型

print(fit) #输出结果

注：family 规定了模型的类型，"gaussian"适用于响应变量为一维连续变量；"mgaussian"适用于响应变量为多维连续变量；"poisson"适用于响应变量为非负计数型变量；"binomial"适用于响应变量为二元离散变量；"multinomial"适用于响应变量为多元离散变量。输出结果（部分）如图 5-1 所示：

在图 5-1 的输出结果中，每一行代表了一个模型。Df 表示自由度，代表了非零线性模型拟合系数的个数。%Dev 表示由模型解释的残差比例，对线性模型来说相当于决定系数 R^2 值，该值范围为 0~1，越接近 1 说明模型的表现越好。Lambda 表示每个模型对应的 λ 值。从结果可以看出，随着 λ 值逐渐变小，越来越多的自变量被纳入模型中，%Dev 也越来越大。其中第 64 行中（图 5-2），模型包含了 8 个自变量，%Dev 也达到了 93.86%，说明获得的包含 8 个自变量（特征蛋白）的模型已经能很好地描述这组数据。

```
Call:  glmnet(x = x, y = y, family = "gaussian")

    Df  %Dev  Lambda
1    0   0.00 0.59400
2    1   2.94 0.56700
3    1   5.63 0.54130
4    1   8.07 0.51670
5    1  10.30 0.49320
6    1  12.33 0.47080
7    1  14.17 0.44940
8    1  15.86 0.42890
9    1  17.39 0.40940
10   1  18.79 0.39080
11   1  20.07 0.37310
12   1  21.23 0.35610
13   1  22.29 0.33990
14   1  23.25 0.32450
15   1  24.13 0.30970
16   1  24.93 0.29570
17   1  25.66 0.28220        56  8 89.03 0.04599
18   1  26.32 0.26940        57  9 89.76 0.04390
19   2  26.98 0.25710        58  9 90.54 0.04191
20   2  28.46 0.24550        59  9 91.24 0.04000
21   2  29.81 0.23430        60  8 91.88 0.03818
22   3  31.97 0.22360        61  8 92.44 0.03645
23   3  34.46 0.21350        62  8 92.96 0.03479
24   3  36.73 0.20380        63  8 93.43 0.03321
25   3  38.80 0.19450        64  8 93.86 0.03170
26   2  40.63 0.18570        65  9 94.25 0.03026
27   2  42.25 0.17720        66  9 94.67 0.02889
28   2  43.72 0.16920
29   4  45.37 0.16150
30   4  47.95 0.15420
```

图 5-1 基于 LASSO 方法的线性回归输出结果（部分） 图 5-2 输出结果第 64 行

下面输出回归系数,在 R 窗口中输入语句:

coefficients < -coef(fit, s=fit$lambda[64])

coefficients

注:这里 s 表示取第 64 行的 λ 值。输出结果中提取的 8 个特征蛋白的回归系数见表 5-2。

表 5-2　LASSO 回归提取特征蛋白及回归系数

特征变量名称	LASSO 回归系数	特征变量名称	LASSO 回归系数
$x14$	−0.193 4	$x51$	1.688 1
$x23$	3.559 9	$x56$	4.918 8
$x28$	0.557 4	$x62$	0.835 4
$x40$	−0.157 7	$x64$	0.392 4

还可以通过绘图观察模型的回归系数是如何变化的,在 R 窗口中输入语句:

plot(fit, xvar="lambda", label=TRUE)

输出的图形如图 5-3 所示:

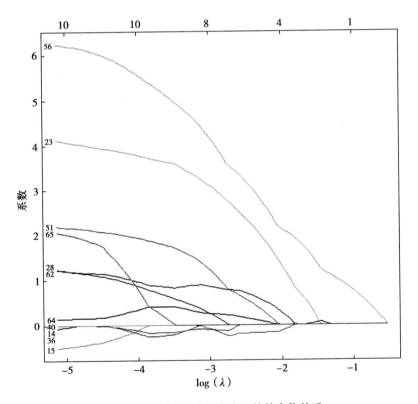

图 5-3　LASSO 回归系数与 λ 值的变化关系

图 5-3 中每一条曲线代表每一个指标变量回归系数的变化轨迹,纵坐标表示回归系数值,底部横坐标表示 $\log(\lambda)$,顶部横坐标表示此时模型中非零系数的个数。例如,指标变量 $x23$, λ 值在 0.1~0.4 时有非零的系数,随着 λ 值的变小系数不断增大。指定好 λ 值,就可以

对新数据进行预测。此处仍然指定第 64 行的 λ 值，在 R 窗口中输入语句：

nx=matrix（rnorm（325, mean=0.75, sd=0.7），5, 65） #通过产生随机数构建 5 个新样本的自变量矩阵

predict（fit, newx=nx, s=fit\$lambda[64]） #预测响应变量 y 值

此时，就预测出了这 5 个样本的 y 值，输出结果如图 5-4 所示。

当响应变量是二分类变量时，经常使用二分类 Logistic 回归。此时只需要将构建模型语句中的 family="gaussian" 修改为 family="binomial" 就可以实现基于 LASSO 方法的 Logistic 回归。

```
              1
[1,]  5.62851210
[2,]  0.03811589
[3,]  2.19857769
[4,]  0.19700440
[5,] 12.30207808
```

图 5-4 基于 LASSO 方法的线性回归模型对 5 个新样本的预测

例 5-2 基于 LASSO 方法的 Logistic 回归模型

某医生收集了某地区成年人样本 10 000 份，记录了 age（年龄）、triglyceride（甘油三酯）、cholesterol（胆固醇）和 LDL（低密度脂蛋白），并将其作为指标变量，outcome（高脂血症）作为二分类的响应变量。为了便于说明，此处随机抽取 157 份样本，将数据命名为 logisticlasso.csv，如表 5-3 所示，并保存于 d 盘。请用 LASSO 方法提取与高脂血症相关的指标。

表 5-3 数据集 logisticlasso 形式

age	triglyceride	cholesterol	LDL	outcome
70	1.44	4.71	3.22	0
69	1.93	2.69	1.21	0
⋮	⋮	⋮	⋮	⋮
70	2.21	4.99	3.72	1

在 R 窗口中输入语句：

read.table（"d:\\logisticlasso.csv", header=TRUE, sep=","）->a #读入数据

a<-as.matrix（a） #数据转换为矩阵

x<-a[,1:4] #提取指标变量矩阵

y<-a[,5] #提取响应变量

在上述基于 LASSO 方法的线性回归模型中，通过先拟合模型，而后选取最优的 λ 值。但在这种方法下，所有数据都被做了一次拟合，有可能造成过拟合的现象。因此，此处采用交叉验证（cross validation, CV）的方法拟合和选取模型，同时这种方法对模型的性能会有更准确的估计。下面应用交叉验证法构建模型，在 R 窗口中输入语句：

cv.fit<-cv.glmnet（x, y, family="binomial", type.measure="class"） #应用交叉验证法构建模型

plot（cv.fit） #绘制交叉验证曲线图

注：type.measure 是用来指定交叉验证选取模型时希望最小化的目标参量；"class" 表示使用模型错分误差（misclassification error, ME）；"deviance" 为默认值，表示似然函数值自然对数的 –2 倍（–2log-likelihood），常用来反映模型的拟合程度，其值越小，表示模型拟合程度越好；"mse" 表示使用拟合响应变量与实际响应变量的均方误差（mean squared error, MSE）；"mae" 表示使用拟合响应变量与实际响应变量的平均绝对误差（mean absolute error, MAE）；

"auc"表示使用综合考量模型性能的受试者操作特征(receiver operating characteristic,ROC)曲线下面积(area under curve,AUC)。

绘制的交叉验证曲线图如图5-5所示。

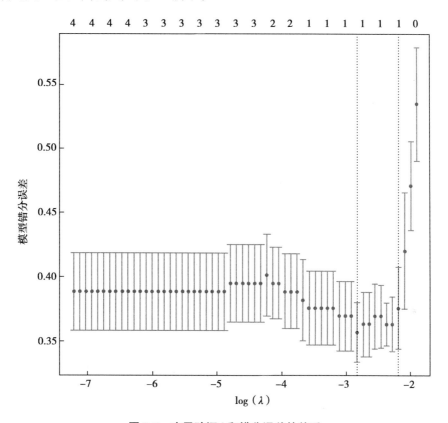

图5-5 交叉验证λ和错分误差的关系

对每一个λ值,图5-5中的圆点及上下误差线表示交叉验证获得的目标参量错分误差的平均值及95%置信区间。图中的两条虚线表示两个特殊的λ值,分别为lambda.min和lambda.1se。lambda.min是平均最小错分误差对应的λ值,而lambda.1se是平均最小错分误差1倍*SE*对应的λ值,其对应的模型更为简洁。λ值达到一定大小后,继续增加模型的指标变量个数,也就是缩小λ值,并不能很显著地提高模型性能,因此lambda.1se给出的是一个具备优良性能但指标变量个数最少的模型。也就是说,lambda.1se构建的模型最简洁,使用的指标变量数量最少,而lambda.min则准确率更高,使用的指标变量数量更多。

指定λ值取lambda.min,获得回归系数,在R窗口中输入语句:

coefficients < -coef(cv.fit, s=cv.fit$lambda.min)

coefficients

输出结果如图5-6所示。

图5-6的输出结果中保留了不为0的回归系数,其中只有age(年龄)是筛选出的与高脂

```
5 x 1 sparse Matrix of class "dgCMatrix"
                       1
(Intercept)  -2.763168
Age           0.042114
Triglyceride  .
Cholesterol   .
LDL           .
```

图5-6 基于LASSO方法的Logistic回归模型输出结果

血症相关的影响因素,则预测概率模型为 $P = \dfrac{e^{-2.763+0.042*age}}{1+e^{-2.763+0.042*age}}$。假设有一个新的样本,该样本

的各个指标分别为:age=50, triglyceride=0.97, cholesterol=8.45, LDL=2.16,则该样本发生高

脂血症的概率为 $P = \dfrac{e^{-2.763+0.042*50}}{1+e^{-2.763+0.042*50}} = 0.340$。下面应用 R 软件对新的 5 个样本进行预测,在

R 窗口中输入语句:

x1 < -c(50, 0.97, 8.45, 2.16)

x2 < -c(30, 1.12, 5.51, 1.87)

x3 < -c(70, 2.56, 8.78, 4.20)

x4 < -c(38, 1.06, 4.14, 3.02)

x5 < -c(65, 2.33, 5.20, 1.98)

newx=matrix(cbind(x1, x2, x3, x4, x5), 5, 4, byrow=
TRUE) #构建 5 个新样本的指标变量矩阵

predict(cv.fit, newx, type="response", s=cv.fit\$lambda.min)
#对样本结局事件进行预测

注:type=link 给出的是线性预测值,即进行 Logit 变换之前的
值;type=response 给出的是概率预测值,即进行 Logit 变换之后的
值;type=class 给出 0 和 1 预测值。输出结果展示了 5 个样本的概率
预测值,如图 5-7 所示。

```
         [,1]
[1,] 0.3400661
[2,] 0.1819785
[3,] 0.5441348
[4,] 0.2373977
[5,] 0.4917508
```

图 5-7 基于 LASSO
方法的 Logistic 回归模
型对 5 个新样本的预测

当数据含有时间变量和结局事件时,经常采用 Cox 回归模型。
此时输入 family="cox" 就可以实现基于 LASSO 方法的 Cox 回归。

例 5-3 基于 LASSO 方法的 Cox 回归模型

假设下载了 GEO 数据库中某肿瘤样本的基因表达数据,数据中含有 52 个肿瘤样本和
20 152 个基因表达值。每个肿瘤样本都记录了随访时间(time)和结局状态(status)。为了
便于说明,从数据中提取了 20 个差异表达基因(表 5-4)。将数据命名为 coxlasso.csv,保存
于 d 盘。请用 LASSO 方法提取与生存相关的差异表达基因。

表 5-4 数据集 coxlasso 形式

time	status	ABCC4	BAZ2B	CCL8	⋯	H2AFJ
37.2	1	8.249 3	8.197 0	6.896 4	⋯	7.026 7
60	0	8.271 2	8.888 1	6.548 7	⋯	7.777 7
⋮	⋮	⋮	⋮	⋮		⋮
1.5	1	7.562 8	9.300 1	7.982 7	⋯	6.135 7

在 R 窗口中输入语句:

read.table("d:\\coxlasso.csv", header=TRUE, sep=",")-> a #读入数据

x < -a[, 3:22] #提取指标变量

x < -as.matrix(x) #转化为指标变量矩阵

y=cbind(time=a[, 1], status=a[, 2]) #提取时间变量和结局变量

cvfit=cv.glmnet（x，y，family="cox"）　#应用交叉验证法构建模型

plot（cvfit）　#绘制交叉验证曲线图

绘制的交叉验证曲线图如图 5-8 所示。

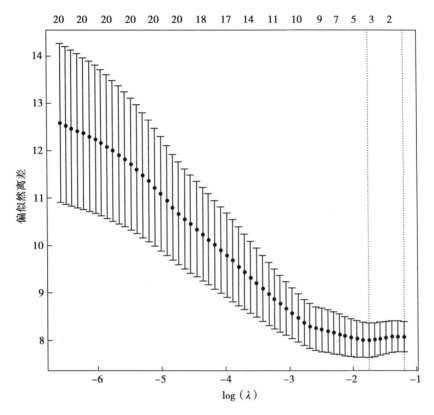

图 5-8　交叉验证 λ 与偏似然离差的关系

同上述说明，图中的两条黑色虚线分别表示了 lambda.min 和 lambda.1se。此处仍然指定 λ 值为 lambda.min，获得回归系数，在 R 窗口中输入语句：

coefficients < -coef（cvfit，s=cv.fit$lambda.min）

coefficients

输出结果如图 5-9 所示。

从图 5-9 的结果可以看出，差异表达基因 *DNAL4*、*ECM1*、*EGFR*、*FAM3B* 和 *GFPT2* 是与生存相关的基因。下面应用构建的模型，通过原始基因表达矩阵 x 预测患者的结局并进行 Harrel's *C* 统计量的计算，在 R 窗口中输入语句：

pred=predict（cvfit，newx=x）　#通过基因数据矩阵 x 预测患者结局

Cindex（pred，y）　#计算 Harrel's *C* 统计量

输出结果如图 5-10 所示。

从图 5-10 的输出结果可以看出，模型将患者结局均预测为 0，Harrel's *C* 统计量的值也仅为 0.5，该结果说明模型的预测效果一般。在这种情况下，如果样本量较少但指标变量成千上万，可以先通过 LASSO 回归筛选出变量，再将筛选出的变量重新进行 Cox 回归分析从而获得相应的分析结果。

```
20 x 1 sparse Matrix of class "dgCMatrix"
                    1
ABCC4     .
BAZ2B     .
CCL8      .
CD14      .
CD300A    .
DNAL4    -0.006940554
ECM1      0.112608048
EFR3A     .
EGFR      0.025113874
FAM3B    -0.074943564
GABBR2    .
GATA3     .
GBP5      .
GFPT2     0.164060231
GNA14     .
GNL3      .
GPR81     .
GPR84     .
GSTK1     .
H2AFJ     .
```

图 5-9 基于 LASSO 方法的 Cox 回归模型输出结果

```
> pred                > Cindex(pred, y)
         1            [1] 0.5
[1,]     0
[2,]     0
[3,]     0
[4,]     0
[5,]     0
[6,]     0
[7,]     0
[8,]     0
[9,]     0
[10,]    0
[11,]    0
[12,]    0
[13,]    0
[14,]    0
[15,]    0
[16,]    0
[17,]    0
[18,]    0
[19,]    0
[20,]    0
[21,]    0
[22,]    0
[23,]    0
[24,]    0
[25,]    0
[26,]    0
[27,]    0
[28,]    0
[29,]    0
[30,]    0
```

图 5-10 基于 LASSO 方法的 Cox 回归模型对样本的预测

适应性 LASSO(adaptive LASSO, ALASSO)是在 LASSO 回归的基础上改进而成。对于 LASSO 的有偏性,适应性 LASSO 对系数采用不同权重进行二次惩罚,其作用是对越重要的变量惩罚越小,这样就可以使重要的变量更容易被挑选出来,而不重要的变量更容易被剔除,很好地弥补了 LASSO 的缺陷。

例 5-4 适应性 LASSO 回归

此处仍然采用基于 LASSO 方法的线性回归模型的案例数据 linearassoc.csv,采用适应性 LASSO 回归进行分析并将结果与 LASSO 回归进行比较。

适应性 LASSO 回归采用 R 软件的 msgps 包实现。在 R 窗口中输入语句:

install.packages("msgps") #安装 msgps 软件包

library(msgps) #加载 msgps 软件包

read.table("d: \\linearlasso.csv", header=TRUE, sep=", ")- > a #读入数据

a < -as.matrix(a) #数据集转换为矩阵

x < -a[, 1: 65] #提取指标变量矩阵 x

y < -a[, 66] #提取响应变量 y

fit < -msgps(x, y, penalty="alasso", gamma=1, lambda=0.001) #适应性 LASSO 回归

summary(fit)

主要输出结果见表 5-5。

表 5-5　适应性 LASSO 回归提取特征蛋白

指标变量名称	CP	AICC	GCV	BIC
$x11$	0.000	−0.021	−0.100	0.000
$x14$	0.000	−0.079	−0.193	0.000
$x15$	0.000	0.000	−0.002	0.000
$x17$	0.000	−0.920	−1.169	0.000
$x22$	0.000	−0.501	−0.533	0.000
$x23$	1.667	4.472	4.443	1.182
$x32$	0.000	0.000	0.036	0.000
$x36$	0.000	0.248	0.123	0.000
$x39$	0.000	−2.288	−2.406	0.000
$x40$	0.000	−0.557	−0.348	0.000
$x48$	0.000	−0.656	−1.257	0.000
$x51$	0.509	3.460	4.282	0.000
$x56$	3.395	4.580	4.464	2.420
$x61$	0.000	0.000	0.018	0.000
$x64$	0.000	0.679	0.764	0.000
$x65$	0.000	0.509	0.518	0.000

表 5-5 中，复杂度参数（complexity parameter，CP）准则筛选出了 3 个指标变量；校正的赤池信息准则（Akaike information criterion corrected，AICC）筛选出了 13 个指标变量；广义交叉验证（generalized cross validation，GCV）准则筛选出了 16 个指标变量；贝叶斯信息准则（Bayesian information criterion，BIC）筛选出了 2 个指标变量。由于 BIC 准则的选取结果优于其他三种准则，因此按照 BIC 准则，适应性 LASSO 方法比 LASSO 方法筛选出的指标变量个数要少，也更加精确（等于 0 或接近 0 的指标变量系数更多），而且筛选出的指标变量 $x23$ 和 $x56$ 在 LASSO 回归中的系数也较高，说明这两个指标变量可能是影响响应变量的潜在重要因素。适应性 LASSO 方法和 LASSO 方法都可以相对准确地筛选出变量，并且适应性 LASSO 方法比 LASSO 方法选出的变量数相对更少，结果也更为准确。

在数据分析时，考虑到协变量之间存在一些组结构，在进行变量筛选时应该同时选入模型。在分类数据分析中，对组结构的处理方式通常是将其哑变量化。例如肺肿瘤的切除术式有三种：楔形、肺段和肺叶。假设以楔形术式为参照，编码为（0 0），则肺段术式编码为（1 0），肺叶术式编码为（0 1）。在变量筛选时，将其归为一个组。Yuan 等在 2006 年将 LASSO 方法推广到组（group）上面，诞生了组 LASSO（group LASSO）。该方法针对含有组的回归方程，加上组惩罚项。在运算前，需要对定义的组变量进行正交标准化。由于组 LASSO 的求解过程较慢，因此需要利用统计优化算法对求解过程进行优化，进而加快组 LASSO 的求解。组 LASSO 是对 LASSO 方法的推广，对组特征的选择进行研究，改进了 LASSO 在组结构数据上的缺陷。

例 5-5 组 LASSO 回归

采用 R 软件的 grpreg 软件包进行组 LASSO 回归。该软件包中自带数据集 Birthwt,该数据集为 1986 年马萨诸塞州斯普林菲尔德贝州医疗中心收集的婴儿出生体重数据,包括 189 个样本以及 16 个指标变量和 1 个结局变量。结局变量分为连续型(婴儿出生体重数值)和二分类(婴儿出生体重 < 2.5kg 和 ≥ 2.5kg)。请采用该数据进行组 LASSO 回归。

在 R 窗口中输入语句:

install.packages("grpreg") #安装 grpreg 软件包

library(grpreg) #加载 grpreg 软件包

data(Birthwt) #加载数据

x < -Birthwt$X #提取指标变量矩阵

y < -Birthwt$low #提取二分类结局变量

group < -Birthwt$group #提取组向量

注:x 表示提取数据集中的指标变量矩阵,y 表示提取数据集中结局变量的二分类数据类型。group 是一个向量,用来描述指标变量的分组。其中,age1、age2 和 age3 分别表示婴儿母亲年龄的 1 次、2 次和 3 次正交多项式;lwt1、lwt2 和 lwt3 分别表示婴儿母亲末次月经时体重的 1 次、2 次和 3 次正交多项式;white 和 black 表示婴儿母亲的种族(以其他种族作为参照);smoke 表示婴儿母亲孕期吸烟状况;ptl1 和 ptl2m 表示婴儿母亲有 1 个或 2 个及以上婴儿早产经历(以没有早产经历作为参照);ht 表示婴儿母亲的高血压病史;ui 表示婴儿母亲出现子宫易激;ftv1、ftv2 和 ftv3m 分别表示婴儿母亲在妊娠期前 3 个月就诊一次、两次或三次及以上(以未就诊作为参照)(表 5-6)。在 R 窗口中输入语句:

cvfit < -cv.grpreg(x, y, group) #应用交叉验证法计算模型交叉验证误差

summary(cvfit)

plot(cvfit) #绘制交叉验证曲线图

输出结果如图 5-11 所示。

```
grLasso-penalized linear regression with n=189, p=16
At minimum cross-validation error (lambda=0.0261):
--------------------------------------------------
  Nonzero coefficients: 16
  Nonzero groups: 8
  Cross-validation error of 0.20
  Maximum R-squared: 0.06
  Maximum signal-to-noise ratio: 0.07
  Scale estimate (sigma) at lambda.min: 0.449
```

图 5-11 交叉验证误差输出结果

图 5-11 输出结果显示,当 $\lambda=0.0261$ 时,模型的交叉验证误差最小(0.20),此时模型筛选出 16 个非 0 指标和 8 个非 0 组变量指标。绘制的交叉验证曲线图如图 5-12 所示。

下面通过组 LASSO 回归获取指标变量的参数估计系数。在 R 窗口中输入语句:

fit < -grpreg(x, y, group, penalty="grLasso", family="binomial") #组 LASSO 回归

fit

按照 $\lambda=0.0261$,模型最终纳入的指标及参数估计系数见表 5-6。

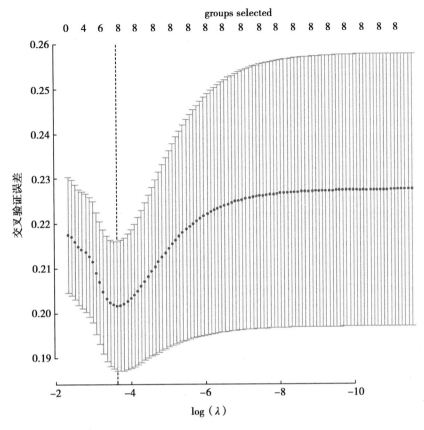

图 5-12　交叉验证 λ 与交叉验证误差的关系

表 5-6　组 LASSO 回归模型的参数估计系数

组指标变量	指标变量	估计系数
age	age1	−0.273 9
	age2	−0.126 1
	age3	0.004 6
lwt	lwt1	−2.686 1
	lwt2	0.405 5
	lwt3	−1.572 5
race	white	−0.329 5
	black	0.155 4
smoke		0.392 9
pt	ptl1	1.081 1
	ptl2m	0.000 2
ht		0.970 5
ui		0.454 9
ftv	ftv1	−0.073 5
	ftv2	−0.048 5
	ftv3m	0.053 4

第二节 随 机 森 林

当前,随着生物医学技术的发展及大数据时代的到来,高通量多指标的高维数据越来越多。比如高通量的微阵列(microarray)技术和测序技术(sequencing),可以同时检测成千上万个生物标记的表达,已成为功能基因组研究中的重要工具。对于这些数据,一方面希望能够构建模型,获得样本最大的分类准确率;另一方面,如何能够从海量的生物标记物中提取出重要的生物标记也是较为重要的问题。随机森林方法能够比较有效地解决这些问题。随机森林方法可以解决响应变量是分类变量的分类问题和响应变量是连续变量的回归问题。

一、随机森林降维思想和原理

(一)随机森林分类算法

随机森林分类算法是基于递归分类树的有监督学习方法。对原始训练集采用自助法(bootstrap)有放回地随机抽取新样本集并由此构建分类树,每次未被抽到的样本组成袋外(out-of-bag,OOB)数据,作为测试集。在树的每个分叉结点对特征空间作一次穷尽搜索,提取一个特征属性 g_t,使得在结点 t 的划分最大程度降低类别杂质度。结点 t 杂质函数的数学表达式为(式 5-3):

$$E(t)=1-\sum_{k=1}^{K}P^2(w_k|t), P(w_k|t)=p_k=n_k/n\ (k=1, 2, 3, \cdots, K) \qquad (式 5-3)$$

其中 $E(t)$ 表示结点 t 的杂质函数,w_k 表示结点 t 中属于第 k 类(样品的类别数为 K)的样品。p_k 表示结点 t 中某一样品属于第 k 类的频率。这种递归反复进行,直到满足树的增长停止规则。每棵树保证最大限度的增长,中间不作任何修剪。用袋外样本数据检验树的分类效果。将生成的多棵分类树组成随机森林,用随机森林对袋外数据进行判别与分类,分类结果按树分类器的投票多少而定。

(二)基于随机森林分类算法的特征属性提取

在随机森林分类算法提取特征属性时,常常采用基尼指数(gini index)作为测度。假设样本采集中有两种不同性质的样本,其中包含目标检测物的待测样本为 n_1 个,不包含目标检测物的对照样本为 n_2 个,则特征属性 S 的基尼指数定义为(式 5-4):

$$gini(S)=1-[(\frac{n_1}{n_1+n_2})^2+(\frac{n_2}{n_1+n_2})^2] \qquad (式 5-4)$$

根据上述基尼指数的定义,如果采用决策树模型,可以获得在决策树中分裂结点(每一个分裂结点对应一个特征属性 S)的基尼指数,即(式 5-5):

$$gini_{split}(S)=\sum_{i}^{N}p_i gini(S_i) \qquad (式 5-5)$$

式 5-5 中,N 表示 N 个分裂条件,p_i 表示满足第 i 个分裂条件的样本数占全部样本数的比例。其中:$gini(S_i)=1-(p_{casei}^2+p_{controli}^2)$,$p_{casei}$ 和 $p_{controli}$ 分别表示在第 i 个分裂条件下待测样本和对照样本占全部样本的比例。$gini_{split}(S)$ 越小,表明该分裂结点对样本的分类越好。

下面介绍平均基尼指数减少量的定义,首先定义基尼指数减少量(decrease in the gini index,DG)(式 5-6)。

$$DG=gini(S)-gini_{split}(S) \qquad (式5-6)$$

平均基尼指数减少量(mean decrease in the gini index, MDG)定义为(式5-7):

$$MDG=\frac{\sum\limits_{i=1}^{N}DG_i}{N_{tree}} \qquad (式5-7)$$

其中, N_{tree} 表示决策森林中树的总个数。该公式表明平均基尼指数减少量 MDG 是用总的分裂结点的杂质减少量除以构建的决策森林中树的总个数。MDG 越大,表明该分裂结点对样本的分类越好。换句话说,某个特征属性的平均基尼指数减少量越大,表明该特征属性的特异性越明显,对样本的分类贡献越大。

以一个简单的例子进行说明,假设在决策森林中构建了 2 棵决策树,有一个特征属性 S 对样本进行了分类,如图 5-13 所示。

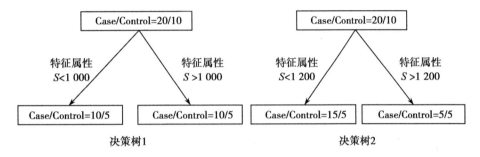

图 5-13 决策森林生成示例图

可以计算出: $gini(S)=1-[(\frac{10}{30})^2+(\frac{20}{30})^2]=\frac{4}{9}$

对于第一棵决策树,假设有两个分裂条件 S_1(特征属性 $S < 1\,000$)和 S_2(特征属性 $S > 1\,000$),则可得:

$$gini(S_1)=1-[(\frac{10}{15})^2+(\frac{5}{15})^2]=\frac{4}{9}$$

$$gini(S_2)=1-[(\frac{10}{15})^2+(\frac{5}{15})^2]=\frac{4}{9}$$

此时得到了特征属性 S 分裂结点的基尼指数为:

$$gini_{split}(S)=\frac{1}{2}gini(S_1)+\frac{1}{2}gini(S_2)=\frac{4}{9}$$

则 S 的基尼指数减少量为:

$$DG(S)=gini(S)-gini_{split}(S)=\frac{4}{9}-\frac{4}{9}=0$$

类似的,对第二棵决策树进行相同计算。假设有两个分裂条件 S_1(特征属性 $S < 1\,200$)和 S_2(特征属性 $S > 1\,200$),则可得:

$$gini(S_1)=1-[(\frac{15}{20})^2+(\frac{5}{20})^2]=\frac{3}{8}$$

$$gini(S_2)=1-[(\frac{5}{15})^2+(\frac{5}{10})^2]=\frac{1}{2}$$

此时，$gini_{split}(S)=\dfrac{2}{3}gini(S_1)+\dfrac{1}{3}gini(S_2)=\dfrac{5}{12}$，则有：

$$DG(S)=gini(S)-gini_{split}(S)=\frac{4}{9}-\frac{5}{12}=\frac{1}{36}$$

如果按照 2 棵决策树来计算，则可以获得特征属性 S 的平均最小基尼指数减少量为：

$$MDG(S)=\frac{0+\dfrac{1}{36}}{2}=\frac{1}{72}$$

（三）随机森林回归算法简介

随机森林回归是利用自助法有放回地从原始训练集中随机抽取样本，基于这些随机抽取的样本分别构建回归树。其模型构建是从原始训练集中有放回地随机抽取数据组成多个样本集，使用分类与回归树（classification and regression tree, CART）对抽取的样本集建立对应的回归树模型。输入的特征会接受随机森林中每棵回归树模型的预测，这些预测值的平均值为最终预测结果（式5-8）：

$$Y=\frac{1}{S}\sum_1^S F_S(X) \tag{式5-8}$$

其中，Y 为预测结果，X 为输入的特征属性向量，S 为回归模型的个数，$F_S(X)$ 为单个 CART 回归树模型。评估随机森林回归预测模型的常用指标有平均绝对误差 MAE、均方误差 MSE、均方根误差（root mean square error, $RMSE$）和均方残差（mean square residual, MSR）等。

下面通过案例讲解如何使用 R 软件的 randomForest 包构建随机森林的分类与回归模型。

二、实例应用

例5-6 随机森林分类算法的特征属性提取案例

MicroRNAs（miRNAs）是在真核生物中发现的一类内源性的具有调控功能的非编码 RNA，其大小为 20～25 个核苷酸。miRNA 可指导沉默复合体降解靶 mRNA 或阻遏靶 mRNA 的翻译。最新研究表明，miRNA 参与各种调节途径，包括发育、病毒防御、造血过程、器官形成、细胞增殖和凋亡、脂肪代谢等，且已证实一些 miRNA 与肿瘤特别相关。

假设从 TCGA 数据库中下载了某肿瘤的 miRNA 表达数据集，数据中包含 41 个正常对照样本和 15 个肿瘤样本，以及 798 个 miRNA 表达值。为了便于说明，此处提取 20 个差异表达的 miRNAs，数据如表 5-7 所示。其中响应变量 phenotype 中的 control 表示对照样本，case 表示肿瘤样本，将数据命名为 randomforest.csv，保存于 d 盘中。请采用随机森林分类算法从 20 个差异表达的 miRNAs 中提取与肿瘤最为相关的特征 miRNAs 用于实验验证。

表5-7 数据集 randomforest 形式

phenotype	miR-338-3p	miR-148b	miR-223	miR-423-3p	…	miR-182
case	5.135 9	8.162 0	10.128 5	2.724 4	…	3.370 2
case	6.318 3	7.486 0	12.214 0	3.384 1	…	5.573 5
⋮	⋮	⋮	⋮	⋮		⋮
control	6.972 1	8.291 4	8.924 0	4.023 4	…	5.372 3

首先来看随机森林的分类结果。在 R 窗口中输入语句：

install.packages（pkgs="randomForest"）　#安装随机森林 randomForest 软件包

library（randomForest）　#加载 randomForest 软件包

read.table（"d：\\randomforest.csv"，header=TRUE，sep="，"）->a　#读入数据

sub<-sample（1：56，40）　#从 56 个样本中随机抽取 40 个样本

train<-a[sub,]　#提取训练样本集

test<-a[-sub,]　#提取测试样本集

a.rf<-randomForest（phenotype～.，data=train，importance=TRUE，proximity=TRUE）
#用训练集样本构建随机森林分类模型

　　注：importance=TRUE 表示估计每一个特征变量（miRNA）的预测效应。proximity=TRUE 表示计算样本间的距离测度。此时构建了随机森林预测模型 a.rf，输出结果如图 5-14 所示：

```
Call:
 randomForest(formula = phenotype ~ ., data = train, importance = TRUE,        proximity = TRUE)
               Type of random forest: classification
                     Number of trees: 500
No. of variables tried at each split: 4

        OOB estimate of  error rate: 7.5%
Confusion matrix:
        case control class.error
case      4       3   0.4285714
control   0      33   0.0000000
```

图 5-14　随机森林分类模型输出结果

　　图 5-14 的输出结果中包括随机森林分类模型中树的数量（500 棵）、重要特征变量个数（4 个）、OOB 袋外样本分类错误率（7.5%）和混淆矩阵。下面应用该模型对测试集样本的类别进行判别。在 R 窗口中输入如下语句：

x<-subset（test，select=-phenotype）　#去掉测试集样本的标签

pred<-predict（a.rf，x，type="class"）　#应用随机森林模型 a.rf 对测试集样本类别作判别

k<-test[，"phenotype"]　#保留判别后的测试集样本类别标签

table（pred，k）　#构建实际和预测的样本类别交叉表

输出结果如图 5-15 所示。

图 5-15 的结果显示，构建的随机森林模型对测试集样本的分类准确率为 14/16=87.5%。下面计算每个 miRNA 的平均最小基尼指数减少量 MDG，在 R 窗口中输入语句：

```
                 k
pred        case control
   case        6       0
   control     2       8
```

图 5-15　随机森林分类模型对测试集样本的判别

importance（a.rf，type=2）

　　注：这里输入的是 type=2，输出结果展示的是每个 miRNA 的 MDG。如果输入 type=1，输出的则是每个 miRNA 的平均准确度减少量（mean decrease accuracy，MDA）。图 5-16 的输出结果中展示了每个 miRNA 的 MDG。

```
                      MeanDecreaseGini
miR.338.3p               0.10979161
miR.148b                 1.47907287
miR.223                  0.15011361
miR.423.3p               0.40455210
miR.768.5p               0.34616438
miR.125a.5p              1.11360435
miR.432                  0.07507276
miR.193a.5p              0.15911502
miR.487b                 0.11428106
let.7e                   1.10245104
miR.142.3p               0.34898952
miR.199a.5p              0.34840219
miR.19a                  1.02830542
miR.224                  0.95654338
miR.452                  0.25188972
miR.146b.5p              1.08223810
miR.34a                  0.15520502
miR.10a                  0.39883127
miR.135b                 1.20154516
miR.182                  0.45273141
```

图 5-16　基于随机森林分类模型获得的每个 miRNA 的 MDG

按照 MDG 从大到小的顺序对 miRNAs 进行排序，此时可以看到 miR-148b 对样本的分类贡献最大（MDG=1.479），其次是 miR-135b（MDG=1.202），排在第三位的是 miR-125a-5p（MDG=1.114）。

下面对数据集采用 5 倍交叉验证法，应用随机森林分类模型分析这些 miRNAs 对样本的分类准确率并筛选出对样本分类贡献最大的 miRNAs。在 R 窗口中输入语句：

```
data < -a
k=5    #5 倍交叉验证
id < -sample（1：k, nrow（data）, replace=TRUE）
list < -1：k
for（i in 1：k）{train < -subset（data, id %in% list[-i]）
test < -subset（data, id %in% c（i））
model < -randomForest（phenotype～., data=train, importance=TRUE）
print（importance（model, type=2））
pred < -predict（model, test[, -1], type="class"）
n < -test[, "phenotype"]
print（table（pred, n））
}
```

应用循环语句构建 5 个训练和测试集，对每个训练集构建随机森林模型，计算并输出 MDG，用构建的随机森林模型对测试集的样本标签进行预测，并与真实样本标签构建交叉表

输出的 5 倍交叉验证结果如图 5-17 所示。

	MeanDecreaseGini
miR.338.3p	0.1210232
miR.148b	2.8444997
miR.223	0.3354676
miR.423.3p	0.2108470
miR.768.5p	0.1846069
miR.125a.5p	0.6331316
miR.432	0.1474593
miR.193a.5p	0.4388157
miR.487b	0.3698807
let.7e	0.7792880
miR.142.3p	0.6810953
miR.199a.5p	1.0719968
miR.19a	1.4170676
miR.224	0.6131056
miR.452	0.2061120
miR.146b.5p	0.6737226
miR.34a	0.5476478
miR.10a	0.8924010
miR.135b	2.3738377
miR.182	0.3392961

```
            n
pred      case control
  case      5      0
  control   0      8
```

	MeanDecreaseGini
miR.338.3p	0.09215412
miR.148b	1.35401717
miR.223	0.41482406
miR.423.3p	0.86240980
miR.768.5p	0.14150015
miR.125a.5p	1.34616605
miR.432	0.40350560
miR.193a.5p	0.22476619
miR.487b	0.06755224
let.7e	0.78548987
miR.142.3p	0.21604038
miR.199a.5p	0.30162413
miR.19a	2.17811092
miR.224	1.48957176
miR.452	0.81810472
miR.146b.5p	1.05749809
miR.34a	0.22646865
miR.10a	0.51289526
miR.135b	2.21083562
miR.182	0.54664703

```
            n
pred      case control
  case      4      0
  control   1      7
```

	MeanDecreaseGini
miR.338.3p	0.1294403
miR.148b	2.2262355
miR.223	0.5176323
miR.423.3p	0.6629375
miR.768.5p	0.1595074
miR.125a.5p	1.1668358
miR.432	0.1963600
miR.193a.5p	0.2911281
miR.487b	0.1822392
let.7e	1.1595329
miR.142.3p	0.7395992
miR.199a.5p	0.7515653
miR.19a	3.0506339
miR.224	1.7663443
miR.452	0.6080767
miR.146b.5p	1.5907160
miR.34a	0.3478861
miR.10a	0.6147518
miR.135b	3.5270008
miR.182	0.1892569

```
            n
pred      case control
  case      0      0
  control   1      5
```

	MeanDecreaseGini
miR.338.3p	0.2461833
miR.148b	2.0139860
miR.223	0.3034592
miR.423.3p	0.4254813
miR.768.5p	0.4887942
miR.125a.5p	1.3140945
miR.432	0.3008343
miR.193a.5p	0.3145932
miR.487b	0.2317726
let.7e	1.6805630
miR.142.3p	0.3118814
miR.199a.5p	0.7201843
miR.19a	2.3628703
miR.224	1.4705512
miR.452	0.3929914
miR.146b.5p	0.9745926
miR.34a	0.6106980
miR.10a	1.2780395
miR.135b	2.1926639
miR.182	0.2398123

```
            n
pred      case control
  case      2      0
  control   0     11
```

	MeanDecreaseGini
miR.338.3p	0.12846795
miR.148b	3.12438957
miR.223	0.64867861
miR.423.3p	0.93275185
miR.768.5p	0.31221229
miR.125a.5p	1.28243274
miR.432	0.09399368
miR.193a.5p	0.25742929
miR.487b	0.33656655
let.7e	1.31042938
miR.142.3p	0.21942895
miR.199a.5p	0.64236283
miR.19a	1.83984564
miR.224	1.81413029
miR.452	0.51357955
miR.146b.5p	1.48241533
miR.34a	0.37323782
miR.10a	0.44351118
miR.135b	1.72700477
miR.182	0.22440445

```
            n
pred      case control
  case      2      0
  control   0     10
```

图 5-17　随机森林分类模型 5 倍交叉验证结果

从图 5-17 的结果可以看出，每一次交叉验证的分类准确率分别是 13/13（100.0%）、11/12（91.7%）、5/6（83.3%）、13/13（100.0%）和 12/12（100.0%）。全部样本的分类准确率是 54/56（96.4%）。在 5 倍交叉验证中，MDG 5 次均排在前三位的 miRNA 是 miR-19a，4 次均排在前三位的 miRNAs 是 miR-135b 和 miR-148b。因此，miR-19a、miR-135b 和 miR-148b 这 3 个由随机森林方法从 20 个 miRNAs 中提取的特征 miRNAs，可以为分子生物学实验提供参考。

例 5-7　随机森林回归算法的特征属性提取案例

此处采用 R 软件的随机森林软件包 randomForest 自带的数据 mtcars 进行分析。该数据摘自 1974 年的《美国汽车趋势》杂志，包括 32 款汽车的油耗和 10 个方面的汽车设计与性能。数据中涉及 11 个指标变量：油耗（mpg）、气缸数（cyl）、重量（wt）、位移（disp）和总马力（hp）等。请以 mpg 作为响应变量，其他所有变量作为特征属性进行随机森林回归分析并提取排在前三位的特征指标变量。

在 R 窗口中输入语句：

data（mtcars）　#加载 mtcars 数据

mtcars.rf < -randomForest（mpg～., data=mtcars, ntree=1000, importance=TRUE）

mtcars.rf　#构建随机森林回归模型

importance（mtcars.rf）　#查看随机森林回归模型中各个指标变量的重要程度

随机森林回归模型输出结果如图 5-18 所示。

```
Call:
 randomForest(formula = mpg ~ ., data = mtcars, ntree = 1000,       importance = TRUE)
                Type of random forest: regression
                      Number of trees: 1000
No. of variables tried at each split: 3

          Mean of squared residuals: 5.576486
                    % Var explained: 84.15
```

图 5-18　随机森林回归模型输出结果

图 5-18 的输出结果中包括分析类型（回归）、回归树的数量（1 000 棵）、重要指标变量个数（3 个）、均方残差（5.576）和变异解释率（84.15%）。其中变异解释率的作用类似于回归分析中的决定系数 R^2，值越大，说明模型的预测性能越好。模型中各指标变量的重要程度如图 5-19 所示。

图 5-19 的输出结果中展示了每个指标变量对应的两列评估方法指标的值。其中，均方误差增长百分率（increased in mean squared error/%, %IncMSE）反映了去除该指标变量后，对响应变量预测准确度的下降程度，可理解为对响应变量预测准确的贡献度。结点纯度增长量（increased node purity, IncNodePurity）是另一种评估方法，指标变量 IncNodePurity 越高，表示这个变量越重要。此处

	%IncMSE	IncNodePurity
cyl	17.542888	167.31535
disp	18.785041	261.41930
hp	17.505444	185.82927
drat	6.550365	56.57227
wt	19.544296	258.63838
qsec	3.434307	34.10682
vs	5.189670	29.01226
am	3.431371	15.80297
gear	4.835182	19.50819
carb	9.186933	28.75953

图 5-19　基于随机森林回归模型获得的每个指标的重要性测度

只关注 %IncMSE, 指标变量的 %IncMSE 值越高, 表示该变量对响应变量 mpg 预测准确的贡献度越大。从结果中可以看出, 排在前三位的重要指标变量依次是重量(wt)、位移(disp)和气缸数(cyl), 也可以绘制相应的图形, 输入语句:

varImpPlot(mtcars.rf)

输出图形如图 5-20 所示。

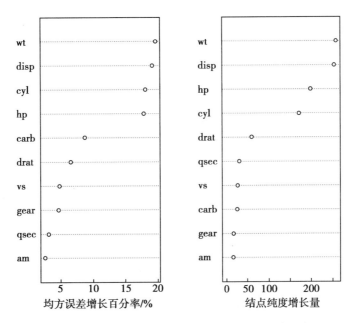

图 5-20　随机森林回归模型的指标变量重要性评估

此外, 还可以采用交叉验证法绘制交叉验证误差曲线, 观察交叉验证误差与指标变量数量的关系。输入语句:

result < -rfcv(mtcars[, 2∶11], mtcars$mpg, cv.fold=3)

with(result, plot(n.var, error.cv, log="x", type="o", lwd=2))

绘制的图形见图 5-21。

从图 5-21 中可以看出, 指标变量个数为 5 时交叉验证误差最低。也就是说, 变量不是越多越好, 无关的变量增多反而会使误差上升, 从而影响预测的准确度。也可以使用 replicate 进行多次重复交叉验证, 输入语句:

result= replicate(5, rfcv(mtcars[, 2∶11], mtcars$mpg), simplify=FALSE)

error.cv= sapply(result, "[[", "error.cv")

matplot(result[[1]]$n.var, cbind(rowMeans(error.cv), error.cv), type="l", lwd=c(2, rep(1, ncol(error.cv))), col=c("red", "green", "orange", "blue", "black"), lty=1, log="x", xlab="Number of variables", ylab="CV Error")

绘制的图形见图 5-22。

重复 5 次交叉验证的结果仍说明, 指标变量个数为 5 时交叉验证误差最低, 多次验证后更能说明结果的可信度。

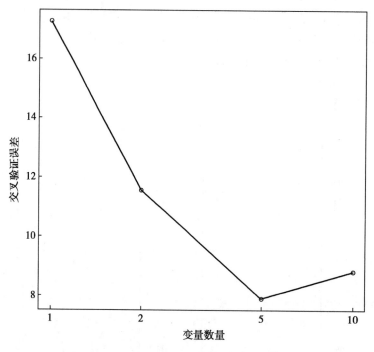

图 5-21 交叉验证误差与指标变量数量的关系

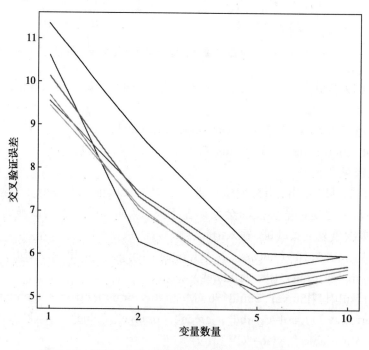

图 5-22 重复 5 次交叉验证误差与指标变量数量的关系

第三节 弹 性 网

弹性网是 Zou 和 Hastie 于 2005 年首次提出的一种适用于解决高维数据的多重共线问题的算法。目前，弹性网已被广泛应用于机器学习和图像处理等众多领域，其具有变量选择功能，可以解决建模中的过拟合等问题。本节简要介绍弹性网的基本原理及推导公式，并结合案例展示采用常用软件实现数据分析的过程。

一、弹性网降维思想和原理

（一）正则化

正则化，又称为权重衰减，是防止模型过拟合的重要方法之一。其本质是约束或限制需优化的参数，实际上是在不可约平面代数曲线的奇点处，把不同切线的曲线分支区分开，进而消除奇异性。采用正则化的方法可以减弱不重要的特征变量，提取重要的变量，从而达到减小特征变量数量级的作用，降低模型的复杂度，并增加模型的可解释性。正则化项还可以平衡偏差与方差以及拟合能力与泛化能力之间的关系，通常表现为模型参数向量的范数，其定义如下（式 5-9）：

$$\| X \|_T = \left(\sum_{i=1}^{n} |x_i|^T \right)^{1/T}, T \geq 1 \qquad （式 5-9）$$

（二）L1 和 L2 范数

当式 5-9 中 $T=1$ 时，为 $L1$ 范数，是常用的正则化项之一，代表向量中各元素绝对值之和，又称为稀疏规则算子（lasso regularization）。其规则化的代价函数见式 5-10。

$$\min_w \frac{1}{n} \| y - X_w \|^2, \|w\|_1 \leq C \qquad （式 5-10）$$

由于 $L1$ 范数使用的是绝对值，会导致模型惩罚力度较大，一些参数估计结果等于零。惩罚值越大，进一步估计会使得缩小值趋近于零。因此，如果预测的一组变量是高度相关的，LASSO 会选出其中一个变量并且将其他的相关变量全部收缩为零。

除 $L1$ 范数外，$L2$ 范数也是一种较为常用的正则化方法。$L2$ 范数即为式 5-9 中 $T=2$ 时的范数，代表向量中各元素的平方和。$L2$ 范数又称为岭回归（ridge regression）。岭回归是一种用于存在多重共线性数据的技术，在多重共线性情况下，通过给回归估计增加一个偏差度，降低标准误差。其本质是通过收缩参数解决多重共线性问题。但岭回归只能达到收缩相关系数值的目的，并不能使系数值降为零，表明岭回归没有特征选择功能。

（三）弹性网

弹性网是 LASSO 和岭回归技术的混合体。其首先使用 $L1$ 范数进行训练，再使用 $L2$ 范数优化，作为正则化矩阵。其延续了循环状态中岭回归的稳定性，又实现了 LASSO 特征选择的目的。其公式如下（式 5-11）：

$$\hat{\beta} = \arg \min \left\{ \| Y - X\beta \|^2 + \lambda_1 \sum_{j=1}^{p} |\beta_j| + \lambda_2 \sum_{j=1}^{p} \beta_j^2 \right\} \qquad （式 5-11）$$

令 $\alpha = \dfrac{\lambda_1}{\lambda_1 + \lambda_2}$，$\lambda = \lambda_1 + \lambda_2$，则（式 5-12）：

$$\hat{\beta} = \arg\min\left\{\|Y-X\beta\|^2 + \lambda\left[\alpha\sum_{j=1}^{p}|\beta_j| + (1-\alpha)\sum_{j=1}^{p}\beta_j^2\right]\right\} \qquad (式\ 5\text{-}12)$$

弹性网的惩罚项为（式 5-13）：

$$\alpha\sum_{j=1}^{p}|\beta_j| + (1-\alpha)\sum_{j=1}^{p}\beta_j^2 \qquad (式\ 5\text{-}13)$$

当 $\alpha=0$ 时，弹性网变成岭回归；当 $\alpha=1$ 时，弹性网变成 LASSO。

图 5-23 中的圆形为岭回归的惩罚项构成的约束集，菱形为 LASSO 的惩罚项构成的约束集。从图 5-23 可以看出，弹性网的惩罚函数在 0 处是奇异的，其是严格的凸函数，因此比非严格凸函数（LASSO 和岭回归）的惩罚方法更能有效识别一组相关性很强的变量。

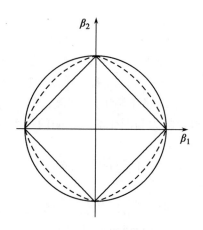

图 5-23 弹性网回归系数估计结果图（$\alpha=0.5$）

弹性网的惩罚项结合了 LASSO 和岭回归的特点，既解决了变量之间的多重共线性问题，也避免了 LASSO 对变量过度压缩而造成的变量过度稀疏问题。

弹性网的解为，设对给定的数据为（X, Y）和（$\lambda_1+\lambda_2$），定义一个新的数据集（X^*, Y^*）（式 5-14）。

$$X^*_{(n+p)\times p} = (1+\lambda_2)^{-\frac{1}{2}}\left(\frac{X}{\sqrt{\lambda_2}I}\right),\ Y^*_{(n+p)} = \binom{Y}{0} \qquad (式\ 5\text{-}14)$$

令 $\gamma = \lambda_1/\sqrt{1+\lambda_2}$，$\beta^* = \sqrt{1+\lambda_2}\,\beta$ 得（式 5-15）：

$$\|Y-X\beta\|^2 + \lambda_2\sum_{j=1}^{p}\beta_j^2 + \lambda_1\sum_{j=1}^{p}|\beta_j| = \|Y^*-X^*\beta^*\|^2 + \gamma\sum_{j=1}^{p}|\beta_j^*| \qquad (式\ 5\text{-}15)$$

得参数估计值（式 5-16）：

$$\hat{\beta} = \frac{1}{\sqrt{1+\lambda_2}}\hat{\beta}^* = \frac{1}{\sqrt{1+\lambda_2}}\arg\min\left\{\|Y^*-X^*\beta^*\|^2 + \gamma\sum_{j=1}^{p}|\beta_j^*|\right\} \qquad (式\ 5\text{-}16)$$

经过变换后，样本量变成了 $n+p$，且矩阵 X^* 的秩为 p，说明弹性网在所有情况下都有可能选出全部 p 个变量，克服了 LASSO 压缩后使变量过度稀疏的问题。

此外，在使用弹性网方法时，需要对惩罚系数 λ 值以及 α 值进行合理选择。通常采用均方误差 MSE 作为评价标准，即在 α 值一定情况下，采用交叉验证的方式寻找最优的惩罚系数 λ 值。

（四）弹性网与岭回归和 LASSO 的联系

常用的正则化方法包括岭回归、LASSO 和弹性网等。其中，岭回归是带有 $L2$ 正则化项的回归，可以用来压缩特征系数。但岭回归有一定的局限性，其无法将特征系数压缩为 0，从而产生稀疏解。因此，岭回归结果中包含所有预测变量，没有进行变量选择，会影响模型的准确性。

LASSO 采用 $L1$ 正则化，改进了岭回归无法将特征系数压缩为 0 的局限性，从而获得特征系数的稀疏解。虽然 LASSO 很大程度上降低了预测方差，达到了系数收缩和变量选择的目的，但 LASSO 也存在着以下局限性：

1. 对每个特征系数都进行等量压缩，很可能导致过度惩罚。

2. 无法高效处理多重共线性问题，若特征中存在群组效应，只能选出一个特征而将其余重要特征去除。

3. 假设样本数量为 n，特征数为 p，最多只能选择出 $\min(n, p)$ 个变量，即当 $p \gg n$ 时，最多选出 n 个特征，会使模型过于稀疏。

由于 $L1$ 范数正则化与 $L2$ 范数正则化方法具有互补性，因此弹性网结合了岭回归和 LASSO 的优势，既能达到变量选择的目的，又具有很好的群组效应，通过数据降维，可以有效处理样本数量远少于特征数的问题。具体来讲，与岭回归相比，弹性网可以实现特征选择的目的；与 LASSO 相比，当存在多个高度相关的特征时，弹性网会产生群体效应，保留多个特征变量，而 LASSO 仅会随机挑选其中一个进行保留。也就是说弹性网在特征变量选择方面可以承受双重收缩，且对变量的选择没有限制（表 5-8）。

表 5-8 岭回归、LASSO 和弹性网的特征比较

特征	岭回归	LASSO	弹性网
系数收缩	√	√	√
变量选择	×	√	√
群体效应	×	×	√

二、实例应用

例 5-8 弹性网的降维和参数估计

采用病例对照设计的遗传关联研究模拟数据，探讨不同遗传情景下弹性网的降维和参数估计效果。数据模拟过程中，设置了连锁不平衡（linkage disequilibrium, LD）参数，以反映群体中不同基因座上等位基因的关联。在模拟数据中 LD 定义为高维 SNPs 间的相关系数，分两种情况：① SNPs 变异间独立（LD=0）；② SNPs 间高度相关（LD=0.9）。病例组和对照组样本量各为 500，为便于说明输出结果，模拟数据集中只包含 20 个 SNPs，并随机抽取其中 5 个（$X1, X4, X5, X12, X15$）设置为与因变量有关联的 SNPs，剩余 15 个设置为与因变量无关联的噪声变异；与疾病有关联的变异效应值 ORs 均设为 2。数据集形式为 1 000 个观测行，22 个变量列，如表 5-9 所示。请选择弹性网筛选与疾病关联的 SNPs。

表 5-9　数据集形式

ID	Y	$X1$	$X2$	$\cdots$	$X20$
1	0	1	0	$\cdots$	0
2	0	0	2	$\cdots$	0
$\vdots$	$\vdots$	$\vdots$	$\vdots$		$\vdots$
1 000	1	0	1	$\cdots$	2

（一）R实现弹性网分析

通过 R 软件中的 glmnet 程序包进行弹性网降维和参数估计，分析步骤及代码如下。

1. 拟合弹性网模型　首先在 R 软件中载入 glmnet 包，读取 R 软件工作目录的数据，建立自变量和因变量矩阵；设定随机数种子，保证结果的唯一性。对连锁平衡数据集 SAMPLE_LD0.csv 拟合弹性网模型，具体程序如下：

library（glmnet）　#载入 glmnet 包

linkage < -read.csv（"SAMPLE_LD0.csv"）　#读取数据

linkage.x < -as.matrix（linkage[,3:22]）　#生成自变量矩阵

linkage.y < -as.matrix（linkage[,2]）　#生成因变量矩阵

set.seed（2015）　#设定随机数种子

link_glm < -glmnet（linkage.x,linkage.y,family="binomial",alpha=0.5）　#拟合弹性网模型

plot（link_glm）　#绘制系数正则化路径图

注：由于因变量为二分类，故在 glmnet 函数的 family 选项中选择 binomial，alpha 缺省时为 1，可以拟合基于 LASSO 的惩罚 Logistic 回归；如果定义为 0 或（0,1）之间的数值，则可以拟合基于岭回归或弹性网的惩罚 Logistic 回归。

2. 选择适宜的 λ 值　使用 cv.glmnet 函数，通过交叉验证观察不同 λ 取值时的模型误差，具体程序如下：

link_cv < -cv.glmnet（linkage.x,linkage.y,nfolds=10,family="binomial"）　#10 折交叉验证

plot（link_cv）　#绘制交叉验证曲线图

link_cv$lambda.min　#最小误差模型的 lambda

link_cv$lambda.lse　#1 倍 SE 内的最大 lambda

3. 提取最终模型参数估计结果　包括回归系数、自由度、λ 和决定系数等。其中，决定系数是评判自变量对因变量解释程度的重要指标，用来进行模型之间的比较，具体程序如下：

link_cv.best < -link_cv$glmnet.fit　#提取最佳模型

link_cv.coef < -coef（link_cv$glmnet.fit,s=link_cv$lambda.1se）　#提取模型系数

link_cv.coef　#输出模型系数

R < -link_cv.best$dev.ratio[which（link_cv.best$lambda=link_cv$lambda.1se）]　#输出 R^2

（二）结果解读

1. 图 5-24 为 $\alpha=0.5$ 时拟合弹性网系数惩罚的收缩情况。其中，横坐标为 $L1$ 正则化，即系数的绝对值之和，又称曼哈顿距离；纵坐标为系数；上方数字是模型中保留的变量个数。从图中可以看到系数在正则化路径上的选择。本例中弹性网可以将部分系数连续压缩为 0，从而实现变量选择的目的。

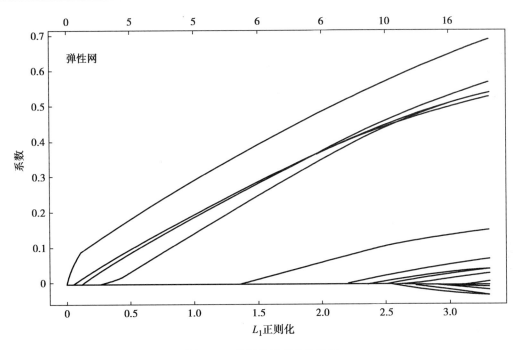

图5-24 参数估计变化趋势图

2. 图 5-25 为拟合弹性网时取不同 $\log(\lambda)$ 时模型误差的变化趋势。其中,左侧竖向虚线对应平均误差最小时(最优模型)的 $\log(\lambda)$(lambda.min),右侧另一条竖向虚线是其 1 倍 SE 时对应的 $\log(\lambda)$(lambda.1se),对应更简洁的模型;图形上方数字为模型对应的变量个数。本例由于 lambda.min 和 lambda.1se 对应的模型误差变化不大,选择 lambda.1se 对应的模型,共筛选出 6 个指标变量。

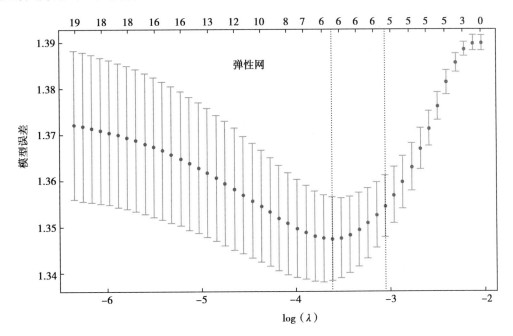

图5-25 交叉验证 λ 和模型误差的关系

3. 由表 5-10 可得，本例中对连锁平衡（LD=0）和连锁不平衡（LD=0.9）数据，弹性网均给出稀疏解，较好地选择有关联 SNPs 而剔除无关联变量。

表 5-10　连锁平衡与连锁不平衡数据拟合模型的参数估计值及 R^2

变量	LD=0	LD=0.9
Intercept	−0.276 9	−0.681 6
$X1$	0.275 5	0.362 3
$X2$	—	—
$X3$	—	—
$X4$	0.271 7	0.453 7
$X5$	0.238 3	0.402 0
$X6$	—	—
$X7$	—	—
$X8$	—	—
$X9$	—	—
$X10$	—	—
$X11$	—	—
$X12$	0.376 7	0.483 1
$X13$	—	0.049 5
$X14$	—	—
$X15$	0.273 7	0.316 5
$X16$	0.010 1	—
$X17$	—	—
$X18$	—	—
$X19$	—	—
$X20$	—	—
R^2	0.035 1	0.209 5

本章例题的详细数据文件和软件运行程序请扫描二维码。

本章小结

1. LASSO 回归使一些回归系数变小,甚至还将一些绝对值较小的系数直接变为 0,因此特别适用于参数数目缩减与参数的选择,是用来估计稀疏参数的线性模型。LASSO 回归是在岭回归的基础上发展起来的,如果模型的特征非常多,需要压缩,LASSO 回归是很好的选择。将 LASSO 回归用于高维数据的降维后,可以再采用统计方法或机器学习等进行特征变量的再提取。

2. 随机森林方法由于对训练样本集进行了多次随机抽样,使得模型方差较小,因此具有很高的预测准确率。随机森林方法使得模型在处理高维数据时保持高效,对异常值和噪声具有非常好的容忍度,且不会随着构建的决策树的增加而出现过拟合现象。在应用随机森林方法时,也会产生一定限度的泛化误差。随机特征(特征变量)的数目对泛化误差会产生一定影响,当无差异变量的比例增加时,预测准确度下降。

3. 弹性网本质上是 LASSO 和岭回归的组合,是一种使用 $L1$ 和 $L2$ 范数先验作为正则化矩阵的回归模型。弹性网兼有 LASSO 和岭回归的优点,既能达到变量选择的目的,又具有较好的群组效应,其对于高度相关变量具有更好的特征选择能力,可以有效处理高维低样本数据资料。

（罗艳侠　华　琳）

练习题

一、思考题

1. 什么是弹性网? 其主要特征有哪些?

2. 请简述弹性网与 LASSO 和岭回归的关系。

二、最佳选择题

1. 下列说法正确的是(　　)。

    A. 基于二项 Logistic 回归拟合 LASSO 回归的系数绝对值越大说明变量越重要

    B. 基于线性回归拟合 LASSO 回归的系数绝对值越大说明变量越重要

    C. 随机森林分类的结果中平均基尼指数减少量越大说明变量对分类贡献越大

    D. 随机森林分类的结果中平均基尼指数减少量越小说明变量对分类贡献越大

2. 下列哪种方法不能用来减小过拟合(　　)。

    A. 更多的训练数据　　　B. $L1$ 正则化　　　　　C. $L2$ 正则化　　　　　D. 增加模型的复杂度

3. 关于 $L1$、$L2$ 正则化下列说法正确的是(　　)。

    A. $L2$ 正则化能防止过拟合,提升模型的泛化能力,但 $L1$ 正则化无法实现

    B. $L2$ 正则化技术又称为 LASSO regularization

    C. $L1$ 正则化得到的解更加稀疏

　　D. $L2$ 正则化得到的解更加稀疏

4. 关于特征选择,下列对岭回归和 LASSO 回归说法正确的是(　　)。

　　A. LASSO 回归比岭回归更适用于特征选择

　　B. 岭回归比 LASSO 回归更适用于特征选择

　　C. 岭回归与 LASSO 回归都适用于特征选择

　　D. 以上说法都不对

5. 以下有关随机森林方法表述正确的是(　　)。

　　A. 随机森林算法对异常值和缺失值不敏感

　　B. 随机森林算法不需要考虑过拟合问题

　　C. 随机森林算法的分类精度不会随着决策树数量的增加而提高

　　D. 随机森林算法不能评估各个特征在分类问题上的重要性

6. 下列关于弹性网的描述哪项不正确(　　)。

　　A. 弹性网本质上是 LASSO 和岭回归的组合

　　B. 对于 $n \times p$ 矩阵,弹性网最多只能选出 $\min(n, p)$ 个变量

　　C. 弹性网既能达到变量选择的目的,又具有很好的群组效应

　　D. 弹性网可以将特征系数压缩为 0,从而产生稀疏解

三、案例分析题

　　对案例数据(前列腺癌基因表达数据:group 是分组变量,其余变量均为基因表达值,数据命名为 exercise.csv)分别采用 LASSO 回归和随机森林方法提取前列腺癌相关的特征基因。

第六章 互联网健康医疗大数据的获取

本章通过对互联网健康医疗大数据形态进行梳理,介绍互联网健康医疗大数据在风险沟通与健康舆情监测、预测疾病趋势与健康追踪等方面的应用。文中详细介绍如何从互联网平台获取健康医疗文本大数据并对其进行分析形成健康医疗知识图谱的技术步骤。在本章的学习中,需要掌握互联网健康医疗大数据获取过程的关键点;在爬取互联网健康医疗大数据之前,需要对互联网平台的文本特性进行分析,据此对整体的数据方案进行预分析,确立爬取框架。互联网健康医疗大数据文本需要经过数据预处理才可进行研究分析,本章结合具体案例介绍如何运用 Python 作为编程工具,对互联网文本大数据进行分词、停用词处理,并结合自然语言处理技术制作健康医疗知识图谱。

第一节 互联网健康医疗大数据应用

一、互联网健康医疗舆情研究

信息技术的全面发展,使健康医疗数据的产生范围远超以往的规模,互联网医疗健康数据已使这个领域进一步演化为一个复杂的信息系统。除了医疗部门的传统医疗数据和公共卫生系统的公共卫生数据、商业医疗机构的医疗信息之外,基于互联网用户个体产生的各类有关健康医疗信息,已经形成一个数据分布极广、功能复杂、迭代频繁的信息库。互联网健康医疗大数据的产生主体更为多元化,用户数据的多样化是互联网健康医疗数据研究的重点对象。在该领域,用户端数据的研究价值甚至比专业医疗机构发布的信息更重要,具有更高的价值。与其他健康医疗大数据来源相比,互联网健康医疗大数据主要的功能在于形成健康医疗舆情判断。

(一)互联网健康医疗舆情研究之兴起

"舆情"原本是一个社会学概念。近年来食品安全事件、甲型 H1N1 流感、埃博拉疫情、新冠肺炎疫情等涉及公众健康和公共安全事件受到公众瞩目,互联网上的社交媒体成为公众表达对此类问题的态度、看法与情绪的重要场域,因此形成了多次健康医疗网络舆情事件。2003—2008 年,各类突发公共事件促使更多不同学科的研究者进入健康医疗舆情研究领域。在社交媒体上,用户原创的健康内容和医疗卫生部门发布的权威健康信息互相交织。在现代信息技术下,各种突发公共卫生事件舆情在线上与线下互动、叠加、交流、助推,给社会治理带来了风险和挑战。近年来针对互联网的大数据研究涉及具体的疾病传播研究、网络谣言研究、食品安全问题;也涉及服务于公共卫生事件监测与预测的健康舆情研究;有一些研究则是智慧城市研究的有机组成部分。这些健康舆情研究分析了公众的舆情态度和情感倾向,涉及信息疫情、虚假健康信息、公共卫生误导信息等各个领域。

（二）国内社交网络医疗健康大数据特征

随着互联网的普及,公众很快将搜索引擎视为重要的健康医疗信息通道,百度搜索成为公众获取健康医疗信息的重要途径。突发公共卫生事件使舆论引导、风险沟通、健康传播成为互联网健康医疗大数据舆情研究的热点。由于技术的发展和公众对健康议题日趋关注,社交媒体上充斥着各类健康医疗信息内容。在国内社交媒体平台上,各类健康信息内容相互交织,其中用户原创的健康内容日渐丰富。此类信息文本属于公开信息,不存在权属问题,是进行健康医疗舆情研究的主要数据来源。通过文本观察与预分析,可对国内主要社交网络和搜索引擎平台上的健康医疗文本特征进行分析。

近年来,随着多个突发公共卫生事件的发生,微博也成为一个重要的健康医疗公共话语空间,在该平台上有关健康医疗的讨论随着突发公共卫生事件的发展,屡屡成为公众瞩目的话题现象。从关键词搜索到社交平台上的话题讨论,公众对健康医疗的关注日益增强。基于知识分享的问答型平台——知乎平台上的健康医疗信息也逐渐丰富起来。表 6-1 对互联网的部分搜索引擎社区、社交平台和问答型平台的健康医疗文本特征进行初步梳理,以对社交网络上的健康医疗文本特征进行基本概括。

表 6-1　不同平台健康医疗文本特征

平台	主要栏目	栏目特征	数据量	相关度
百度	百度贴吧	在线社区,成员活跃度高,相互提供社会支持	十万级	高
	百度指数	量化用户搜索和媒体报道对特定主题的关注	/	高
微博	微博话题	临时性的网络社区,涵盖科普、商业广告、社会新闻、诊断治疗等相关信息	百万级	高
	关键词检索	内容繁杂,涵盖了全部含有"关键词"的内容	千万级	较低
知乎	知乎话题	问答社区,关注者参与度高,以年轻用户为主,注重疾病预防信息	千量级	高

表 6-1 是以"肺结核"为关键词在上述平台检索结果总结制成,以检索出的数据条数划分平台数据量级,1～9 999 条为千量级,10 000～99 999 条为万量级,100 000～999 999 条为十万级,以此类推。

二、互联网健康医疗大数据应用

基于互联网的健康医疗大数据分析不仅可以在突发公共卫生事件中进行健康医疗舆论引导,还可以进行具有针对性的风险沟通。这些数据能应用于健康医疗舆情监测,基于这些数据信息建立一个有效的健康传播系统,为公众健康医疗需求提供更多社会支持,是互联网健康医疗数据的未来应用方向。

（一）风险沟通与健康舆情监测

网络和超级计算机带来了健康监测、跟踪、报告和响应的新方法,网络技术的进步正日益塑造着健康传播的未来。在传统上依赖医生和实验室向政府机构强制和自愿报告已知传染病的领域,社交媒体和用户生成信息的创新能更快地识别传染病病例,更直接地获取这些数据,可以使流行病学家发现潜在的公共卫生威胁,如罕见的新疾病或流行病的早期预警。与来自疾病预防控制中心、医疗机构的直报数据不同,用户生成的健康大数据来自不同的应用平台,包括传感器数据、社交媒体帖子、搜索引擎、新闻订阅等具体信息。相对于传统医疗机构主导的数据生产,基于网络的用户健康大数据突出了将广泛个体健康数据集成化的总体价值,使得预测社会事件、影响公众认知、引导大众行为变成了现实。健康舆情监测可为公共卫生领域提供预警,也可结合信息传播特性,有效防止信息疫情的传播。

(二)疾病趋势与健康追踪

在新时期,公众健康需求蓬勃发展,全球化与城市化的发展也使公共卫生的压力急速上升。通过对社交网络用户生成内容的研究,可有效监测和预测公众健康行为的变化。因此,社交网络的健康舆情是健康医疗大数据研究的重要领域,获取该领域的数据,并对其进行数据挖掘和分析,将为卫生行政部门和医疗机构提供更好的决策咨询。

(三)基于数据技术平台的健康医疗知识图谱

通过对国内外基于物/互联网健康医疗大数据应用技术层面的梳理,目前基于互联网健康医疗大数据信息采集分析系统功能已经较为完备,国内外的技术平台在监测重大疾病暴发、提供预警地图方面已形成完整的技术系统。疾病预测与追踪、健康趋势判断等应用方向都是互联网健康医疗大数据平台的应用方向。在多个数据平台系统性发展的同时,社交网络上的健康医疗知识图谱发展为显示社交网络话语中公共卫生舆情和其他疾病知识的分布、发展、演化及其背后的结构关系。社交网络上的健康医疗话语主体由医疗卫生部门、政府其他部门、医疗商业机构、媒体机构、自媒体机构和居民个体组成。在网络舆情分析中,其丰富的语义网络和节点路径构成了健康医疗舆情的知识图谱。表6-2展示了国内外部分互联网健康医疗大数据平台的技术特点和数据特征。

表6-2　国内外互联网健康医疗大数据技术平台及应用描述

系统名称	数据源	相应技术	描述
HealthMap (http://healthmap.org/)	在线新闻、Twitter、博客、论坛等	自动查询、过滤、图像化文本报告,自动分类器,可视化	监测重大疾病暴发、疾病预警地图
FluNear You (http://flunearyou.org)	用户自愿提供信息、众包数据	定位、地图可视化	依靠公众资源提供流感信息,预测下一次流感流行的时间和地区
MappyHealth (http://www.mappyhealth.com/)	主要来源于Twitter	数据采集,数据筛选(限定术语进行爬取)	追踪疾病趋势
Crisis Tracker (http://ufn.virtues.fi/crisistracker)	Twitter、主流新闻媒体	文本挖掘、分类算法、机器检测算法	随大规模危机事件的发展进行追踪
InSTEDD's riff (http://instedd.org/technologies/riff)	新闻、社交媒体、博客	数据采集、自动提取特征、数据分类、现场确认及反馈	监测异常情况、预测疾病暴发的速度和规模、提供危机信息服务

续表

系统名称	数据源	相应技术	描述
Crowdbreaks（http://crowdbreaks.com/）	Twitter、流行病报告	数据采集、机器自动过滤、机器学习算法、众包标记推文	追踪人群健康趋势
百度	互联网数据：用户搜索数据和位置数据	数据采集，建立预测模型	疾病预测

（四）互联网与社交网络虚假健康信息识别

在健康舆情分析中，虚假健康信息是一个重要的研究领域。近年来，涉及信息疫情、虚假健康信息、公共卫生误导信息等各个领域的研究受到关注。互联网上的虚假健康信息引发的社会危害早在"百度魏则西事件"就已被广泛讨论，近年来随着社交媒体的发展，互联网和社交网络已成为人们获得信息、沟通交流的重要渠道，应对和治理社交媒体上虚假信息的泛滥，成为一个棘手的世界难题。

国外诸多学者在探析如何用大数据分析技术进行虚假信息的识别与控制时，介绍了如何基于文本特征实现虚假信息的识别和控制："这种技术方法通过提取符合特定的纠正模式的文本段落，将这些文本段落聚类成不同的虚假信息的主题，通过选择主题达到有效控制的目的。基于机器学习和文本分类模型的框架，可通过区分可靠和不可靠的信息来实现虚假信息的早期检测，针对网络新闻可信度的指标也被广泛重视"。

第二节 互联网健康医疗大数据爬取

网络技术的发展使公众可以在互联网上获取海量的健康医疗信息，这也使公众在健康医疗事务中拥有更大的主体性。与传统的健康医疗信息不同，互/物联网的健康医疗数据分析更偏重于公众层面的分析。由于物联网健康医疗大数据的采集与应用仍受限于智能技术系统的全面发展，本节将介绍如何结合互联网上不同平台的文本特性，根据数据分析的目的和需要，确立互联网健康医疗大数据的获取方案。

一、数据爬取框架结构分析

如前所述，不同互联网平台上的健康医疗文本特征不同，如何选择恰当的数据平台进行数据爬取，是大数据分析的基础，直接影响后续数据质量以及研究的可信度。在进行具体的数据爬取工作之前，需要结合数据平台特性分析初步确立数据平台中的数据结构层次，再根据研究目标和数据需求确定数据爬取范围，然后设计数据爬取框架，进行数据爬取和预处理，并为数据分析做好准备。

（一）不同数据平台的健康医疗文本结构特点

互联网平台特性影响数据特征。新闻资讯平台以传播信息为目的，文本表达规范，文本较长；社交媒体平台以娱乐为主要目的，文本表达更加口语化、碎片化，文本较短。在文本内容方面，新闻资讯为读者提供信息支持，社交媒体为公众提供情感支持。对数据平台的分析，可从平台性质、用户群体、平台结构、数据量级、话语主体、内容特性以及爬取难易程度等方面入手。平台性质和用户群体是相对容易判断的特性，平台结构、数据量级等特性需要进行探索与调查。微博、知乎等社交媒体，百度、搜狗等搜索引擎存在多个栏目或版块，不同栏目或版块中的信息存在差异，需对平台中栏目和版块进一步分析，若只是粗略了解平台信息，数据范围过于宽泛，增加爬取工作的难度和不确定性。可以通过关键词检索，对各个平台上的相关信息进行初步了解，总结整理平台信息数据特性。

（二）数据爬取框架设计

在数据平台分析中，对互联网平台上的医疗健康文本特性进行分析后确定研究平台和数据范围。网络爬虫根据网址访问并获取数据，在实际确定研究平台时，应确定对应的网址。通过平台数据获取的难易程度以及研究数据需求，确定数据的时间范围和数据字段，避免大量无用数据堆砌。大数据分析基于一定的数据量，但数据质量是研究可靠性的保障，高质量的数据更为关键。大量的低价值或无用数据不仅浪费爬取的时间、内存空间，也给数据分析增加大量无意义的工作负担。研究者须在网络数据预分析后，明确细化研究问题，以问题意识驱动数据需求。

二、数据爬取与预处理

（一）网络爬虫工作原理

网络爬虫是按照一定规则，自动抓取万维网信息的程序或脚本，主要目的是将网站上的信息下载到本地。网络爬虫的基本原理或主要工作流程为，爬虫程序通过访问 URL，获得响应，并下载响应内容，再对响应内容进行解析采集数据，将最后获取的数据写入目标文件。以爬取某一网站内容为例，代码如下：

```
import requests    #导入必要的第三方库
from fake_useragent import UserAgent
import re
url ="https://www.XXXXX.com/text/page/1/"    #目标 URL
headers = {
    "User-Agent"：UserAgent（ ）.random    #模拟普通访问者
}
#构造请求
response = requests.get（ url，headers=headers） #请求访问并获得响应，将响应内容储存到 response
info = response.text
infos = re.findall（ r' < div class="content" > \s* < span > \s*（.+）\s* < /span > ', info） #根据研究需求，提取出需要的数据信息
with open（ 'content.txt'，'a'，encoding='utf-8'）as f: #将提取出的数据写入到目标文件
    for info in infos：
        f.write（ info + "\n\n\n"）
```

由上述例子可知，网络爬虫是根据 URL 确定爬取内容的所在位置，通过模拟普通网络访问者对目标 URL 发送访问请求，获得响应后暂存网页信息，进一步解析网页采集所需信息，最终存储所需信息。

（二）数据爬取工具简介

数据爬取是互联网健康医疗大数据分析的关键步骤，获取数据一般有两种方式：通过计算机语言爬虫技术获取，如使用 Python、R 语言、Java 等进行编程或第三方爬取工具。第三方工具操作相对简单，通过可视化界面、简单的逻辑和选择进行数据采集，难度远低于计算机语言爬虫技术。随着自然语言处理技术的兴起，国内外涌现了较多功能强大、免费或收费较低的第三方爬取工具，若无特殊或特大量的数据需求，能够满足多数人的数据需求，以下推荐几个可满足不同数据需求的网页数据抽取工具（表 6-3）。

表 6-3　第三方爬取工具

工具	性质	服务对象	功能	操作难度	费用
Import.io	网页	个人	较低，数据量较小	较低	免费
Web Scraper	Chrome 浏览器插件	个人	较低，数据量较小	难度低，自动化程度低，耗费人力	免费
八爪鱼采集器	客户端	企业、个人	强大	中	分免费版和收费版
爬山虎采集器	客户端	企业、个人	强大	中	分免费版和收费版
火车采集器	客户端	企业、个人	强大	难度大，规则制定较为复杂	收费较高，千元左右
造数	云爬取	企业	强大，数据量大	中	提供一定的免费服务
Content Grabber	客户端	企业	强大，数据量大	难度大，更适合拥有高级编程技能者	较高

（三）数据预处理

无论通过计算机软件编程进行爬取，还是借助第三方软件进行数据爬取，互联网上的健康医疗文本初始数据爬取下来仍是未经处理的原始数据。与定量研究中基于变量收集的数据指标不同，此时的大数据文本需要进行结构性清理。数据清洗的意义在于发现并纠正数据文件中可识别的错误，包括检查数据一致性、处理无效值和缺失值等。与传统数据清理不同，大数据的清洗工作基本可在数据爬取过程中完成，能够实现边爬取边清洗。通常情况下，在数据爬取过程中已经完成去除重复数据、缺失数据以及包含特定字符的无效数据的数据清洗工作。进一步的数据清理工作，需要使用人工对抽取出的部分数据进行查看，判断数据是否存在其他潜在问题。因此，事先了解预爬取数据的特性和规律，制定相应规则在爬取过程中剔除"脏数据"是大数据的主要数据清理工作。平台的使用规则、特殊字符等都能成为清洗规则中的重要标识。以新浪微博为例，微博文本数据具有鲜明的特点，例如"@"表示提醒他人，"//@"表示转发并评论等。根据这些特殊符号，可以筛选剔除新浪微博中的广告、非原创微博等。

三、数据爬取实例应用情况

近年来，除食品安全问题、突发公共卫生事件以外，慢性病治疗与干预成为卫生部门关注的重点。加强慢性病防控、精准医学、智慧医疗等关键技术突破，是《"健康中国 2030" 规划纲要》的重点内容之一。2020 年，某地高校暴发肺结核，这一大众认为已经被消灭的疾病，在慢性病防控和管理层面上再次引起社会的广泛关注。本节以社交网络上"肺结核"文本大数据的爬取和分析为例，介绍互联网健康医疗大数据的爬取过程和注意要点。

　　用 Python 对新浪微博有关"肺结核"的文本进行爬取的流程：①爬取数据之前安装相应的程序软件搭建爬取框架；②根据研究目标和预分析的网页结构特征新建项目，定义 item；③对爬取的数据进行存储，结合分词词典等工具进行分词处理，定义停用词对数据进行清理，形成可分析的数据库。最终共获取 2015 年 1 月 1 日—2020 年 12 月 22 日 42 647 条与"肺结核"相关的原创微博文本数据。

（一）数据爬取框架：Scrapy 框架简介与安装

　　Scrapy 是用 Python 语言编写的、可抓取网络数据的框架，用户可根据不同需求对框架进行修改和补充，简化爬取的工作量。Scrapy 框架见图 6-1。

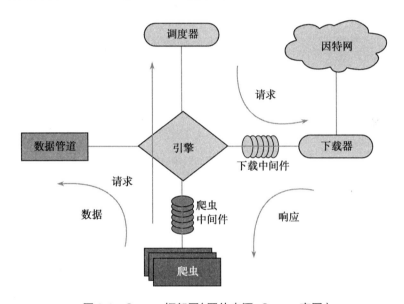

图 6-1　Scrapy 框架图（图片来源：Scrapy 官网）

　　其中 Scrapy 引擎负责整个数据抓取流程中的信号、数据传递，协调数据抓取工作，是连接各个组件的通讯中心。

　　调度器：负责接收引擎的 request 请求，负责将需要爬取的网站 URL 传递给引擎。

　　下载器：负责发送访问请求以及获得下载访问网站的响应，将响应内容传递给引擎进行下一步处理。

　　蜘蛛：负责处理访问网站相应内容，提取目标内容或需要继续跟进的 URL。

　　数据管道：对爬虫中提取出的数据进行去重、过滤、加工和存储。

　　下载中间件：自定义扩展下载功能的组件。

　　爬虫中间件：自定义扩展引擎和爬虫中间通信的功能组件。

（二）数据爬取框架：Scrapy 爬取数据基本思路

　　爬虫把需要处理的 URL 传递给引擎，引擎将访问请求传递给调度器，调度器负责将请求进行排序,然后按顺序将每个访问请求返回引擎,爬虫将需要处理的 URL 传递给引擎,引擎得知需要对此 URL 进行访问,并将访问请求传递给调度器,调度器对请求进行排序和处理后,再将访问请求返回给引擎,引擎将访问请求传递给下载器,下载器获得访问请求的响应按照下载中间件中的设置下载相应内容,再将下载内容返回给引擎,引擎将下载内容传递给爬虫,爬虫再提取出目标内容,传递给引擎,引擎传递给数据管道,数据管道对数据进行进一步处理和存储,当调度器中不存在任何访问请求后,整个数据爬取过程完成。

(三) Scrapy 框架爬取实例分析

在实际操作中,因为网页版微博(weibo.com)爬取难度大,移动端微博(weibo.cn)相对简单,选择移动端微博作为目标网站。登录移动端微博后以"肺结核"为关键词进行检索,获得 1 849 614 条微博,但最多仅能查看 100 页数据,关键数据信息包括内容文本、点赞数、评论数、转发数。微博高级检索可对微博类型、时间范围、用户性质等进行限制检索(如图6-2),以 7 天为时间周期,时间段内发布的所有微博数量能囊括在 100 页内。在完成对网站的基本分析后,针对整个抓取项目的流程进行分析。

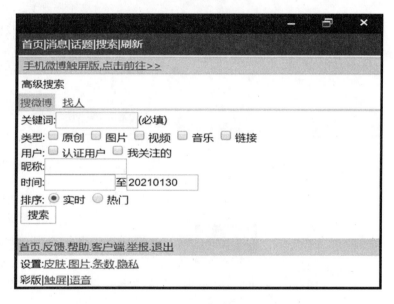

图 6-2　微博高级检索

1. **新建项目**　首先使用 win+r 打开 cmd,使用"pip install scrapy"命令安装 Scrapy 框架。使用"scrapy startproject weibo""scrapy genspider 爬虫名域名""scrapy crawl 爬虫名"创建新项目。之后完成登录操作,获取 cookie 信息,从起始 URL 中解析用户信息和内容信息,将用户信息和内容信息存储到 MongoDB,以此类推,完成循环抓取任务。

2. **明确目标,定义 item**　Scrapy 框架通过定义 item 类,在 item.py 文件自定义指定爬取字段,从繁杂的微博信息重提取出目标数据,定义 item 类既能清晰呈现爬取的字段,也能减少因字段过多造成变量名输入错误。微博平台上关于"肺结核"的文本数据都是非结构化的,网络爬虫能从这些非结构化数据中提取出需要的结构化数据。微博平台含有海量信息,拥有大量的用户原创内容以及用户信息,可将微博数据大致分为内容数据和用户数据,如表6-4 和表6-5 所示。

表6-4　内容数据

符码	内容	符码	内容
weibo_id	微博 id	comment_num	评论数
user_id	用户 id	like_num	点赞数
content	微博文本	tool	微博发布工具
created_time	微博发布时间	origin_weibo	原始微博链接
repost_num	转发数	crawl_time	爬取时间戳

表6-5　用户数据

符码	内容	符码	内容
id	用户 id	follows_num	关注数
nick_name	昵称	sex_orientation	性取向
gender	性别	sentiment	情感状况
province	省份	vip_level	vip 等级
city	城市	authentication	认证信息
introduction	简介	person_url	个人信息链接
birthday	生日	labels	标签
tweets_num	微博数	crawl_time	爬取时间戳
fans_num	粉丝数		

　　了解微博平台上公众关于"肺结核"的认知和态度,仅获取微博文本、点赞数、转发数和评论数的微博数据以及用户数据昵称即可。在 item.py 文件中定义 TweetsItem 和 InformationItem 两类,分别保存微博内容数据和微博用户数据,并定义 collection 字段,指明保存的 collection 名称。代码如下:

```
# -*- coding: utf-8 -*-
from scrapy import Item, Field
class TweetsItem( Item):
""" 微博信息 """
collection = 'Tweets'
  like_num = Field( )  #点赞数
  repost_num = Field( )  #转发数
  comment_num = Field( )  #评论数
  content = Field( )  #微博内容
class InformationItem( Item):
""" 个人信息 """
collection = ' Information '
  nick_name = Field( )  #昵称
```

　　3. 制作爬虫　已经通过 genspider 命令创建了一个基于 CrawlSpider 类的爬虫模块,类名称为 weiboSpider,该类现在没有任何功能。在爬虫模块中,需要完成登录、解析当前用户信息和内容信息。

（1）模拟登录：微博平台需要登录后才能获得更多数据，制作爬虫的第一步就是模拟微博。微博平台检查访问者是否登录实质上是检查 request 请求携带的 cookie，模拟登录的目的是获得 cookie。为了避免反爬虫技术，需要使用多个微博账号和 IP 轮流进行访问。微博的登录操作可以通过 web 自动化工具 selenium 来实现。同时需要将 settings 文件中的USER-AGENT 改变为服务器能够识别的浏览器请求头，ROBOTSTXT_OBEY 的 True 改为False，以避免反爬虫技术，部分代码如下（登录代码冗长，本章不再展示）：

ROBOTSTXT_OBEY = False　#robots 协议

DEFAULT_REQUEST_HEADERS = {　　#修改请求头

'User-Agent'：'Mozilla/5.0（Macintosh；Intel Mac OS X 10.13；rv：61.0）Gecko/20100101 Firefox/61.0',

}

（2）获取、解析页面：根据对网站预调查，设定时间、关键词，获取目标网址。以"肺结核"为关键词，时间范围为 2015.01.01—2020.12.22，获得时间范围内的所有网址。

```
class WeiboSpiderSpider（scrapy.Spider）：
    name = 'weibo_spider'
    allowed_domains = ['weibo.cn']
    # start_urls = ['http：//weibo.cn/']
    base_url = "https：//weibo.cn"
    def start_requests（self）：
        url_format = "https：//weibo.cn/search/mblog？hideSearchFrame=&keyword=
{}&advancedfilter=1&starttime={}&endtime={}&sort=time"
        #搜索的关键词，可以修改
        keyword = "肺结核"
        #搜索的起始日期，自行修改微博的创建日期是 2009-08-16，也就是说不要采用该
日期更前面的日期了
        date_start = datetime.datetime.strptime（"2015-01-01"，'%Y-%m-%d'）
        #搜索的结束日期，自行修改
        date_end = datetime.datetime.strptime（"2020-12-22"，'%Y-%m-%d'）
        time_spread = datetime.timedelta（days=1）
        while date_start < date_end：
            next_time = date_start + time_spread
            url = url_format.format（keyword，date_start.strftime（"%Y%m%d"），next_time.
strftime（"%Y%m%d"））
            date_start = next_time
            yield Request（url，callback=self.parse_tweet，dont_filter=True）
```

开始解析网页，可以确定用户信息和内容信息的 Xpath 代码：

本页数据：//div[@class="c" and @id]

用户昵称：昵称；？[：：]？（.*?）；

微博内容：.//span[@class="ctt"]/a[last( )]/text( )

点赞数：.//a[contains(text( )，" 赞 ["）]/text( )

评论数：.//a[contains(text( )，" 评论 ["）and not(contains(text( )，" 原文 "））]/text( )

转发数：.//a[contains(text( )，" 转发 ["）]/text( )

4.存储数据　完成爬虫模块编写，需通过编写 pipeline 将 item 存储的数据存在 MongoDB 中。在 settings.py 文件配置 MongoDB 连接配置项：

#MongoDb 配置

LOCAL_MONGO_HOST = '127.0.0.1'

LOCAL_MONGO_PORT = 27017

DB_NAME = 'weibosearch'

编写 pipelines 管道文件（把数据存储到 MongoDB），部分代码：

```
class MongoPipeline( object ):
    def __init__( self ):
    client = pymongo.MongoClient( LOCAL_MONGO_HOST，LOCAL_MONGO_PORT )
    # 数据库名
    db = client[DB_NAME]
    # 数据库的集合名
    self.Information = db["Information"]
    self.Tweets = db["Tweets"]
def process_item( self, item, spider ):
    if isinstance( item, TweetsItem ):
        self.insert_item( self.Tweets, item )
    elif isinstance( item, InformationItem ):
        self.insert_item( self.Information, item )
    return item
```

首先从 Settings 中加载 MONGO_URI 和 MONGO_DATABASE，初始化连接 URL 和数据库名称，在 process_item 方法中判断 item 的类型，然后使用 _process_user_item 和 _process_user_item 方法存储到不同集合中。

5.数据预处理。使用 Scrapy 爬虫框架获得网络数据，也可以称为原始数据，若不能对其进行一定的处理，不能从中获取有用信息，原始数据就是一堆无用文本，但大量的原始数据使用人工进行分析不具备现实性和可行性。新兴的自然语言处理技术（NLP）可对文本进行关键词提取、情感分析、主题分析等，文本分词是进行文本分析的基础步骤，分词主要包括安装所需库、文本预处理、增加用户词典、分词、去除停用词。

（1）介绍 Python 库：Python 语言不仅自带标准库，还可以安装功能强大的第三方库，分词过程中需要使用 jieba 库和 re 库。re 库是 Python 常用的标准库，可通过正则表达式检查所给字符串是否与指定的正则表达式匹配，进行提取、替换、删除等操作。jieba 库是 Python 的第三方库，主要功能是进行中文分词以及词性标准，jieba 库提供三种分词模式：精确模式、全模式和搜索引擎模式。精确模式将语句进行最精确切分，不存在冗余数据，适合做文本分析。全模式将语句所有的分词可能都切分出来，速度快，但存在冗余数据。搜索引擎模式是在精确模式的基础上,对分词结果中的长词再次进行切分。

（2）安装、导入 Python 库:利用 Python 语言编程时,通常会使用一些库来实现特定的功能,简化编程工作。Python 库分为标准库和第三方库两类,前者是 Python 自带的,故在使用标准库时无需下载安装,导入即可;第三方库需要先进行下载安装后才能导入正常使用。re 库为标准库,jieba 库为第三方库。下载安装、导入操作如下:

win+R 打开 cmd 然后输入命令:

pip install jieba

完成 Python 第三方库安装,再使用命令 import 将所需库导入:

import re

import jieba

import jieba.posseg

（3）文本预处理:文本预处理是将指定的无用的符号剔除,保留有意义的文本。网络文本因其特殊表达形式,与平时的书面用语和形式存在差异,通常存在大量的标点符号,如 "@""……",在"肺结核"网络文本中也不例外,但这些符号在文本分析中并没有实际意义,可以剔除。re 库中 re.sub 方法将数字、英语以及标点符号都进行剔除,具体代码如下:

string_data = re.sub(r'[^\u4e00-\u9fa5]', '', string_data)

（4）增加用户词典:用户词典是研究者针对分析文本的特性增加部分词语,以提高分词的准确性。通常情况下,不需要额外增添用户词典,"肺结核"网络文本分词效果较好未增加用户词典。如果分析文本具有很强的特性,未添加用户词典时分词效果不理想,可以增加用户词典。在搜狗输入法词库(https://pinyin.sogou.com/dict/)中有大量不同领域的词典,可在此基础上进行改进,构建用户词典。增加用户词典的代码如下:

userdict = '用户词典 .txt'

jieba.load_userdict(userdict)

首先创建用户词典变量 userdict,"用户词典 .txt"为用户词典的路径,然后加载用户词典。

（5）分词:利用 jieba 库进行分词操作相对简单,主要需理解精确模式、全模式和搜索引擎模式三种分析模式的分析效果以及适用条件,以"他没有生活来源,希望大家伸出爱心之手帮助他。"为例,对三种分词模式进行更为直观的区分。对于文本分析,精确模式是最佳办法,在"肺结核"网络文本分析中也采用精确模式。

```
import jieba
seg_list = '他没有生活来源,希望大家伸出爱心之手帮助他。'
seg_list1 = jieba.cut_for_search( seg_list )   #搜索引擎模式
print( ", ".join( seg_list1 ))
print( "--------------------------" )

seg_list2 = jieba.cut( seg_list, cut_all=False )   #精确模式
print( ", ".join( seg_list2 ))
print( "--------------------------" )
```

```
seg_list3 = jieba.cut( seg_list, cut_all=True )    # 全模式
print( ", ".join( seg_list3 ) )
```

文本：他没有生活来源，希望大家伸出爱心之手帮助他。

搜索引擎模式：他，没有，生活，活来，来源，生活来源，，，希望，大家，伸出，爱心，之手，帮助，他，。

精确模式：他，没有，生活来源，，，希望，大家，伸出，爱心，之手，帮助，他，。

全模式：他，没有，有生，生活，生活来源，活来，来源，，，希望，大家，伸出，爱心，之，手，帮助，他，。

（6）去除停用词：停用词是"嗯，啊"等意义不大的词，此类词出现频率高而无实际意义，对于"肺结核"网络文本中的高频词分析结果以及研究者对主要内容的判断会产生一定影响，剔除可便于后续分析。现有的停用词表有哈工大停用词表、百度停用词表、中文停用词表以及四川大学机器智能实验室停用词库等，"肺结核"网络文本分析选取了哈工大停用词表。去除停用词的具体操作步骤为：选定合适的停用词表，循环读出分词结果，判断是否在停用词表中，保留非停用词。实现代码如下：

```
# 去除停用词
with open( StopWords, 'r', encoding='UTF-8' ) as meaninglessFile：
    stopwords = set( meaninglessFile.read( ).split( '\n' ) )
stopwords.add( '' )
for word in seg_list_exact：    # 循环读出每一个分词
    if word not in stopwords：    # 如果不在去除词库中
        object_list.append( word )    # 分词追加到列表
```

四、数据爬取合法性的注意要点

网络数据爬虫通常会涉及合法性问题。从技术中立论角度看爬虫本身不违反法律。但近年来出现了不少非法爬取数据的事件，如百度诉奇虎360案、酷米客诉车来了案、视畅信息公司与央视网知识产权侵权案等，在实际使用爬虫技术时必须合法合规，规避风险。

互联网上存在各种各样的数据，但并非所有数据都能够利用爬虫技术获取。在爬取数据前，需要了解目标网站的属性、目标数据的类型以及网站相关声明等信息。政府部门、公检法机关官、事业单位的官方网站等属于非商业网站，对外提供公开信息查询，网站信息是对外公开的，网站没有设置反爬技术或反爬声明，爬取该类网站一般不构成违法或犯罪。但淘宝、知乎等各类提供商业服务的网站属于商业网站，能否爬取其数据需要根据网站属性以及爬取数据的类型而定。当网站不愿他人爬取网站内的部分信息时，会声明一个robots协议，存放在网站根目录中，明确网络爬虫可以爬取的数据范围。此时需要先查看网站的robots协议，了解网站可爬取的数据范围。

通过在目标网站主页网址后加上"robots.txt"，可查看该网站的robots协议。图6-3为截取的知乎网站robots协议部分内容，其中User-agent是网络爬虫名称，Disallow表示禁止爬取的栏目内容，Allow表示允许爬取的栏目内容。

除了设置robots协议声明，不少网站还会设置反爬技术，如验证码登录、封锁IP等技术

```
User-agent: Googlebot
Disallow: /appview/
Disallow: /login
Disallow: /logout
Disallow: /resetpassword
Disallow: /terms
Disallow: /search
Allow: /search-special
Disallow: /notifications
Disallow: /settings
Disallow: /inbox
Disallow: /admin_inbox
Disallow: /*?guide*

User-agent: Googlebot-Image
Disallow: /appview/
Disallow: /login
Disallow: /logout
Disallow: /resetpassword
Disallow: /terms
Disallow: /search
Allow: /search-special
Disallow: /notifications
Disallow: /settings
Disallow: /inbox
Disallow: /admin_inbox
Disallow: /*?guide*
```

图 6-3　知乎网站 robots 协议部分内容

来阻止爬取行为。相对于 robots 协议需要数据爬取方自觉遵守，反爬技术更具有强制性，也增加了爬取数据的技术难度。如果数据爬取者强制破坏反爬技术爬取数据，则会面临违法或犯罪的风险。此外需要了解，当一些数据涉及企业利益、用户隐私、商业秘密或网站内部未公开数据时，未经允许获得该类数据很可能会违反法律甚至触犯刑法。

因此，在爬取数据时应做好以下工作，避免侵害网站利益，触犯相关法律法规：①辨别数据类型。确定爬取的网站有没有反爬声明，如有须严格遵守。只爬取网站的公开信息和网站声明可以获取的数据。②设置合理的访问频率。许多网站的访问承载量是有限的，如果爬虫访问目标网站的频率过高，会增加目标网站负载，影响网站的正常运行，造成对方利益损失。③审查数据。如果发现爬取的数据中存在用户个人信息、隐私或涉及其他商业秘密，应该及时删除已经爬取的数据。④合理使用数据。数据可用于学术研究等工作，但不能出售或商用。如果影响到网站的商业利益，容易引发法律纠纷。⑤标明数据来源。在使用爬取的数据时，一定要标明数据来源，这样一方面表明非恶意爬取，另一方面可以预防数据本身存在问题。

第三节　健康医疗知识图谱

在爬取互联网健康医疗大数据文本后，要实现舆情监测和疾病追踪等功能，还需对数据进行进一步分析。社交网络上的健康医疗知识图谱显示社交网络话语中公共卫生舆情和其他疾病知识的分布、发展、演化及其背后的结构关系。社交网络上的健康医疗话语主体由医疗卫生部门、政府其他部门、医疗商业机构、媒体机构、自媒体机构和居民个体组成。在网络舆情分析中，其丰富的语义网络和节点路径构成了健康医疗舆情的知识图谱。

近年来，自然语言技术（NLP）是文本语言分析兴起的新型工具，是人工智能的一个分支，主要实现中文自动分词、词性标注、句法分析、自然语言生成、文本分类、信息检索、信息抽取、文字校对、问答系统、机器翻译、自动摘要、文字蕴含等功能，是计算机学科研究的重要领域。本节介绍如何利用 NLP 技术进行互联网健康医疗大数据分析。分词和高频词分析常作为互联网健康医疗大数据分析的基础部分，研究者可结合 NLP 技术对文本数据进行高频词处理，分析其节点路径和知识图谱。

一、高频词分析

以"肺结核"文本为例，在社交网络上发布健康医疗文本信息的主体构成是多元化的，既可能是公共卫生部门或专业医疗机构，也可能是与医疗有关的商业主体，还有很大部分是患者或其他互联网用户。

"在我国患病率不足 0.5%，新增病例不足 0.1% 的肺结核，却在新生入学的定点医院 PDD 皮试筛查出大量的阳性、强阳性（目测不低于 50%），于是该医院的拍片室人满为患，大量学生被强制要求拍 CT，家长请求'先拍胸部 X 线片复查，若有问题再做进一步检查'，也未被允许（拍胸部 X 线片 73 元，拍 CT 476 元），称'严重怀疑的强阳性，拍胸部 X 线片是看不出来的'，这算不算过度医疗？"

"控烟健康教育核心信息十三、吸烟可以增加肺结核患病和死亡的风险。十四、吸烟可以导致冠心病、脑卒中和外周动脉疾病。十五、男性吸烟可以导致勃起功能障碍。十六、女性吸烟可以导致受孕概率降低、流产、死胎、早产、婴儿低出生体重，增加婴儿猝死综合征的发生风险。"

从上述文本中可以看出，互联网上的健康医疗话语主题分散，话语主体的多样化使各种类型的议题信息充斥其中，将不同主体和不同诉求的文本分开，要求对这些健康医疗话题文本进行主题分类。在社交网络上爬取健康医疗文本数据之后，需要通过分词和停用词处理对数据进行预分析，但预分析只是对数据进行归类整理，并不是真正的分析过程，无法提炼文本的研究价值。例如对"肺结核"文本数据进行分析之前，可以借助高频词分析来建立知识图谱的分析基础。

高频词分析是文本分析中较为基础的分析方法。高频词分析在文本分词的基础上，将分词结果量化，计算出每个词出现的频数。在第二节的案例详解相关内容中，数据预处理步骤已经对"肺结核"文本进行了分词以及分词结果的筛选，只需在分词的基础上使用 collections 库中的 Counter 方法实现计数功能，实现代码如下：

```
#词频统计
word_counts = collections.Counter( object_list )
word_counts_top = word_counts.most_common( number )
#写入并导出词频
print( '\n 词语 \t 词频 \t 词性 ' )
print( '————————————-' )
fileOut = open( Output, 'w', encoding='UTF-8' )
fileOut.write( ' 词语 \t 词频 \t 词性 \n' )
fileOut.write( '--------\n' )
count = 0
for Word, Frequency in word_counts_top：
    for POS in jieba.posseg.cut( Word )：
        if count == number：
            break
        print( Word+'\t', str( Frequency )+'\t', list( En2Cn.values( ))[list( En2Cn.keys( )).index( POS.flag )] )  #逐行输出数据
        fileOut.write( Word+'\t'+str( Frequency )+'\t'+list( En2Cn.values( ))[list( En2Cn.keys( )).index( POS.flag )]+'\n' )  #逐行写入 str 格式数据
        count +=1
    fileOut.close( )
```

完成词频统计后,需将结果写入新的文件中并导出。根据现实需求,高频词分析的目标是获取出现高频率的词,低频词不是目标结果,因此无需获取所有词语的分词结果,设置变量 number=5000,选择词频 top5000 的词。

对于高频词分析,进行到词频统计这步基本完成,词频表能够反映词的频数,但不够直观,利用 numpy 库、wordcloud 库可将词频表进行可视化处理生成词云图。制作词云图需要先确定词云背景图、词云字体,根据生成的具体效果以及对词云的边距等进行调整,实现代码如下:

```
#词云图
mask = numpy.array( Image.open( background ) )  #定义词频背景
wc = wordcloud.WordCloud(
    font_path = 'C:/Windows/Fonts/simfang.ttf', #设置字体,这里是字体的路径
    background_color='white', #设置背景颜色
    mask = mask, #文字颜色＋形状
    max_words = number, #最多显示的词语个数
    max_font_size = 150   #最大字号
)
wc.generate_from_frequencies( word_counts )
wc.recolor( color_func=wordcloud.ImageColorGenetator( mask ) )
plt.figure( '词云' )
plt.subplots_adjust( top=0.99, bottom=0.01, right=0.99, left=0.01, hspace=0, wspace=0 )
plt.imshow( wc, cmap=plt.cm.gray, interpolation='bilinear' )
plt.axis( 'off' )
print( "制作完成" )
plt.show( )
input
```

二、知识图谱与语义网络

在网络舆情分析中,丰富的语义网络和节点路径构成了健康医疗舆情的知识图谱。语义网络属于社会网络的一种,表示词与词之间的关系,由节点和连接节点的有向弧组成,词语为节点,有向弧表示节点之间的关系即词语之间的关系。语义网络分析是通过统计词语两两间共同出现的次数,构建二维共现词矩阵表,再将共现词矩阵转化为语义网络图。基于语义网络分析原理,语义网络分析是对词语层面的分析,仅计算词语之间的共现率,未考虑语法以及句子。语义网络图节点的分布情况表示词语之间关系的紧密程度,节点大小代表词语点度中心度的相对大小,即与该节点直接相连的其他点的个数。语义网络分析过程中对节点的提取较为关键,研究者一般可通过对文本进行高频词提取,将高频词作为语义网络节点。

R 语言、Python 语言等编程语言以及 rostcm6 等文本分析工具均能实现语义网络分析。rostcm6 软件是可用于语义网络分析、词频统计等文本分析的社会计算平台,软件界面如图 6-4 所示。rostcm6 虽然已经停止更新多年,但现在仍广泛应用于文本分析。rostcm6 工具主

要通过分词、词频统计、提取行特征词、制作共现词矩阵表、绘制语义网络图 5 步实现语义网络分析。用户可以先在"工具"菜单中"自定义文件"对分词词典、过滤词表、词频统计过滤词表进行自定义，以提高分词及词频统计准确率；再打开"功能性分析"菜单选择社会网络和语义网络分析，在设置中调整提取词数，导入网络分析文本，配置完成所有的文件，点击快速分析即可获得共现词矩阵以及语义网络图，在 netdraw 中可进一步对语义网络图进行颜色、字体等调整，如图 6-4 所示。

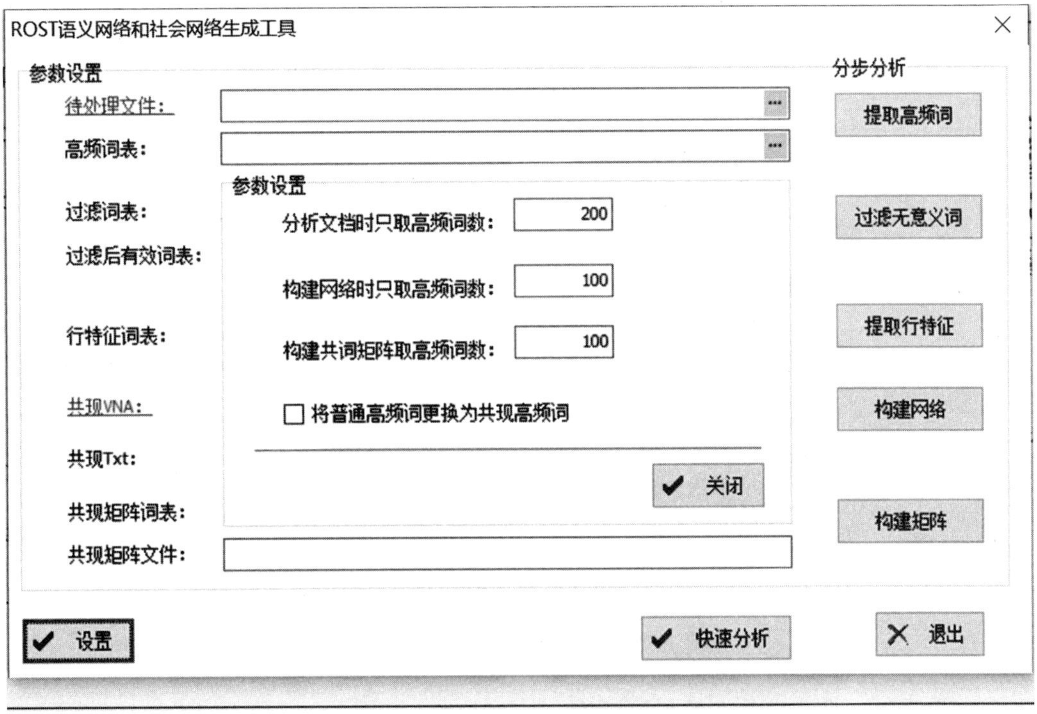

图 6-4　rostcm6 操作界面

Gephi 是一款复杂网络分析软件，在 Gephi 输入图 6-5 所示的节点文件和边文件即可生成网络图，实际应用中可通过 Python 算法生成节点文件和边文件。利用 Python 与 Gephi 实现文本关键词语义网络分析步骤可分为：①自定义节点文件；②利用 Python 计算两两词语间的共现频数，生成边文件；③在 Gephi 中导入上述文件，生成语义网络图。

Id	Label	Weight
肺结核	肺结核	50 879
患者	患者	25 356
疾病	疾病	15 751
大蒜	大蒜	14 167
感染	感染	10 114
医生	医生	9 841
健康	健康	9 811
不宜	不宜	9 767
检查	检查	9 644

Source	Target	Weight
肺结核	健康	6 018
肺结核	可以	3 715
肺结核	患者	9 534
肺结核	病人	2 523
肺结核	疾病	9 696
肺结核	功能	2 255
肺结核	引起	2 535
肺结核	发现	2 123
肺结核	感染	6 322

图 6-5　节点文件与边文件

　　节点是语义网络的重要构成。对于节点的定义,在关键词语义网络分析中,通常选择高频词作为节点。在"肺结核"网络文本中,前文已进行高频词分析,提取 top100 高频词作为节点,计算各节点出现的频次,生成节点文件。边文件存储"肺结核"网络文本所有通过分词获得的词语与其他词语同时出现在同一文本的次数,可通过共现算法计算出共现词矩阵。在 Gephi 中导入节点和边文件,利用力导向布局将数据进行可视化,在窗口 - 统计面板对平均度、网络直径、图密度、模块化、平均聚类系数、平均路径长度共 6 个参数进行计算,可在窗口 - 外观对节点与边进行设置,在预览中可进一步修改和修饰图,最后可生成如图 6-6 所示结果。在语义网络图中,节点大小表示连接度,即连接其他点的个数,边的粗细表示节点间的相关度,即两词之间共现次数的多少。

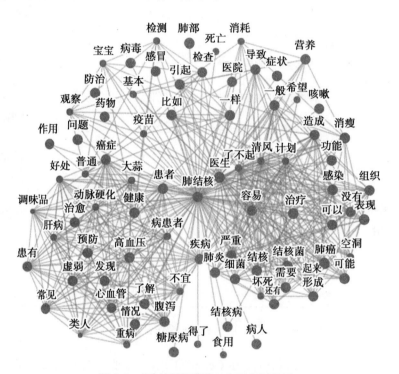

图 6-6　"肺结核"网络文本语义网络图

本章小结

1. 互联网健康医疗大数据可应用于风险沟通与健康舆情监测、疾病趋势与健康追踪、基于数据技术平台的健康医疗知识图谱和网络虚假健康信息识别等方面。

2. 数据爬取框架结构分析需根据不同数据平台的健康医疗文本结构特点进行设计，主要考虑平台性质、用户群体、平台结构、数据量级、话语主体、内容特性等指标。

3. 在网络数据预分析后，进行数据爬取框架设计时必须明确细化研究问题，以问题意识驱动数据需求。

4. 事先了解预爬取的数据特性和规律，制定相应规则在爬取过程中剔除"脏数据"是大数据的主要数据清理工作。平台的使用规则、特殊字符等都能成为清洗规则中的重要标识。

5. 数据爬取流程包括模拟登录，获取、解析页面，存储数据，数据预处理，使用re库、jieba库进行无效、缺失数据剔除以及文本分词等过程。

6. 社交网络上的健康医疗话语主体由医疗卫生部门、政府其他部门、医疗商业机构、媒体机构、自媒体机构和居民个体组成。在网络舆情分析中，其丰富的语义网络和节点路径构成了健康医疗舆情的知识图谱。

（芮　牮　杨克青）

练习题

一、思考题

1. 在建立互联网平台健康医疗大数据爬取框架之前，如何结合平台特性对爬取框架结构进行预分析？

2. 互联网健康医疗大数据爬取之后的数据预处理过程与传统意义上的数据清洗有哪些异同？

二、判断正误题

1. 网络爬虫是根据网址来访问并获取数据，在实际确定研究平台时，应确定对应的网址。（　　）

2. 文本分词是进行文本分析的基础步骤，分词主要包括安装所需库、文本预处理、增加用户词典、分词、去除停用词。（　　）

第七章 健康医疗大数据的关联分析

很多机器学习场景中都需要考察信息项与信息项之间的关联关系,和一般的单一信息项不同,关联关系表达的是一种结构型信息。本章将介绍在庞大的数据库数据项关系中,哪些项的出现可导出另一些项的出现,也就是隐藏在数据间互为依存的同在关系;这些同在关系如何在信息过载的推荐系统中发挥作用;常见的网络模型有哪些,如何运用网络模型和可视化理解关联结构。

第一节 关联规则

关联规则(association rule)是机器学习中的主要技术之一,是无监督学习系统中挖掘项与项之间依存关系的最普遍的方式。关联规则在健康医疗大数据中应用广泛,比如在医疗服务中通过电子病历探索影响慢性阻塞性肺疾病(慢阻肺)患者超限住院费的患者特征;在卫生管理领域通过自动监控药物用量、抗药性、用药途径、就诊疗程和预防用药建立药物使用关联,优化药物摆放位置;在医疗保障领域通过对高频用药、高频合并用药以及费用进行关联分析推动基层医疗合理用药,有效降低患者经济负担;在公共卫生领域通过研究不同病例间的相关性对医院患者的并发症进行挖掘。一些规则是常识性规则,比如年龄较大的患者更倾向于产生高额的医疗费用。另外一些规则则具有启发性,比如对慢阻肺患者实施分级诊疗和缩短住院天数是否可有效降低超限住院费用发生率、减轻患者经济负担。在这类问题中,大部分影响因素之间的组合关系是松散的,只有少数组合关系相对较强,从大量关系中发现为数不多相对较强的关系是首先应该关注的,如何从众多影响因素中快捷选出强关联的两组或多组变量是关联规则算法面对的核心问题。

一、基本概念

用于关联分析的数据一般由项集和事务数据表构成,其中用 $I=\{i_1, i_2, i_3, \cdots, i_m\}$ 表示 m 个待研究的项构成的有限项集,给定事务数据表 $T=\{T_1, T_2, \cdots, T_n\}$,其中 $T_i=\{i_1, i_2, \cdots i_k\} \subset I$,称为 k-项集。如果对于 I 的子集 X,存在事务 $T \supset X$,则称该事务 T 包含 X。一条关联规则可以表示成如 $X \rightarrow Y$ 的形式,其中 $X \subseteq I$,$Y \subseteq I$,且 $X \cap Y = \varnothing$。X 称关联规则的前项,Y 称关联规则的后项。关联规则关注的是两组变量对应的项集 X 和项集 Y 之间因果依存的可能性。

衡量关联规则有两个基本度量:支持度和可信度。关联规则的支持度 S 定义为 X 与 Y 同时出现在一次事务中的可能性,由 X 项和 Y 项在 T 中同时出现的事务数占总事务数的比例估计,反映 X 与 Y 同时出现的可能性(式 7-1)。

$$S(X \Rightarrow Y) = |T(X \cap Y)| / |T| \qquad \text{(式 7-1)}$$

其中,$|T(X \cap Y)|$ 表示同时包含 X 和 Y 的事务数,$|T|$ 表示总事务数。关联规则的支持度(support)用于度量关联规则的前项和后项并集在数据库中的规模程度,是对关联规则重

要性(或适用性)的度量。如果支持度高表示规则具有较好的代表性。关联规则的可信度(confidence)用于度量规则中的后项对前项的依赖程度,由出现项目 X 的事务中出现项目 Y 的比例估计(式 7-2)。

$$C(X{\Rightarrow}Y)=|T(X{\cap}Y)|\ /\ |T(X)| \tag{式 7-2}$$

其中,$|T(X)|$ 表示包含 X 的事务数,$|T(X{\cap}Y)|$ 与式 7-1 定义一致。可信度高说明 X 发生引起 Y 发生的可能性高。与支持度相比,可信度是一个相对指标,是对关联规则准确度的衡量,越高表示规则 Y 依赖于 X 的可能性越高。以下通过一个治疗肺纤维化的中药复方案例了解支持度和可信度的计算。

表 7-1 为治疗肺纤维化的中药复方药方数据,每一个序号 ID 对应的项 items 都是一个药方项集,分别对前项 {川芎, 黄芪} 与后项 {丹参} 计算支持度与置信度。

表 7-1 治疗肺纤维化的中药复方数据表

序号 ID	项 items
1	党参, 川芎
2	党参, 黄芪, 丹参, 甘草
3	川芎, 黄芪, 丹参, 麦冬
4	党参, 川芎, 黄芪, 丹参
5	沙参, 黄芪, 川芎, 当归

计算支持度:计算 {川芎, 黄芪}{丹参} 同时发生的概率就相当于计算 {川芎, 黄芪, 丹参} 出现的次数所占数据条数的比重,即 2/5。

计算置信度:计算 {川芎, 黄芪} 发生的情况下 {丹参} 发生的概率,相当于计算 {川芎, 黄芪, 丹参} 出现的次数所占 {川芎, 黄芪} 发生次数的比重,即 2/3。

关联规则的支持度和可信度范围均为 0~100%。关联规则的主要目的是找到项集之间的可信度和支持度都比较高的关联规则。最常见的关联规则是最小支持度 - 最小可信度关联规则,即给定最小支持度和最小可信度阈值,找到支持度 - 可信度都在阈值以上的关联规则,表示为 $X{\Rightarrow}Y$(支持度 S,可信度 C)的关联规则。当项目集 I 中的元素数 m 很大,全部遍历搜索到强关联规则是 NP-hard 问题,如何快速有效地搜索到如上条件的基础规则是提炼关联规则算法研究的核心问题,其中 Apriori 算法比较有代表性。

二、静态关联规则 Apriori 算法

Apriori 算法由 Agrawal、Imielinski 和 Swami 于 1993 年提出,该算法是一种先验概率算法,运用了频集特性的先验知识,采取层次顺序递进搜索的方法完成频繁项集的提取工作。

Apriori 算法由两部分组成,第一部分是给定最小支持度 S_0 和事务数据表,从 T 中找到支持度大于或等于 S_0 的项集,支持度超过最小支持度并且由 k 项组成的项集被称为频繁 k 项集;第二部分是找出可信度超过最小可信度的项集。其中第一部分是 Apriori 算法的核心部分。

Apriori 算法主要以搜索满足最小支持度和可信度的频繁 k 项集为目标,频繁项集的搜

索是算法的核心内容。如果 k_1 项集 A 是 k_2 项集 B 的子集($k_1 < k_2$),那么称 B 由 A 生成。生成集 k_2 项集 B 的支持度不大于任何 k_1 项集 A,即支持度随项数增加呈递减规律,于是可以从较小的 k 开始向下逐层搜索 k 项集,如果较上层的 k 项集不满足最小支持度条件,则由该项集生成的 l 项集($k < l < m$)都不满足最小支持度条件,从而可能有效地截断大项集的生长,削减非频繁项集的候选项集,有效地遍历满足条件的大项集。

举例而言,以治疗肺纤维化的中药复方药方数据为例,假设有 5 次药方记录,项集 $I=\{A, B, C\}$ 由 3 种药组构成,假设药组转化为事务数据表,见表7-2所示。

表7-2　治疗肺纤维化的中药复方数据表

药方事务序号	药组项集	药方事务序号	药组项集
T_1	A	T_4	AB
T_2	B	T_5	BC
T_3	ABC		

预先设定最小支持度和可信度为 0.4 和 0.6,Apriori 算法实现见图7-1。

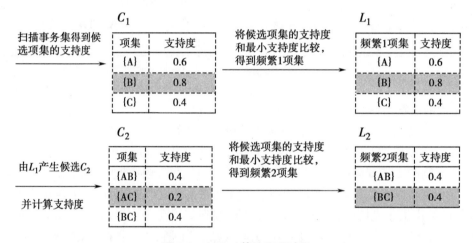

图7-1　Apriori 算法实现过程

上例中,因为 $S(A\cap B\cap C)=20\%$ 低于设定的最小支持度,所以到第三步算法停止 $L_3=\varnothing$。找出频繁项集之后就是构造关联规则,继续上面的例子,下面是算法产生的一些规则。

规则1:支持度 0.4,可信度 0.67: $A\Rightarrow B$

规则2:支持度 0.4,可信度 0.5: $B\Rightarrow A$

规则3:支持度 0.4,可信度 1: $C\Rightarrow B$

由于最小可信度为 0.6,因此强关联规则为规则 1($A\Rightarrow B$)和规则 3($C\Rightarrow B$)。

在使用可信度理解关联规则时需要注意,并非可信度越高的规则才是有意义的。例如,治疗某疾病的药方中 80% 的药品 A 都会与药品 B 配伍,而药品 B 的入药率也是 80%,也就是说,即 $P(B|A) > P(B|\bar{A})$,通常这类规则实用性不大。如果 $P(B|A) > P(B)$,则说明由 A 决定的 B 更有意义,于是就产生了评价关联规则的另外两个度量——提升度(lift/

interest）和证据确认（conviction）。提升度定义为（式7-3）：

$$L(A{\Rightarrow}B)=\frac{P(B|A)}{P(B)} \qquad （式7-3）$$

容易看出，提升度是关联度量$P(A,B)/P(A)P(B)$的一个估计。当$L(A{\Rightarrow}B)>1$时，$P(B|A)>P(B)$，表示A的入药"拉升"了B入药的可能性，规则有意义，否则表明规则意义不显著。

与提升度准则意思相近，证据确认准则的定义为（式7-4）：

$$CV(A{\Rightarrow}B)=\frac{P(A)P(\overline{B})}{P(A\cap\overline{B})} \qquad （式7-4）$$

其中$P(\overline{B})$表示没有与B配伍的概率。当证据确认$CV(A{\Rightarrow}B)>1$表示规则有意义，证据确认和提升度从公式上看是等价的（原因详见本章练习题答案），证据确认准则的优点是可以大幅度降低入药率较大的项在关联规则中的曝光度。两类评价准则都可以看作是在支持度和可信度基础上进一步对无意义规则进行过滤的方法。

例 7-1 大型医疗机构每年有大量仪器设备采购单，需要分析市场上医疗设备和可检测的临床免疫项目之间的关联关系，以帮助决策者选择合适的设备并确保所选设备为患者提供更方便快捷的检测服务。假设需检测的设备包括 149 个检测项目，采集到 164 种医疗设备，其中行变量为医疗设备，列变量为可检测的项目。"1"表示该设备可以检测该项目，"0"表示不可检测该项目。运用 R 软件实现关联规则的挖掘。

首先对设备和可检测项目之间的匹配度进行描述性分析。

图 7-2 显示的是设备和可检测项目之间的匹配情况，从仪器可检测项目的分布来看，设备和检测项目的匹配比仅占项目与设备总可能匹配量的 7%。这表明，设备和检测项目之间的关系比较弱。继续对弱关系进行频数描述分析。表 7-3 左侧是不同设备检测的项目数边缘频数分布表，右侧是项目可被检测的设备数边缘频数分布表。

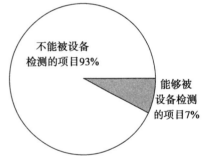

图 7-2 医疗设备和可检测项目匹配比例饼图

表 7-3 项目 - 设备频数边缘分布表

项目数	频数	设备数	频数
1	14	1	20
2	10	2	30
3	4	3	13
4	2	4	12
5	14	5	8
6	22	6	10
7	15	7	2
8	18	8	2

续表

项目数	频数	设备数	频数
9	5	9	5
10	11	10	2
11	9	11	1
12	5	12	3
13	3	13	2
14	3	14	5
15	4	15	6
16	2	16	8
17	2	17	1
18	1	18	4
19	1	19	4
20	2	26	1
22	3	33	1
23	1	47	1
24	3	53	1
27	1	76	1
34	1	105	1
40	2	117	1
43	1	118	1
48	1	119	1
49	1	124	1
57	1	125	1
93	1		
136	1		

运用 R 软件中的 summary( )函数计算每组数据的最小值(Min)、上下四分位数(1st Qu,3rd Qu)、中位数(Median)、平均值(Mean)和最大值(Max),整理统计结果见表 7-4。

表 7-4 描述性统计量

	Min	1st Qu	Median	Mean	3rd Qu	Max
不同设备检测的项目数	1.00	5.00	8.00	11.16	11.00	136.00
项目可被检测的设备数	1.00	2.00	4.00	12.29	14.00	125.00

由表 7-3 和表 7-4 可知,每组数据都出现严重右偏。在 164 种设备中,大多数设备可以检测的项目数在 1~8 种,能够完成 149 种项目中 50 种项目及以上检测的设备只有 3 种,对应的设备分别为 969-I800(可检测 57 种项目)、633-000(可检测 93 种项目)、633-PLUS(可检测 136 种项目);从项目出发,50% 的项目主要集中在 4 种设备,75% 的项目至多被 14 种

设备检测到,只有 6 种项目可以被超过 100 种设备检测到,这说明检测项目和检测设备之间是一个稀疏关系。两组数据的直方图和密度分布情况见图 7-3。

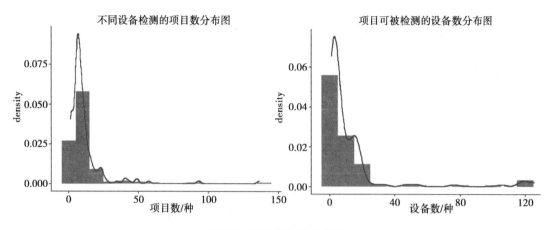

图 7-3 两组数据的分布图

在对数据进行关联规则的挖掘之前,首先观察项目的可检设备数以及频率,图 7-4 是支持度排序前 20 的项目名称。支持度为 0.5 表示有 50% 的设备可以检测该项目,结果显示支持度大于 0.5 的项目只有六种:分别为乙型肝炎病毒表面抗原(support=0.762)、乙型肝炎病毒表面抗体(support=0.756)、乙型肝炎病毒 e 抗体(support=0.726)、乙型肝炎病毒 e 抗原(support=0.720)、乙型肝炎病毒核心抗体(support=0.713)、梅毒螺旋体抗体(support=0.640),而其余项目可检设备数均不超过设备总数的 50%。

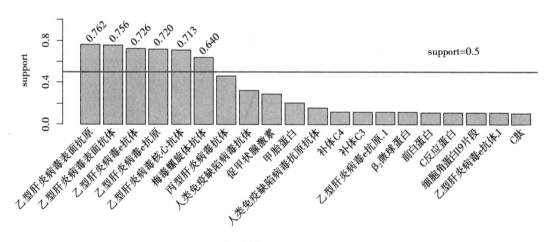

图 7-4 支持度排名前 20 的项目

设定关联规则参数时发现,部分规则呈现支持度较高且支持度分布集中的特点,另一部分规则呈现支持度较低的特点,根据支持度分布特征,最终设定最小支持度为 0.5。最小可信度为 0.9,得到 155 项强关联规则,如乙型肝炎病毒 e 抗原、乙型肝炎病毒 e 抗原⇒乙型肝炎病毒核心抗体。图 7-5 是按提升度由低到高排列的前 10 条关联规则的输出结果。

	lhs		rhs	support	confidence	coverage	lift	count
[1]	{乙型肝炎病毒e抗原, 乙型肝炎病毒e抗体}	=>	{乙型肝炎病毒核心抗体}	0.7073171	0.991453	0.7134146	1.389729	116
[2]	{乙型肝炎病毒表面抗体, 乙型肝炎病毒e抗原}	=>	{乙型肝炎病毒核心抗体}	0.7073171	0.991453	0.7134146	1.389729	116
[3]	{乙型肝炎病毒表面抗原, 乙型肝炎病毒e抗原}	=>	{乙型肝炎病毒核心抗体}	0.7073171	0.991453	0.7134146	1.389729	116
[4]	{乙型肝炎病毒表面抗体, 乙型肝炎病毒e抗原, 乙型肝炎病毒e抗体}	=>	{乙型肝炎病毒核心抗体}	0.7073171	0.991453	0.7134146	1.389729	116
[5]	{乙型肝炎病毒表面抗原, 乙型肝炎病毒e抗原, 乙型肝炎病毒e抗体}	=>	{乙型肝炎病毒核心抗体}	0.7073171	0.991453	0.7134146	1.389729	116
[6]	{乙型肝炎病毒表面抗原, 乙型肝炎病毒表面抗体, 乙型肝炎病毒e抗原}	=>	{乙型肝炎病毒核心抗体}	0.7073171	0.991453	0.7134146	1.389729	116
[7]	{乙型肝炎病毒表面抗原, 乙型肝炎病毒表面抗体, 乙型肝炎病毒e抗原, 乙型肝炎病毒e抗体}	=>	{乙型肝炎病毒核心抗体}	0.7073171	0.991453	0.7134146	1.389729	116
[8]	{梅毒螺旋体抗体, 乙型肝炎病毒e抗原, 乙型肝炎病毒e抗体}	=>	{乙型肝炎病毒核心抗体}	0.6097561	0.990099	0.6158537	1.387831	100
[9]	{梅毒螺旋体抗体, 乙型肝炎病毒表面抗体, 乙型肝炎病毒e抗体}	=>	{乙型肝炎病毒核心抗体}	0.6097561	0.990099	0.6158537	1.387831	100
[10]	{梅毒螺旋体抗体, 乙型肝炎病毒表面抗原, 乙型肝炎病毒e抗原}	=>	{乙型肝炎病毒核心抗体}	0.6097561	0.990099	0.6158537	1.387831	100

图 7-5　按提升度排列的关联规则结果

从图 7-5 结果可以看出，临床免疫检测项目中，与乙型肝炎病毒有关的检测项目同时出现的频率较高，医疗设备采购方可以根据这些分析结果，在采购设备时作出更经济的决策。本例的 R 参考程序代码如下：

```
df=read.csv（"免疫.csv", sep=',', header = TRUE）  #读入数据
rownames（df）=df$eqiupment
df=df[, -1]
data=as.matrix（df）  #将数据框转化为矩阵
#描述性分析
df1=data.frame（table（data））
df1=data.frame（table（data））
name=c('不能被设备检测的项目','能够被设备检测的项目')
label=paste（name, round（100*df1$Freq/sum（df1$Freq）), "%", sep=" ）
pie（df1$Freq, labels = label, main="项目能否被检测的比例分布"）
rowsum=data.frame（apply（data, 1, FUN = sum））
```

```
summary( rowsum )
colnames( rowsum )='item'
library( ggplot2 )
ggplot( rowsum, aes( x=item ))+geom_histogram( aes( y=..density.. ), binwidth= 10 )+
geom_density( colour='blue', size=1 )+theme_classic( )
colsum=data.frame( apply( data, 2, FUN = sum ))
summary( colsum )
colnames( colsum )='eqip'
ggplot( colsum, aes( x=eqip ))+geom_histogram( aes( y=..density.. ), binwidth= 10 )+
geom_density( colour='blue', size=1 )+theme_classic( )
library( arules )
inspect=as( data, "transactions" )　#将稀疏矩阵转化为事务集数据格式
inspect( inspect[1: 5] )　#通过 inspect 函数查看 trans 数据集的前 5 次记录
summary( inspect )　#查看汇总信息
image( inspect )　#使用 image( )函数可以可视化整个稀疏矩阵
itemFrequencyPlot( inspect, support=0.1, main='support=0.1' )
#support=0.1 表示最小支持度为 0.1
abline( h=0.5 )
text( x=20, y=0.7, labels = 'support=0.5' )
itemFrequencyPlot( inspect, topN=20, main='topN=20' )　#topN=20 表示支持度排在前
20 的项目
abline( h=0.5 )
text( x=20, y=0.7, labels = 'support=0.5' )
inspect_rules < -apriori( inspect, parameter=list( support=0.5, confidence=0.9, minlen=2 ))
summary( inspect_rules )
inspect( sort( inspect_rules, by='lift' )[1: 10] )
```

第二节　推荐系统

推荐系统是在信息过载时,信息拥有者向其受众进行的有选择的信息推送系统。比如,打开医药服务平台时,服务器会从数据库中调取用户的浏览记录为其推荐感兴趣的药品或服务,这些推荐信息会随着患者行为的变化而发生变化,这是推荐系统的算法在起作用。随着医疗卫生信息化的发展,电子病历与健康档案积累的海量数据使基于大数据挖掘与分析的智能医疗推荐成为可能。准确的推荐不仅能够降低信息过载,更重要的是能够为患者提供个性化的医疗服务,给患者带来极大的便利。本节主要介绍三部分内容:①推荐系统中常见的基于近邻的推荐,以药物和疾病为例介绍推荐算法;②处理高维数据的矩阵分解 SVD 算法;③R 中推荐算法 recommenderlab 包的用法。

一、基于近邻的推荐

1. 基于近邻的推荐算法 经典的推荐算法解决的是如何基于用户和已购买物品的评分对用户未购买的商品进行评分,根据评分大小对用户购买物品的可能性进行预测,并将预测结果作为提供商品购买建议的依据。在老药新用的药物研发中,将药物视为用户,疾病视为项目,可以通过推荐系统尝试对药物的适应证进行建议,通过参考得到的药物和疾病的关联信息进行药物研发,以此达到缩短药物研发成本和周期的效果,扩大老药适应证发现新的作用靶点。以下介绍推荐系统评分矩阵中评分的两种类型,连续型评分和离散型评分。

(1)连续型评分:以药物适应证研发为例,设有 N 种药物,M 种疾病,评分矩阵记为 $R_{N \times M}$,r_{ui} 表示第 u 种药物对第 i 种病症的有效评分,评分高取大值,评分低取小值。先从药物的行视角来看,如果药物 u 对疾病 i 尚未评分,记 $N(u)$ 为药物 u 的相近药物,$N_i(u)$ 为所有对病症 i 使用过且具有疗效评分的药物,称为药物 u 的近邻,可以利用所有在 i 病症上 u 的近邻评分的平均值来预测药物 u 对病症 i 的评分(式7-5)。

$$\hat{r}_{ui} = \frac{1}{N_i(u)} \sum_{v \in N_i(u)} r_{vi} \tag{式 7-5}$$

如果对于不同的近邻,药物 u 与其之间有不同的相似度,用 ω_{uv} 表示药物 u、v 之间的相似度大小,可以用加权平均来进行预测(式7-6)。

$$\hat{r}_{ui} = \frac{\sum_{v \in N_i(u)} \omega_{uv} r_{vi}}{\sum_{v \in N_i(u)} |\omega_{uv}|} \tag{式 7-6}$$

公式中 ω_{uv} 可以大于 0,表示药物 u 和 v 疗效正向相似;也可以小于 0,表示药物 u 和 v 之间疗效相反。

(2)离散型评分:如前所述,连续型评分更容易受到标准化处理的影响,实际上更为常见的是离散型评分,比如“好”“中”“差”用数字 1,2,3 表示。以基于药物相似度的分类为例,假设一类疾病的评分由 $S=\{1, 2, \cdots, K\}$ 共 K 个分值选项构成,尝试运用近邻方式预测药物 u 最可能的评分。通过药物 u 的相关药物在第 s 级分数上的评分情况预测药物 u 获得 s 分的可能性($s=1, 2, \cdots, K$)(式7-7)。

$$\hat{s}_{ui} = \sum_{v \in N_i(u)} \delta(r_{vi}=s) \omega_{uv} \tag{式 7-7}$$

其中,$\delta(\cdot)$ 为示性函数,取值为 1 或 0;ω_{uv} 为药物 u 和 v 的相似度。对所有的 K 个分数分别计算评分 $\hat{s}_{ui}$ 后,用最大的 $\hat{u}$ 对应的 s 作为预测的评分(式7-8)。

$$\hat{r}_{ui} = \arg \max_s \hat{s}_{ui} \tag{式 7-8}$$

2. 基于近邻预测的三要素 由基于近邻评分预测模型来看,使用这一模型的过程中有三个因素需要考察,分别是:近邻选择、相似度计算和评分标准化。

(1)近邻选择:近邻是基于近邻的评分模型中至关重要的因素,如何定义近邻,如何选择近邻,将极大地影响推荐系统的最终效果。一般而言,通过相似度度量近邻,认为两个用户(或物品)相似度越大越相邻。关于近邻有三个基本的选择标准:top-M filtering:保留最像(即相似度最大)的前 M 个;threshold filtering:保留相似度(绝对值)大于一个阈值的用户(或物品);negative filtering:去掉不像的用户(或物品)。

(2)相似度计算:相似度既可以作为选择近邻的标准,又是评分计算的权值,作用很大。

相似度的计算有很多方式，按连续性评分数据和离散型数据分别讨论。

1）连续型评分数据的相似度计算方式有两种。

Pearson 相关系数：对于两种药物 u 和 v，*Pearson* 相关系数定义为（式7-9）：

$$PC(u,v) = \frac{\sum_{i \in I_{uv}}(r_{ui}-\bar{r}_u)(r_{vi}-\bar{r}_v)}{\sqrt{\sum_{i \in I_{uv}}(r_{ui}-\bar{r}_u)^2 \sum_{i \in I_{uv}}(r_{vi}-\bar{r}_v)^2}} \qquad （式7-9）$$

Cosine 相似度：当数据稀疏性强时，可考虑用夹角余弦相似度算法。对于两种药物 u 和 v，基于评分矩阵 R 定义的 *Cosine* 相似度为（式7-10）：

$$CV(u,v) = cos(x_u, x_v) = \frac{\sum_{r \in I_{uv}}r_{ui}r_{vi}}{\sqrt{\sum_{i \in I_u}r_{ui}\sum_{i \in I_v}r_{vi}}} \qquad （式7-10）$$

其中，分子中 I_{uv} 表示药物 u 和 v 有共同疗效评分的疾病集合，分母中 I_u 和 I_v 分别表示药物 u 和 v 各自疗效的疾病集合。与 *Pearson* 相关系数不同，这里分子与分母的疾病集合不同。类似的，可以定义物品的 *Cosine* 相似度和 *Pearson* 相关系数。

2）离散型评分数据的相似度计算方式有两种。

对于 0-1 数据，比如 1 表示某药物对某种疾病有效，0 表示无效，一般用 *Jaccard* 指数定义药物之间的相关性（式7-11）。

$$sim_{Jaccard}(X,Y) = \frac{|X \cap Y|}{|X \cup Y|} \qquad （式7-11）$$

其中，X 表示药物 u 有效取值为 1 的疾病集合；Y 表示药物 v 有效取值为 1 的疾病集合；$|X \cap Y|$ 表示药物 u 和 v 同时取 1 的疾病数量，$|X \cup Y|$ 表示药物 u 或 v 取 1 的疾病数量。

除此之外，当评分是顺序类型的数据时，还可以考虑 *Spearman* 秩相关系数。

相似度度量方法在实际使用过程中有一个风险，相似度数值的大小未必能集中体现评分数量的多少。例如，药物 a 和 b 之间的相似度为 1，药物 a 和 c 之间的相似度为 0.9，看起来 b 比 c 距 a 更近。如果实际上 a 和 b 只共同在 2 种疾病上有评分，a 和 c 共同在 200 种疾病上有评分，c 与 a 同在的事实量比 b 与 a 的同在量更多，在近邻的度量中应该增加这种同在量。这样就可以在相似性权重的基础上添加一个同在评分数目的惩罚（式7-12）。

$$\omega'_{uv} = \frac{\min\{|I_{uv}|, \gamma\}}{\gamma} \times \omega_{uv}, \quad \omega'_{ij} = \frac{\min\{|U_{ij}|, \gamma\}}{\gamma} \times \omega_{ij} \qquad （式7-12）$$

其中，$|I_{uv}|$ 表示药物 u、v 共有评分的疾病数量；$|U_{ij}|$ 表示同时对疾病 i 和 j 都有效的药物数量；γ 是一个事先给定的阈值，如果 $|I_{uv}|$（或 $|U_{ij}|$）小于该阈值，则表示相应的权重 ω_{uv}（或 ω_{ij}）需要调整。由于一种药物治疗的疾病类型有限，药物对应的疾病评分矩阵一般会比较稀疏，计算药物之间的相似度常常遇到对症疾病不足的情况，可以考虑通过疾病的相似度关联出相近疾病之间的相似度评分。

（3）评分标准化：药物在不同疾病上的"疗效分值"具有个体化差异，比如以 100 分为基准，有些药物疗效在可观测疾病上的效果明显分值在 60～80 分，但有些药物是在不可观测疾病上的效果，这个效果通常不会有很高的分值，表明不同药物的评分范围往往不同，这样就需要对不同药物的分值进行标准化处理。为了更好地预测每种药物对每种疾病的评分，可以对连续型分值引入标准化分数 h，中心化 $[h(r_{ui})=r_{ui}-\bar{r}_u]$ 和标准化 $[h(r_{ui})=(r_{ui}-\bar{r}_u)/s_u]$ 是两种常用的标准化函数的选取方法。同样，离散型评分也会受到药物打分个体化差异的影

响,对式 7-8 引入标准化函数 h 之后的计算公式为(式 7-13):

$$\hat{r}_{ui}=h^{-1}\left(\arg\max_{s\in S'}\sum_{v\in N_i(u)}\delta(h(r_{vi})=s)\omega_{uv}\right) \qquad (式7-13)$$

其中,S' 是评分值集合 S 对应的标准化后的评分值集合。

二、矩阵分解算法

在实践中当评分矩阵维度比较高时运算速度较慢,同时数据中难免包含一些噪声。降维是一种有效提高运算效率和过滤数据噪声的方法,常使用矩阵分解算法。

1. SVD 算法(singular value decomposition) 奇异值分解首先是对缺失元素赋予初始值,例如用项目的平均得分补全评分矩阵 R,补全后的评分矩阵为 $\tilde{R}$,然后对 $\tilde{R}$ 运用奇异值分解(式 7-14)。

$$\tilde{R}=U\sum V^T \qquad (式7-14)$$

其中 $U\in R^{N\times K}$,$V\in R^{M\times K}$,$\sum\in R^{K\times K}$,$\sum$ 是一个对角阵,对角线是 $\tilde{R}$ 的奇异值。选取 $\tilde{R}$ 矩阵前 k 个最大的奇异值组成矩阵 $\sum_k$,同时找到 U、V 中与这 k 个奇异值对应的列向量,组成 U_k 和 V_k,将这三个矩阵重新相乘,得到(式 7-15):

$$\hat{R}=U_k\sum\nolimits_k V_k^T \qquad (式7-15)$$

$\hat{R}$ 即为评分矩阵 R 的最终补全矩阵。

SVD 分解不仅可以实现降维,而且能去除噪声提纯数据结构,从而优化算法的结果。但 SVD 分解有两个不足:第一,该方法需要对缺失值进行补全,当评分矩阵过于稀疏时,将被转成一个稠密矩阵,对稠密矩阵进行 SVD 分解的时间和空间复杂度都非常高,当数据集规模很大时,运算效率会比较低。第二,对缺失值进行补全的随意性比较强,很可能歪曲评分信息,引入更多的误差,导致算法不够稳健。针对这些不足,研究者建议使用基于梯度下降法的矩阵分解模型替代传统的 SVD 分解。

2. 基础矩阵分解模型(basic matrix factorization) 基础矩阵分解模型认为评分矩阵中的行和列具有模块对应特征,矩阵分解的目标是通过分解提取部分行和部分列,将行和列映射到同一个因子空间上。对评分矩阵找到两个矩阵 P 和 Q,使其相乘近似评分矩阵 R(式 7-16)。

$$\hat{R}_{N\times M}=P_{N\times f}\times Q_{N\times f}^T\approx R_{N\times M} \qquad (式7-16)$$

通过矩阵分解提取出 f 个特征,一种药物 u 对一种疾病 i 的疗效可以通过用户特征向量 $p_u\in R^f$ 和项目特征向量 $q_i\in R^f$ 的点乘来得到,其中 q_i 衡量了项目 i 在这 f 个特征上的表现,p_u 衡量了药物 u 对 f 种疾病的综合治疗疗效(式 7-17)。

$$\hat{r}_{ui}=p_u^T\cdot q_i \qquad (式7-17)$$

向量 p_u 和 q_i 可以通过优化以下损失函数进行训练(式 7-18)。

$$C(D)=\sum_{(u\cdot i)\in D_A}(r_{ui}-p_u^T\cdot q_i)^2+\lambda(\|p_u\|^2+\|q_i\|^2) \qquad (式7-18)$$

其中 D_A 是训练集,即已知的评分值;$(r_{ui}-p_u^T\cdot q_i)^2$ 代表预测值和实际评分之间的平方误差;$\lambda(\|p_u\|^2+\|q_i\|^2)$ 是正则化项,防止训练过拟合,λ 是正则化系数。

求解这个优化问题通常有两种方法,一种是交叉最小二乘法(alternative least squares),另一种是随机梯度下降法(stochastic gradient descent)。前一种方法涉及矩阵求逆,常需要面对逆矩阵不存在的问题,计算比较复杂;后一种方法则用梯度进行迭代,比较简单,运算效率较高。以下介绍随机梯度下降法。

3. 随机梯度下降（SGD stochastic gradient descent）　当评分矩阵十分庞大时，直接矩阵分解的效率非常低下，需要采用梯度下降法通过迭代程序产生评分矩阵的近似分解。对（式 7-18）中 p_u 和 q_i 求偏导，然后运用随机梯度下降法对 p_u 和 q_i 进行迭代更新（式 7-19）。

$$\bullet\ p_u \leftarrow p_u + \alpha(q_i e_{ui} - \lambda p_u)$$
$$\bullet\ q_i \leftarrow q_i + \alpha(p_u e_{ui} - \lambda q_i) \tag{式 7-19}$$

当检验样本集上的 *RMSE* 开始增加时，停止迭代。

除了基于近邻的算法和矩阵分解方法之外，图模型在评分推荐中也有广泛应用。推荐系统结果有很多评判方法，例如准确率、召回率、平均打分值、产品平均度、差异性等。

三、recommenderlab 包

recommenderlab 包提供了一个可以用评分数据和 0-1 数据创建推荐算法并对其进行评估的环境。其提供了几种基础算法，提供注册机制允许用户使用自定义算法，recommenderlab 包的数据类型采用 S4 类构造。

1. 评分矩阵数据接口　使用抽象的 ratingMatrix 为评分数据提供接口，ratingMatrix 采用了很多类似矩阵对象的操作，如 dim( )，dimnames( )，colCounts( )，rowCounts( )，colMeans( )，rowMeans( )，colSums( )，rowSums( )；也增加了一些特别的操作方法，如 sample( )，用于从用户（行）中抽样，image( ) 可以生成像素图。ratingMatrix 的两种具体运用是 realRatingMatrix 和 binaryRatingMatrix，分别对应评分矩阵的不同情况。其中 realRatingMatrix 使用的是真实值评分矩阵，存储在由 Matrix 包定义的稀疏矩阵（sparse matrix）格式中；binaryRatingMatrix 使用的是 0-1 评分矩阵，存储在由 arule 包定义的 itemMatrix 中。

2. 存储推荐模型并基于模型进行推荐　类 Recommender 使用数据结构来存储推荐模型，创建方法是：

Recommender(data=ratingMatrix, method, parameter=NULL)

返回一个 Recommender 对象，可以用来做 top-N 推荐的预测：

predict(object, newdata, n, type=c('topNlist, ratings'), …)

3. 运用 registry 包提供的注册机制自定义推荐算法　注册机制调用 recommenderRegistry 并存储推荐算法名字和简短描述。

4. 评估推荐算法的效果　recommenderlab 包提供了 evaluationScheme 类的对象用于创建并保存模型的评价。创建函数如下：

evaluatiomScheme(data, method, train, k, given)

这里的方法可以采用简单划分、自助法抽样、k- 折交叉验证等。可以使用函数 evaluate( ) 评估多个算法的效果。

例 7-2　基于例 7-1 的数据集，运用 R 软件实现推荐算法。

推荐算法的核心是计算对象之间的相似性，对于 0-1 矩阵，此处选用 *Jaccard* 指数来刻画对象之间的相似性，使用 similarity 函数分别计算设备之间的相似性和检测项目与检测项目之间的相似性，输出结果如图 7-6。

图 7-6 展示了前 5 种设备、前 3 种检测项目之间的相似性。可以看到设备 455-8 AS 和

455-7600 之间的相似度最高,这是因为这两套设备是由同一家厂商生产。

```
> similarity(data1[1:5,], method = "jaccard") #计算前5种设备的相似度
            364- 411    662-4000    455-8 AS    455-7180
662-4000 0.39285714
455-8 AS 0.00000000  0.00000000
455-7180 0.00000000  0.00000000  0.40000000
455-7600 0.04347826  0.03571429  0.71428571  0.28571429
> similarity(data1[,1:3], method = "jaccard", which = "items") #计算前3种检测项目的相似性
                    军团菌IgM抗体  游离β人绒毛膜促性腺激素
游离β人绒毛膜促性腺激素     0.3333333
单纯疱疹病毒1型IgM抗体      0.5000000                 0.2500000
```

图 7-6 设备与设备、项目与项目之间的相似性计算

Names(recommenderRegistry$get_entries(dataType="binaryRatingMatrix"))可以查看 recommenderlab 包适用于 0-1 稀疏矩阵的模型,结果见表 7-5。

表 7-5 0-1 稀疏矩阵适用模型

数据类型	模型
0-1 稀疏矩阵 (binaryRatingMatrix)	"HYBRID_binaryRatingMatrix" "ALS_implicit_binaryRatingMatrix" "AR_binaryRatingMatrix" "IBCF_binaryRatingMatrix" "POPULAR_binaryRatingMatrix" "RANDOM_binaryRatingMatrix" "RERECOMMEND_binaryRatingMatrix" "UBCF_binaryRatingMatrix"

对于 0-1 稀疏矩阵,recommenderlab 包有多种模型可供使用,此处采用基于用户 (UBCF)和基于项目(IBCF)的模型分别对数据建模,模型性能比较见表 7-6。可以看到基于项目的模型效果更好,据此对三种设备进行预测,推荐结果见表 7-7。

表 7-6 两种模型的性能比较

	Precision	Recall	TPR	FPR
UBCF	0.42	0.51	0.51	0.04
IBCF	0.59	0.81	0.81	0.03

表 7-7 三种设备预测结果

编号	能够检测到的项目
455-7180	补体 C4、C 反应蛋白、前白蛋白、转铁蛋白、$β_2$ 微球蛋白、甲状腺球蛋白抗体、甲状腺过氧化物酶抗体
364-c701	补体 C4、补体 C3、转铁蛋白、前白蛋白、$β_2$ 微球蛋白
662-800	甲胎蛋白、梅毒螺旋体抗体、乙型肝炎病毒 e 抗体、乙型肝炎病毒核心抗体、乙型肝炎病毒表面抗原、乙型肝炎病毒表面抗体、乙型肝炎病毒 e 抗原、C 肽、甲状腺球蛋白、丙型肝炎病毒抗体

注:编号列信息由两部分构成,"–"前代表厂家,"–"后代表型号,表中做了脱敏处理。

本例 R 参考程序代码如下：

```
df=read.csv（" 免疫 .csv", sep=', ', header = TRUE）  # 读入数据
rownames( df )=df$eqiupment
df=df[ , -1]
data=as.matrix( df )  # 将数据框转化为矩阵
library( recommenderlab )
data1=as( data, "binaryRatingMatrix" )  # 将数据转化为 0-1 评分矩阵
image( data1[ , ], main = "Binary rating matrix" )
similarity( data1[1 : 5, ], method = "jaccard" )  # 计算前 5 种设备的相似度
similarity( data1[ , 1 : 3], method = "jaccard", which = "items" )
# 计算前 3 种检测项目的相似性
recommender_models=recommenderRegistry$get_entries( dataType="binaryRating
Matrix" )
names( recommender_models )# 查看可以使用的模型
# 选择基于用户和基于商品的模型，即 "IBCF_binaryRatingMatrix" 和 "UBCF_
binaryRatingMatrix"
# 划分训练集和测试集，选取 80% 的数据为训练样本，20% 的数据为测试样本
e < - evaluationScheme( data1, method="split", train=0.8, k=1, given=1 )
re.IBCF=Recommender( getData( e, "train" ), method='IBCF', parameter=list
( method='jaccard' ) )
re.UBCF=Recommender( getData( e, "train" ), method='UBCF', parameter=list
( method='jaccard' ) )
# 使用已知数据对未知数据做预测，并比较两种模型的好坏
pU < - predict( re.UBCF, getData( e, "known" ), type="topNList", n=10 )
pI < - predict( re.IBCF, getData( e, "known" ), type="topNList", n=10 )
predict_err=rbind( calcPredictionAccuracy( pU, getData( e, "unknown" ), given=3 ),
calcPredictionAccuracy( pI, getData( e, "unknown" ), given=3 ) )
rownames( predict_err )=c( "UBCF", "IBCF" )
predict_err
# 基于 item 进行的推荐效果较好
list=as( pI, "list" )  # 以 list 列表查看
list[1 : 3]  # 查看前 3 种设备能够检测的项目推荐
```

第三节　复杂网络

　　复杂网络的研究目的是研究大型复杂系统组件之间的关系，其中复杂系统的结构和功能之间的关系是关注的热点。研究复杂系统的结构和功能特点，需要用一种统一的工具描述这些复杂系统，这个工具就是复杂网络。钱学森曾经这样定义复杂网络：具有自组织、自相似、吸引子、小世界、无标度中部分或全部性质的网络称为复杂网络。本节包括三部分内

容：①网络图的基本概念和常见的网络模型；②衡量节点中心性的几大指标；③常见的网络社群结构的识别算法。

一、网络图的基本概念

网络图是由多个顶点和顶点之间的边组成的集合，常记为 $G=(V, E)$，V 是顶点集，E 是边集，本节中用 N 表示顶点的数量。数学里有很多方法表示网络结构，邻接矩阵是其中一种重要的表示方法。邻接矩阵（adjacency matrix）是表示顶点之间相邻关系的矩阵，分为无向图的邻接矩阵和有向图的邻接矩阵。有 N 个顶点的网络邻接矩阵是一个 N 阶方阵。

无向图（无向简单图）的邻接矩阵 A 中元素 A_{ij} 的含义如下（式 7-20）：

$$A_{ij}=\begin{cases} 1, \text{如果顶点}i\text{和}j\text{之间存在一条边} \\ 0, \text{其他} \end{cases} \qquad (\text{式 7-20})$$

对于一个没有自边的网络，其邻接矩阵有两个特点：第一，邻接矩阵对角线为 0；第二，邻接矩阵是对称的。邻接矩阵也可以用来表示带有重边和自边的网络。重边可以通过将其对应的矩阵元素 A_{ij} 值设定为边的数目来表示，自边可以将矩阵中对应的对角元素设定为 2 来表示。

有向图的邻接矩阵 A 中元素 A_{ij} 的含义如下（式 7-21）：

$$A_{ij}=\begin{cases} 1, \text{如果存在从顶点}j\text{指向顶点}i\text{的边} \\ 0, \text{其他} \end{cases} \qquad (\text{式 7-21})$$

注意，有向图的邻接矩阵往往不是对称的。

实际网络兼有确定和随机两大特征，确定性的法则通常隐藏在统计性质中。研究者在刻画复杂网络结构的统计特性上提出了很多概念和方法，其中都包含三个基本概念：度分布、平均路径长度和聚类系数。以下的网络如果没有特别指明，都指简单无向网络。

1. 度与度分布

（1）节点的度与网络的平均度：节点 v_i 的度 k_i 定义为与该节点相连接的边数。直观上看，一个节点的度越大，该节点在某种意义上就越"重要"。

定义 7-1 网络中所有节点 v_i 的度 k_i 的平均值称为网络的平均度，记为 $<k>$（式 7-22）。

$$<k>=\frac{1}{N}\sum_{i=1}^{N}k_i \qquad (\text{式 7-22})$$

无向无权图的邻接矩阵 A 与节点 v_i 的度 k_i 的函数关系很简单：邻接矩阵二次幂 A^2 的对角元素 A_{ii}^2 就等于节点 v_i 的度 k_i（式 7-23）。

$$k_i=A_{ii}^2 \qquad (\text{式 7-23})$$

实际上，无向无权图的邻接矩阵 A 的第 i 行或第 i 列元素之和也是度，从而无向无权图网络的平均度就定义为 A^2 的对角元素之和除以节点数（式 7-24）。

$$<k>=\frac{tr(A^2)}{N} \qquad (\text{式 7-24})$$

（2）度分布：网络中节点的分布情况可以用分布函数表示，一般用直方图描述网络顶点度的分布。完全随机网络的度分布近似泊松分布，其形状在远离峰值 $<k>$ 处呈现指数下降。许多实际网络的度分布明显有别于泊松分布,可以用幂律形式 $P(k) \propto k^{-\gamma}$ 更好地描述。幂律分布也称为无标度分布,具有幂律度分布的网络称为无标度网络。

2. 网络平均路径长度 网络中顶点 v_i 和 $v_j \in V$, v_i 和 v_j 之间的距离 d_{ij} 定义为连接这两个节点的最短路径的边数,其倒数 $1/d_{ij}$ 称为节点 v_i 和 v_j 之间的效率,记为 ε_{ij}。通常效率用来度量结点间的信息传递速度,当 v_i 和 v_j 没有路径连通时,$d_{ij}=\infty$,$\varepsilon_{ij}=0$。

定义 7-2 网络中任意两个节点之间距离的最大值称为网络的直径,记为 D(式 7-25)。

$$D = \max_{1 \leq i < j \leq N} d_{ij} \tag{式 7-25}$$

定义 7-3 网络的平均路径长度 L 定义为任意两个节点之间距离的平均值(式 7-26)。

$$L = \frac{1}{C_N^2} \sum_{1 \leq i < j \leq N} d_{ij} \tag{式 7-26}$$

3. 聚类系数 一般假设网络中的一个节点 v_i 有 k_i 条边将它和其他节点相连,这 k_i 个节点就称为节点 v_i 的近邻。显然,k_i 个节点之间最多可能有 $C_{k_i}^2$ 条边。

定义 7-4 节点 v_i 的 k_i 个近邻节点之间实际存在的边数 E_i 和总的可能的边数 $C_{k_i}^2$ 之比定义为节点 v_i 的聚类系数 C_i(式 7-27)。

$$C_i = \frac{E_i}{C_{k_i}^2} \tag{式 7-27}$$

二、常见的网络模型

本部分主要介绍几类基本的网络模型,包括规则网络、随机网络、小世界网络和无标度网络。

1. 规则网络 规则网络(regular network)是一类最简单的网络模型,在此类网络中,任意两个节点之间的联系都遵循既定的规则。规则网络的基本性质是具有平移对称性,每个节点的度和聚类系数相同。常见的规则网络包括全局耦合网络(任意两个节点之间都有边直接相连,见图 7-7a)、最近邻耦合网络(每一个节点只与它周围的近邻节点相连,见图 7-7b)和星形耦合网络(网络有一个中心点,其余的 $N-1$ 个节点都与该中心点相连,见图 7-7c)。

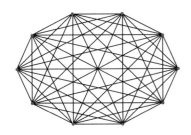
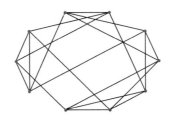
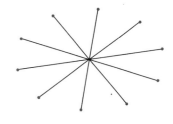

a 节点数为10的全局耦合网络　　b 含有10个节点,每个节点有4个近邻的最近邻耦合网络　　c 节点数为10的星形耦合网络

图 7-7 三种规则网络

2. 随机网络 由于大多数规则网络的平均路径长度和聚类系数都比较大,很难反映现实中结构的异质性以及动态增长性。为了描述通信和生命科学中的网络,1959年匈牙利数学家Erdös和Rényi首次将随机性引入网络中,提出了著名的随机网络模型,简称ER模型。以下介绍两种典型的随机网络。

(1)ER模型:给定N个节点,最多可以存在$N(N-1)/2$条边,从这些边中随机选择M条就可以得到一个随机网络,总共可产生$C_{N(N-1)/2}^{M}$种可能的随机网络,且每种可能的概率相等。

(2)二项式模型:给定N个节点,每一对节点以概率P进行连接,所有连线的数目是一个随机变量,其平均值为$M=PN(N-1)/2$。如果C_0是一个由N个节点和M条边组成的图,那么得到该图的概率是(式7-28):

$$P(C_0)=P^M(1-P)^{N(N-1)/2-M} \tag{式7-28}$$

其中,P^M为M条边同时存在的概率,$(1-P)^{N(N-1)/2-M}$为其他边都不存在的概率。二者是相互独立的,因此二者相乘得图C_0存在的概率。

随机网络的性质主要包括:度服从Poisson分布;节点之间的平均距离短;聚类系数小。

3. 小世界网络 前面提到的规则的最近邻耦合网络具有高度聚类性,但并不是小世界网络,而ER随机网络虽然具有小的平均路径但却没有高聚类特性。上述两类模型都不能再现真实网络的重要特征,毕竟大部分实际网络既不是完全规则的,也不是完全随机的。作为从完全规则网络向随机网络的过渡,Watts和Strogtz于1998年引入了小世界网络模型,称为WS小世界模型,图7-8是一个有10个节点、每个节点有4个近邻、每个近邻以0.3的概率随机化重连边的WS小世界网络。

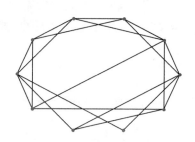

图7-8 WS小世界网络图

小世界的概念,简单来说是用来刻画这样一个事实:网络的节点规模很大,但其中任意两个节点之间却有一个相对小的距离。小世界特征除了具有比较短的平均距离外,还表现出相对较大的聚类系数。以下是两种典型小世界网络模型。

(1)WS小世界模型:①从规则图开始,考虑一个含有N个点的最近邻耦合网络,围成一个环,其中每个节点都与其左右相邻的各$K/2$个节点相连,K是偶数。②随机化重连,将规则图中的每条边以概率P随机重新连接,即将边的一个端点保持不变,而另一个端点以概率P变为网络中其余$N-K-1$个节点中随机选择的一个节点。其中规定,任意两个不同的节点之间至多只能有一条边,即若重连的两个节点之间有边,则该边就不进行重连。

在上述模型中,$P=0$对应完全规则网络,$P=1$对应完全随机网络,通过调节P值就可以控制从完全规则网络到完全随机网络的过渡。

(2)NW小世界模型:WS小世界模型构造算法中的随机化过程可能会破坏网络的连通性。另一个研究较多的小世界模型是由Newman和Watts提出的,称为NW小世界模型。该模型用"随机化加边"取代WS小世界模型构造中的"随机化重连"。NW小世界模型构造算法如下:①从规则图开始,考虑一个含有N个点的最近邻耦合网络,围成一个环,其中每个节点都与其左右相邻的各$K/2$个节点相连,K是偶数。②随机化加边,以概率P在随机选取的一对节点之间加一条边。其中,任意两个不同的节点之间至多只有一条边,并且每个节点都不能有边和自己相连。

在 NW 小世界模型中，$P=0$ 对应原来的最近邻耦合网络，$P=1$ 则对应全局耦合网络。在理论分析上，NW 小世界模型比 WS 小世界模型简单一些。当 P 足够小和 N 足够大时，NW 小世界模型本质上等同于 WS 小世界模型。

4. 无标度网络　ER 随机网络、WS 和 NW 小世界网络的共同特征是网络的度分布是一种近似 Poisson 分布。该分布在度平均值 $<k>$ 处有一个峰值，然后呈指数快速衰减，此类网络也被称为均匀网络或指数网络。但很多网络（包括 Internet 和新陈代谢网络等）都不同程度拥有以下共同特性：大部分节点只和少数几个节点连接，而个别节点却与其他节点大量连接，表现在度分布上就是具有幂律形式，即 $P(k) \propto k^{-\gamma}$。这些具有大量连接的节点称为集散节点，所拥有的连接可能高达几百、几千甚至几百万。包含这种集散节点的网络，由于网络节点的度没有明显的特征长度，故称为无标度网络（scale-free network）。

无标度网络的幂律型度分布使得此类网络在小世界特征的基础上又具有了很多新的性质，如不存在传染病传播的临界阈值等。以下重点介绍一种无标度网络 BA 模型。Barabási 和 Albert 提出了一个无标度网络模型，称为 BA 模型。他们认为以前的许多网络都没有考虑到实际网络的两个重要特性：增长性和优先连接属性。

BA 模型的初始网络没有完全设定，只说明开始给定 m_0 个节点，它们之间如何连接没有阐明，可以从 m_0 个节点全部为孤立点的图开始，也可以从 m_0 个节点的完全图开始。图 7-9 是一个含有 10 个节点、每次加入 1 条边的 BA 无标度网络。

对于 N 个节点的无标度网络，度分布 $P(k) \propto k^{-\lambda}$，当 $2 < \lambda < 3$ 时，平均路径长度 $L \propto lnlnN$；当 $\lambda=3$ 时，$L \propto lnN/lnlnN$；当 $\lambda > 3$ 时，$L \propto lnN$。

对于 BA 无标度网络，由于 $\lambda=3$，平均路径长度：$L_{BA} \propto lnN/lnlnN$，这表明 BA 无标度网络也具有小世界特性。

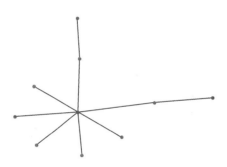

图 7-9　节点数为 10 的 BA 无标度网络

三、节点中心性的衡量

中心性（centrality）用来衡量网络中哪些顶点是最重要的参数，关于重要性有很多种定义，相应的也有多种网络中心性的测度。本部分主要介绍三种常用的测度。

1. 度中心性　网络中心性最简单的测度是顶点的度，即与顶点相连的边的数量，在有向网络中，顶点有出度和入度两种，两者在合适的条件下都可以是有效的中心性度量。尽管度中心性是一种简单的测度，但具有启发性，可以表现节点影响力的大小，例如在社会网络中，与其他人联系频繁的人比与其他人联系少的人更具影响力。

2. 特征向量中心性　在度中心性度量中，研究者认为具有较多连接的节点更重要。然而在现实中，拥有更多朋友并不能确保这个人就是重要的，拥有更多重要的朋友才能提供更有力的信息。

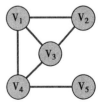

图 7-10　包含 5 个顶点的网络图

从图 7-10 得到相应 5×5 的邻接矩阵 A。

$$A = \begin{pmatrix} - & 1 & 1 & 1 & 0 \\ 1 & - & 1 & 0 & 0 \\ 1 & 1 & - & 1 & 0 \\ 1 & 0 & 1 & - & 1 \\ 0 & 0 & 0 & 1 & - \end{pmatrix}$$

现在考虑 x，一个 5×1 的向量，向量的值对应图中的每个点。在这种情况下计算的是每个点的度中心性，即以点的连接数来衡量中心性的高低。矩阵 A 乘以这个向量的结果是一个 5×1 的向量：

$$Ax = \begin{pmatrix} - & 1 & 1 & 1 & 0 \\ 1 & - & 1 & 0 & 0 \\ 1 & 1 & - & 1 & 0 \\ 1 & 0 & 1 & - & 1 \\ 0 & 0 & 0 & 1 & - \end{pmatrix} \begin{pmatrix} 3 \\ 2 \\ 3 \\ 3 \\ 1 \end{pmatrix} = \begin{pmatrix} 0 \times 3 + 1 \times 2 + 1 \times 3 + 1 \times 3 + 0 \times 1 \\ 1 \times 3 + 0 \times 2 + 1 \times 3 + 0 \times 3 + 0 \times 1 \\ 1 \times 3 + 1 \times 2 + 0 \times 3 + 1 \times 3 + 0 \times 1 \\ 1 \times 3 + 0 \times 2 + 1 \times 3 + 0 \times 3 + 1 \times 1 \\ 0 \times 3 + 0 \times 2 + 0 \times 3 + 1 \times 3 + 0 \times 1 \end{pmatrix} = \begin{pmatrix} 8 \\ 6 \\ 8 \\ 7 \\ 3 \end{pmatrix}$$

结果向量的第一个元素是用矩阵 A 的第一行去"获取"每一个与第一个点有连接的点的值，即点度中心，然后将它们相加，这样做的结果就是"扩散了"点度中心性。继续用矩阵 A 乘以结果向量，这样做的结果是使这一中心性数值再次沿着图的边界"扩散"，由此可以观察到中心性在两个方向上的扩散（点既给予也收获相邻节点）。该过程最后会达到一个平衡，特定点收获的数量会和其给予相邻节点的数量取得平衡。即最终会到达一个点，各个节点在整体中的比例保持稳定。研究者认为，图中的点存在一个数值集合，对于它，用矩阵 A 去乘不会改变向量各个数值的相对大小。也就是说，它的数值会变大，但乘的是同一个因子，用数学符号表示就是：$Ax = \lambda x$。

满足这一属性的向量 X 就是矩阵 A 的特征向量。特征向量的元素就是图中每个点的特征向量中心性（式 7-29）。

$$x_i = k_1^{-1} \sum_j A_{ij} x_j \qquad （式 7\text{-}29）$$

其中 k_1 是矩阵 A 特征值中的最大值，x_i 是顶点 i 的特征向量中心性。

理论上，特征向量中心性对有向网络和无向网络都可使用，但在无向网络中的效果更好。在有向网络中，需要解决一些更复杂的问题。有向网络对应的邻接矩阵通常是不对称的，从而有两个主特征向量，因此需要选择用哪个主特征向量来定义中心性。很多情况下，选择右主特征向量，因为在有向网络中，中心性主要是由指向顶点的顶点，而不是由顶点指向的顶点赋予的。

有向网络的特征向量中心性的复杂性还不仅限于此。如图 7-11 中，顶点 A 与网络中的其他顶点都相连。顶点 A 只有出度，没有入度。这类顶点的中心性为 0。表面上似乎没有问题，一个没有其他顶点指向的顶点中心性为 0。但当考虑顶点 B 时，发现顶点 B 只有一条入边，来自于中心性为 0 的顶点 A，那么顶点 B 的中心性也为 0。进一步研究发现，如果某个顶点被多个顶点指向，多个顶点又被其他多个顶点指向，这就会产生中心性代际传递效应。当上游顶点是一个或多个入度为 0 的

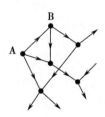

图 7-11 非循环有向网络的顶点中心性复杂性示意图

顶点时,那么作为传递链下游顶点的中心性也会为0。也就是说,对于非循环有向网络,讨论特征向量中心性是毫无意义的。

3. Katz 中心性　Katz 中心性是针对有向网络特征向量中心性问题的一种解决方法,只需为网络中每个顶点赋予少量的"免费"中心性,而不考虑该顶点在网络中的具体位置或其近邻顶点的中心性(式 7-30)。

$$x_i = \alpha \sum_j A_{ij} x_j + \beta \qquad (式 7\text{-}30)$$

其中 α 和 β 是正常数。通过引入第二部分,可使入度为 0 的顶点有一个中心性 β,一旦这些顶点有了非 0 的中心性,这些顶点指向的定向也就会从中得到更多的中心性值。使用矩阵表示方法,式 7-30 可以写成(式 7-31):

$$X = \alpha A X + \beta I \qquad (式 7\text{-}31)$$

Katz 中心性和一般的特征向量中心性的一个重要区别在于其拥有一个自由参数 α,该参数负责调节式 7-31 中特征向量与常数项之间的平衡。如果使用 Katz 中心性,必须设定 α 值。当将 α 值从零不断提高时,中心性也不断提高,并且最终达到一个点,中心性在该点发散,该点也就是 $\det(I - \alpha A)$ 的值经过 0 的那一点。当 $\alpha = 1/k_1$ 时,行列式第一次经过零点,所以应该选择一个小于 $1/k_1$ 的值,以保证中心性的收敛。

Katz 中心性一种可能的扩展是把式 7-31 中的常数项根据顶点的不同而赋予不同的值,可以定义一种更为通用的中心性(式 7-32)。

$$x_i = \alpha \sum_j A_{ij} x_j + \beta_i \qquad (式 7\text{-}32)$$

此外还有 PageRank、核心顶点与权威顶点、接近度中心性、介数中心性等多种度量点中心性的方法,详情可参阅《网络科学导论》相关内容。

四、社群提取算法

网络的另一个基本特征是其具有社团结构或模块结构。这一特征最早由 Girvan 和 Newman 于 2002 年提出。对网络中社团结构的研究是了解整个网络结构和功能的重要途径。近年来大量社群挖掘算法被提出,根据聚类的方式大体上可分为三类:层次聚类方法、最优化方法、块模型方法。块模型方法主要由统计学者研究,通过先假设网络满足某种统计分布,例如假设任意两点之间的边数服从泊松分布,进而通过极大似然方法得到网络的社群。

Girvan 和 Newman 等在 2004 年提出了基于模块值的社群挖掘方法,定量描述网络中的社团,衡量网络社团结构的划分。所谓模块化是指网络中连接社团结构内部顶点的边所占的比例与另外一个随机网络中连接社团结构内部顶点的边所占比例的期望值相减得到的差值。这个随机网络的构造方法为:保持每个顶点的社团属性不变,顶点间的边根据顶点的度随机连接。如果社团结构划分得好,则社团内部连接的稠密程度应高于随机连接网络的期望水平,用 Q 函数定量描述社团划分的模块化水平。模块值方法中运算速度较快的代表是 FN 算法。FN 算法可应用于加权网络或多重图的分析,核心思想是对模块值 Q 的最大化,其中模块值 Q 是评价图划分优劣的质量函数,FN 算法中 Q 的一般表达形式为(式 7-33):

$$Q = \frac{1}{2m} \sum_{vw} (W_{vw} - P_{vw}) \delta(C_v, C_w) \qquad (式 7\text{-}33)$$

其中，W_{vw} 表示实际图中顶点 v 和顶点 w 之间的边数；m 是总边数，常数项 $\dfrac{1}{2m}$ 是为了将边数转化为边的密度；P_{vw} 表示零模型中顶点 v 和顶点 w 之间期望的边数；C_v 表示节点 v 所属社群类型，如果 $C_v=C_w$，示性函数 $\delta(C_v,C_w)=1$，否则为 0。

模块性的基本假设为随机图是没有社群结构的。如果实际图与随机图差别很大，那么就认为这个实际网络图存在社群结构。所谓的差别是通过比较实际图社群内的边密度和随机图对应的期望边密度来体现，当前者比后者越大，就认为社群结构越明显。这里的期望边密度与选择的随机图有关，该随机图称为零模型，在公式中由 P_{vw} 代表零模型。期望边密度是零模型边密度在所有可能实现下的平均。

在讲述具体 FN 算法之前，需要定义两个变量（式 7-34）：

$$e_{ij}=\frac{1}{2m}\sum_{vw}W_{vw}\delta(C_v,i)\delta(C_w,j) \qquad a_i=\sum_j e_{ij} \qquad (式 7\text{-}34)$$

其中 $m=\dfrac{1}{2}\sum_{vw}W_{vw}$。根据上面的定义，$e_{ij}$ 表示社群 i 和 j 之间的边数占整个图边数的比例；a_i 表示社群 i 中顶点度之和占整个图顶点度之和的比例。

FN 算法初始设定每一个顶点即为一个社群，共 K 个社群，然后朝着使整个图的 Q 值增长最快或下降最慢的方向逐对融合社群，$K\text{-}1$ 次融合之后，所有点组成一个社群，算法停止。Q 值最大时所对应的社群结构即为最佳社群结构。

FN 算法的具体步骤如下：

第一步：初始化原始网络为 K 个社群，即每个顶点就是一个社群，初始化 e_{ij} 和 a_i 为（式 7-35）：

$$e_{ij}=\begin{cases} 1/(2m)，如果顶点 i 和 j 有边相连 \\ 0，其他 \end{cases}$$

$$a_i=k_i/(2m) \qquad (式 7\text{-}35)$$

其中 m 为网络中的总边数，k_i 为顶点 i 的度，在初始条件下，矩阵 $E=(e_{ij})=A/(2m)$，这里的 A 是邻接矩阵。

第二步：计算融合有边相连的社群 i 和 j 带来的模块性度量（式 7-36）。

$$\Delta Q_{ij}=(e_{ii}+e_{jj}+e_{ij}+e_{ji}-(a_i+a_j)^2)-(e_{ii}-a_i^2+e_{jj}-a_j^2)=e_{ij}+e_{ji}-2a_ia_j=2(e_{ij}-a_ia_j) \qquad (式 7\text{-}36)$$

融合最大 ΔQ_{ij} 对应的社群 i 和 j，并更新 Q 和矩阵 E。

第三步：重复进行第一步，直到所有顶点融合为一个社群为止。

除此之外，典型的社团结构划分方法还有很多，例如 Kernighan-Lin 算法、谱平均法、Gapocci 算法等，这些都可以帮助更好地理解大规模的复杂网络。

例 7-3 仍然使用例 7-1 的数据，将 149 个项目作为网络的顶点构造邻接矩阵 A，为了简化顶点标签，将顶点用 $V1,V2,\cdots,V149$ 来表示。如果项目 i 和项目 j 能够被同一种设备检测，则 $A_{ij}=1$；如果可以同时被 m 个设备检测，则 $A_{ij}=m$；否则 $A_{ij}=0$。使用 Gephi 软件绘制网络图，并计算重要节点的中心性。

根据邻接矩阵，绘制无向图见图 7-12。

该网络图共有 149 个顶点、10 374 条边，是一个加权无向网络，其中点的大小和颜色深浅是根据加权度（加权入度和加权出度之和）来设置的，加权度越大，点越大、颜色越深。边的粗细和颜色的深浅是根据边的权重来设置的，可以看到在网络图被框起来的部分有和其他顶点不一样的特征。有 6 个顶点颜色最深，尺寸最大，2 个顶点次之；有 1 个顶点处在最边缘，颜色最浅，尺寸最小。现在重点关注上述这几个点，将网络图放大，如图 7-13 所示。

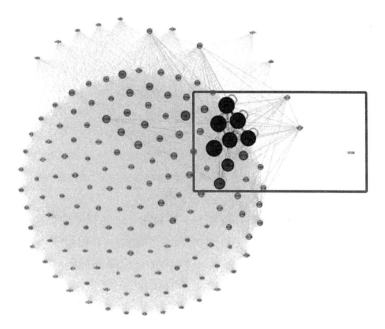

图 7-12　根据邻接矩阵绘制的无向图

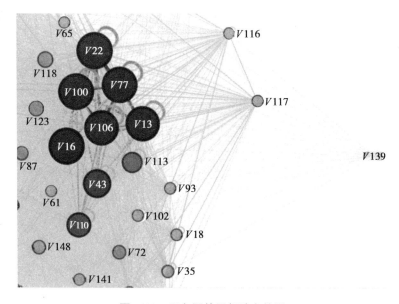

图 7-13　无向图的局部放大效果

颜色最深，尺寸最大的 6 个顶点，依次是 V13、V16、V22、V77、V100、V106，次之的 2 个点是 V43、V110，最边缘的点是 V139。将顶点和检测项目对应，并利用 Gephi 软件计算上述 9 个顶点的度、加权度、特征向量中心性，见表 7-8。

表 7-8　各节点的度、加权度、点中心性

顶点	检测项目名称	度	加权度	特征向量中心性
V13	梅毒螺旋体抗体	150	3 114	1
V16	乙型肝炎病毒表面抗原	150	3 296	1
V22	乙型肝炎病毒表面抗体	150	3 294	1
V77	乙型肝炎病毒 e 抗原	150	3 238	1
V100	乙型肝炎病毒 e 抗体	150	3 270	1
V106	乙型肝炎病毒核心抗体	150	3 120	1
V43	丙型肝炎病毒抗体	149	2 480	0.997
V110	人类免疫缺陷病毒抗体	149	2 128	0.997
V139	触酶试验	20	38	0.119

可以看到梅毒螺旋体抗体、乙型肝炎病毒表面抗原、乙型肝炎病毒表面抗体、乙型肝炎病毒 e 抗原、乙型肝炎病毒 e 抗体、乙型肝炎病毒核心抗体这 6 种检测项目可以被 150 种设备所检测，占总设备的 97%；丙型肝炎病毒抗体、人类免疫缺陷病毒抗体可以被 149 种设备所检测，占总设备的 96%。它们的中心性值也相对较大，说明在临床免疫检测项目中，这几项属于必检项目。

为什么这些项目是临床免疫必检项目呢？这是因为，医生在给患者做手术前，需要进行一系列检查，比如术前免疫八项检查、血常规、尿常规、肝功能、肾功能、血糖、血脂检查等。其中，术前免疫八项检查是患者手术前常规要做的检查。术前免疫八项检查虽然称为八项检查，但其实针对的是四项传染病的检查，其中，有五项针对的是一种疾病，即乙型肝炎，所以又称为乙肝五项检查，包括乙型肝炎病毒表面抗原、乙型肝炎病毒表面抗体、乙型肝炎病毒 e 抗原、乙型肝炎病毒 e 抗体、乙型肝炎病毒核心抗体。此外，剩余三项检查是针对梅毒、丙型肝炎和艾滋病，对应的检查项目分别为是梅毒螺旋体抗体、丙型肝炎病毒抗体、人类免疫缺陷病毒抗体。通过免疫八项检查，医生能够判断患者是否感染乙肝、丙肝、梅毒、艾滋病，了解患者的状况，在手术中进行不同的消毒处理，有效避免院内感染或医源性感染的发生，所以这些项目是临床免疫中的常规检测项目。

触酶试验，又称过氧化氢酶试验，是鉴定细菌种类主要的三种检测手段之一，只有在特定需要时才会主动进行检测，不是常规检测项目，因此很多设备并无检测此项目的功能。

本章例题的详细数据文件和软件运行程序及结果请扫描二维码。

本章小结

1. 关联规则包括关联规则准则和 Apriori 算法。

2. 推荐系统主要包括推荐算法和几种相似度计算方法。计算相似度的公式有很多种，有 *Cosine*、*Pearson*、欧氏距离等。

3. 复杂网络主要包括规则网络、随机网络、小世界网络和无标度网络。规则网络的平均路径长度和聚类系数都比较大，多用于强连通网络模拟，不适用于网络的结构异质性和动态增长性的刻画；随机网络和小世界网络都使用了右偏分布刻画度异质性；无标度网络的节点度服从幂律分布。

（王　星）

练　习　题

一、思考题

1. 列联表分析和关联规则有什么不同？

2. 提升法和证据确认之间为什么说在意义上是等价的？

3. Apriori 算法的基本原理是什么？

4. 从统计特性方面阐述 WS 小世界模型和 NW 小世界模型的异同点。

5. 什么是无标度网络？无标度网络有什么特点？

二、选择题

1. 强关联规则满足条件(　　)。
   A. 最小支持度　　　　B. 最小可信度　　　　C. 最小提升度　　　　D. 最大支持度

2. 关联规则中，可信度度量的是规则的(　　)；支持度度量的是规则的(　　)。
   A. 适用性　　　　　　B. 可靠性　　　　　　C. 准确性　　　　　　D. 稳定性

3. 推荐系统中，计算 0-1 评分数据的相似性，可以使用(　　)。
   A. *Pearson* 相关系数　B. *Cosine* 相似度　　C. *Jaccard* 指数　　　D. *Spearson* 相关系数

4. 聚类稀疏和平均路径长度都为 1 的网络是(　　)。
   A. 最近邻耦合网络　　B. 全局耦合网络　　　C. 星形耦合网络　　　D. 随机网络

5. 常见的社群识别算法包括(　　)。
   A. FN算法　　　　　　B. Kernighan-Lin 算法　C. 谱平均法　　　　　D. Gapocci 算法

三、分析计算题

下表是假设的一个购物篮数据，此数据有 9 次购买记录，请以此为例说明 Apriori 算法的原理。设定最小支持度和可信度分别为 0.4 和 0.6。

Tid	items	Tid	items
1	I1, I2, I5	6	I2, I3
2	I2, I4	7	I1, I3
3	I2, I3	8	I1, I2, I3, I5
4	I1, I2, I4	9	I1, I2, I3
5	I1, I3		

四、案例

1. 南非心脏病数据集 saheart.txt 包括 10 个特征, 200 条观测, 可用于探究心脏病的影响因素, 本题选择其中 6 个特征作为研究对象, 各个特征含义如下表所示, 请选择合适的标准, 对连续性变量离散化, 再选定合适的最小支持度和可信度, 利用 Apriori 算法, 找出心脏病及其影响因素的强关联规则。

特征	具体含义	特征	具体含义
Tobacco	烟草	Alcohol	当前饮酒量
Ldl	胆固醇	Age	年龄
Famhist	心脏病家族史	Class	是否患心脏病
Obesity	肥胖		

2. OAS_CAHPS.csv 数据集来源于医疗保险和医疗补助服务中心 (https://data.cms.gov/provider-data/dataset), 该数据集是对医院提供的门诊医疗服务的评分数据, 经过处理后共有 264 个观测, 3 个评分指标, 指标含义如下表所示, 请选择合适的模型, 利用 R 软件实现推荐算法。

特征	具体含义
Clean	工作人员是否以专业的方式提供护理, 设施是否很干净
Communicate	工作人员是否明确告知手术过程中和术后需要做什么
Recommend	是否会向家人或朋友推荐该设施

3. 某研究团队自 2016 年基于健康体检机构多中心针对固定功能单位人群构建双向性研究队列, 收集资料包括: 调查问卷、体格检查、血液指标等, 基线约 27 万人, 排除信息不全、基线患有其他疾病、5 年内少于两次体检者, 满足条件的研究对象有 11.9 万人。为分析基线空腹血糖水平与 5 年后发展为代谢综合征组分异常的关联性, 本题针对按照 3% 随机抽取的 3 486 例成年人数据, 采用关联规则数据挖掘方法, 研究基线空腹血糖 (FPG) 水平与 5 年后代谢综合征各组分异常情况的规律性。以基线 FPG 水平为关联规则的前项, 按基线的空腹水平将研究对象分为三组: 空腹血糖正常组 (FPG < 6.1mmol/L)、空腹血糖受损组 (6.1mmol/L ≤ FPG ≤ 7.0mmol/L)、空腹血糖升高组 (FPG > 7.0mmol/L)。5 年后代谢综合征各组分异常情况为关联规则的后项, 以设置的置信度、支持度及提升度作为强关联规则的判断指标。关联规则算法采用 Apriori 算法。运用 R 软件 arules 包编程并调整参数, 生成基线 FPG 水平与 5 年后代谢综合征各组分异常情况的强关联规则。数据集见 BSL.csv。

第八章 分类诊断常用的数据挖掘方法

健康医疗大数据分类诊断数据挖掘的主要目标是对已有数据进行特征描述,并基于特征进行分类,从而达到辅助诊断、支持决策的目的。疾病防控与临床诊疗中,分类方法应用非常广泛,可用于影像学的图像分类处理、辅助诊断和识别、药物推荐、医院管理以及疾病风险预测和自动控制等。如何利用分类方法从大量医疗数据中智能地、自动地提取出有价值的信息具有重要意义。本章主要介绍常用的分类方法,包括支持向量机、决策树、随机森林以及高斯过程。

第一节 支持向量机

支持向量机(support vector machine,SVM)是 Vapnik 和 Chervonenkis 于 1963 年首次提出的一种新的、适用于小样本的机器学习方法。目前,SVM 已被广泛应用于文字识别、文本分类、图像分类和异常检测等众多领域。本节简要介绍 SVM 算法的定义、原理、分类及特征,并结合案例展示采用常用软件实现数据分析的过程。

一、基本概念

SVM 是建立在统计学习理论 VC 维(Vapnik-Chervonenkis dimension)理论和结构风险最小化原理之上的一种二分类模型算法,归属于监督式学习方法。VC 维反映函数集的学习能力,可被解释为问题的复杂程度。VC 维数越高,机器学习过程中产生的经验风险(训练误差)与真实风险(包括经验风险和置信范围)之间的差别(即推广性的界)越大,从而出现过拟合现象。结构风险最小化原理(structural risk minimization,SRM)指把函数集构造为一个函数子集序列,使各子集按照 VC 维大小排列,然后在各子集中寻找最小经验风险,同时使 VC 维尽量小以缩小置信范围,从而使实际风险最小化。

二、基本原理

SVM 通过构建算法自动寻找出对个体分类有较好区分能力的支持向量,从而构建一个分隔超平面,在高维空间中将二分类结果变量定义的两类样本完全分隔,由此构造出最优分类器实现类与类间隔的最大化。SVM 的基本原理可用图 8-1 简要展示。图中实心点和空心点代表两类样本,实线表示分隔超平面,小圆圈内的点代表支持向量,小方框内的点为违规异常点。在两类样本间,理论上存在无穷多个平面可以将其隔开。执行 SVM 的主要过程就是求解最优分隔超平面。对于线性可分和近似线性可分数据集,支持向量所在的超平面 H_1 和 H_2 为两类样本距离分隔超平面最近的超平面。对于非线性可分数据集,其分隔超平面是一个不规则的超曲面。

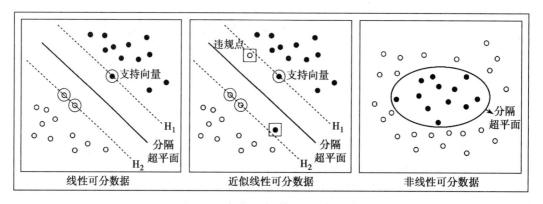

图 8-1 支持向量机基本原理展示

在实际应用中,分隔超平面的存在形式不是唯一的。通常来说,训练数据集可分为 3 种:线性可分数据集、近似线性可分数据集和非线性可分数据集。不同类型数据集,所采用的间隔最大化方法、分隔超平面和 SVM 类型有所不同(表 8-1)。

表 8-1 SVM 的分类

数据集类型	间隔最大化方法	分隔超平面	SVM 类型
线性可分	硬间隔最大化	线性分隔	硬间隔 SVM
近似线性可分	软间隔最大化	线性分隔	软间隔 SVM
非线性可分	核函数 + 硬 / 软间隔最大化	非线性分隔	非线性 SVM

1. 硬间隔 SVM

假设数据集 D 是线性可分的,阳性样本的分类标签 $y_i=+1$,阴性样本的分类标签 $y_i=-1$,此时可用硬间隔 SVM 处理该数据集。通过在特征空间中寻找一个分隔超平面,将样本按分类标签分为两类。分隔超平面对应式为(式 8-1):

$$w^T x+b=0 \qquad (式 8-1)$$

式 8-1 中分隔超平面由法向量 w^T 和截距 b 决定,w 决定超平面的方向,b 决定原点与超平面的距离。此处用 (w,b) 表示该分隔超平面。硬间隔 SVM 对应的分类决策函数为(式 8-2):

$$L=sign(w^T x+b=0) \qquad (式 8-2)$$

如图 8-1 所示,对于线性可分数据,两个类别的支持向量之间存在无数个超平面,SVM 需要求解出其中最佳的分隔超平面。

(1)间隔:对于任何样本标记对 $(x_i,y_i) \in D$,可使用 x_i 与分隔超平面的距离衡量分类的可靠程度,x_i 与分隔超平面越远,其分类置信度越高。x_i 与超平面 (w,b) 的距离 s 定义为(式 8-3):

$$s=\frac{|w^T x_i+b|}{\|w\|} \qquad (式 8-3)$$

式中 $\|w\|$ 表示 w 的 $L2$ 范数(欧几里得范数),即 $\|w\|=\sqrt{\sum_i^n(w_i)^2}$。此时,可采用 $w^T x_i+b$ 的符号与分类标签 y_i 的符号是否一致来判断对样本的分类是否正确。当 $w^T x_i+b>0$ 时,x_i 位于超平面的上方,x_i 被分类为阳性。此时若 $y_i=+1$,则分类正确;否则,分类错误。

(x_i,y_i) 到分隔超平面的间隔可用式 8-4 表示。

$$\gamma_i = \frac{|w^T x_i + b|\, y_i}{\|w\|} \qquad (\text{式 8-4})$$

式 8-4 中 γ_i 的符号反映分类的准确性，γ_i 符号为正，则分类正确；γ_i 符号为负，则分类错误。γ_i 绝对值反映分类的置信度，其绝对值越大，表示 (x_i, y_i) 距离分隔超平面的距离越远，分类置信度越高。假设 SVM 通过最优分隔超平面可将训练集 D 正确划分为阳性样本集 D_1 和阴性样本集 D_2，可定义 D_1 样本点到超平面间隔的最小值与 D_2 样本点到超平面间隔的最小值之和为超平面关于 D 的总间隔 γ（式 8-5）。

$$\gamma = \min_{D_1}\gamma_{i_1} + \min_{D_2}\gamma_{i_2} \qquad (\text{式 8-5})$$

（2）间隔最大化：通过间隔最大化思想不仅可将容易区分的不同类别样本点分开，也有足够大的置信度将距离超平面较近而难以分辨的样本点分开。

在 $(x_i, y_i) \in D$ 均能被超平面 (w, b) 正确分类的情况下，令（式 8-6）

$$|w^T x_i + b| \geqslant 1 \qquad (\text{式 8-6})$$

则所有阳性样本 x_1 满足 $w^{T*} x_i + b^* \geqslant +1$，所有阴性样本 x_2 满足 $w^{T*} x_i + b^* \leqslant -1$。

此时 D 中所有样本点到超平面的距离 $s \geqslant \dfrac{1}{\|w\|}$，超平面关于 D 的总距离为 $\dfrac{2}{\|w\|}$。因此，求解最优分隔超平面可表示为式 8-7 的约束最优化问题。

$$\max_{(w,b)} \frac{2}{\|w\|} \qquad (\text{式 8-7})$$

$$\text{s.t.} \, y_i(w^T x_i + b) \geqslant 1, \, i=1,2,\cdots,n$$

考虑到 $\max \dfrac{2}{\|w\|}$ 等价于 $\min \dfrac{1}{2}\|w\|^2$，式 8-7 可以改写为（式 8-8）：

$$\min_{(w,b)} \frac{1}{2}\|w\|^2 \qquad (\text{式 8-8})$$

$$\text{s.t.} \, y_i(w^T x_i + b) \geqslant 1, \, i=1,2,\cdots,n$$

通过上述步骤，可将求解间距最大化的超平面问题转化为一个凸二次规划问题。

（3）支持向量：支持向量指距离超平面 (w, b) 最近的样本点，也是使式 8-6 等号成立的样本点。

阳性样本集的支持向量位于超平面 $H_1: w^T x_i + b = +1$。

阴性样本集的支持向量位于超平面 $H_2: w^T x_i + b = -1$。

超平面 H_1 和 H_2 称为间隔边界，且都平行于最优分隔超平面。它们之间形成一条没有任何实例点的长带，而分隔超平面位于长带的中央。长带的宽度称为 H_1、H_2 之间的距离，等于分隔超平面关于 D 的总距离。

在间隔边界以外去掉或移动一些样本点并不会改变间隔边界和最优分隔超平面，不对 SVM 产生影响。这些少数的、重要的样本组成的支持向量决定了分隔超平面，SVM 名称也由此而来。

（4）硬间隔 SVM 分析步骤

1）输入线性可分训练数据集，构造并求解式 8-8 中的约束最优化问题。

2）求解最优解 $w^* b^*$。

3）得到间距最大化的最优分隔超平面 $w^{T*}x_i+b^*=0$，以及相应的分类决策函数 $L=\text{sign}(w^{T*}x_i+b^*=0)$。

4）通过最优分隔超平面和分类决策函数，对新的样本点 x_t 进行分类。

2. 软间隔 SVM

如图 8-1 所示，假设数据集 D 是近似线性可分的，即大部分样本点是线性可分的。此时 D 中存在一些违规异常点，这些违规点不满足式 8-6 中的条件，但去除这些违规点后的数据集线性可分。此时，硬间隔 SVM 不再适用。为了使违规异常点不影响最优模型的构建，须采用软间隔 SVM。

对每个样本点 (x_i, y_i) 引进一个松弛变量 φ_i，使式 8-6 转化为式 8-9。

$$|w^T x_i+b| \geq 1-\varphi_i \tag{式 8-9}$$

此时，(x_i, y_i) 的目标函数会相应增加一个代价 φ_i。对于整个训练集 D 来说，式 8-8 中的目标函数由原来的 $\frac{1}{2}\|w\|^2$ 变为 $\frac{1}{2}\|w\|^2+C\sum_{i=1}^{n}\varphi_i$。因此，软间隔 SVM 通过式 8-10 求解最优分隔超平面。

$$\min_{(w, b)} \frac{1}{2}\|w\|^2+C\sum_{i=1}^{n}\varphi_i \tag{式 8-10}$$

$$\text{s.t.} y_i(w^T x_i+b) \geq 1-\varphi_i, i=1, 2, \cdots, n$$

$$\varphi_i \geq 0, i=1, 2, \cdots, n$$

式 8-10 中的 $C > 0$，为惩罚参数。较大的 C 值使误分类产生的惩罚变大，较小的 C 值使误分类产生的惩罚变小，研究者可采用交叉验证方法确定合理的 C 值。

软间隔 SVM 实施步骤与硬间隔 SVM 相似，此处不重复介绍。

3. 非线性 SVM

当引入松弛变量仍无法消除违规样本点的影响时，意味着数据集是非线性可分的，需要使用 R^n（n 维欧氏空间）中的一个超曲面才能将阳性样本和阴性样本正确分开（图 8-1）。此时，就需要构建非线性 SVM。首先，需要借助核函数将原始特征空间映射到一个更高维的特征空间，使映射到更高维特征空间中的样本线性可分。通过核函数将非线性可分问题转化为线性可分问题，再在更高维特征空间里构建线性 SVM。

健康医疗大数据领域非线性可分问题比较常见。表 8-2 列出了几种常用的核函数。

表 8-2 非线性 SVM 常用的核函数

类型	数学表达式	相关参数
线性核函数	$k(x_i, x_j)=x_i^T x_j$	
多项式核函数	$k(x_i, x_j)=(x_i^T x_j+c)^n$	n 为多项式次数，$c \geq 0$ 为自由参数
高斯核函数	$k(x_i, x_j)=\exp\left(-\dfrac{\|x_i-x_j\|^2}{2h^2}\right)$	$h > 0$ 为高斯核函数的带宽
神经网络核函数	$k(x_i, x_j)=\tan h(\beta x_i^T x_j+\theta)$	$\tan h$ 为双曲正切函数，其中 $\beta > 0, \theta < 0$

三、实例应用

例 8-1 以威斯康星大学麦迪逊医院收集的乳腺肿瘤活检数据集为例，该数据集来源于加利福尼亚大学尔湾分校（University of California, Irvine, UCI）机器学习资源库（https://archive.ics.uci.edu/ml/datasets/Breast+Cancer+Wisconsin+%28Original%29）。截至 1992 年 7 月 15 日，共汇总了 699 例乳腺肿瘤活检样本数据，诊断结果为乳腺肿瘤性质（nature，二分类变量，良性或恶性）。其中，9 种属性变量（$V1 \sim V9$）分别为团块厚度（clump thickness，$V1$）、细胞大小的均匀性（size uniformity，$V2$）、细胞形状的均匀性（shape uniformity，$V3$）、边际附着力（marginal adhesion，$V4$）、单层上皮细胞大小（single epithelial cell size，$V5$）、裸核（bare nuclei，$V6$）、染色质（bland chromatin，$V7$）、核仁（normal nucleoli，$V8$）、有丝分裂（mitosis，$V9$），均以 1~10 的分值进行评分。该数据集的数据结构及部分变量信息见表 8-3。

表 8-3　乳腺肿瘤活检数据集的部分变量信息　　　　单位：分

ID	$V1$	$V2$	$V3$	$V4$	$V5$	$V6$	$V7$	$V8$	$V9$	诊断
1	5	1	1	1	2	1	3	1	1	良性
2	5	4	4	5	7	10	3	2	1	良性
3	3	1	1	1	2	2	3	1	1	良性
4	6	8	8	1	3	4	3	7	1	良性
5	4	1	1	3	2	1	3	1	1	恶性
...										
697	5	10	10	3	7	3	8	10	2	恶性
698	4	8	6	4	3	4	10	6	1	恶性
699	4	8	8	5	4	5	10	4	1	恶性

该数据集中，诊断为恶性肿瘤的患者 241 例，诊断为良性肿瘤的患者 458 例，比例较均衡。此时可采用 9 个基本特征变量对乳腺肿瘤恶性程度进行分类。本例涉及特征变量数有 9 个，适合采用高维模式识别的 SVM 算法。

1. Python 实现 SVM 分类

本例通过 Python 中针对机器学习常用的第三方模块 Scikit-learn（sklearn）调用支持向量机（SVM）实现。分析步骤以及代码如下：

（1）导入数据（包括训练集和验证集）以及 SVM 模块。本例中，乳腺肿瘤活检数据集可通过 Scikit-learn 模块直接导入。模型训练的输入变量为：团块厚度（$V1$）、细胞大小的均匀性（$V2$）、细胞形状的均匀性（$V3$）、边际附着力（$V4$）、单层上皮细胞大小（$V5$）、裸核（$V6$）、染色质（$V7$）、核仁（$V8$）、有丝分裂（$V9$）9 个基本特征；输出变量为：乳腺肿瘤性质（y），为二分类变量（良性 =0；恶性 =1）。

具体算法如下：

```
#加载数据和程序包
import pandas as pd
import numpy as np
```

```
from sklearn.model_selection import train_test_split   # 导入训练集和验证集
from sklearn import svm   # 导入 svm 模块
data_Set = []
data_Set_x = []   # 定义自变量
data_Set_y = []   # 定义因变量
path = '/path/to/data.csv'   # 修改路径为数据文件（data.csv）所在路径
data = pd.read_csv(path, header=0)   # 导入数据，且第一行作为列名称。
print(np.isnan(data).any())   # 检查数据中是否存在缺失值。False：对应特征无缺失
值；True：对应特征存在缺失值。
data.dropna(inplace=True)   # 缺失值处理：删除包含缺失值的行。
data_Set_x = data[['Clump_Thickness', 'Uniformity_of_Cell_Size', 'Uniformity_of_
Cell_Shape', 'Marginal_Adhesion', 'Single_Epithelial_Cell_Size', 'Bare_Nuclei', 'Bland_
Chromatin', 'Normal_Nucleoli', 'Mitoses']].values.tolist()
data_Set_x = np.array(data_Set_x)   # 定义自变量 X。
data_Set_y = data["Nature"].values   # 定义因变量 Y。
# 按照 7∶3 的比例分割训练集和测试集
data_train_x, data_test_x=train_test_split(data_Set_x, test_size = 0.3, random_state = 55)
data_train_y, data_test_y=train_test_split(data_Set_y, test_size = 0.3, random_state = 55)
```

（2）分别设置 SVM 的四种核函数：linear 线性核函数、rbf 径向基核函数、poly 多项式核函数和 sigmoid 神经元激活核函数，并利用样本数据集训练模型。

```
clf1=svm.SVC(C=1, kernel='linear', decision_function_shape='ovr').fit(data_train_x,
data_train_y)   # 使用 linear 线性核函数，C 越大分类效果越好，但是可能过拟合
clf2=svm.SVC(C=1, kernel='rbf', gamma=1).fit(data_train_x, data_train_y)# 使用 rbf 径
向基核函数，gamma 值越小，分类界面越连续；gamma 值越大，分类界面越"散"，分类效果
越好，但有可能过拟合
clf3=svm.SVC(kernel='poly').fit(data_train_x, data_train_y)   # 使用 poly 多项式核函数
clf4=svm.SVC(kernel='sigmoid').fit(data_train_x, data_train_y)   # 使用 sigmoid 神经元
激活核函数
```

注：分别利用四种核函数进行训练，这些核函数都可以设置参数，例如 decision_function_shape='ovr' 时，为 one v rest，即一个类别与其他类别进行划分，decision_function_shape='ovo' 时，为 one v one，即将类别两两之间进行划分，用二分类的方法模拟多分类的结果。若不进行特别的参数设置，则使用默认参数设置。

（3）基于训练完成的四种 SVM 核函数模型，计算并报告训练集和测试集分类的准确率，计算决策函数和预测结果。

```
print("linear 线性核函数 - 训练集：", clf1.score(data_train_x, data_train_y))   # 计算
linear 线性核函数模型的分类准确率
print("linear 线性核函数 - 测试集：", clf1.score(data_test_x, data_test_y))
print("rbf 径向基核函数 - 训练集：", clf2.score(data_train_x, data_train_y))   # 计算 rbf
径向基核函数模型的分类准确率
```

print("rbf 径向基函数 - 测试集: ", clf2.score(data_test_x, data_test_y)) # 计算 poly 多项式核函数模型的分类准确率

print("poly 多项式核函数 - 训练集: ", clf3.score(data_train_x, data_train_y))

print("poly 多项式核函数 - 测试集: ", clf3.score(data_test_x, data_test_y))

print("sigmoid 神经元激活核函数 - 训练集: ", clf4.score(data_train_x, data_train_y)) # 计算 sigmoid 神经元激活核函数模型的分类准确率

print("sigmoid 神经元激活核函数 - 测试集: ", clf4.score(data_test_x, data_test_y))

print(clf1.decision_function(data_train_x)) # 使用 decision_function( )可以查看决策函数

print(clf1.predict(data_train_x)) # 使用 predict( )可以查看预测结果

2. 输出结果

（1）数据缺失值情况

id	False
Clump_Thickness	False
Uniformity_of_Cell_Size	False
Uniformity_of_Cell_Shape	False
Marginal_Adhesion	False
Single_Epithelial_Cell_Size	False
Bare_Nuclei	True
Bland_Chromatin	False
Normal_Nucleoli	False
Mitoses	False
Nature	False

（2）分类准确率

linear 线性核函数 - 训练集: 0.9707112970711297

linear 线性核函数 - 测试集: 0.9707317073170731

rbf 径向基核函数 - 训练集: 1.0

rbf 径向基函数 - 测试集: 0.8682926829268293

poly 多项式核函数 - 训练集: 0.9748953974895398

poly 多项式核函数 - 测试集: 0.9658536585365853

sigmoid 神经元激活核函数 - 训练集: 0.38493723849372385

sigmoid 神经元激活核函数 - 测试集: 0.40487804878048783

（3）决策函数（仅截取部分）

```
[-1.94833482    1.86114351    4.92038789   -1.77555445   -1.51354883
 -2.3831208    -2.3831208    -1.37452847    5.36937654    3.85890892
  0.39740048    2.83644478    3.57092862   -1.60661604    2.04806445
 -2.17658043   -2.83961202   -1.92662959    2.21558896    5.15118056
  2.65781718   -2.08908886    3.10290705   -2.07239826   -1.06416537
     ⋮             ⋮             ⋮             ⋮             ⋮
```

−1.23127983	−1.98286183	4.05880178	1.90211467	−1.8684589
1.00014817	4.20693783	1.57451275	6.63228596	−1.88281157
2.41880994	−1.88756311	−2.92710358	4.36713837	−1.77632145
−2.61136641	3.14100618	−1.53448706	4.27553086	−1.4785676]

（4）分类结果（仅截取部分）

[0 1 1 0 0 0 0 0 1 1 1 1 1 0 1 0 0 0 1 1 1 0 1 0 0 0 1 1 1 0 0 1 0 1 0 0 0
1 0 1 0 0 0 1 1 0 0 1 0 0 1 0 1 0 1 0 0 1 1 1 0 0 1 1 1 1 1 0 0 0 0 0 1 0 0
…
0 0 0 1 0 0 0 0 0 0 0 0 0 0 1 0 0 0 1 0 0 0 1 0 0 0 0 0 1 0 0 0 0 0 1 0 0
1 0 1 0 0 1 0 0 0 0 0 1 0 0 0 1 1 0 1 1 1 1 0 1 0 0 1 0 0 1 0 1 0]

3. 结果解释

（1）对团块厚度、细胞大小的均匀性等 9 个属性进行的缺失值检验结果显示，裸核存在缺失值，其他属性不存在缺失值。

（2）决策函数表示为样本点代表的综合特征与两类乳腺肿瘤性质的距离，数值的绝对值越小代表与该类乳腺肿瘤性质的特征最接近，而分类结果即为距离最近的乳腺肿瘤性质。将各样本点分类结果与乳腺肿瘤活检原始数据集进行比对，即可得出各 SVM 模型的分类准确率。

（3）各 SVM 模型分类准确率结果显示，sigmoid 神经元激活核函数的分类准确率最低（40.49%），说明该模型不适用于本例的乳腺肿瘤性质分类。SVM rbf 径向基函数的分类准确率达到 86.83%，分类效果良好；linear 线性核函数和 poly 多项式核函数的分类准确率均超过了 96%，模型的分类结果极佳，说明这三类模型均适用于本例的乳腺肿瘤性质分类。

第二节 决 策 树

决策树（decision tree）是一种多功能的机器学习算法。在分类问题中，表示基于特征对实例进行分类的过程，可被认为是 if-then 的集合，也可被认为是定义在特征空间与类空间上的条件概率分布。本节简要介绍决策树的基本概念、基本原理以及应用实例等。

一、基本概念

决策树是在已知各种情况发生概率的基础上，通过构建决策树计算净现值的期望值大于等于零的概率、评价项目风险和判断项目可行性的一种决策分析方法，是一种直观应用概率分析的图解法。因决策分支画成图形很像一棵树的枝干，故被称为决策树。

决策树分类过程是从包含样本全集的根结点开始，根据特征属性值选择输出分支，逐步分配，直至到达叶结点，根结点和叶结点之外的点均称作中间结点。从根结点到每个叶结点的路径对应一个判定测试序列，叶结点对应决策结果，其余各中间结点对应一个属性测试。各结点包含的样本集合根据属性测试结果被划分到子结点。决策树学习的目的是根据给定的训练数据集构建一棵外推能力强的决策树，使其能够对未知观测实例进行准确分类。

决策树包括分类决策树和回归决策树，本节仅介绍分类决策树。

二、基本原理

决策树的建模过程依据属性选择准则,递进确定各个观测对象的最优划分类别,按类别不同将样本集分为两个(二叉树)或多个(多叉树)子结点,使子结点中包含的观测样本尽可能属于同一类别。

1. 属性选择

属性选择的常用准则包括信息增益(information gain)、增益率(gain ratio)和基尼指数(Gini index)。

(1)信息增益:信息熵(information entropy)是度量样本集合纯度最常用的指标。假设当前样本集合 D 中有 K 类样本 $D_1, D_2, \cdots, D_K$,各类样本所占比例为 $P_1, P_2, \cdots, P_K$,则 D 的信息熵定义为(式 8-11):

$$Ent(D) = -\sum_{K=1}^{K} P_K ln P_K \qquad (式 8-11)$$

$Ent(D)$ 值越大,D 的纯度越低。当 D 中只有一类样本时,$Ent(D)$ 最小,此时 $Ent(D)=0$,D 的纯度最高;当 $P_1=P_2=\cdots=P_K$ 时,表示 D 中各类样本等比例分布,此时 $Ent(D)$ 最大,D 的纯度最低。

信息增益指选择一个属性(变量)a 对样本集合 D 进行分类获得的"纯度提升"。假定离散变量属性 a 有 V 个可能的取值 $\{a^1, a^2, \cdots, a^V\}$,若使用 a 对 D 进行分类,会产生 V 个子结点,其中第 i 个子结点包含所有 D 中在属性 a 上取值为 a^i 的样本,记为 D^i。可根据式 8-11 计算出子结点 D^i 的信息熵,考虑到不同子结点所包含的样本数不同,给子结点赋予权重 $|D^i|/|D|$,即样本数越多的子结点影响越大,用属性 a 对样本集合 D 进行划分所获得的信息增益计算式为(式 8-12):

$$Gain(D, a) = Ent(D) - Ent(D|a)$$
$$= Ent(D) - \sum_{i=1}^{V} \frac{|D^i|}{|D|} Ent(D^i) \qquad (式 8-12)$$

信息增益越大,说明使用属性 a 对决策树划分所获得的"纯度提升"价值就越大。因此,可用信息增益进行决策树的划分属性选择,ID3 决策树算法就是以信息增益准则来确定划分属性。

(2)增益率:信息增益准则受属性取值数的影响。当属性类别取值较多时,采用此属性对决策树进行划分时更容易得到纯度更高的子结点。为了改进信息增益准则受属性取值数的影响,C4.5 决策树算法使用增益率来选择最优划分属性。增益率定义为(式 8-13):

$$Gain\_ratio(D, a) = \frac{Gain(D, a)}{IV(a)} \qquad (式 8-13)$$

其中,

$$IV(a) = -\sum_{i=1}^{V} \frac{|D^i|}{|D|} ln \frac{|D^i|}{|D|} \qquad (式 8-14)$$

$IV(a)$ 称为属性 a 的固有值(intrinsic value)。属性 a 取值数越多(即 V 越大),$IV(a)$ 的值通常也会越大。

增益率准则偏好可取值数较少的属性,因此 C4.5 决策树算法并不是直接选择增益率最大的候选划分属性,而是先从候选划分属性中找到信息增益高于平均水平的属性,再从中选择增益率最高的属性。

（3）基尼指数：CART 决策树通过基尼指数选择最优划分属性。基尼指数表示在样本集合中一个随机抽取样本被错分的概率。假设样本集合 D 有 K 个类别，P_k 表示随机抽取样本属于第 k 类别的概率，该样本被错分的概率为（$1-P_k$），则概率分布的基尼指数定义为（式 8-15）：

$$\text{Gini}(D)=\sum_{k=1}^{K}P_k(1-P_k)=1-\sum_{k=1}^{K}P_k^2 \qquad (式 8-15)$$

基尼指数越小，表示被抽取样本被错分的概率越小，即样本集合的纯度越高。

采用与式 8-12 相同的符号表示，则属性 a 的基尼指数为（式 8-16）：

$$\text{Gini\_index}(D,a)=\sum_{i=1}^{V}\frac{|D^i|}{|D|}\text{Gini}(D^i) \qquad (式 8-16)$$

此外，CART 决策树还可通过基尼指数确定该属性的最优二值切分点。CART 决策树为二叉树，当使用取值数超过 2 个的属性 a 划分样本集合 D 时，只将其划分为两个子结点：①取给定属性值的分支结点 D^1；②不取给定属性值的分支结点 D^2。需要计算以属性 a 的各取值作为划分点，将样本集合 D 划分为两个子结点后的基尼指数，从中选择基尼指数最小的属性值作为属性 a 的最优二值切分点。

2. 剪枝 剪枝（pruning）是决策树学习算法应对过拟合的主要手段。在决策树学习中，为了尽可能提高训练样本的正确分类，会不断重复结点划分过程。有时会造成决策树分支过多，把训练集自身的一些特点当作所有数据都具有的一般性质，从而出现过拟合现象。此时，可主动去掉一些过于细分的分支，退回到其上级结点，使其上级结点变为叶结点，降低过拟合风险，提高决策树的泛化能力。决策树剪枝的基本策略有预剪枝（pre-pruning）和后剪枝（post-pruning）。

（1）预剪枝：预剪枝是指决策树生成过程中，在划分前对每个结点先进行评估。若当前结点的划分不能提升决策树的泛化性能，则停止划分并将当前结点标记为叶结点。预剪枝的方法主要包括：①决策树到达一定高度时停止树的生长；②到达此结点的实例个数小于某一阈值时停止树的生长；③扩张分支对决策树性能的增益值小于某阈值时停止创建分支。

预剪枝不必生成整棵决策树，算法相对简单，效率很高，适合解决大规模问题。但该策略很难精确估计何时停止树的增长，存在过早停止构建决策树的缺点。

（2）后剪枝：后剪枝一般先从训练集生成一棵完整的决策树，然后自下向上对非叶结点进行评估。若将该结点对应的子树替换为叶结点能提升决策树泛化性能，则将该子树替换为叶结点，此时叶结点中样本可能不属于同类别，则以少数服从多数原则选择数量最多的类别确定该叶结点类别。与预剪枝决策树相比，后剪枝决策树保留了更多分支，欠拟合风险小，泛化性能好，但训练需要时间长。

1）错误率降低剪枝（reduced error pruning, REP）：REP 通过新验证集纠正树的过拟合问题。对于决策树中的各非叶结点子树，将其替换成一个叶结点，产生一个相对简化的决策树，比较两个决策树在验证集中的表现。如果新决策树在验证集中正确率较高，那么该子树就被替换为叶结点，从而达到决策树剪枝的目的。该算法从下往上依次评价所有子树，直至没有任何子树可被替换为止。与原始决策树相比，修剪后的决策树对新样本的预测偏差较小。

2）悲观剪枝（pessimistic error pruning，PEP）：PEP 是唯一使用自顶向下剪枝策略的事后剪枝方法，不需要新的验证集，对误差估计增加了连续性校正，适合样本例数较少的情况。但与事前剪枝方法类似，PEP 也会带来过早停止构建决策树的问题。

3）代价复杂度剪枝（cost-complexity pruning，CCP）：该方法也称作 CART 剪枝算法，包含两个步骤：①自下向上通过对原始决策树的修剪得到一系列 $\{T_0, T_1, T_2, ..., T_l\}$，其中 T_{ia} 是由 T_i 中的一个或多个子树被替换所得到的树，T_0 为未经任何修剪的、只有一个结点的原始树；②根据真实误差率选择一个最优的树作为最后被剪枝的树。

4）最小错误剪枝（minimum error pruning，MEP）：采用自下向上的方式修剪树中每个非叶结点。首先计算该结点的误差 $E_r(t)$，再计算该结点每个分枝的误差 $E_r(T_t)$，并计算加权求和，权重为各分枝拥有训练样本的比例。如果 $E_r(t)$ 大于 $E_r(T_t)$，则保留该子树，否则剪裁。MEP 在剪枝过程中所使用的信息来自训练样本集，不需要独立的剪枝数据集。

3. 连续值处理　在构建决策树的过程中，有些属性可能是连续型随机变量。对于连续型属性处理，一种方法是二分法，即在该属性取值中寻找一个划分点，大于该值的取值为一个分支，剩余取值为另一个分支。其中最优划分点要求信息增益最大，即满足式 8-17：

$$\text{Gain}(D, a) = \max_{t \in T_a} \text{Gain}(D, a, t)$$
$$= \max_{t \in T_a} Ent(D) - \sum_{\lambda \in \{-, +\}} \frac{|D_t^\lambda|}{|D|} Ent(D_t^\lambda) \quad （式 8-17）$$

其中，a 表示连续属性，划分点 t 将 D 分为不大于 t 的样本 D_t^- 和大于 t 的样本 D_t^+，$\text{Gain}(D, a, t)$ 是训练集 D 基于划分点 t 二分类后的信息增益，即 $t = \text{argmaxGain}(D, a, t)$。

若当前结点仍将该属性作为连续型变量，则该属性仍可作为其后代结点的划分属性。

三、实例应用

例 8-2　以加利福尼亚大学尔湾分校机器学习资源库中的乳腺癌诊断数据为例。数据集由 699 例乳腺肿瘤活检诊断结果（良性或恶性）及其对应的 9 种属性评分信息（团块厚度、细胞大小的均匀性、细胞形状的均匀性、边际附着力、单层上皮细胞大小、裸核、染色质、核仁及有丝分裂信息，每种属性均以 1～10 的分值进行评分）构成。数据库详细描述见本章第一节例 8-1 相关内容。

本例利用 R 语言（R version 4.1.0）构建决策树，采用 9 种属性变量评分信息预测乳腺肿瘤性质（良性或恶性）。

1. R 语言实现决策树

（1）数据准备与预处理：导入数据。输入变量：团块厚度（V1）、细胞大小的均匀性（V2）、细胞形状的均匀性（V3）、边际附着力（V4）、单层上皮细胞大小（V5）、裸核（V6）、染色质（V7）、核仁（V8）、有丝分裂（V9）9 个基本特征；输出变量：乳腺肿瘤性质（nature），为二分类变量（良性 =0，恶性 =1）。

将数据集按 7：3 的比例随机分出训练集和验证集，返回结果显示训练集中包含 489 个样本单元，其中良性样本单元 331 个，恶性 158 个；验证集中包含 210 个样本单元，其中良性 127 个，恶性 83 个。

具体代码如下：

\# 数据准备，需根据数据文件所在位置修改路径

```
setwd("D:/")
BC < - read.csv("data.CSV", sep = ",", header = T, na.strings = "?")
names(BC) < - c("ID", "V1", "V2", "V3", "V4", "V5",
"V6", "V7", "V8", "V9", "nature")
df < - BC[-1]
df$nature < - factor(df$nature, levels=c(0, 1), labels=c("良性", "恶性"))
#设置随机种子
set.seed(7654)
#设定训练数据比例
train < - sample(nrow(df), 0.7*nrow(df))
#设定训练集
df.train < - df[train, ]
#设定验证集
df.validate < - df[-train, ]
#显示训练集中乳腺肿瘤性质各分类的样本单元数
table(df.train$nature)
#显示验证集中乳腺肿瘤性质各分类的样本单元数
table(df.validate$nature)
```

（2）生成决策树：R 中的 rpart 包支持 rpart()函数构造决策树，此时所得决策树可能过大，需要剪枝。rpart()返回的 cptable 结果包括不同大小的树对应的预测误差，因此可用于辅助设定最终的树的大小。rpart()返回的 cptable 结果中，复杂度参数（cp）用于惩罚过大的树；分支数（nsplit）表示树的大小，分支数为 n 的树将有 $n+1$ 个叶结点；rel error 即训练集中各种树对应的误差；交叉验证误差（xerror）即基于训练样本所得的 10 折交叉验证误差；xstd 为交叉验证误差的标准差。具体算法如下：

```
#安装 rpart 包
install.packages('rpart')
#加载 rpart 包
library(rpart)
#设置随机种子
set.seed(7654)
#构造决策树
dtree < - rpart(nature ~ ., data=df.train, method="class",
           parms=list(split="information"))
#显示 cptable 结果
dtree$cptable
```

	CP	nsplit	rel error	xerror	xstd
1	0.75316456	0	1.0000000	1.0000000	0.06545322
2	0.04430380	1	0.2468354	0.2848101	0.04045631

| 3 | 0.01265823 | 3 | 0.1582278 | 0.1962025 | 0.03410374 |
| 4 | 0.01000000 | 4 | 0.1455696 | 0.1835443 | 0.03305723 |

（3）剪枝：所有交叉验证误差在最小交叉验证误差一个标准差范围内的树，分支数最小的树即最优的树。本例中，最优的树为交叉验证误差在最小交叉验证误差（0.1835443）一个标准差（0.03305723）范围内（即 0.15048707～0.21660153），且分支数最小的树。由 cptable 结果可知，分支数（nsplit）为 3 的树，交叉验证误差为 0.1962025，满足交叉验证误差范围要求且分支数最小，故为最优的树。

因此，在第（2）步构造的完整树的基础上，prune（）函数根据最优树的复杂度参数剪掉最不重要的枝，从而将树的大小控制在理想范围内。本例中，最优树的分支数为 3，对应的复杂度参数（cp）为 0.01265823，从而经过 prune（dtree，cp=0.01265823）函数剪枝后可得到一个有 4 个叶结点的树。此剪枝后的最终决策树可用于第（5）步的预测。具体算法如下：

\# 调用 prune（）函数剪枝

dtree.pruned < - prune（dtree，cp=0.01265823）

（4）决策树可视化：rpart.plot 包中的 prp（）函数可用于画出剪枝后的最终决策树。具体算法如下：

\# 安装 rpart.plot 包

install.packages（'rpart.plot'）

\# 加载 rpart.plot 包

library（rpart.plot）

\# 决策树可视化

prp（dtree.pruned，type = 2，extra = 104，fallen.leaves = TRUE，main=" 决策树 "）

（5）预测：predict（）函数用来对验证集中的 210 个样本单元分类，得到实际类别与预测类别的交叉表。具体算法如下：

\# 对验证集样本单元分类

dtree.pred < - predict（dtree.pruned，df.validate，type="class"）

dtree.perf < - table（df.validate$nature，dtree.pred，dnn = c(" 实际类别 "," 预测类别 "))

dtree.perf

2. 输出结果

（1）决策树：使用上述 R 语言代码构造的决策树见图 8-2。

（2）预测：根据图 8-2 所示的决策树对验证集中的 210 个样本单元进行分类，结果见表 8-4。

表 8-4　实际类别与预测类别的交叉表

	预测良性	预测恶性
良性	123	4
恶性	4	79

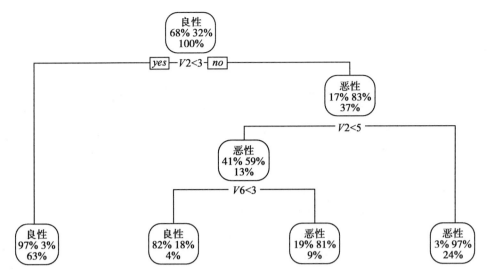

图8-2　使用 R 语言在威斯康星州乳腺癌数据集上构造的决策树

3. 结果解释

（1）如图 8-2 所示，使用训练集构造的决策树从根结点（树的顶端）开始，在 9 个属性中选定一个最优属性（第一次分配时为 $V2$）将根结点样本集分配至两个子结点，实现两个子结点中的纯度最大化（即一个子结点中"良性"样本单元尽可能多，另一个子结点中"恶性"样本单元尽可能多），对每一个子结点继续执行此步骤。基于本例中"剪枝"的结果，最终将训练集样本全集分配至 4 个叶结点，获得一个理想大小的最优决策树，并根据每个叶结点中样本单元的类别数众数判别此叶结点的所属类别。

（2）决策树中各结点的信息从上至下分别表示该结点的所属类别、该结点处各类别的概率以及该结点处的样本占比。例如，图 8-2 中最左侧的叶结点表示：此结点所属类别为"良性"，样本单元类别为"良性"的概率是 97%，为"恶性"的概率是 3%，结点样本集涵盖的样本数量占训练集样本全集的 63%；图中最右侧的叶结点表示：此结点所属类别为"恶性"，样本单元类别为"良性"的概率是 3%，为"恶性"的概率是 97%，结点样本集涵盖的样本数量占训练集样本全集的 24%。

（3）使用此决策树对一个样本单元分类时，从根结点开始，若细胞大小的均匀性（$V2$）的评分小于 3 分（$V2 < 3$），则从左支往下到达"良性"叶结点，分类结束，预测此样本单元的所属类别为"良性"；否则从右支往下，重复上述过程，当到达一个叶结点时分类结束，该叶结点的所属类别即为此样本单元的所属类别。

（4）由表 8-4 可知，使用此决策树对验证集共 210 个样本单元进行分类的准确率为（123+79）/210 × 100%=96.19%。

第三节　随机森林

随机森林（random forest，RF）是 20 世纪 90 年代中期提出的一种算法，后由 Breiman 完善和推广。RF 基于决策树的分类思想，能在不显著提高运算量的情况下提高预测精度，对多元共线性不敏感，分类结果对缺失数据和非平衡数据相对稳健。RF 可很好反映多达几千个解释变量的预测作用,在人工智能如 AlphaGo、推荐系统、图像和视频检索中被广泛使用。本节简要介绍 RF 算法的定义、原理、分类及特征,并结合案例展示采用常用软件实现数据分析的过程。

一、基本概念

RF 是通过集成学习思想将多棵树集成的一种算法,其基本单元是决策树。RF 采用随机方式建立一个森林,森林由很多决策树组成,各决策树之间没有关联。得到森林后,当有一个新的输入样本进入时,分别利用森林中的每一棵决策树判断该样本的所属类别(分类算法),每棵决策树的分类结果记为一张选票,最后找出选票最多的类别即为该样本的预测类别。

简单而言,RF 是利用多个弱分类器组合成一种强分类器进行分类预测的算法。其以分类回归树(classification and regression tree, CART)作为元分类器,采用自助抽样法(bootstrap sampling)得到训练样本构建决策树模型,再将各模型得到的预测类别进行组合,最终得出各样本的所属类别。

RF 构建的具体过程是建立众多的决策树。假设训练集 S,验证集 N,各样本的特征(变量)数为 F。

抽样得到各决策树的训练集: 从训练集 S 中采用 bootstrap 方法随机抽取 m 个训练子集,将 m 个训练子集分配给 m 棵决策树。RF 采取的抽样方式是无权重的有放回随机抽样,故得到的样本有部分重复,可以避免多棵决策树构成的森林产生局部最优解。被抽到的样本构成决策树的训练样本;未被抽到的样本构成袋外数据(out of bag, OOB)。

构建决策树: RF 算法生成 m 棵决策树,对应 m 个训练子集,而这些决策树自然构成了森林。RF 不限制各决策树的生长,且不对决策树进行剪枝处理。该过程包括两个重要步骤:对可分裂结点进行分裂操作、随机选取所需的变量提升预测精度。

构建一棵完整的决策树,必须通过结点分裂。每一棵决策树均按某种规则选择属性变量,然后生成分支。结点分裂一般采用 C4.5 决策树算法或 CART 算法实现,其中 C4.5 决策树算法的规则指标为信息增益率,CART 算法的指标为基尼指数,参见本章第二节相关内容。在各结点进行分裂时,为减小各决策树之间的相关性和提高分类准确性,可通过随机选择输入变量(Forest-RI)或采用随机组合输入变量(Forest-RC)的方法选择若干属性变量进行比较,这些属性个数称为随机特征变量。

输出结果: 前两个步骤产生的决策树构成了 RF。用随机构建的 L 棵决策树对某测试样本分别进行分类,汇总各决策树的预测结果,采用投票法得到该样本的最终预测结果。

1. CART 决策树

CART 决策树又称分类回归树,是 RF 使用的弱分类器。当数据集中的因变量为连续型属性时,该树是一棵回归树,可以用叶结点观察的均值作为预测值;当数据集中的因变量为离散型属性时,该树是一棵分类树,可用于解决分类问题。

需要注意的是,CART 决策树是一棵二叉树,即各非叶结点只能有两个分支。当某非叶结点是多分类离散变量(> 2 个类别)时,该属性变量就可能被多次使用。

2. 属性选择

常用的属性选择方法包括信息增益、增益率、基尼指数和卡方检验,详细内容请参见本章第二节相关内容。

二、基本原理

1. 基本思想

RF 实质上是一种组合分类器 $\{h(x, \Theta_k), k=1, 2, \cdots, K\}$，其中每一个元分类器 $h(x, \Theta_k)$ 代表一棵决策树；Θ_k 是由 k 棵树引进的一个随机变量，且与 $\Theta_1, \Theta_2, \cdots, \Theta_{k-1}$ 是独立同分布的。当输入一个向量 x 时，每棵决策树就会输出一个分类结果。

RF 是一种有监督学习技术，其利用先验知识（即输入金标准）生成随机树。其产生的过程包括训练和验证两个阶段。

在训练阶段，各决策树的每个结点都可被看作一个弱分类器，根据输入的特征向量取值及对应的阈值决定训练样本的子集落入具体结点。这种递进式生长一直持续，直至达到生长停止规则的条件。各叶结点包含每个训练样本的分类结果。

在验证阶段，未知类别样本的信息被输入每棵树的根结点，从根结点开始，采用训练阶段得到的分类模型引导未知样本穿过整棵树，直到其到达叶结点。每棵决策树的叶结点包括了该样本归属该叶结点的概率分布。

假设 T 为原始训练样本集，N 为原始训练样本集中的样本个数，则建立 RF 的基本步骤如下（图 8-3）：

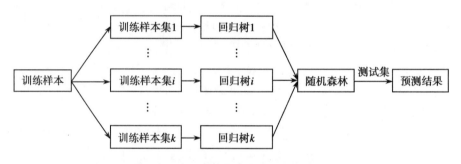

图 8-3　随机森林样本分类过程示意图

（1）确定原始训练样本集的个数 N 和特征变量个数 M。

（2）确定采用特征 m 作为各结点的决定依据，此时 $m < M$。

（3）采用自助抽样法从原始训练样本集 T 中任意抽取 k 个样本，每一次未被抽到的样本构成 k 个 OOB 数据。

（4）生成 k 棵决策树。在树的任一结点处随机选取 m 个特征变量，从中选出使结点不纯度最高的变量，并依据此变量扩展决策树。

（5）依据所生成的 k 棵决策树对新输入的样本进行分类，对所有决策树的分类结果进行投票，将投票最多的类别作为该样本的最终分类。

2. 泛化能力

假设通过训练得到一个模型 f，该模型对未知数据的预测能力就是其泛化能力。通常情况下，可采用测试误差即泛化误差反映一个模型的泛化能力。

设 $\{f_1(x), f_2(x), \cdots, f_k(x)\}$ 为一组分类器，其中 $f_k(x)=f(x, \theta_x)$，x、y 均为随机向量，k 为生成树的数目，则 RF 的间隔函数为（式 8-18）：

$$mg(x, y) = av_k I(f_k(x)=y) - \max_{j \neq y} av_k I(f_k(x)=j) \qquad (\text{式 8-18})$$

式 8-18 中，$I(\cdot)$ 表示指示性函数，$av_k(\cdot)$ 表示函数值的平均值。间隔函数 $mg(x, y)$ 反映分类正确的平均票数和分类错误的最大平均票数的差，$mg(x, y)$ 值越大，说明 RF 分类效果越好。

RF 的泛化误差定义为（式 8-19）：

$$PE^* = P_{X, Y}(mg(x, y) < 0) \qquad (\text{式 8-19})$$

定义决策树之间的相关性为 $\bar{\rho}$，单棵决策树的分类强度为 s，则泛化误差 PE^* 的上界为（式 8-20）：

$$PE^* \leqslant \frac{\bar{\rho}(1-s^2)}{s^2} \qquad (\text{式 8-20})$$

数学推导可知，RF 泛化误差与决策树之间的相关性和每棵树的分类能力有关。RF 中任意两棵决策树间的相关性越高，错误率越大；各决策树的分类能力越强，整个森林的错误率越低。RF 的唯一参数是特征变量个数。随着特征变量个数 m 的变化，决策树之间的相关性和各决策树的分类能力会相应发生变化。

3. OOB 数据估计

假设原始数据集中有 m 个样本，多次有放回重复随机抽样后，一些样本未被抽到，未被抽到的概率为 $(1-\frac{1}{n})^n$。当 n 足够大时，$(1-\frac{1}{n})^n$ 将收敛于 $\frac{1}{e}$，即约 36.79% 的样本不会被抽到。这些样本数据称为 OOB 数据。

RF 在其生成的过程中可以对误差建立一个无偏估计，不需要通过交叉验证或独立验证集来获得误差的无偏估计，在构建每棵决策树时，对训练集使用了不同的 bootstrap 样本。对每棵决策树而言，约 1/3 的训练样本未参与第 k 棵决策树的生成，这些样本称为第 k 棵树的 OOB 样本。

OOB 数据可用来评估 RF 的泛化能力，此方法简单高效，称为 OOB 估计。以森林中的每棵决策树为单位，计算其 OOB 误分率，最后再将森林中所有树的 OOB 求平均误分率，即可得到 OOB 估计，其效果近似于交叉验证。

三、实例应用

例 8-3 以加利福尼亚大学尔湾分校机器学习资源库中的乳腺癌诊断数据为例。数据集由 699 例乳腺肿瘤活检诊断结果（良性或恶性）及其对应的 9 种属性评分信息（团块厚度、细胞大小的均匀性、细胞形状的均匀性、边际附着力、单层上皮细胞大小、裸核、染色质、核仁及有丝分裂信息，每种属性均以 1～10 的分值进行评分）构成。数据描述见本章第一节例 8-1 相关内容。

本案例使用 R 语言（R version 4.1.0）实现 RF，采用 9 种属性评分信息预测乳腺肿瘤性质（良性或恶性）。

1. R 语言实现 RF

（1）数据读取与预处理：导入数据。本例中，模型训练的输入变量为：团块厚度（$V1$）、细胞大小的均匀性（$V2$）、细胞形状的均匀性（$V3$）、边际附着力（$V4$）、单层上皮细胞大小（$V5$）、裸核（$V6$）、染色质（$V7$）、核仁（$V8$）、有丝分裂（$V9$）9 个基本特征；输出变量为：乳腺

肿瘤性质(nature),为二分类变量(良性 =0,恶性 =1)。具体算法如下:

```
#读取 csv 数据,需根据数据文件所在位置修改路径
BC < - read.csv("G:/data.csv")
names(BC) < - c("ID","V1","V2","V3","V4","V5","V6","V7","V8","V9",
"Nature")
```

(2)RF 的训练:将数据集按照 7∶3 的比例分配,训练集 489 例,测试集 210 例。本例中,模型的输出变量(nature)为分类变量,需进行变量转换后再进行 RF 模型训练。具体算法如下:

```
#安装随机森林数据包
install.packages('randomForest')
#加载随机森林数据包
library(randomForest)
#设置随机种子
set.seed(9999)
#将数据集按照 7∶3 的比例分配
train_sub = sample(nrow(BC), 7/10*nrow(BC))
#将数据集分为训练集和测试集
train_data = BC[train_sub,]
test_data = BC[-train_sub,]
#将变量转化为因子型变量
train_data$Nature = as.factor(train_data$Nature)
test_data$ Nature = as.factor(test_data$Nature)
#随机森林训练
BC_randomforest < - randomForest(Nature ～ V1+V2+V3+V4+V5+V6+V7+V8+V9,
data = train_data, na.action = na.roughfix, importance=TRUE)
BC_randomforest
#查看变量的重要性
BC_randomforest$importance
#变量的重要性可视化
varImpPlot(BC_randomforest, main = "variable importance")
```

(3)RF 的预测
具体算法如下:

```
#确保因子水平在测试集和训练集中一致
common < - intersect(names(train_data), names(test_data))
for(p in common){
    if(class(train_data[[p]]) == "factor"){
        levels(test_data[[p]]) < - levels(train_data[[p]])
    }
}
```

#对测试集进行预测

pre_ran < - predict（BC_randomforest, newdata=test_data）

#输出混淆矩阵

table（test_data$Nature, pre_ran, dnn=c（"真实值", "预测值"））

（4）绘制 ROC 曲线

具体算法如下：

#安装 ROC 数据包

install.packages（'pROC'）

#加载 ROC 包

library（pROC）

#绘制 ROC 曲线

ran_roc < - roc（test_data$Nature, as.numeric（pre_ran））

plot（ran_roc, print.auc=TRUE, auc.polygon=TRUE, grid=c（0.1, 0.2），

grid.col=c（"green", "red"），max.auc.polygon=TRUE, auc.polygon.col="skyblue", print.

thres=TRUE, main=" 随机森林模型 ROC 曲线, mtry=3, ntree=500"）

2. 输出结果

（1）RF 模型参数

Call：

randomForest（formula = Nature ～ V1 + V2 + V3 + V4 + V5 + V6 + V7 + V8 + V9,

data = train_data, importance = TRUE, na.action = na.roughfix）

Type of random forest: classification

Number of trees: 500

No. of variables tried at each split: 3

OOB estimate of error rate: 4.09%

Confusion matrix：

	Benign（predict）	Malignant（predict）	class.error
Benign	317	12	0.03647416
Malignant	8	152	0.05000000

（2）输入变量的重要性及可视化：见表 8-5 和图 8-4。

表 8-5 输入变量的重要性测度

	平均精确率减少	平均基尼值减少
$V1$	0.040	13.350
$V2$	0.063	60.399
$V3$	0.050	42.846
$V4$	0.017	6.845
$V5$	0.017	21.653

续表

	平均精确率减少	平均基尼值减少
$V6$	0.101	40.189
$V7$	0.015	12.055
$V8$	0.018	15.637
$V9$	0.003	1.805

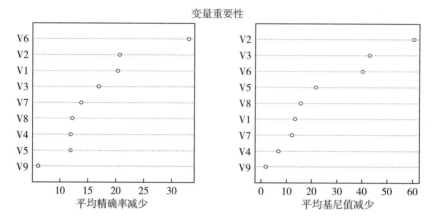

图 8-4　输入变量的重要性测度可视化

（3）测试集的混淆矩阵：见表 8-6。

表 8-6　测试集的混淆矩阵

	预测良性	预测恶性
良性	125	1
恶性	2	77

（4）ROC 曲线：见图 8-5。

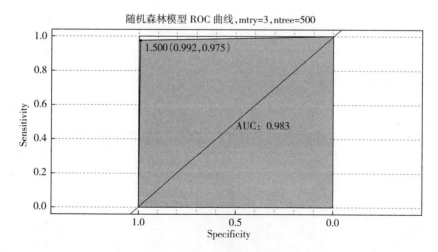

图 8-5　随机森林模型 ROC 曲线

3. 结果解释

（1）RF模型参数：模型从训练集中有放回随机抽取489个观测点，在每棵树的每个结点随机抽取3个变量，生成500棵传统决策树，OOB估计为4.09%。

（2）输入变量的重要性：结点不纯度由基尼指数定义，由表8-5可知细胞形状的均匀性（$V3$）、细胞大小的均匀性（$V2$）和裸核（$V6$）在模型中得分较高，提示这些变量对RF模型预测准确度影响较大；有丝分裂（$V9$）在模型中得分最低，是最不重要的变量。

（3）模型对乳腺肿瘤性质预测效果评价：用测试集测试模型，由混淆矩阵和ROC曲线可知，模型正确预测的概率为（125+77）/205×100%=98.54%，ROC曲线下面积（AUC）值为0.983，灵敏度为97.5%，特异度为99.2%，提示模型预测效果较好。

第四节　高斯过程

高斯过程（Gaussian process，GP）是一种基于统计学习和贝叶斯概率理论发展起来的监督式机器学习方法。在二十世纪七八十年代，高斯过程就被应用于地理统计学领域，二十世纪九十年代开始受到机器学习领域学者的关注。近年来，高斯过程已成为继SVM之后的又一常用方法，常被用于处理高维数、小样本和非线性等数据类型的复杂回归问题。本节简要介绍高斯过程的定义、基本原理、特点以及其用于解决分类问题的实例与软件实现等。

一、基本概念

1. 高斯过程

高斯过程是指一组随机变量的集合，该集合内的任意有限个随机变量服从联合高斯过程。即若任意有限个变量集合服从高斯分布，且对于任意时刻t_i（$i=1, 2,\cdots, n$）随机过程的任意n维随机变量$X(t_i)$（$i=1, 2,\cdots, n$）的过程状态$f(t_i)$（$i=1, 2,\cdots, n$）的联合概率分布服从n维的高斯分布，则称$X(t)$为高斯过程。

连续函数$f(x)$，其在任意有限个位置上的函数值若被视为随机变量，则服从联合高斯分布，故高斯过程也可被理解为某个函数$f(x)$的分布，如图8-6所示。

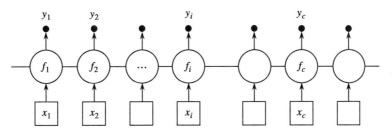

图8-6　高斯过程模型示意图

设$X(t_i)$（$i=1, 2,\cdots, n$）为高斯过程，其中自变量和因变量的任意有限维度的概率分布满足一维或多维联合高斯分布（式8-21）。

$$X_{t_i} \sim N(\mu_{t_i}, C_{t_i}) \qquad （式8-21）$$

式8-21中，μ_{t_i}和C_{t_i}分别为均值函数和协方差矩阵函数。均值函数μ_{t_i}和协方差矩阵函

数 C_{t_i} 可分别表示为式 8-22 和式 8-23。

$$\mu_{t_i} \sim E(X_{t_i}) \tag{式 8-22}$$

$$C_{(t,t')} = k(X_t, X_{t'}) \tag{式 8-23}$$

因此,高斯过程通常表示为式 8-24。

$$X \sim GP(\mu, C) \tag{式 8-24}$$

由式 8-24 可知,高斯过程的全部统计特征可由均值函数 μ 和协方差矩阵函数 C 唯一确定。

2. 高斯分布

若随机变量 X_i 服从一维高斯分布,其均值为 μ,方差为 σ^2,则其概率密度函数 $f(x)$ 可表示为式 8-25。

$$f(x) = \frac{1}{\sqrt{2\pi}\,\sigma} \exp[-\frac{(x-\mu)^2}{2\sigma^2}] \tag{式 8-25}$$

$f(x)$ 的概率密度函数曲线为钟形曲线,曲线特点由均值和方差共同决定。

若有 n 维高斯分布的随机变量 $X_1, X_2, \cdots, X_n$,则其均值为 $\mu = [\mu_1, \mu_2, \cdots, \mu_n]^T$,协方差矩阵 C 为对称矩阵。若协方差矩阵 C 为正定矩阵,则概率密度函数可表示为式 8-26。

$$f(x) = \frac{1}{(2\pi)^{\frac{n}{2}}|C|^{\frac{1}{2}}} \exp[-\frac{1}{2}(x-\mu)^T C^{-1}(x-\mu)] \tag{式 8-26}$$

式 8-26 中,列矢量 x 表示随机矢量 X 的取值,有 $x = [x_1, x_2, \cdots, x_n]^T$,而 $(x-\mu)^T$ 为转置矩阵,$(x-\mu)^T C^{-1}(x-\mu)$ 为二次型,由式 8-26 可知,n 维高斯分布的概率密度函数为 n 个一维分布概率密度函数的乘积。

通常,n 维高斯分布也可简写为式 8-27。

$$x \sim N(\mu, C) \tag{式 8-27}$$

式中 μ 和 C 分别表示高斯分布的均值和协方差矩阵。

二、基本原理

1. 高斯过程分类模型　　分类问题的目标是对于任意输入的 x_*,能够准确预测其类别输出 y_*。由于类别的输出变量并不连续,故无法将高斯过程直接用于分类问题。此时,常借助隐函数(latent function)推断各样品所属的类别。

高斯过程分类模型的构建主要包括定义似然函数、定义隐函数以及计算各类别隐函数的后验概率 3 个步骤。

(1)假设隐函数 $f(x)$ 服从高斯过程分布,即 $f(x) \sim GP(\mu, C)$。

(2)选用适当的似然函数描述映射关系,在分类问题中似然函数通常定义为 S 型(sigmoid)类函数。

(3)利用贝叶斯公式计算各类别隐函数 $f(x)$ 的后验概率,从而实现对测试样品的分类预测。

此处以最常见的二分类问题为例介绍高斯过程分类模型。假定给定训练数据集 $D = \{(x_i, y_i), i = 1, 2, \cdots, n\}$,其中,$x_i$ 为输入样本数据,输出值 y_i 为二分类变量(反映样本归属类别),类别标签 y_i 相互独立且服从相同分布。为方便计算,可令 y_i 取值为 -1 或 $+1$。

对于确定的输入变量 x，$P(y|x)$ 服从伯努利分布，此时 $y=+1$ 的概率可表示为式 8-28。

$$P(y=+1|x)=\Phi(f(x)) \qquad （式 8-28）$$

式 8-28 中 $f(x)$ 为隐函数，反映输入样本数据 x_i 与输出类别信息 y_i 之间的映射关系。Φ（～）为 S 型类函数，如 Logistic 回归函数或累积高斯函数等。其主要作用是将输出值转换为概率，以保证概率值落入 $[0,1]$ 区间，即 $\Phi(f_i)=P(y_i=1|f_i)$。

相应的联合概率密度函数可表示为式 8-29。

$$P(y|f)=\prod_{i=1}^{n}P(y_i|f(x_i))=\prod_{i=1}^{n}\Phi(y_if_i) \qquad （式 8-29）$$

假设隐函数 $f(x)$ 服从均值为 0、协方差矩阵 K 为径向基函数的多维高斯分布，先验概率可表示为 $P\sim N(0,K)$。由贝叶斯定理可得隐函数 $f(x)$ 的后验概率（式 8-30）。

$$P(f|y)=\frac{P(y|f)P(f|X)}{P(y|X)} \qquad （式 8-30）$$

式 8-30 中，$P(y|X)=\int P(y|f)P(f|x)df$ 为边缘密度函数，$P(y|f)$ 服从伯努利分布，$P(y|f)=\delta(f)^y(1-\delta(f))^{1-y}$。

在解决高斯过程分类问题时，任意输入的待测试样品 x_*，其输出正样本（$y_*=+1$）的概率可转换为求 $P(y_*=+1|y)$ 的分布（式 8-31）。

$$P(y_*=+1|y)=\int P(y_*=+1|f_*)P(f_*|y)df_* \qquad （式 8-31）$$

在实际应用中，通常设定以 $P(y_*)=0.5$ 为分类界限，当某类别 C 的 $P(C|y_*)\geq 0.5$ 时，则将样品划分到该类别。

2. 核函数类型的选择

构建高斯过程模型时，需要确定核函数的类型以及核函数相关超参数。核函数的类型及相关超参数的选择决定了高斯过程的特征。

核函数作为核方法的关键因素，其主要作用是将高维特征空间中的向量计算转化为原始低维特征空间的向量计算，从而减少计算量。记 X 是输入空间 $\mathbb{R}^n$，H 为特征空间 $\mathbb{R}^m$，其中，$m\gg n$，$\mathbb{R}^n$ 表示 n 维空间，$\mathbb{R}^m$ 表示 m 维空间。如果存在一个 X 到 Y 的映射关系 $\emptyset$ 使得对所有的 $x,y\in X$，均有（式 8-32）：

$$k(x,y)=\emptyset(x)\emptyset(y) \qquad （式 8-32）$$

则称 $k(x,y)$ 为核函数，$\emptyset(x)$ 为映射函数，其中，$\emptyset(x)\emptyset(y)$ 为 $\emptyset(x)$ 和 $\emptyset(y)$ 的内积。

高斯过程对协方差矩阵的核函数要求与其他核方法要求一致，因此，其他核方法所使用的各种核函数也适用于高斯过程。常用核函数有以下 3 种。

（1）线性核函数（linear kernel function）：其表示形式为式 8-33 和式 8-34。

$$k(x_i,x_j)=x_i^T x_j \qquad （式 8-33）$$

$$k(x_i,x_j)=x_i^T L x_j \qquad （式 8-34）$$

式 8-34 中，$L=diag(l_1,l_2,\cdots,l_n)$ 是一个对角矩阵，是对式 8-33 的扩展。

（2）高斯核函数（Gaussian kernel function）：径向基函数（radial basis function, RBF）是一种实值函数，定义为空间中任意点 x 到中心 y 之间欧氏距离的单调函数，有较强的抗数据噪声干扰能力。其中，以高斯核函数最为常用，数学表达式见式 8-35。

$$k(x_i,x_j)=\exp\left(-\frac{\|x_i-x_j\|^2}{2h^2}\right) \qquad （式 8-35）$$

式中 y 为核函数中心，$h > 0$ 是函数的宽度参数，决定了高斯核函数的径向作用范围。

（3）多项式核函数（polynomial kernel function）：多项式核函数为一种非标准核函数，常适用于正交归一化后的数据，表达式为式8-36。

$$k(x_i, x_j) = (x_i^T x_j + c)^n \qquad （式8-36）$$

其中 n 表示多项式次数，$c \geq 0$ 为自由参数，可抵消多项式中高阶项对低阶项的影响。当 $c=0$ 时，称为齐次核。

在实际应用中，由于单一核函数通常不能满足高斯过程建模的需要，故常需要根据实际数据特点对两个或多个核函数进行相加、相乘、卷积等组合运算，以构造符合需求的核函数。

3. 高斯过程超参数的优化

在高斯过程中，通常采用构建最大化似然函数方法对超参数 θ 进行估计，以求得最优超参数。其基本思路是采用基于梯度的最优算法（如共轭梯度法、牛顿法等）求解对数似然函数达到最大值时的超参数，并将这组解作为最优参数。其中，共轭梯度法的基本原理是计算目标函数对各个参数的导数，再寻找下降的梯度。

对 m 维相互独立的随机变量 x 服从多维高斯分布，即 $x \sim N(\mu, \sigma^2)$，此时高斯分布的概率密度函数为 $f(x) = f(x|\mu, C)$。

设有 n 个独立的从多维高斯分布中抽取的观测样本，其对数似然函数可表示为式8-37。

$$\ln L(\mu, C) = a - \frac{n}{2}\ln|C| - \frac{1}{2}\sum_{i=1}^{n}(x_i-\mu)^T C^{-1}(x_i-\mu) \qquad （式8-37）$$

其中，a 为常数，m 和 n 分别为高斯分布的维度和观测样本个数，均已知。最大似然估计量分别为式8-38和式8-39。

$$\hat{\mu}_{ML} = \frac{1}{n}\sum_{i=1}^{n}x_i = \bar{x} \qquad （式8-38）$$

$$C_{ML} = \frac{1}{n}\sum_{i=1}^{n}(x_i-\hat{\mu}_{ML})(x_i-\hat{\mu}_{ML})^T \qquad （式8-39）$$

当超参数个数较少时，可通过梯度下降法、共轭梯度法和牛顿法等求解对数似然函数，得到局部最优值。但当超参数个数较多时，上述方法则存在一定局限性。此时，则通常采用 Laplace 逼近法、变分法、马尔可夫链蒙特卡洛方法（Markov Chain Monte Carlo，MCMC）、期望传播算法（expectation propagation，EP）等近似算法来求解。

三、实例应用

例 8-4 以加利福尼亚大学尔湾分校机器学习资源库中的乳腺癌诊断数据为例。数据集由 699 例乳腺肿瘤活检诊断结果（良性或恶性）及其对应的 9 种属性评分信息（团块厚度、细胞大小的均匀性、细胞形状的均匀性、边际附着力、单层上皮细胞大小、裸核、染色质、核仁及有丝分裂信息，每种属性均以 1~10 的分值进行评分）构成。数据详细描述见本章第一节例 8-1 相关内容。

1. Python 实现高斯过程分类

本例通过 Python 中针对机器学习常用的第三方模块 Scikit-learn（sklearn）调用高斯过程分类模型（GaussianProcessClassifier）实现。

（1）导入数据以及高斯过程分类模型模块。本例中，模型训练的输入变量为团块厚度（$V1$）、细胞大小的均匀性（$V2$）、细胞形状的均匀性（$V3$）、边际附着力（$V4$）、单层上皮细胞大小（$V5$）、裸核（$V6$）、染色质（$V7$）、核仁（$V8$）、有丝分裂（$V9$），共 9 个属性；输出变量为乳腺癌的性质（y），为二分类变量（良性 =0，恶性 =1）。具体算法如下：

```
#加载数据和程序包
import pandas as pd
import numpy as np
from sklearn.gaussian_process import GaussianProcessClassifier
from sklearn.gaussian_process.kernels import RBF
path = '/path/to/data.csv'    #修改路径为数据文件（data.csv）所在路径
data = pd.read_csv（path, header=0）   #导入数据，且第一行作为列名称
print（np.isnan（data）.any（ ））   #检查数据中是否存在缺失值。False：对应特征无缺失值；True：对应特征存在缺失值
data.dropna（inplace=True）   #缺失值处理：删除包含缺失值的行
X = data[['Clump_Thickness', 'Uniformity_of_Cell_Size', 'Uniformity_of_Cell_Shape', 'Marginal_Adhesion', 'Single_Epithelial_Cell_Size', 'Bare_Nuclei', 'Bland_Chromatin', 'Normal_Nucleoli', 'Mitoses']].values.tolist（ ）
X = np.array（X）   #定义自变量 X
Y = data["Nature"].values   #定义因变量 Y
```

（2）设置高斯过程的核函数为径向基函数（RBF），并利用样本数据集训练模型。具体算法如下：

```
kernel = 1.0 * RBF（1.0）   #定义核函数为径向基函数（RBF）
gpc = GaussianProcessClassifier（kernel=kernel, random_state=0）.fit（X, Y）   #建立高斯过程分类模型
```

（3）基于训练完成的高斯过程分类模型，计算并报告待测样品（$V1$=4、$V2$=1、$V3$=2、$V4$=1、$V5$=2、$V6$=1、$V7$=3、$V8$=6、$V9$=1）归属于两类的后验概率，并根据后验概率判断其归属情况。具体算法如下：

```
class_pred_proba = gpc.predict_proba（[[4, 1, 2, 1, 2, 1, 3, 6, 1]]）   #输入待测样品，并预测各类别后验概率
class_pred = gpc.predict（[[4, 1, 2, 1, 2, 1, 3, 6, 1]]）   #输入待测样品信息预测所归属类别
print（ "Predict_proba：", class_pred_proba）   #输出各类别的后验概率
print（ "Predict class is %s" %（class_pred[0]））   #输出待测样品分类结果
```

2. 主要结果及其解释

主要结果如下：

```
id                        False
Clump_Thickness           False
```

Uniformity_of_Cell_Size	False
Uniformity_of_Cell_Shape	False
Marginal_Adhesion	False
Single_Epithelial_Cell_Size	False
Bare_Nuclei	True
Bland_Chromatin	False
Normal_Nucleoli	False
Mitoses	False
Nature	False

Predict_proba：[[0.94956897 0.05043103]]

Predict class is 0

结果提示：

（1）对团块厚度、细胞大小的均匀性等 9 个属性进行的缺失值检验结果显示，裸核存在缺失值，其他属性不存在缺失值。

（2）基于 Python 建立了核函数为径向基函数（RBF）的高斯过程分类模型，对团块厚度 =4、细胞大小的均匀性 =1、细胞形状的均匀性 =2、边际附着力 =1、单层上皮细胞大小 =2、裸核 =1、染色质 =3、核仁 =6、有丝分裂 =1 的待测样品分别求解后验概率，可得样品归属于 0（良性）、1（恶性）的后验概率分别为 0.94956897 和 0.05043103。

（3）根据计算的各类别后验概率判断样品的归属，以 $P(y_*)=0.5$ 作为分类界限，可判定该样品属于 0（良性）。

本章例题的详细数据文件和软件运行程序请扫描二维码。

本章小结

1. 支持向量机在处理小样本、大型特征空间、非线性分类数据及函数拟合等方面具有优势，其可有效避免过拟合，分类性能好，并能很好处理高维模式识别等问题，但其对缺失数据敏感，故需剔除缺失数据后方可进行分析。

2. 支持向量机在处理大规模训练数据集时内存消耗较大，实施困难。目前可采用有序列最小优化算法和逐次超松弛迭代法解决该问题。

3. 决策树模型可读性好，输出结果为可视化图形，易于理解，且几乎不需要进行数据预处理，可建立不同的决策树模型分别处理连续型变量和分类变量。常采用剪枝处理，解决过拟合现象。

4. 随机森林适合处理高维特征变量的样本,不需要对特征变量降维和选择,可用来评估不同特征变量对分类问题的重要程度,且对数据缺失严重的训练样本仍能维持较高准确度。

5. 高斯过程模型是一种非参数概率模型,不仅可针对未知输入变量进行预测,还可给出预测的精度参数,结果易于解释。

6. 高斯过程以完全自动的方式解决模型选择问题,可从先验分布转换到后验分布,直接利用训练数据选择超参数和核函数,且利用先验概率的信息,提高了模型性能。

（胡国清　成佩霞）

练　习　题

一、思考题

1. 请简述支持向量机的优缺点。

2. 简要说明使用最小训练误差作为决策树划分选择准则的局限性。

3. 对不含有冲突数据（即特征向量完全相同但标记不同）的训练集,试证明一定存在与训练集一致（即训练误差为0）的决策树。

4. 请简述随机森林算法的优缺点。

5. 什么是高斯过程? 其主要性质有哪些?

二、选择题

1. 下列关于支持向量机的描述哪项不正确（　　）。

　　A. 支持向量机的核心思想是构造最优分隔超平面使分类间隔最大化

　　B. 支持向量机是一种二分类模型算法

　　C. 支持向量机是一种基于神经网络的机器学习方法

　　D. 支持向量机适用于解决小样本、非线性、高维模式识别的数据

2. 下列哪项指标表示训练样本集到分隔超平面的间隔（　　）。

　　A. $L=\text{sign}(w^T x+b=0)$

　　B. $\gamma_i = \dfrac{|w^T x_i+b|y_i}{\|w\|}$

　　C. $S = \dfrac{|w^T x_i+b|}{\|w\|}$

　　D. $g(x)=w^T \cdot x+b$

3. 支持向量机不包括下述哪种类型（　　）。

　　A. 硬间隔支持向量机

　　B. 软间隔支持向量机

　　C. 非线性支持向量机

　　D. 神经网络支持向量机

4. 随机森林采用的抽样方法是（　　）。

　　A. 无放回抽样

　　B. 无权重的有放回抽样

　　C. 更新权重的有放回抽样

　　D. 滚雪球抽样

5. 一维高斯分布曲线下、横轴上,从均值到+∞的面积为（　　）。

　　A. 95%　　　　　　B. 50%　　　　　　C. 97.5%　　　　　　D. 不知道

第九章　回归预测常用的数据挖掘方法

随着现代社会进步和通信技术的发展，各领域形成了规模巨大、增长与传递迅速、形式复杂多样、非结构化程度高的数据或数据集，从此类大型数据集中发现有用的模式和趋势的过程即为数据挖掘（data mining），从大型数据集中获取信息以对未来结果进行预测和估计的过程为预测分析。本章将介绍回归中常用的四种数据挖掘方法，包括广义线性回归、支持向量回归、高斯过程回归和人工神经网络回归。

第一节　广义线性回归

广义线性回归（generalized linear regression）是线性回归的直接推广。线性回归对数据有诸多限制，真实数据并不总能满足；而广义线性回归克服了很多线性回归的限制，既适用于连续数据，也适用于离散数据，特别是后者，诸如定性属性数据、计数数据。这在实用数据的分析中，尤其是生物、医学的统计分析，有重要意义。

一、广义线性回归的基本概念

1. 线性模型

线性模型（linear model）也称经典模型或一般线性模型，研究某一指标 Y（因变量）与一组指标（$X_1, X_2, \cdots, X_m$）（自变量）之间的线性关系（式9-1）。

$$Y=\beta_0+\beta_1X_1+\beta_2X_2+\cdots+\beta_m X_m+\varepsilon = \sum_{j=0}^{m} \beta_j X_j+\varepsilon \qquad （式9-1）$$

其中，$X_0=1$，$\beta_0, \beta_1, \beta_2, \cdots, \beta_m$ 为未知参数，ε 为随机误差。

为了估计参数，需要对 n 个个体的 $m+1$ 个指标进行观察。观察到的 n 组数据记为（$y_i, x_{i1}, x_{i2}, \cdots, x_{im}$），则式9-1可表示为式9-2或式9-3。

$$y=\beta_0+\beta_1 x_{i1}+\beta_2 x_{i2}+\cdots+\beta_m x_{im}+\varepsilon_i \qquad （式9-2）$$

$$y_i=\hat{y}_i+\varepsilon_i \qquad （式9-3）$$

$\hat{y}_i$ 称为第 i 个个体的线性预测值（linear predict value）。

一般线性回归有以下特征：

（1）Y 是连续型变量，如人的身高、体重等。

（2）Y 的分布为正态分布或接近正态分布。

（3）$E(Y)=\mu=Z^T(X)\beta$，其中 $Z(X)$ 是 X 的已知（向量）函数，Z^T 表示转置。例如，X 为 1 维，$Z(X)$ 可以是（$1, X$）等；若 $X=(X_1, X_2)^T$，$Z(X)$ 可以是 $X=(1, X_1, X_2)^T$ 等。

2. 广义线性模型

广义线性模型，顾名思义，是一般线性模型的直接推广，其概念由 Nelder 和 Wedderburn 首先提出。

（1）广义线性回归主要从以下几方面推广

1）因变量可取连续或离散值，且在应用上更多见的情况为离散值，如 {0, 1}，{0, 1,

$2, \cdots$} 等。

2)因变量的分布为指数型分布,正态分布是其一个特例。

3)$E(Y)=\mu=h(Z^T(X)\beta)$,h 为严格单调、充分光滑的函数。h 已知,$g=h^{-1}$(h 的反函数)称为连接函数(link function),故有 $g(\mu)=Z^T(X)\beta$。

(2)广义线性模型包括以下组成部分

1)线性部分是一般线性模型所定义的(式 9-4)。

$$\eta=\beta_0+\beta_1 X_1+\beta_2 X_2+\cdots+\beta_m X_m=\sum_{j=0}^m \beta_j X_j \qquad \text{(式 9-4)}$$

2)连接函数(式 9-5)。

$$\eta=g(\mu) \qquad \text{(式 9-5)}$$

3. 指数族分布

指数族分布(exponential family of distributions)亦称指数型分布族,是统计中最重要的参数分布族,包含正态分布、二项分布、泊松(Poisson)分布等(表 9-1)。

如果 Y 的分布来自指数族分布,则其概率密度函数可以表达为式 9-6。

$$f(y|\theta,\varphi)=\exp\left(\frac{y\theta-b(\theta)}{\alpha(\varphi)}+c(y,\varphi)\right) \qquad \text{(式 9-6)}$$

其中 θ 称为自然参数(natural parameter);$\alpha(\varphi)$ 称为尺度参数;$b(.)$ 和 $c(.)$ 是函数。$\alpha(\varphi)$ 常取如下形式:

$$\alpha(\varphi)=\varphi/\omega$$

φ 称为离散参数(dispersion parameter)。ω 为权重,对未分组资料,$\omega=1$,式 9-6 可表示为式 9-7。

$$f(y|\theta,\varphi)=\exp\left(\frac{y\theta-b(\theta)}{\varphi}+c(y,\varphi)\right) \qquad \text{(式 9-7)}$$

指数族的均值、方差分别为 $E(Y)=b'(\theta)$,$Var(Y)=\alpha(\varphi)b''(\theta)$。

指数族包含了很多常用的概率分布。例如,正态分布 $N(\mu,\sigma^2)$ 的概率密度函数:

$$f(y|\mu,\sigma^2)=\frac{1}{\sigma\sqrt{2\pi}}e^{-\frac{(y-\mu)^2}{2\sigma^2}}$$

可以化为式 9-6 的形式:

$$f(y|\mu,\sigma^2)=\exp\left(\frac{y\mu-\mu^2/2}{\sigma^2}-\frac{y^2}{2\sigma^2}-\frac{1}{2}\log(2\pi\sigma^2)\right)$$

对应式 9-7,有 $\theta=\mu$,$\varphi=\sigma^2$,$b(\theta)=\theta^2/2$,$c(y,\varphi)=-\frac{y^2}{2\varphi}-\frac{1}{2}\log(2y\varphi)$。由此可见,正态分布属于式 9-7 所定义的指数族分布。

同样,Bernoulli 分布 $B(1,\pi)$ 也属于指数族分布,因为其概率函数

$$f(y|\pi)=\pi^y(1-\pi)^{1-y}, \ y\in\{0,1\}$$

可以化为:

$$f(y|\pi)=\exp\left(y\log\frac{\pi}{1-\pi}+\log(1-\pi)\right)$$

对应于式 9-7,有 $\theta=\log\dfrac{\pi}{1-\pi}$,$\varphi=1$,$b(\theta)=\log(1+e^\theta)$,$c(y,\varphi)=1$。

Poisson 分布 $P(\lambda)$ 也属于指数族分布，因为其概率函数

$$f(y|\lambda)=\frac{1}{y!}\,\mathrm{e}^{-\lambda}\lambda^{y} \qquad \lambda>0, y=0, 1, 2, \cdots$$

可以化为：

$$f(y|\lambda)=\exp(y\mathrm{lon}\lambda-\lambda-\mathrm{log}y!\,)$$

对应式 9-7，有 $\theta=\mathrm{log}\lambda$，$\varphi=1$，$b(\theta)=\mathrm{e}^{\theta}$，$c(y,\varphi)=-\mathrm{log}y!$

此外，伽马分布 $G(u,v)$ 也属于指数族分布。

表 9-1 指数族分布总结

	θ	φ	$b(\theta)$	$E(y)=b'(\theta)$	$Var(y)=\varphi b''(\theta)$
正态分布 $N(\mu,\sigma^2)$	μ	σ^2	$\theta^2/2$	θ	σ^2
两点分布 $B(1,\pi)$	$\log\left(\frac{\pi}{1-\pi}\right)$	1	$\log(1+\mathrm{e}^{\theta})$	$\pi=\frac{\mathrm{e}^{\theta}}{1+\mathrm{e}^{\theta}}$	$\pi(1-\pi)$
二项分布 $B(n,\pi)$	$\log\left(\frac{\pi}{1-\pi}\right)$	1	$n\log(1+\mathrm{e}^{\theta})$	$n\pi$	$n\pi(1-\pi)$
泊松分布 $P(\lambda)$	$\log(\lambda)$	1	$\lambda=\mathrm{e}^{\theta}$	$\lambda=\mathrm{e}^{\theta}$	$\lambda=\mathrm{e}^{\theta}$
伽马分布 $G(u,v)$	$-\frac{1}{\mu v}$	v^{-1}	$-\log(\theta)$	μv	$\mu^2 v$

4. 连接函数

连接函数（link function）是广义线性模型中最重要的组成部分。其通过一定的变量变换，可以将非线性模型转换成线性模型，并满足或近似满足线性模型分析的要求，进而可借助线性模型的性质、分析思路，解决或近似解决非线性模型的建模、参数估计、模型评价等一系列问题。

连接函数建立了"因变量 Y 的估计值 μ"与"线性组合的预测值 η"之间的关系。在一般线性模型中，"因变量的估计值"与"线性组合的预测"是一回事，可以在负无穷到正无穷内取值；而当因变量 Y 的取值受到限制时，连接函数的作用是把 Y 的取值范围变换成负无穷到正无穷，这样就与模型中等式右边的线性预测项的取值范围一致。

例如：二点分布 $B(1,\pi)$，连接函数为：$\eta=g(\mu)=g(\pi)=\log\dfrac{\pi}{1-\pi}$；Poisson 分布 $P(\lambda)$，连接函数为：$\eta=g(\mu)=g(\lambda)=\log\lambda$。

二、广义线性模型的建立

通过选定因变量和自变量，以及选择合适的连接函数，即可建立一个广义线性模型，例如一般线性模型，因变量服从正态分布 $N(\mu,\sigma^2)$，连接函数为：$\eta=\mu$，从这个角度看，线性模型也被包含在广义线性模型的框架下。

Logistic 回归模型, 因变量服从二项分布, 连接函数为: $\eta=\log(\dfrac{\pi}{1-\pi})$。

Poisson 回归模型, 因变量服从 $P(\lambda)$, 连接函数为: $\eta=\log(\lambda)$。

例如: 研究一些因素(自变量)对"剖宫产后是否有感染"的影响

$$Y=\begin{cases} 1 & 有感染 \\ 0 & 无感染 \end{cases} \qquad X=(X_1, X_2, X_3)^T$$

$$X_1=\begin{cases} 1 & 剖腹产事先未计划 \\ 0 & 剖腹产事先有计划 \end{cases} \quad X_2=\begin{cases} 1 & 服用抗生素 \\ 0 & 不服用抗生素 \end{cases} \quad X_3=\begin{cases} 1 & 有危险因子 \\ 0 & 无危险因子 \end{cases}$$

危险因子指产妇有高血压、糖尿病等。

记 $\pi=P(Y=1)$ 表示剖腹产后有感染的概率, 则

$$P(Y=y)=\pi^y(1-\pi)^{1-y} \qquad y=0, 1$$

可以转化为(式 9-8)

$$P(Y=y)=\exp(y\log\frac{\pi}{1-\pi}+\log(1-\pi)) \qquad （式 9-8）$$

令 $\theta=\log\dfrac{\pi}{1-\pi}$, 则 $(1-\pi)=\dfrac{1}{1+e^\theta}$, 式 9-8 可以写为(式 9-9)

$$P(Y=y)=\exp(y\theta-\log(1+e^\theta)) \qquad -\infty<\theta<\infty \qquad （式 9-9）$$

相当于式 9-7 中 $\theta=\log\dfrac{\pi}{1-\pi}$, $\varphi=1$, $b(\theta)=\log(1+e^\theta)$, $c(y,\varphi)=1$ 且有

$$b'(\theta)=\frac{e^\theta}{1+e^\theta}=\pi(=E(Y))$$

$$b''(\theta)=\frac{e^\theta}{(1+e^\theta)^2}=\pi(1-\pi)(=Var(Y))$$

此例中取 $Z=X$, 引进记号: $\eta=Z^T\beta$

观察 n 位产妇, 第 i 位的值 Y 记为 Y_i, Z 值记为 Z_i(即$(X_{i1}, X_{i2}, X_{i3})^T$),

$\eta_i=Z_i^T\beta \qquad i=1, 2, \cdots n$

其 π, θ 分别为 π_i, θ_i($\theta_i=\log\dfrac{\pi_i}{1-\pi_i}$)。引入连接函数 $g(\pi_i)=\eta_i$[注意 $g(\pi_i)=\eta_i$], 或 $\pi_i=h(\eta_i)$

($h=g^{-1}$), 则 $\theta_i=\log\dfrac{h(\eta_i)}{1-h(\eta_i)}$。将其代入式 9-9 中, 得$(Y_1, Y_2, \cdots, Y_n)$的联合概率函数(式 9-10)

$$f(y_i|\pi_i)=\exp(\sum_{i=1}^n y_i\log\frac{h(\eta_i)}{1-h(\eta_i)}+\sum_{i=1}^n\log(1-h(\eta_i))) \qquad （式 9-10）$$

它通过 $\eta_1, \eta_2, \cdots, \eta_n$, 而依赖 β, 利用它可对 β 进行统计推断。

广义线性回归的参数估计不能用最小二乘估计, 常用加权最小二乘估计(weighted least squared, WLS)或极大似然估计(maximum likelihood estimation, MLE)。极大似然估计有很多优良性质, 其中, 最重要的两条是: ①对指数分布族中的分布, 极大似然估计是唯一的; ②如果 $\hat\theta$ 是参数 θ 的极大似然估计, $g(\theta)$ 是 θ 的某函数, 则 $g(\hat\theta)$ 是 $g(\theta)$ 的极大似然估计, 这一性质称为不变性。

广义线性回归对估计系数的检验, 一般采用似然比检验(用于模型的比较), 回归系数

的 Wald 检验等。Wald 检验实际上比较估计系数与 0 的差别，其检验统计量为：$Z=\dfrac{\hat{\beta}-0}{SE(\hat{\beta})}$（$Z$ 为标准态变量）。

当从理论或实际考虑选定了一个模型，现有了数据，要有一个指标去衡量数据与所选模型"拟合"的程度，这就是所谓"拟合优度检验"（test of goodness of fit）。通常步骤如下：找一个衡量数据与所选模型差距的指标 d_n（$d_n \geq 0$），d_n 愈小，数据与模型拟合程度愈好（模型愈可接受）。设在一具体场合算出 d_n 之值 d_0，计算概率 $P=P(d_n \geq d_0|$ 模型正确），此式算出的值常称为"P 值"，或直接称为"拟合优度"。结论：P 值愈大，对所选模型愈放心。一般事先设一个门限（如 0.05），当 P 值小于此门限时，将模型否决。当有几个可用的模型时，P 值最大的模型最有理由被选（还要结合其他考虑）。其中，Deviance 偏差统计量和广义 χ^2 统计量 χ_G^2 是两个重要统计量，二者值越大，表明估计值与观察值差别越大，模型的拟合效果就越差。Deviance 偏差统计量具有可加性，χ_G^2 不具有这种性质，但 χ_G^2 更易解释。另外，检验模型拟合的效果还可以用残差分析。

三、广义线性回归应用实例

例 9-1 某研究者收集了来自美国数据集的疾病流行曲线和疾病嵌入特征数据信息，基于缺乏遗传数据的大健康数据集，通过机器学习的方法对疾病遗传率（h^2）进行估计。

具体实现步骤

（1）搭建环境：搭建 jupyter notebook 的环境。

1）打开 Anaconda Prompt（anaconda3）

2）加载 rdkit 安装包：conda install rdkit

3）加载完成 rdkit 安装包后，下载安装包 tensorflow（版本 1.13.1），keras（2.2.4），scikit-learn（0.22），matplotlib，scipy，mordred

代码如下：

pip install tensorflow==1.13.1 keras==2.2.4 scikit-learn==0.22 matplotlib scipy mordred –i https://mirrors.aliyun.com/pypi/simple/

4）下载 jupyter notebook

pip install jupyter notebook –i https://mirrors.aliyun.com/pypi/simple/

Looking in indexes：https://mirrors.aliyun.com/pypi/simple

（2）利用 jupyter notebook 启动代码。

（3）运行代码。

```
#加载安装包
import pandas as pd
import numpy as np
import sklearn
from sklearn.model_selection import cross_val_score
from sklearn.model_selection import train_test_split
from sklearn.preprocessing import MinMaxScaler
from sklearn import linear_model
```

```
from sklearn.ensemble import RandomForestRegressor, GradientBoostingRegressor,
AdaBoostRegressor
    from sklearn.model_selection import KFold
    from sklearn.svm import SVR
    from multiprocessing import Pool
    from sklearn.kernel_ridge import KernelRidge
    from functools import partial
    import argparse
    # 处理数据开始
    dfwh = pd.read_csv('./Training_Data_H2.csv') #sorted
    dfwh = dfwh.drop(['H2_se', 'Disease'], axis=1)
    dfwh = dfwh.iloc[0: 1034, ]
    print(dfwh.shape)
    dfwh = pd.get_dummies(dfwh)
    dfwh = dfwh.drop(['Country_of_cohort_Malaysia', 'Country_of_cohort_India',
    'Country_of_cohort_Venezuela', 'Country_of_cohort_Germany',
    'Country_of_cohort_Brazil', 'Country_of_cohort_France', 'Country_of_cohort_Poland'], axis=1)
    print(dfwh.shape)
    feature_wh = dfwh.iloc[:, 1:].values
    value = dfwh.iloc[:, 0].values
    scaler = MinMaxScaler()
    scaler.fit(feature_wh)
    feature_scaled = scaler.transform(feature_wh)
    print(feature_scaled.shape)
    # 处理数据结束
    def reg_split(regressor, feature_scaled, value, seed, test_size=0.2): # 模型训练与测试
    Xtrain, Xtest, Ytrain, Ytest = train_test_split(
        feature_scaled, value, test_size=test_size, random_state=seed)
    regressor.fit(Xtrain, Ytrain)    # 训练
    Y_pred = regressor.predict(Xtest)    # 测试
    return np.corrcoef(Ytest, Y_pred)[0, 1]

    def split_wrapper(seed, regressor):
    # 回归模型初始化
    # lasso
    lasso = linear_model.Lasso(alpha=0.00001)
    # huber regression
    hr = linear_model.HuberRegressor(epsilon=10)
    # ridge
```

```
ridge = linear_model.Ridge( alpha=0.1 )
reg_dict = {'lasso': lasso, 'hr': hr, 'ridge': ridge}
return reg_split( reg_dict[regressor], feature_scaled, value, seed )
def repeat_1000( regressor ): # 重复 1 000 次
p = Pool( )
result = np.array( p.map( partial( split_wrapper, regressor=regressor ), range( 1 000 ) ) )
return result
print( repeat_1 000('gbr') )    # 输出 1 000 次运行的相关系数,可选模型:lasso, hr, ridge
```

四、广义线性回归的注意事项

1. 建模决策 在建模时,既要考虑模型在统计学上的拟合优度,也要考虑模型在医学上的可解释性。就变量本身来讲,自变量的选择,更多是从实际及专业的角度考虑。从专业或经验的角度看,哪些变量对目标 Y 有重要的影响。当可能的候选者太多而希望从中挑出为数不多的最有影响的变量时,除专业考虑外,也应考虑统计方法;但在自变量选择问题上有一个基本共识:既要使模型与数据拟合得好,又要使变量数目不太多。

2. 因变量 Y 的分布 广义线性模型主要针对指数分布族的分布,只要因变量的分布属于指数族分布,即可应用,包含了正态分布、二项分布、Poisson 分布等。因此,无论因变量是定量的、定性的或等级的,均可选用合适的广义线性模型对资料进行分析。

对两点分布(Y 取 0、1 二值)或取多个状态之一的情况,分布很容易确定,不存在选择问题。对稍复杂一点的情况就有选择问题,例如 Y 取($0, 1, \cdots, m$) 等 $m+1$ 个值(注意:单变量取有限个值,如 m 个服药的人中有效的个数,与取有限个状态之一如考试结果有优、良、中、差 4 个状态,不能混淆,后者当转到哑变量时为多维的),存在是否取二项分布为模型的问题;对可以取整数值($0, 1, \cdots$)的变量,有是否选 Poisson 分布为模型的问题等。

3. 连接函数的选择 在实际应用中,前面提到的连接函数形式并非唯一合法的连接函数。在之后接触到更多的广义线性模型时,会接触更多新的连接函数,虽然形式可能很复杂,但功能不外乎是让 Y 的取值范围与预测值范围一致,以及让模型比较好地拟合当下的数据。

4. $Z(X)$ 的选择 $Z(X)$ 的选择主要也应从实际及专业的角度考虑,涉及的问题主要是: $Z(X)$ 中是只包含主要效应($X_1, X_2, \cdots$ 等的线性项),还是要包括某些交互效应(如 $X_i \cdot X_j$ 的项)。

对于因变量 Y 的分布和连接函数的选择,一般选择的对象有限。基本的做法是:比较其 Pearson 统计量或 Deviance,选其小者;对自变量和 $Z(X)$ 的选择,在处理上是统一考虑的,即把备选的交互作用也当作一个自变量去处理。例如,设有自变量(X_1, X_2, X_3),而备选的(有可能进入模型的)交互作用有 $X_1 \cdot X_2$ 和 $X_1 \cdot X_3$,则有 5 个"自变量": $X_1, X_2, X_3,$ $X_1 \cdot X_2, X_1 \cdot X_3$,换言之,向量 $Z(X)$ 的各分量为自变量。

第二节　支持向量回归

支持向量机(support vector machine, SVM)是借助优化方法解决数据挖掘中若干问题的有力工具,不仅有统计学习的坚实理论基础,而且具有直观的几何解释和完美的数学形式,是由模式识别中广义肖像算法(generalized portrait algorithm)发展而来的分类器,于1995 年成功应用于手写数字识别,随后迅速在很多领域得到了广泛应用,成为机器学习的主流技术。目前,在大数据时代的大样本背景下,由于 SVM 在大样本时超级大的计算量,热度有所下降,但仍然是一个常用的机器学习算法。

一、支持向量回归概念

SVM 是一个二元分类算法,支持线性分类和非线性分类,目前也可以支持多元分类,同时经过扩展,也能应用于回归问题。支持向量回归(support vector regression,SVR)是支持向量机对回归问题的一种运用,对给定的训练样本 $D=\{(x_1,y_1),(x_2,y_2),\cdots,(x_m,y_m)\}$, $y_i \in R$,通过学习得到 $f(x)=\omega^T x+b$ 的回归模型,使得 $f(x)$ 与 y 尽可能接近,ω 和 b 是待确定的参数。对一般的回归模型,当且仅当 $f(x)$ 与 y 完全相同时损失函数才为 0,但 SVM 不同,容忍 $f(x)$ 与 y 有一定偏差。

二、支持向量回归的基本原理

1. SVM

SVM 的基本原理可参见第八章第一节相关内容,SVM 算法的思想可以用一个简单直观的实例来说明,如图 9-1 所示的二维空间,可以有很多种方法用一条直线把两类样本有效分开。

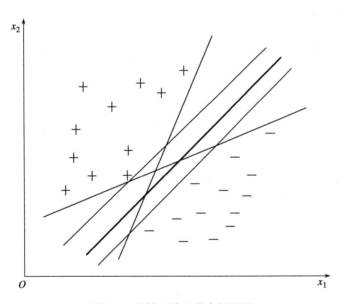

图 9-1　线性可分二维空间平面

若对预测的样本正确归类,最优的划分方法是使这条直线与两类样本间隔最大,每一类中距离该直线最近的样本点是边界上的点,这些点称为支持向量,这条直线($\omega^T x+b=0$)主要由这些支持向量决定,使支持向量相隔最远,这也是支持向量机命名的由来。以线性可分的训练数据集为例,推广到一般情况,目标就是要在样本特征空间求出这个超平面,使得训练样本集到超平面的最小距离最大化(最大化几何间隔)。

2. 原始数学问题

支持向量机的原始数学问题,用数学语言描述为 maxmargin=maxmin($d1+d2$),将寻找最大间隔超平面的问题转化为数学优化问题(式9-11)。

$$\max \frac{1}{\|\omega\|}, \text{s.t.}, y_i(\omega^T x_i + b) \geq 1, i=1, \cdots, n \qquad (\text{式 9-11})$$

问题转化为求 $\min\|\omega\|$,$\|\omega\|$ 是个带根号的值,为了方便运算,将 $\|\omega\|$ 等同于 $\|\omega\|^2$,且乘以系数 1/2 方便求导,优化问题表达式转化为式9-12。

$$\min \frac{1}{2}\|\omega\|^2, \text{s.t.}, y_i(\omega^T x_i + b) \geq 1, i=1, \cdots, n \qquad (\text{式 9-12})$$

3. 对偶问题

在运筹学里,对偶问题是带有线性不等式约束条件的二次线性规划问题。

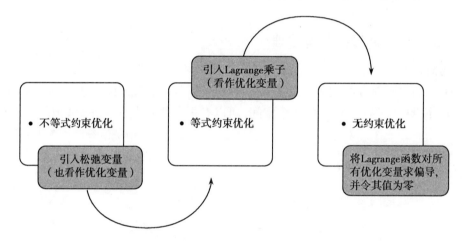

图9-2 不等式约束优化问题的转化图示

解决问题的主要思想是将不等式约束条件转变为等式约束条件,再转变为无约束优化问题,求解无约束条件的函数极值,直接对变量求偏导,令偏导等于 0(图9-2),解方程,最终得到不等式约束优化问题的 KKT(Karush-Kuhn-Tucker)条件,这是强对偶性的充要条件,要解的是凸优化问题,强对偶性成立。这样可以将原来很难求解出参数的原始问题,通过求解其对偶问题得到原问题的最优解。由于问题规模正比于训练样本数,常用序列最小优化(sequential minimal optimization,SMO)算法求解。至此,ω 和 b 都求出来了,就能构造出最大间隔超平面:$\omega^T x + b = 0$

分类决策函数:$f(x) = \text{sign}(\omega^T x + b)$

$$\text{sign}(x) = \begin{cases} -1 & x < 0 \\ 0 & x = 0 \\ 1 & x > 0 \end{cases}$$

对新样本的预测:将新样本点导入决策函数中即可得到样本的分类。

4. 软间隔

在实际应用中,完全线性可分的样本是很少的,如果遇到不能完全线性可分的样本,就有了软间隔,相比于硬间隔的苛刻条件,允许个别样本点出现在间隔带里,为了度量这个间隔软到何种程度,为每个样本引入一个松弛变量 ξ_i,C 为惩罚系数,优化目标变为式 9-13 和式 9-14。

$$\min_{w} \frac{1}{2}\|w\|^2 + C\sum_{i=1}^{m}\varepsilon_i \qquad\qquad （式 9-13）$$

$$\text{s.t. } g_i(w,b)=1-y_i(w^T x_i + b)-\varepsilon_i \leq 0, \varepsilon_i \geq 0, i=1,2,\cdots,m \qquad （式 9-14）$$

重复上述求解步骤,求得参数 ω 和 b,最终得到超平面 $\omega^T x_i + b = 0$。能容忍 $f(x)$ 与 y 之间最多有 ξ 的偏差,即仅当 $f(x)$ 与 y 之间的差别绝对值大于 ξ 时才计算损失。相当于以 $f(x)$ 为中心,构建一个宽度为 2ξ 的间隔带,若样本落入此间隔带,则认为预测正确（图 9-3）。

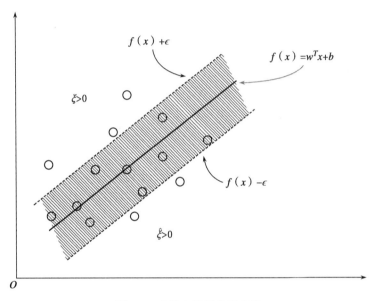

图 9-3　支持向量回归示意图

SVM 算法功能非常强大,以二维空间为例,不仅支持线性与非线性的分类,也支持线性与非线性回归。其主要思想是逆转目标:分类问题中,要在两个类别中拟合最大可能的间隔,同时限制间隔侵犯（margin violations）;而 SVR 中,会尝试尽可能地拟合更多的数据实例到间隔上,或者说使每个点到回归线的距离最小,同时限制间隔侵犯（远离间隔的实例）。间隔的宽度由超参数 ξ 控制。图 9-4 展示的是两个线性 SVR 模型在一些随机线性数据上训练之后的结果,其中一个有较大的间隔（$\xi=1.5$）,另一个间隔较小（$\xi=0.5$）。

5. 核函数

对于在有限维度向量空间中线性不可分的样本,将其映射到更高维度的向量空间里,再通过间隔最大化的方式,学习得到支持向量机,让样本点在高维空间线性可分,这就是非线性 SVM。对非线性 SVM 问题,引入核函数,其对偶问题就变成了

$$\min_{\lambda}\left[\frac{1}{2}\sum_{i=1}^{n}\sum_{j=1}^{n}\lambda_i\lambda_j y_i y_j\left(\phi(x_i)\cdot\phi(x_j)\right) - \sum_{i=1}^{n}\lambda_i \right]$$

$$\text{s.t.} \sum_{i=1}^{n} \lambda_i y_i = 0, \, \lambda_i \geq 0, \, C - \lambda_i - \mu_i = 0$$

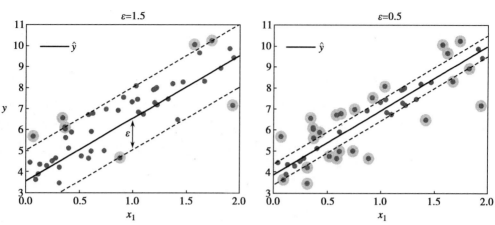

图 9-4 不同间隔宽度下 SVR 模型

核函数的引入一方面减少了计算量,另一方面也减少了存储数据的内存使用量。非线性 SVM 常用的核函数可参考本书第八章相关内容。

三、支持向量回归应用实例

例 9-2 以来源于 Efron 等包含在 Python sklearn 包中的糖尿病数据为例,采用支持向量回归的方法对糖尿病患病风险进行预测。该数据集共包括 442 个糖尿病患者实例,每个实例包括 10 个属性值,分别是:年龄(age)、性别(sex)、体质指数(BMI)、平均血压(BP)、一种白细胞(s1 tc)、低密度脂蛋白(s2 ldl)、高密度脂蛋白(s3 hdl)、促甲状腺激素(s4 tch)、拉莫三嗪(s5 ltg)、血糖水平(s6 glu)。

具体实现步骤

数据预览:

from sklearn.datasets import load_diabetes # 从 sklearn.datasets 中导入糖尿病数据集

diabetes=load_diabetes( ) # 将糖尿病数据存储在变量 diabetes 中

print(diabetes.DESCR) # 输出数据描述

模型建立:分别应用线性核函数、多项式核函数和高斯核函数配置 SVR 模型

model.fit(X_train, y_train) # 拟合模型

model.predict(X_test) # 模型预测

模型评价:使用模型自带的评估模块、MSE 和 MAE 指标对三种不同核函数配置的支持向量回归模型在相同测试集上进行性能评估

model.score(data_X, data_y) # 为模型进行打分

具体实现代码:

1. 导入数据

from sklearn import datasets, ensemble # 导入 datasets 模块

from sklearn.inspection import permutation_importance # 特征重要性

```
from sklearn.metrics import mean_squared_error   # 均方误差
from sklearn.metrics import mean_absolute_error   # 平均绝对误差
from sklearn.svm import SVR   # 导入支持向量回归包
from sklearn.model_selection import train_test_split   # 导入分割数据模块
diabetes = datasets.load_diabetes( )   # 导入糖尿病数据集
# 2. 划分训练集测试集
X, y = diabetes.data, diabetes.target   # 获得其特征向量和样本 label
y = y.reshape( -1, 1 )   # 指定数组列为 1
X_train, X_test, y_train, y_test = train_test_split( X, y, test_size=.25,
random_state=33 )   # 确定测试集比例
# 3. 调整参数, 分别应用线性核函数、多项式核函数和高斯核函数配置的 SVR 模型进
行训练并对测试集做出预测
Cs = [1000]
for c in Cs:
print( "=============================================================" )
print( "result for c equals %d" % c )
print( "=============================================================" )
#线性核函数
linear_svr = SVR( kernel='linear' )   # 使用线性核函数
linear_svr.fit( X_train, y_train )   # 训练模型
linear_svr_y_pred = linear_svr.predict( X_test )   # 模型预测
print( "The value of default measurement of linear_svr is {sc}".format( sc= linear_svr.score
( X_test, y_test ) ) )   # 使用模型自带的评估模块进行性能评估
print( "The mean squared error of linear_svr is {}".format( mean_squared_error( y_test,
linear_svr_y_pred ) ) )   # 通过均方误差进行性能评估
print( "The mean absoluate error of linear_svr is {}".format( mean_absolute_error( y_test,
linear_svr_y_pred ) ) )   # 通过平均绝对误差进行性能评估
#多项式核函数
poly_svr = SVR( kernel='poly', gamma=0.1, C=c )   # gamma: 核相关系数; C: 误差项的
惩罚参数 C
poly_svr.fit( X_train, y_train )
poly_svr_y_pred = poly_svr.predict( X_test )
print( "The value of default measurement of poly_svr is {sc}".format( sc= poly_svr.score( X_
test, y_test ) ) )
print( "The mean squared error of poly_svr is {}".format( mean_squared_error ( y_test,
poly_svr_y_pred ) ) )
print( "The mean absoluate error of poly_svr is {}".format( mean_absolute_error( y_test,
poly_svr_y_pred ) ) )
#高斯核函数
```

```
rbf_svr = SVR( kernel='rbf', gamma=0.1, C=c )
rbf_svr.fit( X_train, y_train )
rbf_svr_y_pred = rbf_svr.predict( X_test )
print( "The value of default measurement of rbf_svr is {sc}".format( sc= rbf_svr.score( X_test, y_test )))
print( "The mean squared error of rbf_svr is {}".format( mean_squared_error ( y_test, rbf_svr_y_pred )))
print( "The mean absolute error of rbf_svr is {}".format( mean_absolute_error( y_test, rbf_svr_y_pred )))
# 运行结果：
```

===

result for c equals 1000

===

The value of default measurement of linear_svr is 0.019893563935570846

The mean squared error of linear_svr is 5274.841836401976

The mean absolute error of linear_svr is 62.6583410297147

The value of default measurement of poly_svr is -0.003960108528169304

The mean squared error of poly_svr is 5403.220086797728

The mean absolute error of poly_svr is 63.45283351695033

The value of default measurement of rbf_svr is 0.5400437822217435

The mean squared error of rbf_svr is 2475.4416573288117

The mean absolute error of rbf_svr is 40.783188166436766

四、支持向量回归注意事项

1. SVM 解决高维特征的分类问题和回归问题很有效，在特征维度大于样本数时依然有很好的效果，但如果特征维度远远大于样本数，则 SVM 表现一般。

2. SVM 仅使用支持向量来做超平面的决策，无须依赖全部数据，但对缺失数据敏感；在样本量不是海量数据时，分类准确率高，泛化能力强；但当样本量非常大，核函数映射维度非常高时，计算量过大，不适合使用。

3. SVM 有大量核函数可以使用，从而可以很灵活地解决各种非线性的分类回归问题，但非线性问题核函数的选择没有通用标准，难以选择一个合适的核函数。

第三节　高斯过程回归

高斯过程回归（Gaussian process regression，GPR）是使用高斯过程（Gaussian process，GP）先验对数据进行回归分析的非参数模型（non-parametric model）。

GPR 是近年发展起来的一种机器学习回归方法，有严格的统计学习理论基础，对处理高维数、小样本、非线性等复杂问题具有很好的适应性，且泛化能力强。与神经网络、支持向量机相比，GPR 具有容易实现、超参数自适应获取、非参数推断灵活以及输出具有概率意义等优点,在国外发展很快,并取得了许多研究成果,现已成为国际机器学习领域的研究热点,近几年也逐步得到国内学者的重视,在许多领域得到了成功应用。

一、相关概念

1. 随机变量

在概率论中,讨论事物的发生可能性,并把所有可能发生结果构成的集合称为样本空间,比如,掷一颗均匀的骰子,观察出现的点数,则所有可能结果是$(1,2,3,4,5,6)$,样本空间$\Omega=(1,2,3,4,5,6)$,而且都是具体数字。但是,大部分样本空间不是数据的形式,比如,掷硬币会出现正面和反面两种结果。为了方便描述,把出现正面视为1,反面结果视为0,就完成了一个由正反面到具体数字的映射。随机变量的作用就是完成类似的映射关系。

设随机试验的样本空间为Ω,$X=X(\omega)$是定义在样本空间Ω上的实值单值函数,则称$X=X(\omega)$为随机变量。比如,掷一颗均匀的骰子,定义随机变量X表示"出现的点数",X的可能取值为$(1,2,3,4,5,6)$,则X可写成$X=X(\omega)=\omega(\omega=1,2,\cdots,6)$。

随机试验的每个结果映射到实数集上,这个映射函数就是随机变量。也就是说,随机变量本质上是一个函数,这个函数完成了随机试验的结果到实数的一个映射。

但是,随机变量这个函数和普通函数有本质的差别。普通函数给定输入,其输出是确定的;随机变量的取值是概率性质的,即试验之前不知道随机变量会取什么值,每个取值都有一定的概率。然而,可以知道随机变量所有取值的概率分布,比如$X\sim N(0,1)$随机变量符合标准正态分布。

2. 随机过程

随机变量本质上是一个静态的概念,可以认为每次做的随机试验,都是在某个固定的时间点上进行的。当在一个时间轴上不断进行随机试验,会得到一族随机变量$\{X(t),t\}$,这族随机变量称为随机过程。因此,随机过程就是一个以时间为线索的随机变量的集合。

随机过程的本质有两个要点:一是随机,二是过程。随机说明任何时候结果都存在不确定性,即分布函数(或概率密度函数);过程体现的是时间,在时间t时,随机变量服从某一分布,另一时刻随机变量服从另一分布(图9-5)。

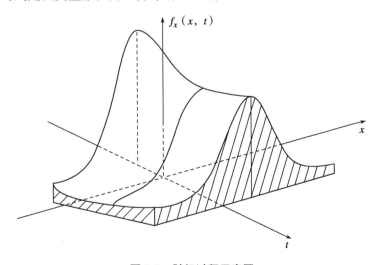

图9-5　随机过程示意图

在随机过程 $\{X(t),t\}$ 中,如果固定时刻 t,即观察随机过程中的一个随机变量,例如固定时间为 t_0,则 $X(t_0)$ 就是一个随机变量,其取值随着随机试验的结果而变化,变化有一定规律,称概率分布。英国植物学家 Brown 注意到漂浮在液面上的微小粒子不断进行不规则运动,这种运动称布朗运动,是大量分子随机碰撞的结果;若记 $X(t)$ 为粒子在平面上的位置,则它是平面上的布朗运动,为一个随机过程,在统计物理学中对其有深入研究。

3. 高斯过程

高斯过程是一系列关于连续域(时间或空间)的随机变量的联合,而且针对每一个时间或空间点上的随机变量都服从高斯分布。一个高斯分布可以被均值和方差共同唯一决定,同理,一个高斯过程可以被均值和协方差函数共同唯一决定。协方差函数是机器学习应用中被广为探讨的部分,因而被称为核函数 kernel,训练和学习中最重要的就是点与点之间的关系,它捕捉了不同输入点之间的关系,并且反映在之后样本的位置上。

高斯过程被认为是一种机器学习算法,广泛应用于诸多领域。其是以监督学习方式,利用点与点之间同质性的度量作为核函数,从输入的训练数据预测未知点的值。其预测结果不仅包含该点的值,同时包含该点的边际分布。所谓监督学习,本质就是从给定的训练数据中学习一个映射函数,对于新的数据,可代入到之前学习得到的映射函数中,直接获得一个预测结果。学习的训练集要求是输入与输出,或特征和目标,其中的目标是人为标注的。监督学习中主要包括回归和分类。

4. 高斯过程回归

高斯过程回归(GPR)是使用高斯过程先验对数据进行回归分析的非参数模型。GPR 的模型假设包括噪声(回归残差)和高斯过程先验两部分,其求解按贝叶斯推断进行。若不限制核函数的形式,GPR 在理论上是紧致空间(compact space)内任意连续函数的通用近似(universal approximator)。此外,GPR 可提供预测结果的后验,且在似然为正态分布时,该后验具有解析形式。因此,GPR 是一个具有泛用性和可解析性的概率模型。基于高斯过程及其核函数所具有的便利性质,GPR 在时间序列分析、图像处理和自动控制等领域广泛应用。

二、高斯过程回归的基本原理

假设 n 个观测数据的训练集为 $D=\{(x_i,y_i)|i=1,\cdots,n\}$,其中,$x_i$ 为 D 中的第 i 个输出变量,y_i 为 D 中的第 i 个目标输出,n 为训练集中的样本个数。GP 模型是根据先验知识确定输入向量与目标输出之间的关系 f 进行预测,即在给定输入向量时确定目标输出的条件分布。

假定 f 为一个高斯过程,即 $f\sim GP(m,k)$,f 是一个以 m 为均值函数,k 为协方差函数的高斯过程。

对于回归问题,考虑如下模型(式9-15)。

$$y=f(x)+\varepsilon \qquad\qquad (式9-15)$$

其中,x 为输入变量,f 为函数,y 为受噪声污染的观测值,进一步假设噪声 $\varepsilon\sim N(0,\sigma_n^2)$,可以得到观测值 y 的先验分布为:$y\sim N(0,K(X,X)+\sigma_n^2 I_n)$,式中 $K(X,X)=K_n=(k_{ij})$ 为 $n\times n$ 阶对称正定的协方差矩阵,矩阵元素 k_{ij} 度量了 x_i 和 x_j 的相关程度。

此时,训练数据集的 n 个训练样本输出向量 y 和测试数据集的预测值 f_* 构成联合高斯先验分布为

$$\begin{bmatrix} y \\ f_* \end{bmatrix} \sim N \left(0, \begin{bmatrix} K(X,X)+\sigma_n^2 I_n & K(X,x_*) \\ K(x_*,X) & K(x_*,x_*) \end{bmatrix} \right)$$

其中，$K(X,x_*)=K(x_*,X)^T$ 为测试点 x_* 与训练集的输入 X 之间的 $n \times 1$ 阶协方差矩阵，$K(x_*,x_*)$ 为测试点 x_* 自身的协方差，I_n 为 n 维单位矩阵。

由此可以计算出预测值 f_* 的后验分布为：

$$f_* | X, y, x_* \sim N(\bar{f_*}, cov(f_*))$$

其中，$\bar{f_*}=K(x_*,X)[K(X,X)+\sigma_n^2 I_n]^{-1} y$ （式 9-16）

$$\mathrm{cov}(f_*)=K(x_*,x_*)-K(x_*,X)[K(X,X)+\sigma_n^2 I_n]^{-1} K(X,x_*)$$ （式 9-17）

则 $\hat{\mu}_{f_*}=\bar{f_*}$，$\hat{\sigma}_{f_*}^2=\mathrm{cov}(f_*)$ 即为测试点 x_* 对应预测值 f_* 的均值与方差。

在 GPR 中，协方差函数 K 的选择是核心，可以根据实际预测数据规律选择不同的协方差函数，常用协方差核函数有平方指数函数，即

$$K(x,x')=\sigma_f^2 \exp\left(-\frac{1}{2l^2} \|x-x'\|^2\right)$$

其中，σ_f、l 为超参数，一般通过极大似然法获得，即通过建立训练样本条件概率的对数似然函数对超参数求偏导，再采用共轭梯度法等优化方法得到超参数的最优解。对数似然函数为

$$L=\log p(y | X)=-\frac{1}{2} y^T K^{-1} y - \frac{1}{2} \log|K| - \frac{n}{2} \log 2\pi$$

获得最优超参数后，利用式 9-16 和式 9-17 便可得到测试点 x_* 所对应的预测值 f_* 及其方差 $\hat{\sigma}_{f_*}^2$。

以上就是 GPR 的基本原理，下面用一个例子对 GPR 进行通俗直观解释。假设有一个未知函数 $f: R \to R$，在训练集中有 3 个点 x_1, x_2, x_3，以及这 3 个点对应的结果 f_1, f_2, f_3。假设

$$f=\begin{bmatrix} f_1 \\ f_2 \\ f_3 \end{bmatrix} \sim N \left(\begin{bmatrix} 0 \\ 0 \\ 0 \end{bmatrix}, \begin{bmatrix} k_{11} & k_{12} & k_{13} \\ k_{21} & k_{22} & k_{23} \\ k_{31} & k_{32} & k_{33} \end{bmatrix} \right)$$

其中，$K_{ij}=\exp\left(-\frac{1}{2} \|x_i-x_j\|^2\right)$，当 $\|x_i-x_j\| \to \infty$ 时，$K_{ij}=0$；当 $x_i=x_j$ 时，$K_{ij}=1$。

对于一个新的点 x_*，根据假设，不仅 f_1, f_2, f_3 属于一个三维的联合正态分布，而且 f_* 和 f_1, f_2, f_3 属于四维的联合正态分布，用数学的语言表达是：

$$\begin{bmatrix} f_1 \\ f_2 \\ f_3 \\ f_* \end{bmatrix} \sim N \left(\begin{bmatrix} 0 \\ 0 \\ 0 \\ 0 \end{bmatrix}, \begin{bmatrix} k_{11} & k_{12} & k_{13} & k_{1*} \\ k_{21} & k_{22} & k_{23} & k_{2*} \\ k_{31} & k_{32} & k_{33} & k_{3*} \\ k_{*1} & k_{*2} & k_{*3} & k_{**} \end{bmatrix} \right)$$

规定 $K=\begin{bmatrix} k_{11} & k_{12} & k_{13} \\ k_{21} & k_{22} & k_{23} \\ k_{31} & k_{32} & k_{33} \end{bmatrix}$，$K_*=\begin{bmatrix} k_{1*} \\ k_{2*} \\ k_{3*} \end{bmatrix}=[k_{*1} \quad k_{*2} \quad k_{*3}]^T$，$K$ 依据训练集的四维联合分布计算得出，K_* 是根据测试点 x_* 分别和每一个训练集的 x 求出，所以整个联合分布就知道了。

既然已经知道 (f, f_*) 的联合分布，并且该联合分布是正态的，不难求出 f_* 的后验概率隶

属于一个一维的正态分布，参数是：$f_* \sim N(\mu_*, \sigma_*^2)$，其中，$\mu_* = K_*^T K^{-1} f$，$\sigma_*^2 = -K_*^T K^{-1} K_* + k_{**}$，通常 $k_{**} = 1$。

三、高斯过程回归应用实例

例 9-3　以估计用于药物发现的机器学习模型的不确定性为例，对高斯过程回归实现进行介绍。

具体过程如下：

```python
import warnings
warnings.filterwarnings('ignore')
# 导入基础包
import os
import sys
# 保存模型
import json
import pickle
# 标准模型
import numpy as np
import pandas as pd
import matplotlib.pyplot as plt
# 评价指标
from scipy.stats import pearsonr
from sklearn.metrics import r2_score
from sklearn.metrics import mean_squared_error
from sklearn.metrics import mean_absolute_error
from sklearn.metrics import jaccard_score # Tanimoto
from sklearn.metrics import make_scorer
# 模型选择
from sklearn.model_selection import train_test_split
from sklearn.model_selection import ShuffleSplit, StratifiedShuffleSplit
from sklearn.model_selection import RandomizedSearchCV, GridSearchCV
from sklearn.model_selection import cross_val_score, cross_validate, cross_val_predict
# 预处理
from sklearn.feature_selection import VarianceThreshold    # 去除零变量特征
from sklearn.preprocessing import MinMaxScaler, Normalizer, StandardScaler
# 模型
from sklearn.linear_model import LinearRegression
from sklearn.linear_model import ElasticNetCV, ElasticNet
from sklearn.ensemble import RandomForestRegressor
from xgboost import XGBRegressor
```

```
from sklearn.ensemble import AdaBoostRegressor
from sklearn.ensemble import GradientBoostingRegressor
from sklearn.neural_network import MLPRegressor
from sklearn.kernel_ridge import KernelRidge
from sklearn.gaussian_process import GaussianProcessRegressor
from sklearn.gaussian_process.kernels import WhiteKernel, ConstantKernel
from sklearn.gaussian_process.kernels import RBF, Matern, DotProduct
# pipelines
# https://scikit-learn.org/stable/modules/compose.html#combining-estimators
from sklearn.pipeline import make_pipeline, Pipeline
import sklearn
# 自定义导入
sys.path.insert(0, '..')
# 预处理
from util_scripts.preprocessing_functions import list_highly_correlated
# 绘制
from util_scripts.plotting_functions_and_vars import FIGSIZE_CI, FIGSIZE_HEATMAP,
PLOTS_DIR
from util_scripts.plotting_functions_and_vars import datasets_to_titles, datasets_to_units,
metrics_to_labels
sys.path.insert(0, './notebooks')
# 设置绘图样式
%matplotlib inline
plt.style.use('fivethirtyeight')
plt.rcParams['axes.facecolor']='w'
plt.rcParams['axes.edgecolor']='w'
plt.rcParams['figure.facecolor']='w'
plt.rcParams['savefig.facecolor']='w'
# 加载数据：选择：dataset, smile_type, grid_search_type
dataset = 'lipophilicity'
assert dataset in ['freesolv', 'esol', 'lipophilicity']
# 数据解释
```

（1）FreeSolv：自由溶解数据库提供了小分子在水中的水合自由能的实验和计算值。计算值来自使用分子动力学模拟进行的化学自由能计算，实验值包含在基准集合中。数据文件包含一个 csv 表，其中使用了以下列：

"iupac"：化合物的 IUPAC 名称；

"smiles"：SMILES 的分子结构表示；

"expt"：测量化合物的溶解能（单位：千卡/摩尔），用作标签；

"calc"：化合物的溶解能计算（单位：千卡/摩尔）。

（2）ESOL：一个标准的回归数据集，包含 1 128 种化合物的结构和水溶性数据。该数据集被广泛用于验证直接从分子结构（如 SMILES 字符串编码）估计溶解度的机器学习模型。数据文件包含一个 csv 表，其中使用了以下列：

"Compound ID"：化合物的名称；

"smiles"：SMILES 的分子结构表示。

"measured log solubility in mols per litre"：化合物的对数水溶解度，用作标签。

（3）Lipophilicity：亲脂性是从 ChEMBL 数据库中整理出来的数据集，其中包含了辛醇 / 水分布系数（pH=7.4 时的 log$D$）的实验结果。由于亲脂性在膜渗透性和溶解性中的重要性，该任务对药物开发具有高度重要性。数据文件包含一个 csv 表，其中使用以下列：

"smiles"：SMILES 的分子结构表示；

"exp"：测量化合物的辛醇 / 水分配系数（log$D$），用作标签。

```
smile_type = 'original'
assert smile_type in ['original', 'protonated']
grid_search_type = 'reproducing'
assert grid_search_type in ['reproducing', 'extended']
for key, value in datasets_to_titles.items( ):
print( key, ( 13 - len( key ) )*' ' + ': ', value )
freesolv        : Solvation Free Energy
esol            : Log Solubility
lipophilicity : Octanol/Water Distribution Coefficient
for key, value in datasets_to_units.items( ):
    print( key, ( 13 - len( key ) )*' ' + ': ', value )
freesolv        : ( kcal/mol )
esol            :
lipophilicity : ( logD )
# 加载功能和目标
#   原始数据
id_smile_target = pd.read_csv( f'../data/{dataset}_{smile_type}_IdSmilesLabels.csv',
index_col=0 )
#   标签
labels = id_smile_target['labels']
#   指纹
ecfp4_1024_features = pd.read_csv( f'../data/{dataset}_{smile_type}_1024ecfp4_features.
csv', index_col=0 )
ecfp6_1024_features = pd.read_csv( f'../data/{dataset}_{smile_type}_1024ecfp6_features.
csv', index_col=0 )
ecfp4_2048_features = pd.read_csv( f'../data/{dataset}_{smile_type}_2048ecfp4_features.
csv', index_col=0 )
ecfp6_2048_features = pd.read_csv( f'../data/{dataset}_{smile_type}_2048ecfp6_features.
```

```
csv', index_col=0)
    # RDKit 描述符
    rdkit_features = pd.read_csv(f'../data/{dataset}_{smile_type}_rdkit_features.csv', index_
col=0)
    highly_correlated_features = list_highly_correlated(rdkit_features, labels, threshold=0.75)
    print(f'\nRemoving {len(highly_correlated_features)} highly correlated feature(s).')
    rdkit_features = rdkit_features.drop(highly_correlated_features, axis=1)
    print('rdkit_features.shape：      ', rdkit_features.shape)
    print('ecfp4_1024_features.shape：', ecfp4_1024_features.shape)
    print('ecfp6_1024_features.shape：', ecfp6_1024_features.shape)
    print('ecfp4_2048_features.shape：', ecfp4_2048_features.shape)
    print('ecfp6_2048_features.shape：', ecfp6_2048_features.shape)
    print('labels.shape：      ', labels.shape)
    labels.head()
    # 创建一个具有所有功能的数据框架
    all_features = pd.concat([rdkit_features,
        ecfp4_1024_features, ecfp6_1024_features,
        ecfp4_2048_features, ecfp6_2048_features],
        axis='columns')
    all_features.shape
    all_features.head()
    # 选择：迭代的特征集，将原始特征放入特征集中，创建一个包含特征名称（索引对象）
的字典作为它的元素
    feature_sets = {
        'RDKit': rdkit_features.columns,
        '1024ecfp-4': ecfp4_1024_features.columns,
        '1024ecfp-6': ecfp6_1024_features.columns,
        '2048ecfp-4': ecfp4_2048_features.columns,
        '2048ecfp-6': ecfp6_2048_features.columns,
    }
    # 在特征集字典中的每一个特征集中增加 RDKit 特征的组合
    for f in ['1024ecfp-4', '1024ecfp-6', '2048ecfp-4', '2048ecfp-6']:
        feature_sets[f'{f} + RDKit'] = feature_sets[f].union(feature_sets['RDKit'])
    list(feature_sets.keys())
    # 参数估计量
    estimators = {
        'rf': RandomForestRegressor()
        'xgb': XGBRegressor()
        'krr': KernelRidge(kernel='rbf'), # 'rbf' used in the paper(defaults to 'linear')
```

```
    'gp': GaussianProcessRegressor(normalize_y=True), # normilize since we have not
normalized here
    }
    # 加载最佳参数
    f'../results/{dataset}_{smile_type}_{grid_search_type}_random_search_best_params.pickle'
    with open(f'../results/{dataset}_{smile_type}_{grid_search_type}_random_search_best_
params.pickle', 'rb') as fp:
        best_params = pickle.load(fp)
    best_params
    # 获取最佳组合特征集
    f = '1024ecfp-4'
    X = all_features[feature_sets[f]]
    y = labels[X.index]
    X_train, X_test, y_train, y_test = train_test_split(X, y, test_size=0.20, random_state=42)
    y_train
    # 在选定的特征集上以最佳参数运行 GP
    e = 'gp'
    best_params[f][e]['gp__kernel']
    gpr = GaussianProcessRegressor(kernel=best_params[f][e]['gp__kernel'],
                    random_state=0, n_restarts_optimizer=2)
    gpr.fit(X_train, y_train)
    y_test_pred, y_test_std = gpr.predict(X_test, return_std=True)
    y_train_pred, y_train_std = gpr.predict(X_train, return_std=True)
    # 绘制测试和训练观测的结果
    # 绘制无误差条的预测 logD
    plt.figure(figsize=FIGSIZE_CI)
    plt.tight_layout()
    plt.scatter(y_train, y_train_pred, color='blue', label='train set')
    plt.scatter(y_test, y_test_pred, color='red', label='test set')
    plt.plot([np.min(y_test), np.max(y_test)], [np.min(y_test), np.max(y_test)], 'k--')
    plt.xlabel(f'Measured {datasets_to_units[dataset]}')
    plt.ylabel(f'Predicted {datasets_to_units[dataset]}')
    plt.title(f'{datasets_to_titles[dataset]}')
    plt.legend()
    plt.show()
    # 置信区间
    # 利用 GPR 预测的标准部分计算置信度界限
    len(y_test_pred)
    upper = y_test_pred + 1.96 * y_test_std[1]
```

lower = y_test_pred - 1.96 * y_test_std[1]

CIs_df = pd.DataFrame(

   {'y_test': y_test,

   'y_test_pred': y_test_pred,

   'y_test_std': y_test_std,

   'lower': lower,

   'upper': upper}

)

CIs_df = CIs_df.sort_values(by='y_test')

绘制带有误差条的测试观测值（1 个标准）

利用无偏方差绘制预测量的误差条（图 9-6）

plt.figure(figsize=FIGSIZE_CI)

plt.errorbar(x=CIs_df.y_test, y=CIs_df.y_test_pred, yerr=CIs_df.y_test_std, fmt='o')

plt.plot([np.min(y_test), np.max(y_test)], [np.min(y_test), np.max(y_test)], 'k--')

plt.xlabel(f'Measured {datasets_to_units[dataset]}')

plt.ylabel(f'Predicted {datasets_to_units[dataset]}')

plt.title(f'{datasets_to_titles[dataset]}')

plt.show()

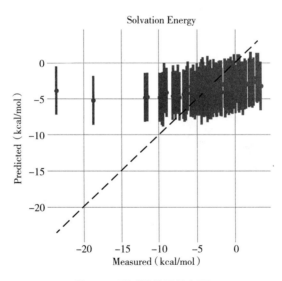

图 9-6　预测量的误差条图

绘制 95% 置信区间图（训练和测试观测结果分别如图 9-7 和图 9-8 所示）

fig, ax = plt.subplots(1, figsize=FIGSIZE_CI)

ax.plot([np.min(y_test), np.max(y_test)], [np.min(y_test), np.max(y_test)], 'k--', label='perfect prediction')

ax.plot(CIs_df.y_test, CIs_df.lower, linewidth=1, linestyle='--', label= 'lower confidence bound') ax.plot(CIs_df.y_test, CIs_df.upper, linewidth=1, linestyle='--', label= 'upper confidence bound')

ax.fill_between(CIs_df.y_test, CIs_df.upper, CIs_df.lower, facecolor='blue', alpha=0.2)

ax.set_xlabel(f'Reported {datasets_to_units[dataset]}')

ax.set_ylabel(f'Predicted {datasets_to_units[dataset]}')

ax.set_title(f'{datasets_to_titles[dataset]}')

ax.legend(loc='upper left')

plt.show( )

plt.figure(figsize=FIGSIZE_CI)

plt.plot([np.min(y_test), np.max(y_test)], [np.min(y_test), np.max(y_test)], 'k--', label='perfect prediction')

plt.plot(CIs_df.y_test, CIs_df.lower, linewidth=1, linestyle='--', label= 'lower confidence bound')

plt.plot(CIs_df.y_test, CIs_df.upper, linewidth=1, linestyle='--', label= 'upper confidence bound')

plt.fill_between(CIs_df.y_test, CIs_df.upper, CIs_df.lower, facecolor='blue', alpha=0.2)

plt.xlabel(f'Measured {datasets_to_units[dataset]}')

plt.ylabel(f'Predicted {datasets_to_units[dataset]}')

plt.title(f'{datasets_to_titles[dataset]}')

plt.legend(loc='upper left')

plt.show( )

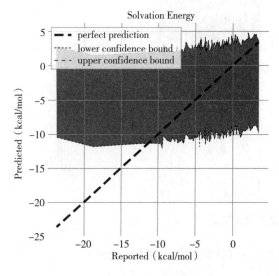

图 9-7 训练组 95% 置信区间图

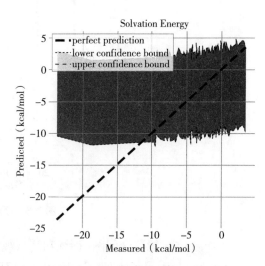

图 9-8 测试组 95% 置信区间图

计算测试组中测量值在 95%CIs 内的比例

within_cis = (CIs_df.lower < = CIs_df.y_test) & (CIs_df.y_test < = CIs_df.upper)

within_cis

（2R，3R，4R，5R）-Hexan-1,2,3,4,5,6-hexol	False
5-iodouracil	False
1，4-diamino-9,10-anthracenedione	False
2-amino-9,10-anthraquinone	False
acetylsalicylic acid	True
…	...
3-methylpentane	True
octane	True
3-methylheptane	True
nonane	True
octafluorocyclobutane	False

Length：129, dtype：bool

within_cis.sum（）/len（within_cis）

0.9612403100775194

四、高斯过程回归注意事项

尽管 GPR 方法具有容易实现、超参数自适应获取以及预测输出具有概率意义等优点，但协方差的长度参数显著影响后验概率的区间形状以及其中的样本，适当设置这些参数是使用 GPR 的一个普遍难点。

第四节　人工神经网络回归

一、人工神经网络概念

人工神经网络（artificial neural networks，ANN）是一种由大量简单的基本元件——神经元相互连接，通过模拟人的大脑神经处理信息的方式，进行信息并行处理和非线性转换的复杂网络系统，可以有效解决复杂的有大量互相相关变量的回归问题。

二、人工神经网络回归的基本原理

（一）人工神经元模型

基于大脑神经元的研究而提出的人工神经元模型（M-P 模型）如图 9-9 所示。

M-P 模型将大脑神经元视为有 n 个输入 1 个输出的元件，其函数表达式为（式 9-18）：

$$y=f(\sum_{i=1}^{n}w_i x_i - b) \qquad （式 9-18）$$

其中 $w=[w_1, w_2, \cdots, w_n]$ 是权值，$x=[x_1, x_2, \cdots, x_n]$ 是输入，b 为阈值，函数 f 为激活函数，y 为输出。大脑神经元之间通过突触连接，单个神经元可接收从各个突触传来的信号输入，并通

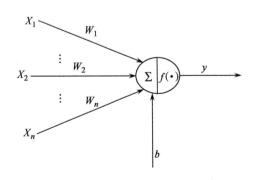

图 9-9　人工神经元模型

过其唯一的轴突传出输出信号。突触强度(即权值)对其上生物电信号的传导有一定影响。神经细胞膜电位是所有突触产生的电位总和,当该神经细胞的膜电位超过一个阈值时,该神经元就被激活,产生一个输出信号。

(二)激活函数

激活函数为一种映射关系 $h: R-> R$,并且该激活函数在定义域内是可微的。激活函数主要用于引入非线性因素,增强神经网络的表达能力,没有激活函数的神经网络就是在作线性变换。

1. sigmoid 函数 sigmoid 函数见式9-19。

$$f(x)=\frac{1}{1+e^{-x}}$$ （式9-19）

sigmoid 函数将输入映射到0~1,函数图像呈双曲形,关于点(0,0.5)对称。在输入趋向于正无穷或负无穷的过程中,函数的梯度会逐渐趋近于0。这种饱和现象不利于参数的收敛,且其输出不以0为中心。虽然 sigmoid 函数因其对生物神经元的行为有较好的模仿,在过去比较受欢迎,但鉴于上述原因,目前在训练神经网络时较少使用 sigmoid 函数。

2. tanh 函数 tanh 函数见式9-20。

$$f(x)=\frac{e^x-e^{-x}}{e^x+e^{-x}}$$ （式9-20）

tanh 函数将输入映射到−1~1,函数图像呈双曲形,关于原点对称。与 sigmoid 函数比较,tanh 函数也存在饱和问题,但其输出以0为中心。sigmoid 函数和 tanh 函数的图像如图9-10所示。

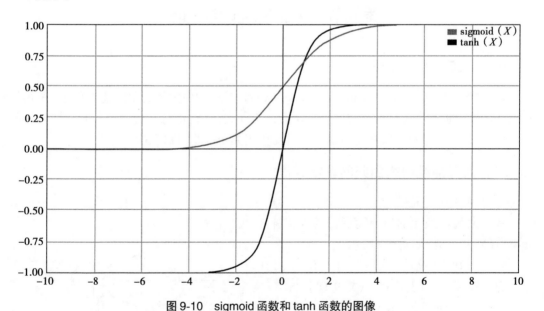

图9-10 sigmoid 函数和 tanh 函数的图像

3. ReLU 函数 ReLU 函数见式9-21。

$$f(x)=max(0,x)$$ （式9-21）

ReLU 函数对大于等于0的数保持原样输出,对小于0的数输出为0,运算十分简单。

因此,ReLU 函数比 sigmoid 函数和 tanh 函数需要更少的计算资源,神经网络的学习周期也就大大缩短。同时,ReLU 函数的收敛速度也更快。ReLU 函数只保留正值,将所有的负值都稀疏掉,选择性激活部分神经元,使得神经网络更加高效。然而在网络中其他超参数选择不当的情况下,容易导致网络中大量神经元"死亡",从而无法继续训练。

（三）神经网络

神经网络一般由输入层、隐藏层和输出层组成。第一层是输入层,最后一层是输出层,中间层都是隐藏层。每层可含多个神经元,输入层的神经元个数取决于输入数据,其他层中神经元的数量根据实际情况进行调整。隐藏层的层数是自定义的,往往不止一层。层与层之间多是全连接的,即每层的任一神经元与下一层的所有神经元相连。层内的各神经元之间没有连接。图 9-11 为一个神经网络的图像,其中含有 2 个隐藏层。神经网络可通过正向传播和反向传播来实现"自学习",正向传播是把样本喂入神经网络,经过隐藏层,最后从输出层得到结果的过程。模型的拟合程度可用损失函数的结果来评估,一般用输出层结果与样本标签求均方误差作为损失函数。在反向传播中常用梯度下降法对损失函数迭代优化求最小值。在此过程中,权值、偏置值等参数不断被更新,损失函数的值不断变化,整体呈减小趋势,当达到一定值后,学习结束。

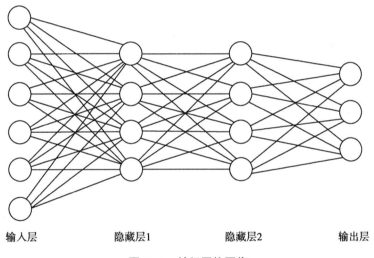

输入层　　　　　隐藏层1　　　　　隐藏层2　　　　　输出层

图9-11　神经网络图像

三、人工神经网络回归的预测应用实例

例 9-4　在 Python 语言环境下,以神经网络为模型建立化合物溶解度的预测模型,根据已有参数预测化合物的溶解度。

（1）数据准备

1）准备数据集:下载 RDKit 知识库中的 solubility.train.sdf（1 025 个分子）和 solubility.test.sdf（257 个分子）,其中包含分子结构和溶解度数据,将这两个文件合并为一个文件。

2）训练集与测试集设置:由于 ANN 模型的预测能力与学习样本质量及信息密切相关,故训练集的样本量应比测试集多。将化合物按照 3∶1 随机分为训练集和测试集两部分。训练集用于筛选变量和建立预测模型,测试集用于模型的检验和评价。

（2）模型建立：以影响因素作为输入神经元，构建 ANN 预测模型。输入变量：化合物的描述符；输出变量：溶解度，构建 ANN。其结构为：输入层为 50 个神经元，即传递给下一层的维度为 50。输入数据维度是 1 114。输出层为 1 个神经元，即输出单个值，对应预测变量（即溶解度）。

（3）模型评价：ANN 模型建模结果表明，训练集已精确回归，但测试集分散，因此过度拟合。由损失值结果可看出，测试集的损失从中间逐渐增加，最好停在大约 12 个 Epoch。为了防止过度拟合，当 val_loss 保持不变时，应停止训练。因此需要添加语句 callbacks=[EarlyStopping( )]，以提前停止计算。该研究证实 ANN 能够有效预测具体化合物的溶解度。

（4）注释

1）Epoch（时期）：当一个完整的数据集通过神经网络一次并且返回一次的过程称为一次 Epoch，即所有训练样本在神经网络中都进行了一次正向传播和反向传播，Epoch 由一个或多个 Batch 组成。

2）Batch（批 / 一批样本）：将整个训练样本分成若干个 Batch。

3）Batch_Size（批大小）：每一批样本的大小。

4）Iteration（一次迭代）：训练一个 Batch 就是一次 Iteration。

具体实现代码：

```
# 加载安装包
from rdkit import Chem
from rdkit.Chem.Draw import IPythonConsole
from mordred import descriptors, Calculator
import numpy as np
from sklearn.preprocessing import StandardScaler
from sklearn import model_selection
from keras.models import Sequential
from keras.layers import Dense, Activation
from keras.optimizers import SGD
# 加载数据（sdf 格式），使用 mordred 计算 sdf 文件中的分子化学描述符
calc = Calculator( descriptors, ignore_3D = True )
sdf =[mol for mol in Chem.SDMolSupplier( 'solubility.sdf' )]
X = calc.pandas( sdf ).astype( 'float' ).dropna( axis = 1 )
```

转换为 Numpy 格式数组：转换为均值 0，每个描述符的方差为 1 保存到 npy 文件供以后重用；定义读取溶解度的函数，从 sdf 文件中读取溶解度转换为 Numpy 格式数组，保存到 npy 文件供以后重用；重新随机划分训练集和测试集。输入层传递给下一层的维度为 50，输入数据维度（input_dim）是 1 114；输出层的输出维度为 1，即输出单个值；激活函数为 sigmoid 函数

```
X = np.array( X, dtype = np.float32 )
st = StandardScaler( )
X= st.fit_transform( X )
np.save( "X_2d.npy", X )
```

```
# 划分训练集和测试集及模型建立
def getResponse( mols, prop= "SOL" ):
    Y = []
    for mol in mols：
        act = mol.GetProp( prop )
        Y. append( act )
    return Y
Y = getResponse( sdf )
Y = np.array( Y, dtype = np.float32 )
np.save( "Y_2d.npy", Y )
X_train, X_test, y_train, y_test = model_selection.train_test_split( X, Y, test_size= 0.25,
random_state=42 )
np.save( "X_train.npy", X_train )
np.save( "X_test.npy", X_test )
np.save( "y_train.npy", y_train )
np.save( "y_test.npy", y_test )
model = Sequential( )
model.add( Dense( units = 50, input_dim = X.shape[1] ) )
model.add( Activation( "sigmoid" ) )
model.add( Dense( units = 1 ) )
model.summary( )
# 模型预测结果
model.compile( loss = 'mean_squared_error',
optimizer = SGD( lr = 0.01, momentum = 0.9, nesterov = True ),
metrics=['accuracy'] )
history = model.fit( X_train,
                     y_train,
                     epochs=100,
                     batch_size=32,
                     validation_data =( X_test, y_test ) )
score = model.evaluate( X_test, y_test, verbose = 0 )
print( 'Test loss：', score[0] )
print( 'Test accuracy：', score[1] )
y_pred = model.predict( X_test )
rms =( np.mean(( y_test - y_pred ) ** 2 )) ** 0.5
print( "Neural Network RMS", rms )
```

编译损失函数, 损失值为均方误差; SGD 是随机梯度下降优化算法, 是避免保持在局部最小值的一种方法。SGD 中可以进行优化的超参数有 learning rate、momentum、decay 和 nesterov。超参数的典型值是 lr=0.01, decay=1e-6, momentum=0.9, nesterov=True。Keras 在

SGD 优化器中具有默认的学习率调整器,该调整器根据随机梯度下降优化算法,在训练期间降低学习速率,学习率的调整公式为: $lr=lr \times 1/(1+decay*epoch)$。随后,在 Keras 中实现学习率调整。将学习率的初始值设置为 0.1,然后将学习率 lr 衰减设值,并将模型训练 100 个 epochs,将动量值 momentum 设为 0.9;计算准确率指标;将训练过程记录在 history 中,训练模型;获得损失值;获得准确度;获得神经网络的均方。

注释:① learning rate 学习率:大于或等于 0 的浮点数,控制每个 batch 结束时的模型权重;② momentum 动量:大于或等于 0 的浮点数,控制先前权重更新对当前权重更新的影响程度;③ decay 衰减:大于或等于 0 的浮点数,表示每次更新时的学习率衰减;④ nesterov:布尔值,用于选择是否要使用 Nesterov 动量,其取值为 "True" 或 "False"。

```
# 作图
# 训练集和测试集的准确度
%matplotlib inline
import matplotlib.pyplot as plt
plt.figure( )
plt.scatter( y_train, model.predict( X_train ), label = 'Train', c = 'blue' )
plt.title( 'Neural Network Predictor' )
plt.xlabel( 'Measured Solubility' )
plt.ylabel( 'Predicted Solubility' )
plt.scatter( y_test, model.predict( X_test ), c = 'lightgreen', label = 'Test', alpha = 0.8 )
plt.legend( loc = 4 )
plt.savefig( 'Neural Network Predictor.png', dpi=300 )
plt.show( )
# 训练集和测试集的损失值
import matplotlib.pyplot as plt
loss = history.history['loss']
val_loss = history.history['val_loss']
epochs = len( loss )
plt.plot( range( epochs ), loss, marker = '.', label = 'loss' )
plt.plot( range( epochs ), val_loss, marker = '.', label = 'val_loss' )
plt.legend( loc = 'best' )
plt.grid( )
plt.xlabel( 'epoch' )
plt.ylabel( 'loss' )
plt.show( )
```

为了防止过度拟合,当 val_loss 保持不变时,应提前停止。因此需要添加语句 callbacks = [EarlyStopping( )],以提前停止计算

```
model.compile( loss = 'mean_squared_error',
optimizer = SGD( lr = 0.01, momentum = 0.9, nesterov = True ), metrics= ['accuracy'] )
from keras.callbacks import EarlyStopping
```

```
history = model.fit( X_train,
                     y_train,
                     epochs=100,
                     batch_size=32,
                     validation_data=( X_test, y_test ),
                     callbacks = [EarlyStopping(  )] )
score = model.evaluate( X_test, y_test, verbose = 0 )
print( 'Test loss : ', score[0] )
print( 'Test accuracy : ', score[1] )
y_pred = model.predict( X_test )
rms = ( np.mean(( y_test - y_pred ) ** 2 )) ** 0.5
print( "Neural Network RMS", rms )
Epoch 6/500
961/961 [==============================] - 0s - loss : 0.2442 - acc : 0.0104 -
val_loss : 0.3072 - val_acc : 0.0156
Epoch 7/500
961/961 [==============================] - 0s - loss : 0.2215 - acc : 0.0083 -
val_loss : 0.9356 - val_acc : 0.0062
Test loss : 0.935621553887
Test accuracy : 0.00623052959502
Neural Network RMS 2.86083230159
```

四、人工神经网络回归注意事项

1. 正确规范化数据非常重要：将数据标准化，即减去均值再除以其方差，可有效防止在开始训练时，网络非常不稳定，导致梯度爆炸等问题出现。

2. 数据预处理，防止数据空间中存在较大的不连续性，或存在表示同样事物的大量分离数据，使得学习任务变得更加困难。

3. 正则化可避免过拟合，加快训练速度，帮助处理数据中的异常值，并防止网络的极端权重配置。

4. 使用更小的、批量生产更方便、更随机的权重更新，既能帮助训练"跳出"原本可能被卡住的局部最小值；又可使训练在"更平坦"的最小值结束，代表更好的泛化性能。

5. 把梯度剪裁关掉，以防学习率设置过高，使得整体训练行为变慢，也使改变学习率的效果不可预测。

6. 防止网络里有坏的梯度：使用 ReLU 激活函数的深层网络通常会受所谓"死神经元"的影响，而后者由不良梯度引起。这可能会对网络的性能产生负面影响，在某些情况下甚至完全无法训练。

7. 正确初始化网络权重，神经网络不可太深，从 3～8 层的浅层神经网络开始。

8. 使用隐藏单元的数量关键要考虑对网络传递信息所需最少数量的真实值。进行回归时可能需要使用输入或输出变量数量的 2～3 倍。

本章例题的详细数据文件和软件运行程序请扫描二维码。

本章小结

1. 回归预测的基本步骤为确定变量、进行相关分析、建立预测模型、计算预测误差、确定预测值。

2. 广义线性回归克服了很多线性回归的限制,既适用于连续数据,也适用于离散数据;连接函数是广义线性模型中最重要的组成部分。

3. 支持向量回归是支持向量机对回归问题的一种运用,通过核函数可以很灵活地解决各种非线性的分类回归问题,在特征维度大于样本数时依然有比较好的效果。

4. 高斯过程回归是使用高斯过程先验对数据进行回归分析的非参数模型,对处理高维数、小样本、非线性等复杂问题具有很好的适应性,且泛化能力强;不仅可针对未知输入变量进行预测,还可给出预测的精度参数,结果易于解释。

5. 神经网络回归是一种非参数非线性方法,结合了神经网络和回归两方面优势,具有强大的功能,可以有效解决复杂的有大量互相相关变量的回归问题。

（王 耘 夏 娟 安 红）

练 习 题

一、思考题

1. 广义线性回归与普通线性回归的主要区别是什么? 在应用上有什么不同?

2. 支持向量机与支持向量回归对数据的要求有什么不同?

3. 高斯过程回归具有什么特点?

4. 人工神经网络回归的优势是什么?

二、分析计算题

请基于玻璃的化学成分数据集 Glass(数据来自 R 包 mlbench),分别选用线性核、高斯径向基核、多项式核构建支持向量机预测模型,判定玻璃所属的类别,并对预测结果进行比较。

第十章　健康医疗大数据深度学习方法

深度学习（deep learning，DL）是一种基于深度神经网络建模的机器学习（machine learning，ML）方法，相比人工智能的知识工程实现途径（称为符号主义），其相应的方法论被称为连接主义。近十余年来，以 DL 为代表的连接主义是人工智能的主流特征，或称当前的人工智能为连接主义时代更为合适。因为，具备强大函数拟合能力的深度学习技术，已成为众多智能应用的首选方法，相关研究极为热门。迄今为止，深度学习技术已发展形成了如卷积神经网络（convolutional neural networks，CNN）、循环神经网络（recurrent neural network，RNN）、自编码器（auto-encoder，AE）和对抗生成网络（generative adversarial networks，GAN）等大量性能优越的模型。在健康医疗大数据领域，深度学习技术也被广泛应用于智能辅助诊断、精准医疗、手术机器人、临床病历分析和医学影像分析等各个方面，研究及发展极为迅速。本章从深度学习的基本概念、原理和技术出发，结合示范应用案例，帮助学生了解基本原理、熟悉具体实现方法。

第一节　健康医疗中的深度学习概述

一、深度学习的发展与应用

机器学习是一门多领域交叉学科方向，涉及概率论、统计学、逼近论、凸优化、计算复杂性等多学科知识，是研究如何通过算法，让计算机从经验（数据）中获取知识，从而提高完成特定任务计算能力的技术。深度学习是机器学习的一个重要分支，以人工神经网络（artificial neural network，ANN）为主要模型基础，其灵感来源于生物神经元的信号传递方式，其动机在于建立、模拟支撑人脑思维的神经网络。近年来，随着高性能计算软硬件技术和深度学习实用技术的发展，依赖于大数据集和高性能服务器的深度学习获得了高速发展。在健康医疗领域中，深度学习已经成为一种强大的机器学习工具，为健康医疗各环节的智能分析应用提供了重要支撑。

（一）研究简史

深度学习的早期基础模型被称为 ANN，被认为是受到了生物大脑神经元机制启发而设计形成的计算模型。此类模型最早的版本将人工神经元建模为一组输入数据 $x_1, x_2, \cdots, x_n$ 的加权和 $f(x, w) = x_1 w_1 + x_2 w_2 + \cdots + x_n w_n$（其中 w 为权重向量）。感知机（perceptron）是最早的 ANN 模型，于 1957 年由康奈尔大学 Frank Rosenblatt 提出，是第一个根据数据进行自动学习权重的模型，而在此之前的模型需要手工设置权重。

感知机对线性可分的分类数据具有较好的预测性能，然而实际应用中绝大部分数据都是线性不可分的，如异或问题。为解决此类问题，1986 年 Geoffrey Hinton 和 David Rumelhart 在 ANN 中引入隐藏层，并提出了反向传播算法（back propagation，BP）进行权重的学习。

这是现代深度学习中最常见的前馈神经网络（feedforward neural network，FNN）的雏形。

20世纪80年代，Yann Lecun提出了卷积神经网络（CNN）用于识别银行支票上的手写数字。不同于前馈神经网络的加权求和，CNN由多个卷积运算组成。这种运算具有局部链接、权重共享等良好特性，使其善于处理图像和视频识别的各种机器学习任务，近年来开始应用于语音识别、自然语言处理等其他领域。

循环神经网络（RNN）是一类专门处理序列数据的神经网络。因为其具有时序记忆功能，常被用于各种时间序列数据的处理和预测。RNN一个重要的变种——长短期记忆网络（long short-term memory networks，LSTM），解决了标准RNN短期记忆的问题，是一种常见的循环神经网络，在多类任务上都有应用。

（二）共性方法概念

1. 人工神经元 人工神经元，简称神经元，是深度学习模型的基本构成单位。人工神经元是受到生物神经元功能的启发而设计出来的一种信号处理单元。简而言之，一个神经元将输入信号进行加权求和，其结果通过一个被称为激活函数的非线性函数处理后进行输出。激活函数应当为连续并且可导的（允许在少数点上不可导），常用的激活函数包括sigmoid、ReLU和tanh等。

2. 前馈神经网络（FNN） 前馈神经网络是深度学习中使用最广泛的一类神经网络模型。FNN由多个神经元分层排列组成，每个神经元只与前一层的神经元相连。每个神经元接收前一层神经元传来的信息，经过处理之后发送给后一层的神经元。第一层神经元接收输入模型的数据，称输入层；最后一层神经元将模型计算结果输出，称输出层；介于输入层和输出层中间的神经元层称隐藏层，因为其对模型外部是不可见的，既不直接接收信号也不向外发送信号。

3. 反向传播算法（BP） 反向传播算法是学习神经网络模型参数的经典方法，是一类优化方法的统称，一般在模型输出结果处设置损失函数（loss function）计算输出结果与期望结果的差距。根据链式法则依次计算损失（loss）关于各个参数的梯度（gradient），并基于梯度使用各类优化算法更新该参数，使得计算损失向梯度降低方向变化，从而使模型的预测更加接近真实值。多次重复进行以上步骤的优化迭代后，一个好的深度学习模型将会学习到一组合适的模型参数，使其可以在预测任务上取得较好的性能。

（三）常见深度学习模型

1. 有监督学习模型

（1）全连接神经网络：是一种最朴素的前馈神经网络，由若干个全连接层组成，每个全连接层由多个人工神经元组成。在进行计算时，每个神经元接收上一层的所有神经元发出的信号，并将其计算结果发送给下一层的所有神经元，所以称全连接神经网络。全连接神经网络的模型通用性强，目前大部分深度学习模型都会出现全连接神经网络，但深层的全连接网络包含大量的参数，训练速度较慢，数据量较少时难以获得较好性能。

（2）CNN：是一种由卷积计算模型为主体构成的前馈神经网络。CNN具有平移不变性，尤其擅长处理图像数据。同时，CNN使用了共享参数，大幅度减少了参数数量，可以进行并行化计算，降低了模型训练的代价。

（3）RNN：是一种以序列数据为输入输出的模型。RNN具有记忆性，在序列方向上进行递归计算，因此常用在时序数据处理、自然语言处理任务上。

2. 无监督学习模型

（1）自编码器：是一种实现将输入复制到输出的神经网络，一般包含编码器和解码器，编码器实现对输入的隐含表示（也称为编码，一般维度低于输入数据的维度），解码器则实现从隐含表示到原始输入的还原。鉴于隐含编码的维度通常比输入数据低得多，使得自编码器可用于降维或特征学习，实现数据的压缩表示。

（2）深度生成模型：是一种将生成模型和深度神经网络相结合的新方法，生成模型是指能够随机生成观测数据的模型。深度生成模型是以某种方式寻找某种数据的概率分布，能够学习到高层的特征表达，因此广泛应用于视觉物体识别、信息获取、分类和回归等任务。

3. 半监督学习模型

（1）生成式方法：假设数据由同一潜在且确定的模型生成，并将未标记数据的标签视为模型的缺失参数，利用 EM 算法或极大似然估计求解。

（2）低密度分离方法：该方法基于低密度分离假设，即假设分类边界不应穿过数据分布的高密度区域，而仅应该穿过低密度区域。该方法的典型代表有半监督支持向量机系列，主要通过在目标函数添加包含未标记样本的项强制分类边界穿过低密度区域。

（3）协同训练方法：该方法主要基于"合作进步"的思想，通过多视图、多算法或同一个视图数据上采样得到多个子数据集等方法进而得到多个分类器，使多个分类器之间合作学习。

（4）图半监督学习方法：将未标记样本和已标记样本均映射到图中的节点，节点间的距离取决于样本间的相似性。图半监督学习方法又可以划分为标签传播算法和图嵌入算法。前者在图结构上将已标记样本的标签以一定概率传播到未标记样本上；后者构造完图后，将图结构输入到神经网络模型中，利用在网络中学得的特征再完成分类等任务。

4. 强化学习模型

（1）Actor-Critic 算法：是一系列 RL 算法，结合了策略梯度 Actor 和深度 Q 网络（deep Q network, DQN）。一个 Actor-Critic 智能体包含两个神经网络：策略网络和 DQN。通过从智能体的经验中学习，可以对 DQN 进行常规训练。与常规策略梯度相比，策略网络的学习方式有所不同（学习速度更快），不是通过经历多个回合估算每个动作的值，然后对每个动作的未来折扣奖励进行相加，最后对它们进行归一化，智能体（actor）依赖于根据 DQN（critic）估算得到的动作值。

（2）Asynchronous Advantage Actor-Critic（A3C）：是 DeepMind 的研究人员于 2016 年推出的一种重要 Actor-Critic 变体，多个智能体并行学习，探索环境的不同副本。每个智能体以固定的时间间隔但不同步地将一些权重更新推送到主网络，然后从该主网络获取最新的权重。因此，每个智能体都有助于改善主网络并受益于其他智能体学到的知识。

（3）Advantage Actor-Critic（A2C）：是 A3C 算法的一种变体，其去除了异步性。所有模型更新都是同步的，因此梯度更新在较大的批次上执行，这使模型可以更好地利用计算机性能（图 10-1）。

（四）主要应用领域

深度学习作为大数据分析的关键技术之一，由于克服了传统机器学习算法依赖人为特征处理的限制，在语音识别、目标检测、药物发现等诸多任务中都取得了较好的效果。在健康医疗大数据研究中，深度学习方法主要应用于医学图像处理与理解、电子病历文本挖掘、智能辅助诊断、机器人辅助手术和精准医疗等方面。

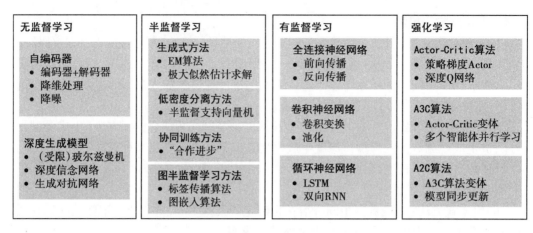

图 10-1　深度学习模型发展关系图

1. 医学图像处理与理解　在医学领域,基于深度学习的医学图像处理和理解应用广泛,包括多层次的病理影像分割和基于医学影像的临床诊断等。例如利用患者 X 线影像判断肿瘤及其进展情况,其中常见的深度学习模型如 CNN 在该类预测任务如图像分类(恶性与良性)以及病理特征(肿瘤)的定位等方面都取得了较好的分析效果。但仅采用影像数据的医学诊断判别存在一定的数据特征局限性,通过多种方式整合多模态临床数据如临床病历文本、化验检查数据和人口统计学信息等是实现智能综合诊断的重要发展方向。

2. 电子病历文本挖掘　电子病历是临床诊疗活动的重要数据载体,是对真实世界中患者疾病的发生、发展、检查、诊断、治疗等医疗活动的记录,通常由医务人员撰写,往往以自由文本为主要形式。因此,对电子病历的利用需要解决文本中自然语言形式信息的结构化处理和语义理解问题。在健康医疗大数据中,深度学习和自然语言处理技术相结合,在电子病历(electronic medical records,EMR)文本挖掘等任务中发挥重要作用。电子病历文本挖掘中,RNN 及其各类衍生模型是目前的主流处理方法。

3. 智能辅助诊断　临床诊断过程需要大量的医学知识以及经验。在临床实践中,使用计算机在医生的诊断过程中提供辅助,可以减轻医生的负担、提高诊断效率并综合提高治疗效果。计算机辅助诊断技术的研究已经有几十年的过程。早期的辅助诊断系统使用基于专家确定的规则对患者进行诊断。深度学习技术的出现,为智能辅助诊断研究带来了新的工具。基于深度学习的智能辅助诊断技术,通常可以比基于规则或经典统计学方法有更好的性能。同时深度学习技术在可解释性上的不足,导致基于深度学习的模型常常难以解释其预测结果的原因,这也为该研究领域带来了新的挑战。

4. 机器人辅助手术(robotic-assisted surgery,RAS)　手术是现代医学中重要的检查治疗手段之一。通过机器人对手术过程进行辅助,与纯人工的手术方式相比,有巨大的优势。强化学习(reinforcement learning,RL)又称增强学习,是机器学习领域一类重要的方法。通过智能体(agent)在和环境的交互过程不断试探中学习行为策略,以此达到回报最大化,并最终实现指定目标。深度强化学习(deep reinforcement learning,DRL)将深度学习和强化学习相结合。在医疗领域,可以使用基于 DRL 的机器人辅助手术,通过专家指导直接学习预测专家的行为(模仿学习),或通过推断专家的目标,实现从专家的演示中学习。

5. 精准医疗　精准医疗是一种旨在为相应患者个体提供量体裁衣式治疗方案的医学

新模式,是现代医学的重要发展方向和目标。健康医疗大数据及其智能分析是实现精准医疗的重要技术支撑,重要应用包括体现患者个体特征的精准疾病分型的发现与确认,面向复杂疾病的个性化治疗方案分析以及新型组合疗法的分析研究等。为促进精准医疗的研究进展,需要开展面向疾病,涵盖环境因素、症状体征、基因组、表观基因组和微生物组等庞大关联的知识图谱构建,以及疾病分类的优化等核心研究任务。人工智能与数据挖掘等智能分析方法是实现以上研究任务的关键,且临床与基础等各类健康医疗大数据(如临床电子病历、全基因组关联数据等)的融合集成是重要基础。

二、深度学习软件平台

在深度学习中,一般通过 BP 算法进行参数学习,其中梯度的计算非常复杂,采用手工方式计算既低效又容易出错。此外,深度学习的模型通常对计算资源的要求较高,因此经常需要使用 GPU 进行计算加速。这使得深度学习模型具有一定的研发门槛。因此,一些深度学习计算框架应运而生。近些年比较常见的有 PyTorch、Tensorflow、PaddlePaddle 等。这些深度学习框架内置了自动微分与参数优化功能,同时支持 GPU 计算与并行化计算等加速方法,因此,很大程度上减少了深度学习算法实现的时间,并降低了深度学习研发的门槛。

(1)PyTorch:由 Facebook 人工智能研究院等基于 Torch 推出的深度学习框架。PyTorch 入门简单,简洁而且开发效率较高,也是基于动态计算图的框架,在需要动态改变神经网络结构的任务中有明显优势,因此在学术界具有广泛应用。

(2)TensorFlow:由 Google Brain 团队开发的深度学习框架。TensorFlow 的计算过程使用数据流图来表示。TensorFlow 的名字来源于其中的两个单词:“张量”和“流”,这两个词很好地概括了 TensorFlow 计算图的思想。TensorFlow 目前已经包括两个重要版本:TensorFlow 1(仅支持静态计算图)和 TensorFlow 2(支持动态计算图)。TensorFlow 在工业界的应用较为广泛。

(3)PaddlePaddle(飞桨):百度公司开发的一个高效、可扩展的深度学习框架,同时支持动态图和静态图。PaddlePaddle 提供强大的深度学习并行技术,可以同时支持稠密参数和稀疏参数场景的超大规模深度学习并行训练,支持千亿规模参数和数百个节点的高效并行训练。

三、建模与分析过程

建立深度学习模型的整体流程比较复杂,本节主要介绍其基本建模分析过程(图 10-2)。分析过程分为三个阶段:准备阶段、建模阶段、分析阶段。

1. **准备阶段**　首先,在开展深度学习模型应用之前,需要对任务进行调研,明确任务,确定分析需求、评价准则;其次,确定建模所使用的工具,包括选择开发环境、选择深度学习框架以及选择深度学习模型;最后,对可获得的数据进行必要的预处理。此外,可通过对学习任务的领域知识、相关研究和数据的调研,形成明确的研究步骤和方法。

2. **建模阶段**　建立任务框架时,选取不同的深度学习模型的设计与实现,其调试改进方式差异较大。但大体都可以分为模型搭建、模型训练、模型评价和模型优化四个主要部分。首先根据选择的模型,利用开发环境以及深度学习框架搭建模型。然后,按照一定比例将数据集划分为训练集与测试集,使用训练集数据对模型进行训练,训练完成后使用测试集数据对模型的训练效果进行测试。通常模型并不会直接达到最佳性能,此时需要根据模型表现结果,通过对性能的分析,针对表现较差的原因对模型进行优化,包括模型超参数的调整以及结构的微调。

3. 分析阶段 在模型达到期望的性能后,即可使用该模型对数据进行预测并分析预测结果。训练完之后,部署最终模型到任务数据上,整理并统计分析结果,再结合前期调研的研究基础阐释结果的合理性和现实意义。如果需要,也可以将模型部署为应用程序,从而进行基于深度学习的分析系统的搭建。

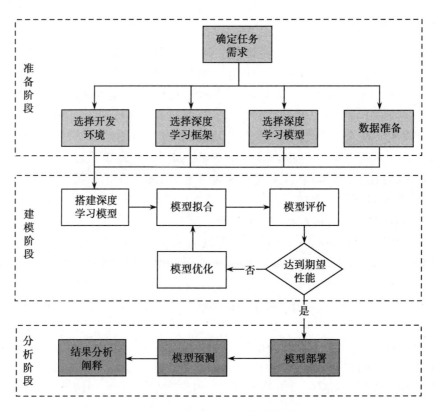

图 10-2 建模与分析过程流程图

第二节 卷积神经网络

卷积神经网络(CNN 或 ConvNet)是一类具有广泛应用的深度神经网络模型,尤其适合视觉图像处理和分析。其基础理论最早可以追溯到 1962 年美国学者 Hubel 和 Wiesel 对猫大脑中视觉皮层研究发现的视觉神经元细胞"感受野"机制。1998 年,图灵奖获得者 Yann LeCun 提出的 LeNet-5 深度神经网络模型,将反向传播算法应用到神经网络结构的训练上,形成了 CNN 的雏形。2012 年,Alex Krizhevsky 等提出的 Alexnet 深度神经网络模型,引入了全新的深层结构和 Dropout 方法,ImageNet 图像识别任务上取得了重大突破,相比基线方法,成功将错误率由 26% 降低到 15%。此后基于 CNN 的算法研究成为热门方向,CNN 应用非常广泛。

在医学影像领域，CNN 应用从 2015 年开始有显著增长，在解剖结构及病理区域的识别、分割以及医学图像的增强、配准及融合等方面都取得了显著成果。CNN 可以通过多层卷积提取输入图像的高层空间特征并以此为依据执行分割，在人眼难以识别并区分的区域，效果尤其显著。因此，CNN 是当前医学影像处理的主流模型，在医学辅助诊断方面具有较好的研究和应用价值（见第三章相关内容）。

CNN 受生物学"感受野"机制的启发而提出，实质上为一类包含卷积计算且具有深度结构的前馈神经网络。原始的神经网络主要是全连接层，处理图像时会存在参数太多以及难以提取局部不变性特征等问题，而 CNN 一般由卷积层、池化层和全连接层交叉堆叠而成，全连接层一般在卷积网络的最顶层。卷积层的设计模拟了视觉神经细胞"感受野"的概念，这种稀疏的连接和权值共享方式不仅减少了参数量，也有利于从大量数据中概括出规律，而且更符合图像信号的特点。

一、基本原理与运算

传统的神经网络主要是点对点的连接层，CNN 与之不同的是具有卷积层和池化层。下面介绍卷积与池化的概念。

（一）卷积

设 $f(x)$ 和 $g(x)$ 是 $\mathbb{R}$ 上的两个可积函数，作积分：

$$\int_{-\infty}^{\infty} f(\tau)g(x-\tau)d\tau$$

可以证明，关于几乎所有的 $x \in (-\infty, \infty)$，上述积分是存在的。这样，随着 x 的不同取值，该积分就定义了一个新函数 $h(x)$，称为函数 f 和 g 的卷积，记为 $h(x)=(f*g)(x)$，这是针对连续卷积的定义。物理意义可以理解为系统某一时刻的输出是由多个输入共同作用（叠加）的结果。

而离散卷积，以整数集为例，对于定义在整数 $\mathbb{Z}$ 上的函数 f 和 g，卷积定义为：

$$(f*g)[n] \overset{\text{def}}{=} \sum_{m=-\infty}^{\infty} f[m]g[n-m]$$

$$= \sum_{m=-\infty}^{\infty} f[n-m]g[m]$$

当 $g(n)$ 的集合为有限长度 M，上式会变成有限和：

$$(f*g)[n] = \sum_{m=1}^{M} f[n-m]g[m]$$

在实际应用（如信号处理或图像处理）中，一般考虑离散序列的情况，经常使用一维或二维卷积。

1. 一维卷积　一维卷积经常应用于信号处理中的信号延迟累积计算。以 3 个元素的信号为例：$f(n)=[1\ 2\ 3]$，$g(m)=[2\ 3\ 1]$，$c(n)=f(n)*g(m)$ 为卷积结果序列，具体计算过程如图 10-3。

$$c(0)=f(0)g(0-0)+f(1)g(0-1)+f(2)g(0-2)=1 \times 2+2 \times 0+3 \times 0=2$$

$$c(1)=f(0)g(1-0)+f(1)g(1-1)+f(2)g(1-2)=1 \times 3+2 \times 2+3 \times 0=7$$

$$c(2)=f(0)g(2-0)+f(1)g(2-1)+f(2)g(2-2)=13$$

同理计算出 $c(3)=11$，$c(4)=3$，最终得到结果 $c(n)=[2\ 7\ 13\ 11\ 3]$。在计算过程中，没有上下重叠的部分，默认补 0。

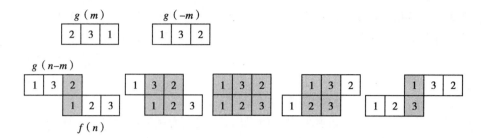

图 10-3 一维卷积运算图例

如图 10-3，把 $g(m)$ 称为滤波器（filter）或卷积核（convolution kernel），在信号处理中也称为掩码，示例中的卷积相当于掩码 $g(m)$ 反转后在信号 $f(n)$ 上平移求和。需要注意的是，f 序列和 g 序列的长度不需要一致，一般情况下滤波器的长度远小于信号序列的长度，使用不同的滤波器可以提取信号序列中的不同特征。

本例中，在计算过程中每次滑动滤波器 1 格，且没有对信号序列 $f(n)$ 的两端进行填充，这里引入滤波器滑动步长和零填充的概念。

（1）步长（stride）：指卷积核在滑动时的时间间隔。

（2）零填充（zero padding）：在输入向量两端进行补零。

本例中步长 S=1，零填充 P=0；若 P=1，只需在滑动计算前对信号序列 $f(n)$ 的两端各补充一个 0（图 10-4），再正常运算即可。

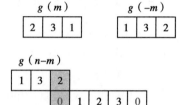

图 10-4 一维卷积运算图例（P=1）

2. 二维卷积　卷积操作也经常应用于图像处理中。简单的灰度图像可以看作二维矩阵，因此需要将一维卷积进行扩展，进行二维卷积。

给定一个图像 $X \in \mathbb{R}^{M \times N}$ 和一个滤波器 $W \in \mathbb{R}^{U \times V}$，一般而言 $U \ll M$，$V \ll N$，其卷积为：

$$c(i,j) = \sum_{u=1}^{U} \sum_{v=1}^{V} W(u,v) \cdot X(i-u+1, j-v+1)$$

输入信息 X 和滤波器 W 的二维卷积定义为：

$$C = W * X$$

其中 * 表示二维卷积运算。假设已知 3×3 灰度图像和 2×2 滤波器，图像中的数字表示像素亮度，0 是黑色，255 是白色（图 10-5）。

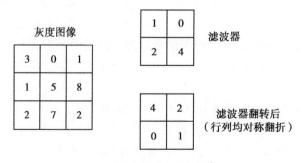

图 10-5 二维积运算图例 1

具体计算过程如图 10-6。

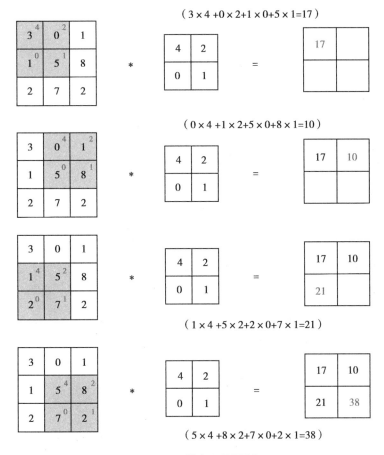

图 10-6　二维积运算图例 2

　　一幅图像在经过卷积操作后得到结果称为特征映射(feature map)。在以上的卷积运算中，先对滤波器进行了翻转操作，从两个维度(从上到下、从左到右)对矩阵进行颠倒，即旋转 180°，也称为卷积核翻转。事实上，在机器学习和图像处理领域，卷积的主要功能是在一个图像(或某种特征)上滑动一个卷积核(即滤波器)，通过卷积操作得到一组新的特征。在具体实现中，卷积核翻转带来了一些不必要的开销，故使用互相关(cross-correlation)操作来代替数学意义上的卷积操作，互相关是衡量两个序列相关性的函数，通常用滑动窗口的点积计算来实现。同样给定一个图像 $X \in \mathbb{R}^{M \times N}$ 和一个滤波器 $W \in \mathbb{R}^{U \times V}$，它们的互相关为：

$$c(i,j) = \sum_{u=1}^{U} \sum_{v=1}^{V} W(u,v) \cdot X(i+u-1, j+v-1)$$

　　对比卷积和互相关的公式可知，两者的区别仅在于卷积核是否进行了翻转操作。在神经网络中使用卷积是为了进行特征抽取，卷积核是否进行翻转与其特征抽取的能力无关。特别是当卷积核是可学习的参数时，卷积和互相关在能力上是等价的。因此，为了实现上(或描述上)的方便起见，用互相关来代替卷积。后文提到的卷积操作，也默认为互相关操作。事实上，很多深度学习工具中的卷积操作其实都是互相关操作。

3. 多通道卷积　彩色图像是三维的,仅用二维矩阵无法表示。当输入为多维图像(或多通道特征图)时,多通道卷积如图 10-7 所示,假设输入图片大小为 $6 \times 6 \times 3$(输入的高和宽为 6,3 代表 RGB 三个颜色通道),使用两个大小为 $3 \times 3 \times 3$ 的滤波器与输入图像进行卷积(图 10-7)。

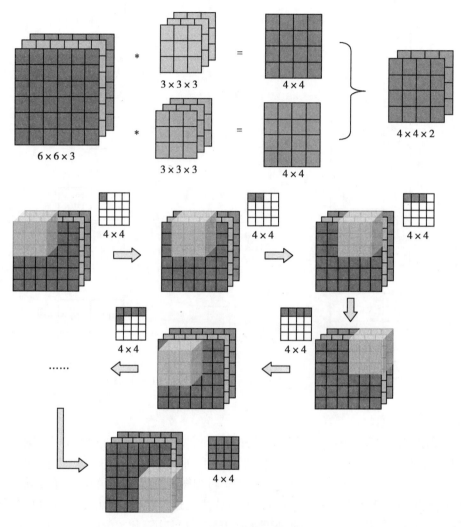

图 10-7　三维卷积计算过程示例

通过计算过程可以看出,对于多通道输入,可以使用多个滤波器进行卷积,将输出结果拼接到一起,故有:

(1)滤波器的通道数应与输入图像的通道数相同;

(2)输出结果的通道数与滤波器的个数相同。

(二)池化

卷积层虽然可以显著减少网络中连接的数量,但特征映射组中的神经元个数并没有显著减少。如果后面连接一个分类器,分类器的输入维数依然很高,很容易出现过拟合现象。为了解决该问题,可在卷积层之后加上一个池化层,从而降低特征维数,避免出现过拟合。

池化层（pooling layer）也叫子采样层（subsampling layer），其作用是进行特征选择，降低特征数量，从而减少参数数量。假设池化层的输入特征映射组为 $x \in R^{M \times N \times D}$，其中每一个特征映射 $X^d \in R^{M \times N}$，$1 \leq d \leq D$，将其划分为很多区域 $R^d_{m,n}$，$1 \leq m \leq M'$，$1 \leq n \leq N'$，这些区域可以重叠，也可以不重叠。池化（pooling）是指对每个区域进行下采样（down sampling）得到一个值，作为这个区域的概括。

目前主要的池化操作有两种：

（1）最大池化（maximum pooling 或 max pooling）：对于一个区域 $R^d_{m,n}$，选择该区域内所有神经元的最大活性值作为该区域的表示，$y^d_{m,n} = \max\limits_{t \in R^d_{m,n}} x_i$。

（2）平均池化（mean pooling）：一般是取区域内所有神经元活性值的平均值，$y^d_{m,n} = \dfrac{1}{|R^d_{m,n}|} \sum\limits_{t \in R^d_{m,n}} x_i$，其中 x_i 为区域 R^d_k 内每个神经元的活性值。

池化操作的超参数包括过滤器大小和步长。假设有 4×4 大小的输入，经过最大池化和平均池化后的结果见图10-8。

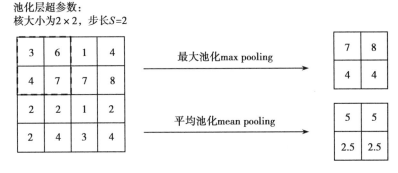

图 10-8　池化操作示例

最大池化能够抑制网络参数误差造成的估计均值偏移现象，而平均池化主要用来抑制邻域值之间差别过大造成的方差过大。在计算机视觉中，前者对纹理的提取较好，后者对背景的保留效果好。在 CNN 中，通过池化层的池化操作，可以有效缩减模型的大小，提高运算效率，同时提高所提取特征的鲁棒性。

（三）卷积神经网络的特性

在全连接前馈神经网络中，如果第 l 层有 M_l 个神经元，第 $l-1$ 层有 M_{l-1} 个神经元，则连接边有 $M_l \times M_{l-1}$ 个，即权重矩阵有 $M_l \times M_{l-1}$ 个参数。当 M_l 和 M_{l-1} 都很大时，权重矩阵的参数非常多，训练的效率会很低。

在卷积层（假设是第 l 层）中的每一个神经元都只和下一层（第 $l-1$ 层）中某个局部窗口内的神经元相连，构成一个局部连接网络。这样，卷积层和前一层之间的连接数大大减少，由原来的 $M_l \times M_{l-1}$ 个连接变为 $M_l \times K$ 个连接，K 为卷积核大小。

假设输入图像为 $32 \times 32 \times 3$ 像素，使用 6 个滤波器，滤波器的大小均为 $5 \times 5 \times 3$，计算可知输出大小为 $28 \times 28 \times 6$。如果使用全连接的方式连接两层，则需要 $3\,072 \times 4\,704 \approx 1\,400$ 万个参数，而使用卷积后，仅需要提供卷积核的 156 个参数即可（假设滤波器三个通道参数相同，故每个滤波器需要 5×5 个参数，再加上一个偏差参数，共 26 个）（图10-9）。

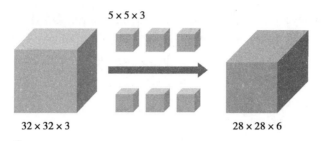

图 10-9 卷积对比示例

权重共享：作为参数的卷积核 $w(l)$ 对于第 l 层的所有神经元都是相同的。权重共享可理解为一个卷积核只捕捉输入数据中一种特定的局部特征。因此，如果提取多种特征就需要使用多个不同的卷积核。

除此之外，卷积网络还具有平移不变性，由卷积＋池化共同实现。在欧几里得几何中，平移是一种几何变换，表示把一幅图像或一个空间中的每一个点在相同方向移动相同距离。比如对图像分类任务来说，图像中的目标无论被移动到图片的哪个位置，得到的结果（标签）应该是相同的，这就是 CNN 中的平移不变性。平移不变性意味着系统产生完全相同的响应（输出），无论其输入是如何平移的（图 10-10）。

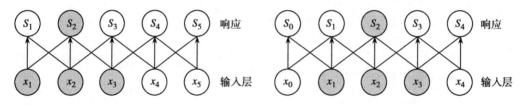

图 10-10 卷积的平移不变性

二、实例应用

例 10-1 请基于重型肺炎的疾病预测数据集（10-2 dataset.csv），使用卷积神经网络，根据患者特征，预测患者未来发生重型肺炎的风险。重型肺炎预测数据集结构如表 10-1 所示，第一列"ID"对应患者 ID，中间列"Disease_i"对应患者重型肺炎相关疾病患病情况，最后一列"Label"对应患者是否新增重型肺炎疾病的预测标签。

表 10-1 疾病预测数据集部分数据示例

ID	Disease_1	Disease_2	Disease_3	⋯	Label
ID_1	4	1	0	⋯	1
ID_2	0	3	4	⋯	0
⋮	⋮	⋮	⋮	⋮	⋮
ID_4000	1	0	0	⋯	1

本例使用 Tensorflow 框架实现基于 CNN 模型的疾病预测试验，代码基于 TensorFlow 1.5 版本，核心模块代码如下所示。

（一）数据加载

数据集包含 4 000 例患者新增疾病信息，重症病例与对照样本例数比例为 1∶1。其中，训练特征为患者历史诊断疾病的打分情况，预测标签为是否新增待预测疾病，按 4∶1 划分训练集与测试集进行模型训练。首先导入需要的库：

```
import tensorflow as tf
import pandas as pd
import numpy as np
from sklearn.model_selection import train_test_split
from tqdm import tqdm
```

当 read_data( ) 函数运行时，会自动读取存放路径下的数据集，根据数据格式对应读取训练特征以及预测标签信息，同时按照所设置的比例划分训练集与测试集。get_batch( ) 函数负责切分训练数据，优化训练过程。

```
def read_data( ):
    x_vec = pd.read_csv('../data/10_2_dataset.csv').values[:, :]
    X_train, X_test, y_train, y_test = train_test_split(x_vec[:, 1: 3052], x_vec[:, 3052:
3053], test_size=0.2, random_state=42, shuffle=True)
    return X_train, X_test, y_train, y_test


def get_batch(x_train, y_train, batch_size):
    n = int(len(x_train) / batch_size)
    for i in range(n):
    end = min((i + 1) * batch_size, len(x_train))
    batch_x = x_train[i * batch_size: end]
    batch_y = y_train[i * batch_size: end]
        yield batch_x, batch_y, i
```

（二）卷积和池化

为了建立 CNN 模型，需要创建大量的权重和偏置项。为了不在建立模型时反复进行初始化操作，如下定义两个函数用于初始化。同时，由于数据的特性，本模型采用一维卷积进行分析试验。本示例中卷积大小为 8、步长为 4 的模板，池化使用 1×4 大小的模板作 max pooling。为了使代码更简洁，把这部分也抽象成函数。

```
def max_pool(input_2d, width, height):
    # 先将数据扩展为 4 维
    input_3d = tf.expand_dims(input_2d, 0)   # shape = [1, 5, 5]
    input_4d = tf.expand_dims(input_3d, 3)   # shape = [1, 5, 5, 1]
    # 池化操作
    pool_output = tf.nn.max_pool(input_4d, ksize = [1, height,
            width, 1], strides = [1, 1, 1, 1], padding = 'VALID')
    # 降维
    pool_output_2d = tf.squeeze(pool_output)   # shape = [4, 4]
```

```
        return pool_output_2d
    def add_cnn_pool(inputs):
        my_filter = tf.Variable(tf.random_normal(shape = [1, 8, 1, 1]))
        input_2d = tf.expand_dims(inputs, 0)
        input_4d = tf.expand_dims(input_2d, 3)
        # print(input_4d.shape)
        conv2 = tf.nn.conv2d(input_4d, filter = my_filter,
                strides = [1, 1, 4, 1], padding = "VALID")
        conv_output_1d = tf.squeeze(conv2)
        my_activation_output = tf.nn.relu(conv_output_1d)
        my_maxpool_output = max_pool(my_activation_output, width = 4,
                height = 1)
        return my_maxpool_output
```

(三)全连接层

全连接层中加入指定个数的神经元进行全连接,将本层输入数据乘以权重矩阵,加上偏置项,然后对其使用指定激活函数进行激活。

```
# 全连接层
def add_layer(inputs, in_size, out_size, activation_function, name):
    Weights = tf.Variable(tf.random_normal([in_size, out_size],
            mean=0.0, stddev=0.3), name='%s_Weights'%name)
    bias = tf.Variable(tf.zeros([1, out_size])+0.1,
            name='%s_bias'%name)
    wb = tf.add(tf.matmul(inputs, Weights), bias)
    if activation_function:
            return activation_function(wb)
    else:
            return wb
```

(四)模型结构与损失函数

输入数据是一个二维的浮点数张量,分配的 shape 为 [None, 3051],其中 3051 是预测模型所考虑的重型肺炎相关疾病数量。None 表示其值大小不定,此处作为第一个维度值,实际指代由 batch 的大小决定。输出 y_pre 是一个一维张量,其中每一行的数值代表未来新增重型肺炎疾病的风险。

预测模型整体设计为两层 CNN 衔接 MLP 结构,并以此构建计算图。

```
# input_x 和 input_y 是占位符,可以在 TensorFlow 运行某一计算时根据该占位符输入
具体的值
input_x = tf.placeholder(tf.float32, [None, 3051], name = 'input_x')
input_y = tf.placeholder(tf.float32, [None, 1], name = 'input_y')
tf_is_training = tf.placeholder(tf.bool, None,
        name = 'tf_is_training')
```

```
# 卷积层
fix_1 = add_cnn_pool( input_x )
x = add_cnn_pool( fix_1 )
# 分类层
tf_x3 = add_layer( x, 185, 32, tf.nn.tanh, 'tf_layer1' )
tf_x3_dropout = tf.layers.dropout( tf_x3, rate=0.5, training=tf_is_training,
name='tf_x3_dropout' )
prediction = add_layer( tf_x3_dropout, 32, 1, tf.nn.sigmoid, 'tf_layer3' )
# 损失函数
cross_entropy = -tf.reduce_mean(( input_y *
        tf.log( prediction + 1e-9 )+( 1 - input_y )*
        tf.log( 1 - prediction + 1e-9 )), name = 'loss' )
train_loss = tf.train.AdamOptimizer( lr ).minimize( cross_entropy )
```

（五）模型的训练及评估

建立模型后，需要对其进行训练及评估，此处为简化处理仅训练 64 轮，随后对模型进行测试。

```
with tf.Session( ) as sess：
    sess.run( tf.global_variables_initializer( ))
    for epoch in tqdm( range( 64 ))：
        epoch_loss = []
        for batch_x, batch_y, i in get_batch( x_train, y_train, 256 )：
            feed_dict = {input_x: batch_x, input_y: batch_y,
                    tf_is_training: True}
            _, loss = sess.run( [train_loss, cross_entropy],
                feed_dict=feed_dict )
            epoch_loss.append( loss )
        print( "{} epoch, epoch_loss: {}".format( epoch,
                np.mean( epoch_loss )))
    result = sess.run( prediction, feed_dict={input_x: x_test,
            input_y: y_test, tf_is_training: False} )
auc_socre = roc_auc_score( y_test, y_pre )
y_pre = np.rint( np.array( y_pre ))
y_test = y_test.reshape( -1 )
y_pre = y_pre.reshape( -1 )
y_test_id = np.where( y_test == 1 )[0]
y_pre_id = np.where( y_pre == 1 )[0]
print( "union: ", len( set( y_test_id )& set( y_pre_id )))
print( "len y test: ", len( y_test_id ))
print( "len y pre: ", len( y_pre_id ))
```

$$pre = len(set(y\_test\_id) \& set(y\_pre\_id)) / len(y\_pre\_id)$$

$$recall = len(set(y\_test\_id) \& set(y\_pre\_id)) / len(y\_test\_id)$$

$$f1 = (2 * pre * recall) / (pre + recall)$$

最后在测试集上的评价指标 $F1$ 值约为 0.6,原因在于疾病预测是一个十分复杂的过程,仅用历史患病数据结合 CNN 模型进行预测是远远不够的,感兴趣的读者可以自行设计。

第三节 自 编 码 器

自编码器(auto-encoder, AE)是一种无监督学习方法,其主要目标是将重构输入数据作为学习目标,对输入数据进行编码,即常用来提取输入数据的主要信息,进而很好地表征输入数据。自编码器可以被分为收缩自编码器(undercomplete auto-encoder, UAE)、正则自编码器(regularized auto-encoder, RAE)、变分自编码器(variational suto-encoder, VAE)、堆叠自编码器(stacked auto-encoder, SAE)、降噪自动编码器(denoising auto-encoder, DAE)等。

自编码器包含编码器(encoder)和解码器(decoder)两部分。编码器是将输入数据进行一定的特征学习,压缩输入数据的信息,输出其编码;解码器则是将编码解析返回和输入数据一样维度的数据。输入数据是一个向量(vector),编码器则是将高维度的输入数据 $X(R^D)$,表示 X 的维度是 D,压缩成 Z,即图 10-11 中的 code(R^K),即从 D 维度降成 K 维度;解码器则是从 code(R^K)返回一个新的和输入向量一样维度的向量 $\hat{X}(R^D)$,一般情况下 $D>>K$。很多时候需要得到的是产生的编码(code),code 即学习到的输入数据的主要特征,自动学习原始数据的特征表达也是神经网络和深度学习的主要目标之一。

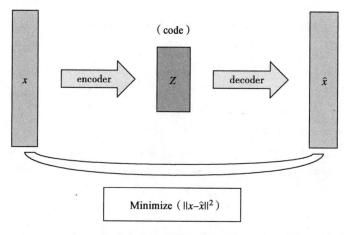

图 10-11 编码器结构

自编码器的学习目标是最小化重构错误(reconstruction error):即输入数据 X 和解码器解码之后的数据 $\hat{X}$,使其尽可能相近,越相近则说明自编码的训练效果越好,即 code 可以很好地表示输入数据。优化的损失函数一般使用平方误差。

一、原理及特点

编码器和解码器经常可以用多层神经网络实现训练和迭代。在实践中经常使用逐层堆叠的方式训练一个深层的自编码器，即栈式自编码器，一般来说，更深层的结构可以更好地学习数据的特征，取得更好的效果（图10-12）。

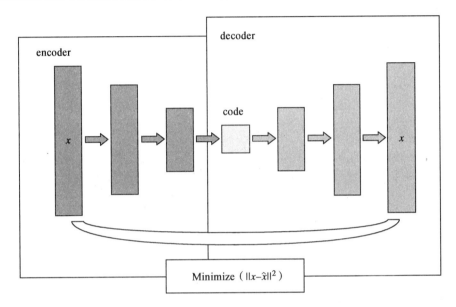

图10-12　多层神经网络编码器结构

自编码器的特点：

（1）AE是数据相关的，意味着AE只能压缩与训练数据类似的数据。

（2）AE是有损的，即编码解码后的输出数据与原来的输入数据相比有一定差异，与无损压缩算法不同。

（3）AE是可以迭代训练从数据样本中自动学习的。

自编码器的应用：自编码器可以作为一种有效的数据维度压缩算法，被应用于降维和异常值检测，还可应用于神经网络的预训练，在自然语言理解和图像领域有很大应用，比如文本检索、对文本提取到有效的压缩表示，也可以结合其他深度学习方法，形成混合模型。包含卷积层的自编码器可应用于计算机视觉领域解决很多问题，比如图像降噪（image denoising）、神经风格迁移（neural style transfer）等。变分编码器还可作为生成模型，产生一些特定的新数据，应用于图像生成。

二、降噪自编码器

降噪自编码器（DAE）也是一种自编码器，通过引入噪声增加编码鲁棒性，于2008年提出，通过无监督学习提取更好的特征用于深度的生成模型或判别模型。即其接受有损（或加入噪声）的数据作为输入，经过编码器和解码器，输出一个向量，优化的目标是自编码器的输出和原始无损的输入数据尽可能相同。对于一个向量x，首先根据一个比例随机将一些维度的值设置为0，得到一个被损坏的向量$\hat{x}$，损坏的向量输入给自编码器得到编码，并训练尽可能重构出无损的原始输入,输出 z(图 10-13)。

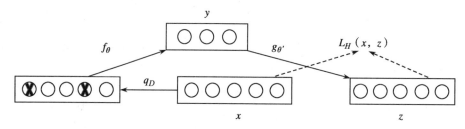

图 10-13 降噪自编码器结构图

DAE 优化的目标是 $L_H(x, z)$,即其损失函数,使得 x 与 z 尽可能相近。可以使得输入数据有部分缺失,也可以加入高斯白噪声,如图 10-14 所示。

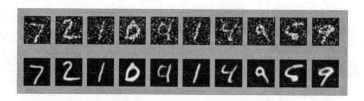

图 10-14 手写数字加入噪声(上图)和原图(下图)对比图

DAE 就是要使模型的泛化性能更好,鲁棒性更好。能够从中恢复出原始信号的自编码器不一定是最好的,能够从有损的原始数据编码、解码,然后还能恢复真正的原始数据,这样的编码器才是好的(图 10-15)。

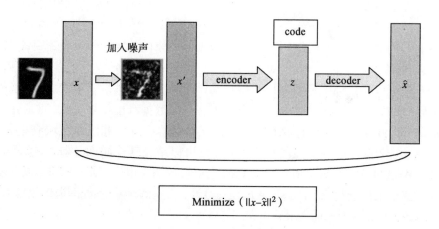

图 10-15 降噪自编码器示意图

三、稀疏自编码器

稀疏自编码器(SAE)也是一种由多层神经网络实现的自编码器,特点是中间隐藏层的维度大于输入样本的维度,但要对中间的隐藏层加以约束,加上 $L1$ 限制,并让其尽量稀疏,和稀疏编码一样,SAE 的优点是有很高的可解释性,并同时进行了隐式的特征选择(图 10-16)。

通过训练 SAE，使整个模型即使在隐藏神经元稀疏的情况下，还可以学习到输入数据的有效信息。采用 Stanford 一篇文章里面的介绍，SAE 的优化目标如下：

$$J_{sparse}(W,b)=J(W,b)+\beta\sum_{j=1}^{s2}KL(\rho\|\hat{\rho})$$

$J(W,b)$ 是普通的神经网络的损失函数，如均方误差等。$\hat{\rho_j}$ 表示隐藏层第 j 个神经元的激活概率，$\hat{\rho_j}=\frac{1}{m}\sum_{i=1}^{m}\alpha_j^{(2)}x_i$，通常 m 表示样本数量，$\alpha_j^{(2)}x^i$ 表示第 i 个样本隐藏层第 j 个节点对应的输出，即隐藏层某神经单元的平均激活度。

ρ 是稀疏性参数，是一个接近于 0 的较小值，比如 0.05，可以通过 KL 距离来衡量 ρ 与 $\hat{\rho_j}$ 的差异，ρ 值越接近 0，中间隐藏层的平均激活度 $\hat{\rho_j}$ 就越小。稀疏自编码器的训练也需要用到神经网络的误差反向传播算法。

SAE 可以自动从无标签的数据中学习其中的特征，去除冗余信息，抓取主要的重要的信息，给出比原始数据更好的特征描述。在实际运用时，可以用 SAE 得到的特征取代原始数据，往往能带来更好的结果。

假设神经元的激活函数是 sigmoid 函数，当神经元的输出接近 1 时，可认为其处于激活状态，而输出接近 0 时则认为其被抑制，那么 SAE 加上的稀疏性限制就使得神经元大部分的时间都是被抑制的。

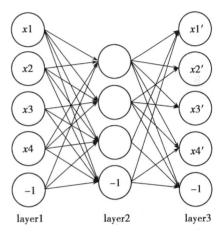

图 10-16　稀疏自编码器结构图

四、实例应用

例 10-2　请使用卷积自编码器（CNN DAE）模型实现对乳腺 X 线图片数据集进行医学影像的降噪。

（一）数据加载

首先下载数据集：https://github.com/adam-mah/Medical-Image-Denoising/tree/master/data。读入图像数据，把一张图片像素矩阵数据转成向量，加载数据后，还需要进一步处理，如归一化操作等。

```
#定义加载数据函数
def load_datasets(img_width=64, img_height=64):
#读取 mias 数据集
    raw_mias = dataset_reader.read_mini_mias()  # Read mias dataset
    mias_images = np.zeros((raw_mias.shape[0], img_width, img_height))
    for i in range(raw_mias.shape[0]):
        mias_images[i] = cv2.resize(raw_mias[i], dsize=(img_width, img_height), interpolation=cv2.INTER_CUBIC)
    return mias_images
```

（二）图像数据加入噪声

加入高斯噪声，需要定义 2 个参数：均值和方差，即 noise_mean 和 noise_std。

```
# 定义加入噪声函数
# noise_mean, noise_std, pure.shape, 这 3 个参数分别代表生成的高斯分布的随机数的均值、方差以及输出的 size
def add_noise( pure, pure_test ):
    noise = np.random.normal( noise_mean, noise_std, pure.shape )   # np.random.poisson( 1, pure.shape )
    noise_test = np.random.normal( noise_mean, noise_std, pure_test.shape )   # np.random.poisson( 1, pure_test.shape )
    noisy_input = pure + noise_prop * noise
    noisy_input_test = pure_test + noise_prop * noise_test
    return noisy_input, noisy_input_test
```

（三）卷积降噪自编码器模型构建

模型的构建基于 tensorflow 的 keras。

```
# 构建卷积自编码器模型
def get_autoencoder_model( img_width=64, img_height=64 ):
    autoencoder = Sequential( )
    # 构建自编码模型包括编码器和解码器
# 构建 Encoder 部分
    # activation='relu' 表示卷积层 layer 构建采用的激活函数
    # padding='same' 是指 padding 完尺寸与原来相同
    autoencoder.add( Input( shape=( img_width, img_height, 1 ) ) )
    autoencoder.add( Conv2D( 64, ( 3, 3 ), activation='relu', padding='same' ) )
    autoencoder.add( MaxPooling2D( ( 2, 2 ), padding='same' ) )
    autoencoder.add( Conv2D( 128, ( 3, 3 ), activation='relu', padding='same' ) )
    autoencoder.add( MaxPooling2D( ( 2, 2 ), padding='same' ) )
# 构建 Decoder 部分
    autoencoder.add( Conv2D( 128, ( 3, 3 ), activation='relu', padding='same' ) )
    autoencoder.add( UpSampling2D( ( 2, 2 ) ) )
    autoencoder.add( Conv2D( 64, ( 3, 3 ), activation='relu', padding='same' ) )
    autoencoder.add( UpSampling2D( ( 2, 2 ) ) )
    autoencoder.add( Conv2D( 1, ( 3, 3 ), activation='sigmoid', padding='same' ) )
    #loss 函数为 loss='binary_crossentropy'（对数损失函数）
    autoencoder.compile( optimizer=Adam( ), loss='binary_crossentropy', metrics=['accuracy'] )
    autoencoder.summary( )
    return autoencoder
```

构建训练模型,涉及训练过程中一系列参数,如训练集和测试集划分比例1：9,分批次训练的参数如 batch_size 训练中使用的批次大小等,还定义了训练函数、预测函数。

```python
# 定义卷积自编码训练模型
class CNN_denoiser( ):
def __init__( self, batch_size=10, nu_epochs=50, validation_split=0, img_height=64, img_width=64 ):
    img_width, img_height = img_height, img_width
    self.batch_size = batch_size
    self.nu_epochs = nu_epochs
    self.validation_split = validation_split
    if img_width == 128 and img_height == 128：
        self.model = autoencoder.get_autoencoder_model128( img_width=img_width, img_height=img_height )
    else：
        self.model = autoencoder.get_autoencoder_model( img_width=img_width, img_height=img_height )


# 训练集和测试集按照 1：9 划分
def train_test_split( set1, set2, train_split=0.9, shuffle_test_set=False, img_height=64, img_width=64 ):
    images_set = set1[: int( set1.shape[0] * train_split )]
    images_set = np.append( images_set, set2[: int( set2.shape[0] * train_split )], axis=0 )
    images_set = np.append( images_set, set2[int( set2.shape[0] * train_split ): ], axis=0 )
    images_set = np.append( images_set, set1[int( set1.shape[0] * train_split ): ], axis=0 )
    train_size = int( set1.shape[0] * train_split + set2.shape[0] * train_split )
    input_train = images_set[0: train_size]
    input_test = images_set[train_size: ]
    #shuffle 数据集
    np.random.shuffle( input_train )   # Shuffle input train set
    if shuffle_test_set：
        np.random.shuffle( input_test )
    input_train = input_train.reshape( input_train.shape[0], img_width, img_height, 1 )
    input_test = input_test.reshape( input_test.shape[0], img_width, img_height, 1 )
    return input_train, input_test


# 训练函数
# 定义模型的训练, 批次大小, 验证集等
def train( self, noisy_input, pure, save=False, verbosity=0 ):
    self.model.fit( noisy_input, pure,
```

```
                epochs=self.nu_epochs,
                    batch_size=self.batch_size, validation_split=self.validation_split,
verbose=verbosity）
    # 可以把训练好的模型保存
        if save:
            self.model.save（"trainedModel.h5"）


    # 评价结果
    # 输出模型的 loss 值和准确率
    def evaluate（self, noisy_input_test, pure_test）:
        test_scores = self.model.evaluate（noisy_input_test, pure_test, verbose=2）
    print（"[EVALUATION] Test loss: ", test_scores[0]）
    print（"[EVALUATION] Test accuracy: ", test_scores[1]）
    return test_scores


    # 预测函数
    def predict（self, samples）:
        return self.model.predict（samples）
```

（四）模型训练与预测

加载数据后，还需进行归一化操作，加入高斯噪声，输入模型训练，最后利用测试集来预测，评价模型的效果。

```
    # 加载数据
        data_images = dataset_reader.read_dataset（args.load, img_width, img_height）
    # 划分数据集为训练集和测试集，设置输入数据的格式，维度等
        input_train, input_test = CNN_denoiser.train_test_split1（data_images,
train_split=train_split, shuffle_test_set=shuffle_test_set, img_width=img_width,
img_height=img_height）
    # Load mias and DX datasets 加载数据集
    # Parse numbers as floats 转成 float 类型
    input_train = input_train.astype（'float32'）
    input_test = input_test.astype（'float32'）
    # Normalize data 归一化操作
    input_train = input_train / 255
    input_test = input_test / 255


        print（"[LOG] Adding Gaussian noise to train and test sets...\nNoise Proportion:
{0}\nMean: {1}\nStandard "
            "Deviation: {2}".format（noise_prop, noise_mean, noise_std））
```

```
# 对数据集加入高斯噪声
pure = input_train
pure_test = input_test
noisy_input, noisy_input_test = add_noise( pure, pure_test )  # Add Gaussian noise to
train and test sets

print( "[LOG] Initializing model...\nEPOCHS: {0}\nBatch size: {1}\nValidation split:
{2}".format( nu_epochs, batch_size, validation_split ))
    # 模型构建
    cnn_denoiser = CNN_denoiser( batch_size=batch_size, nu_epochs=nu_epochs,
validation_split=validation_split, img_height=img_height, img_width=img_width )
    print( "[LOG] Training and evaluating model..." )
# 模型训练
cnn_denoiser.train( noisy_input, pure, verbosity=verbosity )
#  cnn_denoiser.evaluate( noisy_input_test, pure_test )
if args.plot:
    cnn_denoiser.model_plots( noise_prop, noise_mean, noise_std )

# 测试集数据加入噪声后进行预测
samples = noisy_input_test[:]
print( "[LOG] Training and model evaluation completed\n[LOG] Denoising images test
set..." )
denoised_images = cnn_denoiser.predict( samples )
# 可视化 loss 变化和 accuracy 变化
samples_plt.plot_samples(( noise_prop, noise_std, noise_mean ), noisy_input_test,
denoised_images, pure_test, number_of_samples, img_width=img_width,
img_height=img_height )
    if args.save:
        samples_plt.save_samples(( noise_prop, noise_std, noise_mean ), noisy_input_test,
denoised_images, pure_test, img_width=img_width, img_height=img_height )
```

（五）结果分析

CNN DAE 在数据集上的去噪结果，顶行显示真实图像，第二行显示加入噪声较大的版本（$\mu=0$，$\sigma=1$，$P=0.1$），第三行显示使用 CNN DAE 去噪后的图像（图 10-17）。

总之，自编码器在医学领域的应用较为广泛。在医学影像分析上，可以实现压缩编码和图像降噪等。通过自编码器进行数据压缩和降噪处理后，可支持更高质量的医学数据分析。

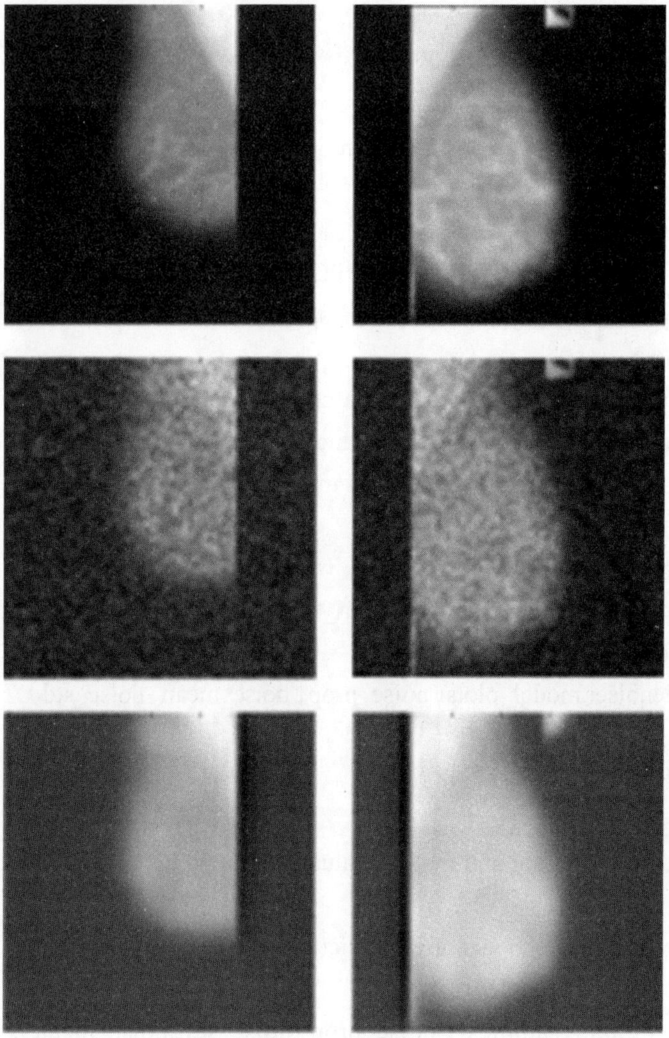

图 10-17　模型结果对比图

第四节　深度生成模型

在概率统计理论中，生成模型指能够随机生成观测数据的模型，尤其在给定某些隐含参数的条件下。其给观测值和标注数据序列指定一个联合概率分布。在机器学习中，生成模型可以用来直接对数据建模（例如根据某个变量的概率密度函数进行数据采样），也可以用来建立变量间的条件概率分布。条件概率分布可以由生成模型根据贝叶斯定理形成。

生成模型的定义与判别模型相对应：生成模型是所有变量的全概率模型，而判别模型是在给定观测变量值前提下目标变量的条件概率模型。因此生成模型能够用于模拟（即生成）模型中任意变量的分布情况，而判别模型只能根据观测变量得到目标变量的采样。判别模型不对观测变量的分布建模，因此不能表达观测变量与目标变量之间更复杂的关系。

因此,生成模型更适用于无监督的任务,如分类和聚类。

随着深度学习的兴起,通过将生成模型和深度神经网络相结合,形成了一种称为深度生成模型(deep generative models, DGM)的新方法系列。DGM 的诀窍在于,用做生成模型的神经网络具有许多参数,这些参数远小于对其进行训练的数据量,因此必须迫使模型发现并有效地内部化数据的本质,以便生成它。

流行的 DGM 包括变分自动编码器(VAE)、生成对抗网络(GAN)和自回归模型。趋势是建立大型深度生成模型。例如 GPT-3 及其前身 GPT-2,用于自动回归神经语言模型,BigGAN 和 VQ-VAE 用于图像生成,Optimus 作为最大的 VAE 语言模型,以及 jukebox 作为最大的音乐生成 VAE 模型。

DGM 具有许多短期应用。但从长远来看,其有可能自动学习数据集的自然特征,包括类别、维度和其他。

一、玻尔兹曼机

(一) 概念

玻尔兹曼机(Boltzmann machine)是随机神经网络和循环神经网络的一种,由 Geoffrey Hinton 和 Terry Sejnowski 于 1985 年发明。这是一个马尔可夫随机场,是从统计物理学翻译过来的,用于认知科学。玻尔兹曼机基于具有外部场的随机自旋玻璃模型,即 Sherrington-Kirkpatrick 模型,其是随机的 Ising 模型,并应用于机器学习和深度学习。

玻尔兹曼机可被视作随机过程,可生成相应的 Hopfield 神经网络。其是最早能够学习内部表达,并能表达和(给定充足的时间)解决复杂的组合优化问题的神经网络。但是,没有特定限制连接方式的玻尔兹曼机目前为止并未被证明对机器学习的实际问题有什么用,所以目前只在理论上显得有趣。然而,由于局部性和训练算法的赫布性质(Hebbian nature),以及它们和简单物理过程相似的并行性,如果连接方式是受约束的(即受限玻尔兹曼机),学习方式在解决实际问题上将会足够高效。

其以统计力学中的波尔兹曼分布命名,用于其采样函数。这也是将其称为"基于能量的模型"(energy based models, EBM)的原因。玻尔兹曼机在认知科学界和机器学习中得到了 Geoffrey Hinton 和 Terry Sejnowski 的大力推广和推动(图 10-18)。

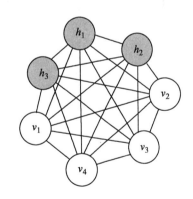

图 10-18　玻尔兹曼机的图形表示

(二) 受限玻尔兹曼机

尽管在一般的玻尔兹曼机中的训练是不切实际的,但在受限玻尔兹曼机(restricted Boltzmann machine, RBM)中可以变得非常有效,该机器不允许隐藏单元和可见单元之间进行层内连接,即可见单元与可见单元之间没有连接,隐藏单元与隐藏单元之间没有连接。在训练一个 RBM 之后,其隐藏单元的活动可被视为训练更高级别 RBM 的数据。这种堆叠 RBM 的方法可以有效训练多层隐藏单元,是最常见的深度学习策略之一。随着每个新层的添加,生成模型都会得到改进(图 10-19)。

二、深度信念网络

(一)概念

在机器学习中,深度信念网络(deep belief network,DBN)是一种生成的图形模型,或是一类深度神经网络,由多层潜变量("隐藏单元")组成,各层之间存在连接,但每层内的单元之间没有连接。

在无监督的情况下训练一组示例时,DBN可以学习概率性重建其输入。然后这些层充当特征检测器。经过这一学习步骤后,可以在监督下进一步训练DBN以进行分类。

DBN可看作是简单的无监督网络的组成,例如RBM或AE,其中每个子网的隐藏层都充当下一个可见层。RBM是一种无方向的,基于生成能量的模型,具有"可见"输入层和隐藏层,以及各层内部之间的连接。这种组合导致了一种快速的、逐层无监督的训练过程,其中,从"最低"层(最低可见层是训练集)开始,依次对每个子网应用对比差异。

DBN使用非监督贪婪逐层方法预训练,这形成了第一种有效的深度学习算法。总体上,在实际应用中有许多有吸引力的实现和使用DBN的场景(例如脑电图、药物发现等)(图10-20)。

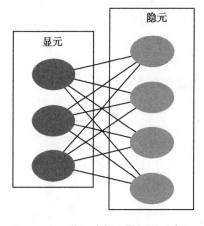

图 10-19　受限玻尔兹曼机图形表示

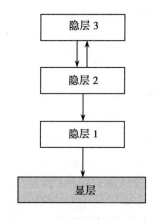

图 10-20　深度信念网络示意图

(二)模型训练过程

Geoffrey Hinton 提出的用于训练"专家产品"模型的 RBM 训练方法称对比散度(CD)。CD提供了一种最大似然法的近似值,该方法理想地应用于学习权重。在训练单个 RBM 时,权重更新通过梯度下降来执行:$\omega_{ij}(t+1)=\omega_{ij}(t)+\eta\dfrac{\partial\log(P(v))}{\partial\omega_{ij}}$。其中,$P(v)$是可见矢量的概率,由 $P(v)=\dfrac{1}{Z}\sum_h e^{-E(v,h)}$ 给出。Z是分区函数(用于规范化),$E(v,h)$是分配给网络状态的能量函数。较低的能量表示网络处于更"理想"的配置中。梯度 $\dfrac{\partial\log(P(v))}{\partial\omega_{ij}}$

具有简单形式 $<v_i h_j>_{data}-<v_i h_j>_{model}$,其中 $<\cdots>_p$ 表示关于分布 P 的平均值。问题出现在样本 $<v_i h_j>_{model}$,因为需要扩展的交替 Gibbs 采样。CD通过对n个步骤进行交替 Gibbs 采样来

替换此步骤（ $n=1$ 的值效果很好）。在 n 个步骤之后，对数据进行采样，并使用该样本代替 $<v_i h_j>_{model}$ 。CD 过程如下：

（1）将可见单位初始化为训练向量。

（2）给定可见单位，并行更新隐藏单位： $P(h_j=1|V)=\sigma(b_j+\sum_i v_i \omega_{ij})$ 。 σ 是 S 形函数， b_j 是 h_j 的偏差。

（3）给定隐藏单位，并行更新可见单位： $P(v_i=1|H)=\sigma(a_i+\sum_j h_j \omega_{ij})$ 。 a_i 是 v_i 的偏差。此过程为"重建"步骤。

（4）使用与步骤 2 相同的公式，在给定重建的可见单位的情况下，并行重新更新隐藏单位。

（5）执行权重更新： $\Delta \omega_{ij} \propto <v_i h_j>_{data} - <v_i h_j>_{reconstruction}$ 。

一旦对 RBM 进行了训练，便将另一个 RBM "堆叠"在其顶部，并从最终的训练层中获取其输入。将新的可见层初始化为训练向量，并使用当前的权重和偏差为已训练的层中的单位指定值。然后按照上述步骤训练新的 RBM。重复整个过程，直到满足所需的停止标准为止。

尽管 CD 到最大似然的近似是粗略的（不遵循任何函数的梯度），但从经验上讲是有效的。

三、生成式对抗网络

（一）概念

生成式对抗网络（GAN）是非监督式学习的一种方法，通过两个神经网络相互博弈的方式进行学习。该方法由 Ian Goodfellow 等于 2014 年提出。生成对抗网络由一个生成网络与一个判别网络组成。生成网络从潜在空间（latent space）中随机取样作为输入，其输出结果需要尽量模仿训练集中的真实样本。判别网络的输入则为真实样本或生成网络的输出，其目的是将生成网络的输出从真实样本中尽可能分辨出来。而生成网络则要尽可能欺骗判别网络。两个网络相互对抗、不断调整参数，最终目的是使判别网络无法判断生成网络的输出结果是否真实。

GAN 常用于生成以假乱真的图片。此外，该方法还被用于生成影片、三维物体模型等。

尽管最初提出将其作为一种用于非监督学习的生成模型，但 GAN 也被证明对半监督学习、完全监督学习和强化学习有用。2016 年的一个研讨会上 Yann Lecun 描述 GAN 是"机器学习近二十年来最酷的想法"。

在给定训练集的情况下，该技术将学习生成具有与训练集相同的统计数据的新数据。例如，经过照片训练的 GAN 可以生成新照片，这些新照片至少表面看起来真实，具有许多现实特征。

GAN 的核心思想是基于判别器的"间接"训练，该判别器本身也在动态更新。从根本上讲，这意味着不训练生成器以最小化到特定图像的距离，而是使判别器蒙骗。这使模型能够以无监督的方式学习（图 10-21）。

（二）方法

生成网络生成候选者，判别网络评估候选者。竞赛按照数据分布进行。通常，生成网络学习从潜在空间映射到感兴趣的数据分布，而判别网络则将生成器生成的候选对象与真实数据分布区分开。生成网络的训练目标是提高判别网络的错误率［即通过产生鉴别者认

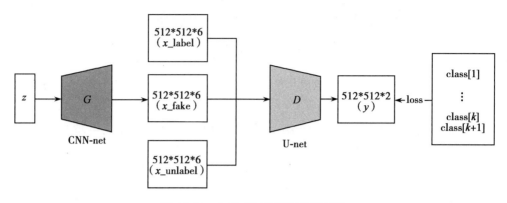

图10-21 生成式对抗网络的示意图

为未合成的新颖候选对象(属于真实数据分布)来"欺骗"鉴别者网络]。

已知数据集做为判别器的初始训练数据。训练时将它与训练生成的数据集中的样本一起呈现,直到达到可接受的准确性为止。生成器根据其是否成功欺骗判别器进行训练。通常,生成器是从随机输入中播种的,该随机输入是从预定义的潜在空间(例如多元正态分布)中采样的。此后,由判别器评估由发生器合成的候选者。两个网络都采用独立的反向传播程序,使生成器产生更好的图像,而判别器在标记合成图像方面变得更加熟练。生成器通常是反CNN,而判别器是卷积神经网络。

GAN经常遭受"模式崩溃"的困扰,无法正确归纳,从而丢失输入数据中的整个模式。例如,在MNIST数据集上训练的GAN,其中包含每个数字的许多样本,可能仍然存在从其输出中省略了数字的子集。一些研究人员认为根本问题是缺乏区分力的弱网络无法注意到遗漏的模式,而另一些研究人员则将责任归于对目标函数的错误选择。研究者已经提出了许多解决方案。

四、应用实例

例10-3 请基于真实人脸照片数据集,训练一个GAN来产生新的人脸照片。

本例基于pytorch/examples中的dcgan实现,并将对该实现进行解释,以此阐明此模型的实现。

(一)DCGAN

DCGAN是GAN的直接扩展,不同之处在于DCGAN在判别器和生成器中分别使用卷积和卷积转置层。其最早由Radford等在论文 *Unsupervised Representation Learning With Deep Convolutional Generative Adversarial Networks* 中进行了描述。判别器由跨步卷积层、批处理归一化层和LeakyReLU激活组成。输入是$3 \times 64 \times 64$的输入图像,输出是输入来自真实数据分布的标量概率。生成器由卷积转置层、批处理归一化层和ReLU激活组成。输入是从标准正态分布中提取的潜矢量z,输出是$3 \times 64 \times 64$ RGB图像。跨步的转置图层使潜矢量可以转换为具有与图像相同形状的体积。本部分还提供了如何设置优化器,如何计算损失函数以及如何初始化模型权重的一些技巧,将在以下内容中进行解释。

(二)输入

首先,为运行定义输入:

dataroot：数据集文件夹根目录的路径。

worker：使用 DataLoader 加载数据的工作线程数。

batch_size：训练中使用的批次大小。本例中 DCGAN 使用的批处理大小为 128。

image_size：用于训练的图像空间大小。此实现默认为 64×64，如果需要其他尺寸，则必须更改 D 和 G 的结构。

nc：输入图像中的颜色通道数。对于彩色图像，nc = 3。

nz：潜在向量的长度。

ngf：与生成器承载的特征图的深度有关。

ndf：设置通过判别器传播的特征图的深度。

num_epochs：运行的训练时期数。训练更长的时间可能会导致更好的结果，但也会花费更长的时间。

lr：训练的学习率，此数字应为 0.0002。

beta1-beta1 超参数：用于 Adam 优化器的 beta1-beta1 超参数。本例中该参数设置为 0.5。

ngpu：可用的 GPU 数量。如果为 0，则代码将在 CPU 模式下运行。如果此数字大于 0，将在该数量的 GPU 上运行。

（三）数据

本例使用 Celeb-A Faces 数据集，该数据集可在网站 http://mmlab.ie.cuhk.edu.hk/projects/CelebA.html 中下载。下载为名为 img_align_celeba.zip 的数据集。下载后，创建一个名为 celeba 的目录，并将 zip 文件解压缩到该目录中。然后，将笔记本的 dataroot 输入设置为创建的 celeba 目录。

这是重要的一步，因为本例将使用 ImageFolder 数据集类，该类要求数据集的根文件夹中有子目录。此时，可以创建数据集，创建数据加载器，将设备设置为可以运行，并最终可视化一些训练数据。

（四）实现

设置好输入参数并准备好数据集后，就可以进入实现环节了。本例将从 Weight 初始化策略开始，详细讨论生成器、判别器、损失函数和训练循环。

1. **权重初始化**　本例指定所有模型权重均应从均值为 0、标准差为 0.02 的正态分布中随机初始化。weights_init 函数将初始化的模型作为输入，并重新初始化所有卷积，卷积转置和批处理归一化层，以符合此条件。初始化后立即将此功能应用于模型。

2. **生成器**　生成器 G 用于将潜在空间矢量（z）映射到数据空间。由于本例的数据是图像，因此将 z 转换为数据空间意味着最终创建与训练图像大小相同的 RGB 图像（即 $3 \times 64 \times 64$）。实际上，这是通过一系列跨步的二维卷积转置层来完成的，每个层都与 2d 批处理归一化层和 ReLU 激活配对。发生器的输出通过 tanh 函数馈送，以使其返回到 [-1, 1] 的输入数据范围。值得注意的是，在卷积转置层之后存在批处理归一化函数，因为这是 DCGAN 的关键贡献。这些层有助于训练过程中的梯度流动。

注意，在输入部分中设置的输入（nz、ngf 和 nc）会影响代码中的生成器体系结构。nz 是 z 输入向量的长度，ngf 与通过生成器传播的特征图的大小有关，nc 是输出图像中的通道数（对于 RGB 图像，设置为 3）。

现在可以实例化生成器并应用 weights_init 函数，打印模型以查看生成器对象的结构。

3. 判别器 如上所述,判别器 D 是一个二分类网络,该二分类网络将图像作为输入并输出输入图像是真实的(与假的相对)标量概率。在这里,D 拍摄 $3 \times 64 \times 64$ 的输入图像,通过一系列的 Conv2d、BatchNorm2d 和 LeakyReLU 层对其进行处理,然后通过 sigmoid 激活函数输出最终概率。如果需要解决此问题,可以用更多层扩展此体系结构,但使用跨步卷积,BatchNorm 和 LeakyReLU 仍然很重要。使用跨步卷积而不是合并以进行下采样是一个好习惯,因为它可以让网络学习其自身的合并功能。批处理归一化和 LeakyReLU 函数还可以促进健康的梯度流动,这对 G 和 D 的学习过程都至关重要。

与生成器一样,现在可以创建判别器,应用 weights_init 函数,并打印模型的结构。

4. 损失函数和优化器 通过 D 和 G 设置可以指定如何通过损失函数和优化器学习。本例将使用在 PyTorch 中定义的二值交叉熵损失(Binary Cross Entropy Loss,BCELoss)函数。

$$l(x,y)=L=\{l_1,\cdots,l_N\}^{\mathrm{T}}, l_n=-[y_n \cdot \log x_n+(1-y_n) \cdot \log(1-x_n)]$$

请注意,此函数会提供目标函数中两个对数成分的计算 [即 $\log(D(x))$ 和 $\log(1-D(G(z)))$],可以指定 BCE 方程的 y 输入部分。这是在下一步的训练循环中完成的,但重要的是应了解如何仅通过更改 y(即 GT 标签)选择希望计算的分量。

接下来,本例将实际标签定义为 1,将假标签定义为 0,这些标签将在计算 D 和 G 的损失时使用。最后,本例设置了两个单独的优化器,一个用于 D,一个用于 G。如 DCGAN 文件中所述,这两个都是 Adam 优化器,学习率均为 0.0002,Beta1 均为 0.5。为了跟踪生成器的学习进度,本例将生成一批固定的潜在矢量,这些矢量根据高斯分布(即 fixed_noise)得出。在训练循环中定期将此 fixed_noise 输入 G 中,并且在迭代过程中可以看到图像形成于噪声之外。

5. 训练 本例已经定义了 GAN 框架的所有部分,接下来可以对其进行训练。请注意,训练 GAN 有点像一种艺术形式,因为不正确的超参数设置会导致模式崩溃,而对失败的原因几乎没有解释。在这里,本例将"为真实和伪造构建不同的小批量"图像,并调整 G 的目标函数以最大化 $\log D(G(z))$。训练分为两个主要部分。第 1 部分更新了判别器,第 2 部分更新了生成器。

(1)训练判别器:训练判别器的目的是最大限度地提高将给定输入正确分类为真实或伪造的可能性,即希望"通过提高随机梯度来更新判别器"。实际上,要最大化 $\log(D(x))+\log(1-D(G(z)))$。由于 ganhacks 提出了单独的小批量建议,因此本例将分两步进行计算。首先,从训练集中构造一批真实样本,向前通过 D,计算损失($\log(D(x))$),然后再向后通过中计算梯度。其次,用生成器构造一批假样本,将这批样本向前通过 D,计算损耗($\log(1-D(G(z)))$),并通过向后累积梯度。利用全批次和全批次的累积梯度,将其称之为判别器优化程序的一个步骤。

(2)训练生成器:DCGAN 希望通过最小化 $\log(1-D(G(z)))$ 来训练 Generator,以产生更好的伪造品。然而,Ian Goodfellow 证明这不能提供足够的梯度,尤其是在学习过程的早期。作为解决方法,本例将训练目标改为最大化 $\log(D(G(z)))$。在代码中,通过以下方式实现此目的:将第 1 部分的 Generator 输出与 Discriminator 进行分类,使用真实标签作为 GT 计算 G 的损失,向后计算 G 的梯度,最后通过优化器步骤更新 G 的参数。将真实标签用做损失函数的 GT 标签似乎违反直觉,但是这允许使用 BCELoss 的 $\log(x)$ 部分(而不是 $\log(1-x)$ 部分)。

最后，本例将进行一些统计，并在每个时期结束时将 fixed_noise 批次推入生成器，以直观跟踪 G 的训练进度。报告的训练统计数据如下：

Loss_D：判别器损失，计算为所有真实批次和所有假批次的损失总和（$\log(D(x))+\log(D(G(z)))$）。

Loss_G：生成器损耗计算为 $\log(D(G(z)))$。

$D(x)$：所有实际批次的判别器的平均输出（整个批次）。应该从接近 1 开始，然后在 G 变得更好时理论上收敛至 0.5。考虑一下为什么会这样。

$D(G(z))$：所有假批次的平均判别器输出。第一个数字在 D 更新之前，第二个数字在 D 更新之后。这些数字应从 0 开始，并随着 G 的提高收敛至 0.5。考虑一下为什么会这样。

注意：此步骤可能需要一些时间，具体取决于运行了多少个时期以及是否从数据集中删除了一些数据。

（五）结果

本例观察了三个不同的结果。第一，了解 D 和 G 的损失在训练过程中如何变化。第二，在每个时期将 G 的输出显示为 fixed_noise 批次。第三，查看一批真实数据以及来自 G 的一批伪数据。

本章例题的详细数据文件和软件运行程序请扫描二维码。

本章小结

1. 深度学习主要以神经网络模型为基础，包括有监督学习、无监督学习、半监督学习和强化学习等。

2. 卷积神经网络模型构造主要是卷积层、池化层和全连接层的计算。

3. 自编码器系列模型包括降噪自编码器、稀疏自编码器等，其原理是通过编码器学习输入数据特征，用解码器返回结果的一种无监督学习模型。

4. 深度生成模型通过结合生成模型和深度神经网络学习高层的特征表达，常见的模型有玻尔兹曼机、受限玻尔兹曼机、深度信念网络和生成式对抗网络等。

（周雪忠　夏佳楠）

练 习 题

一、思考题

1. 有监督学习模型、无监督学习模型和半监督学习模型的异同有哪些？

2. 卷积神经网络中用 1×1 的卷积核的作用是什么？

3. 自编码器是否可以用于特征降维？

4. 医疗大数据背景下，研究深度生成模型的意义何在？

5. 简述一下什么是生成式对抗网络？

6. 综合思考什么样的数据集不适合采用深度学习？

二、判断正误题

1. 因为池化层不具有参数，所以它们不影响反向传播的计算。（   ）

2. 多个小卷积核连续卷积和单个大卷积核卷积的作用相同。（   ）

三、最佳选择题

1. 输入为 $63 \times 63 \times 16$，用 32 个大小为 5×5 的 filter 进行卷积，步长为 2 且不进行填充，输出大小是（   ）。

    A. $30 \times 30 \times 16$ B. $30 \times 30 \times 32$ C. $16 \times 16 \times 16$ D. $16 \times 16 \times 32$

2. 当在卷积神经网络中加入池化层时，变换的不变性（   ）。

    A. 部分保留   B. 看情况保留   C. 全部保留   D. 不保留

第十一章　健康医疗时间序列大数据的建模方法

时间序列是指随时间变化的资料按其先后发生顺序排列而成的数列。时间序列数据分析在生物医学和公共卫生研究中应用广泛。以"时间序列分析"(time series analysis)为关键词在 PubMed 上搜索英文出版物的标题或摘要,自 1990 年以来共有 58 000 多篇相关论文。医疗卫生研究中常见的时间序列数据包括每日大气污染物浓度、每周急诊量或每年医疗支出等。时间序列模型常用来研究具有时间序列属性的危险因素与疾病之间的关系。例如,Bell 等使用时间序列方法分析美国城市中空气污染物浓度与每日死亡率的相关性。随着医疗信息化程度的提高、电子病历系统的普及,越来越多的研究开始利用卫生服务中产生的健康医疗大数据进行科学研究。如何透过海量的健康医疗大数据掌握人群健康的变化趋势、探索疾病发生发展的危险因素、预测疾病负担和卫生服务需求等,是传统卫生统计学在大数据时代面临的新问题。本章简要介绍近年来常用的时间序列模型,以展示其在健康医疗大数据中的应用。

第一节　健康医疗大数据时间序列的分析方法概述

生物、医学和信息技术的飞速发展极大提高了健康医疗数据采集的速度和深度。在医学和基础科学研究中产生了大量的时间序列数据。例如,通过时间反复测量基因表达可以为数万个基因中的每一个基因创建一个时间序列,同时分析这些基因表达的时间序列来描述分子和细胞的变化过程;DiPietro 等利用先进的超声技术监测胎儿的神经发育,研究母婴关系的心理和生理学特征,监测孕妇心率和皮肤电导,以及妊娠期间不同时间的胎儿心率和运动活动,采用相关系数量化母亲和胎儿之间不断变化的相互作用。随着医学影像技术的提高,图像分析极大增加了对时间序列研究的需求。正电子发射断层扫描(PET)和功能性磁共振成像(fMRI)产生了特有的时间序列数据,这两种技术的信噪比都很小,需要复杂的时间序列模型来分离有效信息。在功能性磁共振成像中,许多研究关注氧的消耗,而氧的运输是直接观察的,这就需要使用时间序列技术调整血流动力学延迟。fMRI 技术通过对大脑中数万个位点中的每一个位点获得一个时间序列,进行数万次的时间序列分析,并将每一个位点的模型参数标记在脑部造影中以展示大脑的活动情况。

时间序列分析方法在传染病和慢性病流行病学中应用广泛。Checkley 等通过时间序列分析方法研究了厄尔尼诺引起的温度变化对秘鲁腹泻病住院病例数量的影响。在环境流行病学中,时间序列模型用来描述环境因素的变化,并研究暴露与健康结局的关系。关于空气污染和健康的现代时间序列研究始于 20 世纪 70 年代,例如 Hexter 和 Goldsmith 研究了洛杉矶县每日死亡率与一氧化碳水平的关系,从那时起,关于空气污染物与美国、欧洲和加拿大各个城市每日住院和死亡人数之间关系的时间序列研究呈爆炸式增长。

医疗卫生服务研究人员利用时间序列评估干预措施的效果。例如，Meara 等使用自回归分析估计接受法定医疗服务的新生儿比例的时间趋势，结果表明，在俄亥俄州有医保的人群中，医疗服务相关立法与一天内出院的新生儿比例的变化趋势有关。类似的方法被用来量化严重急性呼吸综合征（SARS）疫情对中国台湾地区医疗支出的影响，以及评估美国佛罗里达州废除摩托车头盔法对交通事故死亡人数的影响。

对于时间序列数据，许多研究仅采用普通的线性回归分析。由于时间序列数据的自相关特点，回归系数的标准误偏离了真实值，使得统计推断缺乏科学性。作为本章的入门，本节将介绍时间序列的基本步骤和常见分析方法。

一、时间序列数据的特点

在公共卫生和生物医学研究中，研究目的往往是了解暴露水平如何随时间影响健康结局。线性回归的关键假设是数据相互独立。但对于时间序列数据，在时间上接近的观测往往是相互关联的。因此，一般线性回归的统计推断方法不适用于时间序列数据。时间序列模型考虑了这种内在关联性，因此更适用于基于时间序列数据的统计推断。

例如，一项在孟加拉国开展的研究中，研究人员希望评估微量营养素补充计划对降低母婴死亡率的影响。研究期间每周的活产人数如图 11-1 所示。近 5 000 名育龄妇女被随机分配接受不同的补充剂并接受随访。图 11-1 中的活产数时间序列呈现几个特征，最明显的是季节性，即夏季活产数高于冬季；还可以看到，每周活产数呈现总体下降趋势；如果再仔细观察会发现，某一周的活产数似乎与之前几周的活产数呈负相关，即如果一周内活产数超过预期，那么接下来几周的活产数则较低。这说明在一个时间序列中，相近的观测值往往存在某种关联。

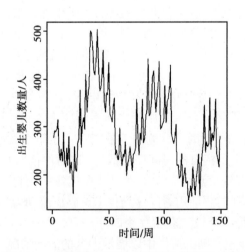

图 11-1　孟加拉国连续 149 周每周的活产人数

时间序列分析的目标包括简单描述、解释或预测。通常使用回归分析探索响应时间序列 Y 与解释时间序列 X 的关系，同时考虑到时间序列内部观测值之间的关联性。在该研究中，可使用简单的时间函数来探索活产数的季节性，并判断怀孕数量是否有系统性下降趋势即描述性分析。如果使用观察到的怀孕数量时间序列来预测未来的怀孕数量，可以先对已有的时间序列数据进行回归,控制影响结局变量的时间序列,并基于此模型估计未来怀孕数量即预测性分析。运用合适的时间序列分析方法可以较好地预测未来。

二、常用时间序列分析方法

时间序列分析的分类方法很多,常见的有:

1. **按预测时期** 分为短期预测(如月、季节、半年、一年)、中期预测(1~3 年)以及长期预测(＞3 年)。一般来讲,预测时期越短,对预测精度的要求越高。

2. **按预测方法** 分为定性预测和定量预测。定性预测是根据人的观察和经验,以逻辑思维和推理进行预测的方法,如德尔菲法、主观概率法和交叉概率法等。定量预测是根据历史数据,运用数学方法进行预测,又称统计预测,如回归分析法、时间序列法、马尔可夫链预测法等。本章主要介绍定量预测法。

3. **按预测范围** 分为静态预测和动态预测。静态预测是在一定时间上对事物间因果关系的预测。动态预测是对事物未来发展的预测,如对今后几年卫生事业发展状况的预测。各种定量预测方法的特点及适用情况见表 11-1。

表 11-1　各种时间序列定量预测方法的特点及适用情况

方法	时间范围	适用情况
一元线性回归	短、中期	自变量与应变量存在线性关系
多元线性回归	短、中期	应变量与两个或两个以上自变量存在线性关系
广义线性模型、广义可加模型	短、中期	应变量与一个或多个自变量存在非线性关系
趋势外推法	中、长期	被预测项目的有关变量用时间表示,用非线性回归
分解分析法	短期	一次性或作为消除季节变动因素的方法
指数平滑法	短期	具有或不具有季节变动的反复预测
灰色预测法	短、中期	时序的发展呈指数趋势
ARMA 预测法	短期	平稳时间序列
ARIMA 预测法	短期	不带季节变动的反复预测
季节变动预测	短、中期	一年内有规律的变动
马尔可夫分析法	短期	连续时间变化被划分成多个状态,计算系统状态转移率进行预测
支持向量机法	多种情况	高维时间序列或非线性关系
长短时记忆法	多种情况	数据内存在长期依赖效应

三、适用于健康医疗大数据时间序列数据的常用分析方法

医疗卫生服务中产生的健康医疗数据存在记录条目多、字段庞杂、时间跨度长、覆盖人群广的特点。公共卫生研究中往往还需要关联环境因素等宏观数据分析疾病和风险因素的关联性,增加了数据集的复杂程度。此外,自变量 X 和应变量 Y 的关系往往呈非线性。基于以上原因,传统时间序列分析如线性回归、指数平滑法和 ARIMA 模型等,不完全适用于健康医疗大数据时间序列数据分析。本章将主要介绍广义可加模型、支持向量机法和长短

时记忆法,其他方法请参考相关专著。

1. 广义可加模型(generalized additive models,GAM) 研究环境暴露因素与不良健康结局的关系常采用病例交叉设计,利用条件 Logistic 回归分析暴露与健康结局的相关性。该方法需较完整的纵向个体水平数据,易受到数据质量的限制而降低研究效率。近年来,环境流行病学研究往往基于以时间为单位的暴露与健康状态时间序列数据,采用广义线性模型分析两者的相关性。由于线性回归要求自变量和应变量呈线性关系,而时间序列数据之间往往呈现非线性关系,因此时间序列数据的关联性分析需采用更为灵活的模型。广义可加模型是广义线性模型和可加模型的结合,采用连接函数建立应变量的期望函数与各预测变量之间的非参数关系。本章第二节将具体介绍病例交叉设计和广义可加模型及其应用案例。

2. 支持向量机(support vector machine,SVM) 支持向量机是一种统计学习方法,在解决小样本、非线性、高维度、局部最小等模式识别方面具有明显优势。因此,支持向量机适用于描述自变量与应变量之间的非线性关系,相较于 Logistic 回归具有明显优势。本章第三节将介绍支持向量机及其应用案例。

3. 长短期记忆网络(long short-term memory,LSTM) 长短期记忆网络是一种时间循环神经网络,可用于解决一般循环神经网络存在的长期依赖问题。由于其独特的设计结构,LSTM 适用于处理和预测时间序列中间隔和延迟非常长的事件,尤其适用于延迟效应较长的暴露与疾病的关系。本章第四节将介绍 LSTM 及其应用案例。

第二节 病例交叉设计和广义可加模型

一、病例交叉设计

病例对照研究(case-control study)是常见的观察性研究设计类型之一,常用于探究疾病病因或危险因素。在进行病例对照研究时,往往需要保证病例组和对照组在一些基线资料上具有可比性。虽然病例对照研究尽可能为病例找到基线资料相似的对照人群,但毕竟不是自身对照,仍无法确保基线资料的可比性。为解决该问题,Maclur 于 1991 年首次提出了一种病例交叉设计(case-crossover design),随后得到广泛应用。

病例交叉设计是一种用于研究短暂暴露对罕见急性事件影响的流行病学方法,其基本思想是:比较相同研究对象在急性事件发生前一段时间的暴露水平与未发生该事件的某时间段内暴露水平的差异。若暴露与事件存在关系,那么在事件发生前的短时间内暴露量应该更大。在病例交叉设计中,研究对象在不同的时间段既是病例也是对照(图 11-2)

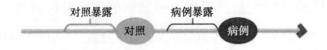

图 11-2 病例交叉设计模式图

病例交叉设计主要适用于探究短暂暴露与急性事件的关系,比如剧烈运动与心肌梗死的关联;或某种治疗措施与疗效之间的关系,此时要求治疗措施的效果立竿见影,治疗期间不可存在明显的累积效应。慢性事件一般不适合开展病例交叉研究,主要在于出现慢性暴露的致病效应需要较长时间,并且可能会累积,如高盐饮食与高血压。在病例交叉设计中暴露的效应期是一个重要概念。暴露的效应期指暴露后产生效应的时间间隔,如果暴露的效应期很长或存在明显的滞留效应,也不适合开展病例交叉研究。

　　病例交叉设计可选择病例尚未发病前的某段时间作为对照,也可选择疾病痊愈后的某段时间作为对照,也可同时选择双向对照,因此病例交叉设计可进一步细分为单向病例交叉设计和双向病例交叉设计。值得注意的是,在双向病例交叉设计中需要注意个体的暴露水平是否会因为疾病的发生而改变。此外,对照可以为单一时间段,也可以为多个时间段,即 1∶1 对照或 1∶N 对照(图 11-3)。对于暴露量的衡量,可以采用暴露个数,也可以通过暴露个数和时间乘积进行评价。

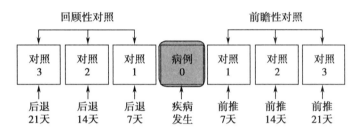

图 11-3　病例交叉设计的对照选择方式

　　相对于传统的流行病学研究方法(如病例对照研究等),病例交叉研究具有如下优势:①由于采用自身对照,可以很好地平衡众多个体因素对结局的影响(如性别、年龄、遗传等因素);②该研究设计尤其适用于短期暴露对健康影响的研究,如心脑血管事件和药物治疗反应等;③由于病例和对照采取了匹配思想,可在一定程度上节约样本量。当然,病例交叉设计同样存在一些不足,主要包括:①该研究设计要求暴露与结局事件的发生间隔不能太长,且暴露不能存在滞留效应;②在暴露资料采集时可能存在信息偏倚,这种偏倚既可能来自研究对象的回忆偏倚,也可能由于病例期暴露调查比对照期暴露调查更加严格所致;③尽管病例交叉研究能保证基线资料尽可能一致,但对于一些随时间变化的因素无法避免,如个体在不同时间段的精神心理状态可能存在很大不同;④在选择前瞻性对照时,可能存在由于疾病发生而导致个体有意降低暴露水平的情况。

　　在实际研究中,寻找合适的对照是一件比较困难的事情,尤其是找到基线资料完全匹配的个体。为此,采用病例交叉设计进行个体健康资料的收集是一种可行办法。以大气污染物与心肌梗死发生关系为例,通过对因心肌梗死住院患者进行调查,环境保护有关部门采集个体发生心肌梗死时的大气污染资料,同时回顾性收集其发生心肌梗死前某段或多个时间段的大气污染资料,构建大气污染 - 心肌梗死健康大数据(表 11-2)。在此基础上,利用该数据集中的大气污染资料(SO_2、$PM_{2.5}$、PM_{10})作为输入,是否发生心肌梗死作为模型输出,训练支持向量机,实现利用大气污染物对短期心肌梗死的预测。对于病例交叉设计,常用的统计方法为条件 Logistic 回归。

表 11-2 大气污染物水平与心肌梗死入院情况

ID	日期	SO$_2$/(mg·m^{-3})	PM$_{2.5}$/(mg·m^{-3})	PM$_{10}$/(mg·m^{-3})	心肌梗死 （0= 否；1= 是）
1	2020-8-16	0.032	0.18	0.21	1
1	2020-7-16	0.025	0.19	0.25	0
2	2020-8-23	0.048	0.17	0.19	1
2	2020-7-23	0.026	0.25	0.22	0
3	2020-6-14	0.075	0.36	0.20	1
3	2020-5-14	0.033	0.29	0.14	0
⋮	⋮	⋮	⋮	⋮	⋮
N	2020-12-16	0.019	0.38	0.19	1
N	2020-11-16	0.021	0.34	0.27	0

二、广义可加模型

在大气污染物水平与心肌梗死的病例交叉研究中，将个体水平的数据按照日期汇总整理后可得每日大气污染物浓度和心肌梗死例数，两者均属于时间序列数据。利用时间序列分析也可以评估大气污染和健康结局之间的关联。由于这种方法仅需以时间为单位的汇总数据，因此更适用于健康医疗系统产生的海量门诊和住院数据。常用的统计学模型包括广义线性模型（generalized linear model，GLM）和广义可加模型（generalized additive model，GAM）。Lu 和 Zeger 证明，基于病例交叉研究的条件 Logistic 回归分析与 Poisson 分布广义可加模型等效。基于该原理，研究人员可直接利用广义可加模型对人群中某种疾病的每日汇总数据和其他宏观暴露因素的日均水平进行建模，作为替代病例交叉设计的一种研究方案。

然而，时间序列研究可能会受到时间相关混杂因素的影响，导致结论出现偏差。例如，在研究 PM$_{2.5}$ 浓度与呼吸系统疾病的关系时，一些地区的 PM$_{2.5}$ 浓度在冬季达到峰值，而流感等呼吸系统疾病也在冬季高发，因此季节成为影响结论的混杂因素。在此类研究中，拟合模型时要将这些混杂效应分离出来，而模型中的各项具体形式未知，用一般的参数模型难以合理拟合。此时，可借助灵活性较高的广义可加模型。建模时对所关心的污染物和形式未知的混杂因素分别用参数和非参数方法拟合，这样就可以在剔除混杂因素的前提下，灵活而准确地估计污染物的危险度。

1. 模型建立

多重线性回归模型通常可表达为式 11-1，即应变量 Y 的期望与各自变量 X 为线性关系，否则需根据具体情况改变它们之间的函数来建立模型。

$$E(Y \mid X_1, \dots, X_p) = \alpha + \beta_1 X_1 + \cdots + \beta_p X_p \qquad （式 11-1）$$

式中 α 为截距，$\beta_i (i=1, 2, \cdots)$ 是每个解释变量的模型参数，且各项没有具体的参数形式。对多重线性回归模型应变量 Y 的期望进行函数转化，记为 $g(\mu)$，此时的模型可写为式 11-2，称为广义线性模型。

$$g(\mu) = \alpha + \beta_1 X_1 + \cdots + \beta_p X_p \qquad （式 11-2）$$

式中 $g(\mu)$ 称为连接函数。

另一种方法是用非参数的形式 $f(X)$ 来表示 Y 的期望与各 X 的对应关系,模型可改写为式 11-3:

$$E(Y \mid X_1, \cdots, X_p) = \alpha + f(X_1) + \cdots + f(X_p) \quad (\text{式 } 11\text{-}3)$$

若将两种形式结合起来,则模型可写为式 11-4,此模型称为广义可加模型,对式中的 $f(X)$ 经常用光滑样条函数来拟合。

$$g(\mu) = \alpha + f(X_1) + \cdots + f(X_p) \quad (\text{式 } 11\text{-}4)$$

式中 $\mu = E(Y \mid X_1, \cdots, X_p)$; $\alpha + f(X_1) + \cdots + f(X_p)$ 为可加成分,$f(X_i)(i=1, 2, \cdots)$ 是针对每个解释变量的光滑函数,且各项没有具体的参数形式。响应变量的分布可以是指数分布族中的任意一种,如二项分布、Poisson 分布、Gamma 分布等。

2. 模型估计

广义可加模型的估计与一般线性模型相似,即借助最小二乘法追求期望值与观察值间的差距达到最小。但是,广义可加模型在要求满足最小二乘法的同时,还要求用样条函数拟合的预测变量在结点连接处光滑,其表达式为式 11-5。

$$S_W(f_1, \cdots, f_p) = \sum_{i=1}^{n} g(\mu_i) - \sum_{j=1}^{p} f_j(t_{ij})^2 + \sum_{j=1}^{p} \lambda_j \int f''_j(t)^2 dt \quad (\text{式 } 11\text{-}5)$$

其中 $\lambda_j (j=1, 2, \cdots, p)$ 为各分函数的光滑参数,使上式最小就可得到 f_i。λ_j 表示拟合优度和粗糙度的交换率,当 $\lambda = 0$ 时曲线特别不光滑;当 λ 为无穷大时曲线特别光滑,接近直线。由于是在最小二乘法的基础上增加了一项惩罚项来保证节点处的光滑性,故称之为惩罚最小二乘法(penalized sum of squares)。与广义线性模型相比,广义可加模型更加强调对数据进行分参数的探索,因而大大降低了线性模型设定的局限性。

3. 模型评价

广义可加模型拟合程度的评价采用 AIC 准则以及修正后的决定系数(校正 R^2)。此外,常用的模型预测效果的评价指标包括均方误差、均方根误差、平均绝对误差等。

(1)赤池信息准则(Akaike information criterion, AIC):AIC 同时考虑了模型的统计拟合度以及参数数量的影响。AIC 值越小,模型性能越好。AIC 的计算公式为式 11-6。

$$M_{AIC} = -\ln L(\hat{\beta}_0, \hat{\beta}_1, \hat{\beta}_2, \cdots, \hat{\beta}_p) + 2(p+1) \quad (\text{式 } 11\text{-}6)$$

式中函数值 $L(\hat{\beta}_0, \hat{\beta}_1, \hat{\beta}_2, \cdots, \hat{\beta}_p)$ 为最大似然函数;$\ln L(\hat{\beta}_0, \hat{\beta}_1, \hat{\beta}_2, \cdots, \hat{\beta}_p)$ 为对数似然值;p 为位置参数个数。

(2)R 平方(R squared, R^2):R^2 是评价回归模型对数据拟合情况的指标,也称为决定系数,取值范围为 0~1,越接近 1 表示模型拟合情况越好(式 11-7)。为了体现广义可加模型中预测变量数量不同对估算结果的影响,通常对决定系数进行修正,修正后决定系数较大的模型应该优先选择(式 11-8)。

$$R^2 = 1 - \sum_{i=1}^{n} (y_i - \hat{y}_i) / \sum_{i} (y_i - \bar{y}) \quad (\text{式 } 11\text{-}7)$$

$$\text{修正 } R^2 = 1 - (1 - R^2) \frac{n-1}{n-k-1} \quad (\text{式 } 11\text{-}8)$$

式中 p 为位置参数个数;n 为样本数;k 为自变量个数;y_i 为观测值;$\hat{y}_i$ 为预测值;$\bar{y}$ 为观测值的平均值。

(3)均方误差(mean squared error, MSE):MSE 是预测值与真实值的偏差平方和观测次数的比值,是回归分析中最常用的损失函数,MSE 可以评价数据的变化程度,MSE 值越小,说明预测模型具有越好的精确度,其计算公式为式 11-9。

$$MSE = \frac{1}{m} \sum_{i=1}^{m} (f_i - y_i)^2 \qquad （式 11-9）$$

式中 f_i 表示预测值，y_i 表示实际值，m 表示观测次数。

（4）均方根误差（root mean squaredrror，$RMSE$）：$RMSE$ 与 MSE 十分相似，是在均方误差基础上求平方根，其计算公式为式 11-10。

$$RMSE = \sqrt{\frac{1}{m} \sum_{i=1}^{m} (f_i - y_i)^2} \qquad （式 11-10）$$

（5）平均绝对误差（mean absolute error，MAE）：MAE 是绝对误差的平均值，其计算公式为式 11-11。

$$MAE = \frac{1}{m} \sum_{i=1}^{m} |f_i - y_i| \qquad （式 11-11）$$

三、应用实例

例 11-1 为了解空气细颗粒污染物 $PM_{2.5}$ 与脑卒中的关系，某研究采集了 2011—2015 年某市各医院每日脑卒中门诊量汇总数据。气象环境数据来源于中国气象局和环境监测中心收集的该市同时段每日气象指标，包括大气污染物 $PM_{2.5}$、温度、降雨量和风速的日均值，各指标随时间变化趋势见图 11-4。试分析大气细颗粒污染物 $PM_{2.5}$ 与脑卒中门诊量的关系。

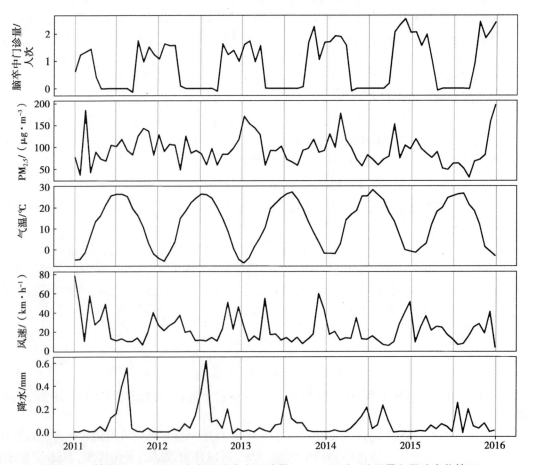

图 11-4　某市 2011—2015 年每日脑卒中门诊量、$PM_{2.5}$、温度、降雨量和风速变化情况

分析空气污染物对脑卒中日门诊量的急性影响，首先必须考虑脑卒中门诊量这一时间序列数据自身存在的周期性和长期趋势，并控制温度、风速、降雨量等气象环境混杂因素。初步分析发现，该市脑卒中日门诊量的分布近似 Poisson 分布，且大气污染物与脑卒中日门诊量呈非线性关系，故应用 Poisson 广义可加模型。

$$\log[E(y_t)] = \beta X_t + S(t, df) + S(温度_t, df) + S(风速_t, df) + S(降雨量_t, df) + [DOW]$$

其中 y_t 为观察日 t 当天的脑卒中门诊量，$E(y_t)$ 为观察日 t 的门诊量期望值，X_t 为观察日 t 大气污染物 $PM_{2.5}$ 浓度，β 为大气污染物 $PM_{2.5}$ 的回归系数，$S(X, df)$ 为观察日、温度、风速和降雨量等协变量的样条平滑函数，DOW 是一周中某一天（如星期一、星期二等）的指示变量。该建模过程通过 R 语言环境下 mgcv 包实现，核心代码如下：

```
# 加载相关包
library( tidyverse )
library( reshape2 )
library( Hmisc )
library( mgcv )
library( dplyr )
library( ggplot2 )
library( MLmetrics )


# 导入数据集
stroke < - read_csv( "例题数据文件路径" )


# 模型拟合
fit0 < - gam( value~PM_US.Post+s( t )+s( Iws )+s( TEMP )+s( precipitation )+dow,
        family=poisson, data=stroke, method="REML" )
fit1 < - gam( value~pml1+s( t )+s( Iws )+s( TEMP )+s( precipitation )+dow,
        family=poisson, data=stroke, method="REML" )
fit2 < - gam( value~pml2+s( t )+s( Iws )+s( TEMP )+s( precipitation )+dow,
        family=poisson, data=stroke, method="REML" )
fit3 < - gam( value~pml3+s( t )+s( Iws )+s( TEMP )+s( precipitation )+dow,
        family=poisson, data=stroke, method="REML" )
fit4 < - gam( value~pml4+s( t )+s( Iws )+s( TEMP )+s( precipitation )+dow,
        family=poisson, data=stroke, method="REML" )
fit5 < - gam( value~pml5+s( t )+s( Iws )+s( TEMP )+s( precipitation )+dow,
        family=poisson, data=stroke, method="REML" )
fit6 < - gam( value~pml6+s( t )+s( Iws )+s( TEMP )+s( precipitation )+dow,
        family=poisson, data=stroke, method="REML" )
fit7 < - gam( value~pml7+s( t )+s( Iws )+s( TEMP )+s( precipitation )+dow,
        family=poisson, data=stroke, method="REML" )
```

\# 整理模型结果

```
regtable < - data.frame( t( sapply( list( fit0, fit1, fit2, fit3, fit4, fit5, fit6, fit7 ), function( x ) {
unlist( c( summary( x )$p.table[2, ], confint.gam( x )[2, 5 : 6] ) )
} ) ) )
regtable$rr < - exp( regtable$Estimate*100 )
regtable$rr_lb < - exp( regtable$X2.5..PM_US.Post*100 )
regtable$rr_ub < - exp( regtable$X97.5..PM_US.Post*100 )
regtable$ci < - paste0( round( regtable$rr_lb, 2 ), ' - ', round( regtable$rr_ub, 2 ) )
```

\# 模型拟合度评价

```
MAE( stroke$pred[which( ！ is.na( stroke$pred ) )],
    stroke$value[which( ！ is.na( stroke$pred ) )] )
RMSE( stroke$pred[which( ！ is.na( stroke$pred ) )],
    stroke$value[which( ！ is.na( stroke$pred ) )] )
```

分析显示，$PM_{2.5}$ 对脑卒中门诊量的影响在暴露后 1 天时达到最大，随着滞后日的增加，影响逐渐减小，详见表 11-3。$PM_{2.5}$ 浓度每增加 $100\,\mu g/m^3$，在该暴露日的第二天脑卒中门诊量约增加 7%（95% 置信区间：1%～13%）。基于该模型的每日脑卒中门诊量预测值与实际值拟合度较好（图 11-5），模型预测均方误差（MSE）为 0.96，均方根误差（$RMSE$）为 0.98，平均绝对误差（MAE）为 0.61，误差均小于 1 人次 / 天。

表 11-3 大气 $PM_{2.5}$ 污染物与不同滞后日
脑卒中门诊量回归分析结果

滞后日	风险度（$PM_{2.5}$ 每升高 $100\,\mu g/m^3$）	95% 置信区间	P
0	1.05	1.00～1.12	0.072
1	**1.07**	**1.01～1.13**	**0.016**
2	1.06	1.01～1.12	0.030
3	1.03	0.98～1.09	0.221
4	1.06	1.00～1.11	0.040
5	1.01	0.96～1.07	0.604
6	0.99	0.94～1.05	0.851
7	1.00	0.94～1.06	0.972

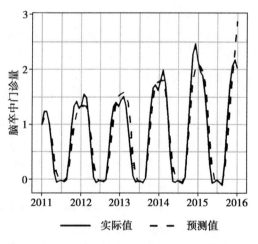

图 11-5 基于 Poisson 广义可加模型预测每日
脑卒中门诊量

第三节 支持向量机

一、支持向量机概述

1. 支持向量机 支持向量机（support vector machine，SVM）由 Corinna Cortes 和 Vapnik

等于 1995 年首先提出, 由于其在解决小样本、非线性及高维模式识别中具有许多特有的优势, 很快成为机器学习的主流算法, 并在 2000 年前后掀起了"统计学习"的高潮。

支持向量机是一种基于统计学习理论或 VC 理论 (VC-Vapnik, Chervonenkis) 的算法, 在模式识别、对象分类以及时间序列预测、回归分析等方面得到广泛应用。支持向量机根据预测结局种类不同, 可分为分类预测和回归预测, 前者称为支持向量机分类 (support vector classifier, SVC), 后者称为支持向量回归 (support vector regression, SVR)。SVM 有关原理及其数学推导请参阅第八章第一节相关内容。

2. 支持向量机与病例交叉设计　病例交叉设计研究常用条件 Logistic 回归分析暴露因素对疾病的效应。对于样本量较小的研究, 支持向量机的预测效果优于 Logistic 回归, 因此支持向量机也可用于病例交叉设计研究。目前, 许多软件均支持支持向量机的训练, 常用的有 Python 和 R 语言, 均有针对 SVM 的包供使用。本节将以 Python 中的 Scikit-Learn 为工具, 介绍基本的支持向量机分类和支持向量回归操作, 并提供其主要代码。

3. 适用条件

（1）在对照难以获取的情况下, 病例交叉设计是一种可行的资料收集方式。

（2）病例交叉设计主要用于探究短期暴露与结局事件之间的关系, 对于慢性病或暴露存在累积效应的则不适合采用该方法。

（3）支持向量机的参数求解只依赖少数的支持向量, 因而尤其适合小样本资料分析。

（4）对于大型数据集, 普通支持向量机往往难以处理, 需要通过随机特征映射等方法解决。

二、支持向量机评价指标

支持向量机预测结果的评价与一般预测模型评价方法相似, 常用评价指标包括准确率、灵敏度、特异度、$F1$ 值、AUC 等。

1. 支持向量机分类模型常用评价指标　对于分类模型, 准确率 (accuracy) 是最基本的性能度量指标。准确率指分类正确的样本占总样本的比例, 与之相对应的是错误率, 表示预测错误样本占总样本的比例。虽然准确率和错误率很常用, 但有时并不能满足所有需求。比如当想了解"所有预测患病的人群中真正患病的比例"或"所有真实患病的人群中被预测正确的比例", 此时查准率和查全率则适用。

对于二分类问题, 可以根据实际情况和预测情况将所有样本划分为真阳性 (true positive, TP)、假阳性 (false positive, FP)、真阴性 (true negative, TN)、假阴性 (false negative, FN), 则总样本数就是 TP、FP、TN、FN 的总和。分类结果的混淆矩阵见表 11-4。

表 11-4　分类混淆矩阵

实际情况	预测结果	
	阳性	阴性
阳性	TP	FN
阴性	FP	TN

准确率的定义为式 11-12。

$$accuracy = \frac{TP + TN}{TP + FN + FP + TN}$$ （式 11-12）

精密度（又称查准率，precision，P）与召回率（又称查全率，recall，R）的定义如下（式 11-13 和式 11-14）。

$$P = \frac{TP}{TP + FP}$$ （式 11-13）

$$R = \frac{TP}{TP + FN}$$ （式 11-14）

精密度与流行病学中的灵敏度（sensitivity）含义一致。特异度（specificity）可定义为所有真阴性情况中被准确预测为阴性的比例，计算公式如下（式 11-15）。

$$specificity = \frac{TN}{FN + TN}$$ （式 11-15）

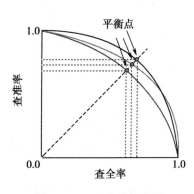

图 11-6 P-R 曲线示意图

查准率和查全率一般是相互矛盾的，也就是说查准率高时，查全率往往偏低，以查准率为纵轴、查全率为横轴绘图，即查准率 - 查全率曲线，亦称 *P-R* 曲线（图 11-6）。*P-R* 曲线能直观呈现模型在样本总体上的查准率和查全率。如果存在多个模型比较，通常比较 *P-R* 曲线下的面积大小，曲线下面积最大者为最佳模型。

为此，有研究者提出采用平衡点（break-event point，BEP）度量模型性能。平衡点指模型的查准率和查全率相等时的取值。如图 11-6 所示，黑线代表的模型平衡点高于浅灰线代表的模型，因此可认为黑线模型优于浅灰线模型。更常使用 *F*1 指标来度量，其计算方法如下（式 11-16）。

$$F1 = \frac{2 \times P \times R}{P + R}$$ （式 11-16）

类似于 *P-R* 曲线，通过设定不同的截断值，可计算出多对灵敏度和特异度指标。以灵敏度为纵坐标，以 1- 特异度为横坐标绘图，所得图形称为受试者工作特征曲线（receiver operating characteristic curve，ROC curve），模型性能可通过 ROC 曲线下面积（area under ROC curve，AUC）进行衡量。

准确率、灵敏度、特异度、*F*1 值、AUC 的取值范围均为 0～1，值越接近 1 表示模型性能越好。值得注意的是，在非平衡数据资料中（正例和反例比值悬殊），推荐使用 *P-R* 曲线进行性能评价，而非 AUC。

2. 支持向量回归模型常用评价指标 回归模型与分类模型的评价指标有些不同，常用的评价指标有均方误差、均方根误差、平均绝对误差、R^2 等，详见本章第二节相关内容。

三、应用实例

例 11-2　为了解大气污染与脑卒中发病关系，某研究纳入某队列中 2011—2015 年患脑卒中的人群，以首次确诊脑卒中为截点，以确诊前一年作为健康对照（1∶1 匹配），回顾性收集发病时期和健康对照时期的大气污染物 $PM_{2.5}$ 暴露水平（基于省份层面的年平均暴露值），同时收集个体的年龄和性别资料。

在该预测研究中，以年龄、性别以及 $PM_{2.5}$ 暴露水平作为预测因素，以个体脑卒中患病情况作为预测结局。借助 Python 中 scikit-learn 模块构建支持向量机预测模型的核心代码如下：

```python
# 加载所用的包
import numpy as np
import pandas as pd
# 读取数据
data=pd.read_csv('数据存储路径')
data=data.dropna(axis=0)
X=data[['ragender', 'r1agey', 'geographic_mean_PM2.5']]
y=data['value']


# 划分训练集和测试集
from sklearn.model_selection import train_test_split
X_train, X_test, y_train, y_test=train_test_split(X, y, test_size=0.3, random_state=41)
# 数据预处理
from sklearn.preprocessing import scale
X_train=scale(X_train)
X_test=scale(X_test)


# 构建支持向量机
from sklearn.svm import SVC
clf=SVC(kernel='linear')          # 当kernel=rbf时，运行的就是非线性支持向量机分类
clf.fit(X_train, y_train)


# 在测试集上评价
y_pred=clf.predict(X_test)
from sklearn.metrics import accuracy_score
accuracy_score(y_test, y_pred)
from sklearn.metrics import confusion_matrix
confusion_matrix(y_test, y_pred)
from sklearn.metrics import f1_score
f1=f1_score(y_test, y_pred)
```

```
from sklearn.metrics import roc_auc_score
auc=roc_auc_score（y_test，y_pred）
print（auc）
```

在上述代码中，通过设置 SVC（ ）对象中的超参数"kernel"，可实现线性和非线性支持向量机（kernel 分别设置为 linear 和 rbf）的分类。该研究模型主要的预测结果见表 11-5 至表 11-7。由于该研究预测变量相对较少（年龄、性别、$PM_{2.5}$），线性支持向量机的预测效果整体较好，其预测准确率为 0.714，灵敏度和特异度分别为 0.713 和 0.715；阳性预测值和阴性预测值分别为 0.745 和 0.680；综合指标 $F1$ 值为 0.697，预测模型的区分度指标 AUC 达到 0.713（图 11-7A）。对于非线性支持向量机，模型的准确率和特异度略有提升，分别为 0.716 和 0.780；阳性预测值提升较多，达到 0.848；而灵敏度、阴性预测值、$F1$ 值均有所下降，分别为 0.681、0.576、0.662；区分度指标 AUC 与线性支持向量机类似（AUC=0.712，图 11-7B）。

表 11-5　线性核支持向量机混淆矩阵输出结果

	真实脑卒中	真实非脑卒中
预测脑卒中	489	167
预测非脑卒中	197	418

表 11-6　高斯核（RBF 核）支持向量机混淆矩阵输出结果

	真实脑卒中	真实非脑卒中
预测脑卒中	556	167
预测非脑卒中	261	354

表 11-7　线性支持向量机和非线性（RBF 核）支持向量机预测性能

	准确率	灵敏度	特异度	阳性预测值	阴性预测值	$F1$ 值	AUC
线性核	0.714	0.713	0.715	0.745	0.680	0.697	0.713
高斯核	0.716	0.681	0.780	0.848	0.576	0.662	0.712

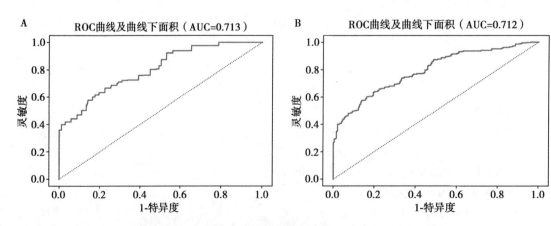

图 11-7　线性（A）和非线性（B）支持向量机受试者工作特征曲线及曲线下面积

第四节　深度循环网络模型

一、深度循环网络分析概述

1. 定义　传统的机器学习算法非常依赖人工提取的特征,使得其在图像识别、语音识别以及自然语言处理等领域存在诸多局限性。基于全连接神经网络的方法(如 ANN)也存在参数太多、无法利用数据中的时间序列信息等问题。而循环神经网络是针对序列数据生成的特殊神经网络,与 ANN 不同的是在处理数据时能充分挖掘数据中的时序信息和语义信息,近年来在语音识别、语言模型、机器翻译以及时序分析等方面实现了突破。

循环神经网络(recurrent neural network, RNN)源自 1982 年 John Hopfield 提出的霍普菲尔德网络。其是一类以序列(sequence)数据为输入,在序列的演进方向进行递归(recursion)且所有节点(循环单元)按链式连接的递归神经网络,是一种将节点定向连接成环的人工神经网络,其内部状态可展示动态时序行为。基于上述特点,循环神经网络非常适合处理序列问题,可以将每个时点的数据作为下一个步骤的输入来延续迭代,与时间序列分析中"自回归"的概念相似。

2. 特点

(1)短时依赖性:RNN 是一类具有短期记忆功能的神经网络,其优势来源于时序。通过对不同时间步的处理,使得之前时间步的数据计算能直接作用于之后时间的数据计算,同时数据的输入也不局限于顺次一条一条输入,可以一起输入。隐藏层的环状结构具有自循环能力,从而使过去输出的信息能够作为"记忆"被保留下来,并可以应用于当前的输出计算之中。

(2)长时依赖性:尽管 RNN 在完成时间序列预测的问题上有得天独厚的优势,但在实际训练过程中,RNN 的表现则显示其很难克服所谓"长期依赖"的问题,即如果当前时刻需要得到相隔较多个时间步的影响时,其模型本身很难完成这种学习。例如,一段话的结尾词在预测时需要了解开头的内容,而开头却处于该序列的最远端,此时的 RNN 则很难完成这种学习。

(3)网络结构设计:RNN 的主要用途是处理和预测序列数据。RNN 最初就是为了刻画一个序列当前的输出与之前信息的关系。从网络结构上看,RNN 会记忆之前的信息,并利用之前的信息影响后面节点的输出。也就是说,RNN 隐藏层之间的节点是有连接的,隐藏层的输入不仅包括输入层的输出,还包括上一时刻隐藏层的输出。

图 11-8 所示是一个典型的 RNN 结构示意图。RNN 主体结构的输入,除了来自输入层 X_t,还有一个循环的边提供上一时刻的隐藏状态 S_t。在每一时刻,RNN 的模块在读取 X_t 和 S_{t-1} 之后会生成新的隐藏状态 S_t,并产生本时刻的输出 O_t。RNN 当前的状态 S_t 由上一时刻的状态 S_{t-1} 和当前的输入 X_t 共同决定。

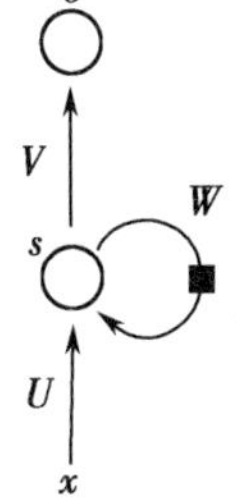

图 11-8　典型 RNN 结构示意图

在时刻 t, 状态 S_t 浓缩了前面序列 $X_0, X_1, X_2, \cdots, X_{t-1}$ 的信息, 用来作为输出 O_t 的参考。由于序列长度可以无限长, 维度有限的 S 状态不可能将序列的全部信息都保存下来, 因此模型必须学习只保留与后面任务 $O_t, O_{t+1}, \cdots$ 相关的最重要信息, 如图 11-9 所示。

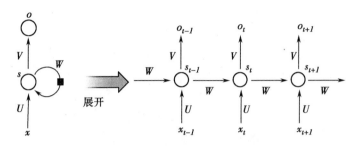

图 11-9　RNN 时间展开结构示意图

在图 11-9 中, RNN 对长度为 N 的序列展开后, 可以视为一个有 N 个中间层的前馈神经网络。对于一个序列数据, 可以将该序列上不同时刻的数据依次传入循环神经网络的输入层; 而输出既可以是对序列下一时刻的预测, 也可以是对当前时刻信息的处理结果。RNN要求每时刻都有一个输入, 但是不一定每个时刻都有输出。

网络在 t 时刻接收到输入 X_t 之后, 隐藏层的值为 S_t, 输出值是 O_t。S_t 的值不仅取决 X_t, 还取决 S_{t-1}。计算方法如下所示(式 11-17, 式 11-18)。

$$O_t = g(VS_t) \qquad (式 11-17)$$

$$S_t = f(Ux_t + WS_{t-1}) \qquad (式 11-18)$$

式 11-17 是输出层的计算公式, 输出层是一个全连接层, 表示其每个节点和隐藏层每个节点相连, 其中 V 表示隐含层到输出层的权重矩阵, g 是激活函数。式 11-18 是隐藏层的计算公式, 其是循环层, 其中 U 表示输入层到隐含层的权重矩阵, W 是上一次的值 S_{t-1} 作为这一次输入的权重矩阵, f 是激活函数。由以上两个公式可知, 相较于全连接层, 循环层即为多了一个权重矩阵 W。

二、深度循环网络分析建模

(一) 常规深度循环网络

循环神经网络训练与其他网络训练不同之处在于, 其数据集中的序列长度并不相同, 即其水平方向长度将根据输入数据大小改变。同时, 当输入序列较长时, 训练模型过大导致内存不足, 训练将无法进行。为解决该问题, 有效的方法是使用截断反向传播时间(truncated back-propagation through time)算法。

1. 模型训练　与卷积神经网络等前馈神经网络相同, 训练构造 RNN 模型的基本流程包括数据预处理、模型初始化、确定目标函数、模型优化求解和验证模型性能五个步骤, 但RNN 训练模型在优化求解方面略有不同。因为 RNN 相当于一个动态系统, 对其进行模型优化求解的计算过程也较为复杂。如前所述, RNN 模型前向传播按照动态系统展开依时间顺序向前计算, 任意给定时刻 t 的隐含状态 S_t 由 x_t 和 S_{t-1} 得到(式 11-19)。

$$S_t = f(Ux_t + WS_{t-1} + b) \qquad (式 11-19)$$

式 11-19 中, f 为 RNN 隐含层上的激活函数, 一般为 tanh; b 为偏置项。

t 时刻 RNN 模型的输出为 $O_t = f(Ux_t + WS_{t-1} + b)$，预测输出为 $y_t = \text{softmax}(O_t)$。可选用适当的损失函数来度量 RNN 模型的输出 y_t 与真实输出值 O_t 之间的差别，以获得模型优化的目标函数。RNN 模型求解的思路与前馈网络基本相同，使用随机梯度下降等优化算法通过迭代计算求得网络参数。在迭代过程中，网络参数会朝着误差减少的方向改变，实现对 RNN 模型权重参数的更新。

训练算法：如果将 RNN 进行网络展开，那么参数 W、U、V 是共享的，且在使用梯度下降算法时，每一步的输出不仅依赖于当前步网络的状态，还依赖于前面若干步网络的状态。比如 $t=4$ 时，还需要向后传递三步，后面的三步都需要加上各种梯度，即采用沿时间反向传播算法（back propagation through time, BPTT）。BPTT 算法是针对循环层的训练算法，其基本原理和 BP 算法一样，也包含四个步骤。

（1）前向计算每个神经元的输出值。

（2）反向计算每个神经元的误差项，包括两个方向：一个是沿时间的反向传播，计算每个时刻的误差项；另一个是将误差项向上一层传播。

（3）计算每个权重的梯度。

（4）用梯度下降的误差后向传播算法更新权重。

需要注意的是，理论上 RNN 可以支持任意长度的序列。然而，在实际训练过程中，如果序列过长，一方面会导致训练时出现梯度消失和梯度爆炸的问题；另一方面，展开后的循环神经网络会占用过大的内存。所以，实际中会规定一个最大长度，当序列长度超过规定长度后对序列进行截断。

2. RNN 网络的程序实现　在处理时间序列如股票价格、空气温度、脑波模式等时，通过训练 RNN 来预测生成时间序列中的下一个值。每个训练实例是从时间序列中随机选择的 20 个连续值，除了时间迭代后移一个，目标序列与输入序列相同。

首先，创建一个 RNN。其包含 100 个循环神经元，将其展开为 20 个实践迭代，因此每个训练实例的输入长度为 20。每个输入只包含一个特征（当时的值）。目标序列也有 20 个输入，每个输入是一个单独值。代码如下：

```
n_steps=20
n_inputs=1
n_neurons=100
n_outputs=1
X=tf.placeholder(tf.float32, [None, n_steps, n_inputs])
y=tf.placeholder(tf.float32, [None, n_steps, n_outputs])
cell=tf.contrib.rnn.BasicRNNCell(num_units=neurons, activation=tf.nn.relu)
outputs, states=tf.nn.dynamic_rnn(cell, X, dtype=tf.float32)
```

（二）长短时记忆模型

在时间序列数据中，常规 RNN 有可能忽略间隔较大的数据之间的关联。在这种情况下，1997 年 Hochreiter 和 Schmidhuber 提出了长短时记忆（long short-term memory, LSTM）网络。LSTM 网络是 RNN 的一种特殊类型，可以学习长期依赖的信息，对时间序列中的长期效应比较敏感。采用 LSTM 网络结构的 RNN 比标准的 RNN 在时间序列预测中表现更好。因此，越来越多的时间序列预测采用 RNN 中的 LSTM 网络结构。

1. 模型训练

对于一个时间序列,LSTM 网络采用反向传播(back propagation)算法前向计算时间序列上每个神经元的输出值。LSTM 网络模型主要包括遗忘门(forget gate)、输入门(input gate)、单元状态(cell state)、输出门(output gate)、神经元在不同时刻的状态(Ht)五个向量值。

(1)遗忘门(forget gate):其决定了上一时刻的单元状态 C_{t-1} 有多少信息被保留到当前时刻的单元状态 C_t。首先输入 h_{t-1} 和 x_t,然后经过 sigmoid 层后,得到 0~1 之间的输出 f_t,最后与细胞状态 C_{t-1} 逐点相乘。如果 f_t 对应的值为 0,则丢弃对应的信息,反之则保留对应的信息(图 11-10,式 11-20)。

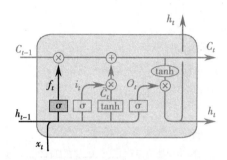

图 11-10 遗忘门结构

$$f_t = \sigma(W_f \cdot [h_{t-1}, x_t] + b_f) \qquad (式 11\text{-}20)$$

式 11-20 中,W_f 是遗忘门的权重矩阵,$[h_{t-1}, x_t]$ 表示把两个向量连接成一个更长的向量,b_f 是遗忘门的偏置项,σ 是 sigmoid 函数。

(2)输入门(input gate):其决定了当前时刻网络的输入 x_t 有多少保存到单元状态 C_t(图 11-11,式 11-21,式 11-22)。

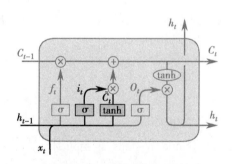

图 11-11 输入门结构

$$i_t = \sigma(W_i \cdot [h_{t-1}, x_t] + b_i) \qquad (式 11\text{-}21)$$

式中,W_i 是输入门的权重矩阵,b_i 是输入门的偏置项。进一步计算用于描述当前输入的单元状态 $\tilde{C}_t$,其根据上一次的输出和本次的输入进行计算(式 11-22)。

$$\tilde{C}_t = \tanh(W_C \cdot [h_{t-1}, x_t] + b_C) \qquad (式 11\text{-}22)$$

(3)单元状态(cell state):计算当前时刻的单元状态 C_t。其由上一次的单元状态 C_{t-1} 按元素乘以遗忘门 f_t,再用当前输入的单元状态 $\tilde{C}$ 按元素乘以输入门 i_t,再将这两个积相加而产生(图 11-12,式 11-23)。

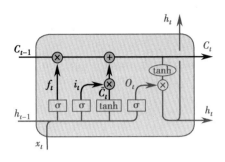

图 11-12 单元状态示意图

$$C_t = f_t \cdot C_{t-1} + i_t \cdot \widetilde{C}_t \qquad (式 11-23)$$

（4）输出门（output gate）：LSTM 网络用输出门控制单元状态 C_t 有多少输出到 LSTM 网络的当前输出值 h_t，其控制了长期记忆对当前输出的影响，而 LSTM 网络的最终输出由输出门和单元状态共同确定。首先运行一个 sigmoid 层决定要输出细胞状态的哪些信息（式 11-24），进而将细胞状态通过 tanh 层乘以 sigmoid 层的输出（式 11-25），得到所需的输出部分（图 11-13）。

$$O_t = \sigma(W_O[h_{t-1}, x_t] + b_O) \qquad (式 11-24)$$
$$h_t = O_t \cdot \tanh(C_t) \qquad (式 11-25)$$

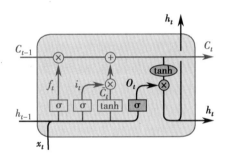

图 11-13 输出门结构

训练算法包含三个步骤。

（1）反向计算每个神经元的误差项。与循环神经网络一样，LSTM 网络误差项的反向传播也包括两个层面：一个是空间层面上的，将误差项向网络的上一层传播；另一个是时间层面上的，沿时间反向传播，即从当前 t 时刻开始，计算每个时刻的误差。

（2）根据相应的误差项，计算每个权重的梯度。

（3）用梯度下降的误差反向传播算法更新权值参数。

2. LSTM 网络程序实现

LSTM 神经网络模型构建一般包括搭建网络、训练网络、参数调优等过程，模型构建的一般程序结构如下所示。

```
# 训练 LSTM 网络
def fit_lstm( train, n_batch, nb_epoch, n_neurons, dropout ):  # 引入 dropout
X, y = train[:, 0: -1], train[:, -1]
```

```
X = X.reshape( X.shape[0], 1, X.shape[1])
model=Sequential( )
model.add( LSTM( n_neurons, batch_input_shape=( n_batch, X.shape[1], X.shape[2]),
stateful=True, dropout=dropout))
model.add( Dense( 1))                                  #输出层采用全连接层;
# 设置损失函数和优化算法
model.compile( loss='mean_squared_errori, optimizer&adami)
# 训练 LSTM 网络
for i in range( nb_epoch):
model.fit( X, y, epochs=1, batch_size=n_batch, verbose=0, shuffle=False) modelseset_
states( )
return model
# LSTM 模型训练完成
```

三、应用实例

例 11-3　以 2020 年 1 月 3 日至 2021 年 5 月 31 日我国每日新型冠状病毒肺炎(COVID-19)新发病例数为时间序列数据,构建基于 LSTM 神经网络的新冠肺炎疫情预测模型。

相较于传统预测模型,LSTM 神经网络模型充分考虑新冠病毒感染潜伏期所造成的时间滞后效应,即从病毒感染到被检测为阳性病例中间过程与报告数量存在的长时间依赖性。同时,LSTM 神经网络模型能从不规律的新冠肺炎病例报告数据中捕捉时序数据的内在差异性,例如政策因素引起的日报告数量短期波动,模型更为灵活。

首先构建基于 LSTM 的每日新冠肺炎新发病例数预测模型,在网络训练前进行数据归一化预处理,滑动窗口设置为 1,即以前一天的新发病例数预测当天的新发病例数,输入层以 1 个时间步输入 1 个数据,隐藏层中包含 10 个神经元,输出层包含 1 个神经元,采用全连接层,损失函数设定为均方误差(MSE),同时引入 Adam 算法进行模型优化。模型结构如图 11-14 所示。

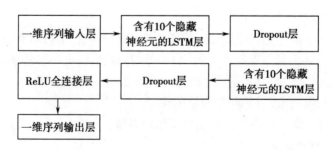

图 11-14　LSTM 神经网络模型结构

为了使神经网络充分学习数据的变化规律,选择 2020 年 1 月 3 日至 2021 年 1 月 1 日数据为训练集、2021 年 1 月 2 日至 2021 年 5 月 31 日数据为测试集进行模型构建。借助 Python 中 Tensorflow 模块构建 LSTM 预测模型的核心代码如下:

```
# 加载所用的包
```

```python
import tensorflow as tf
import keras
import pandas as pd
import numpy as np
import matplotlib.pyplot as plt

# 读取数据
dataset=pd.read_csv('数据存储路径')
values=dataset.values
values=values[:, 1:].astype('float32')

# 数据预处理
def create_dataset(dataset, look_back=1):
    dataX, dataY=[], []
    for i in range(len(dataset)-look_back-1):
        a=dataset[i:(i+look_back), 0]
        dataX.append(a)
        dataY.append(dataset[i + look_back, 0])
    return np.array(dataX), np.array(dataY)
scaler=MinMaxScaler(feature_range=(0, 1))
dataset=scaler.fit_transform(dataset)

# 划分训练集和测试集
train_size=int(len(dataset)*0.69)
test_size=len(dataset)-train_size
train, test=dataset[0:train_size, :],
dataset[train_size:len(dataset), :]
look_back=1
train_X, train_Y=create_dataset(train, look_back)
test_X, test_Y=create_dataset(test, look_back)
train_X=np.reshape(train_X, (train_X.shape[0], 1, train_X.shape[1]))
test_X=np.reshape(test_X, (test_X.shape[0], 1, test_X.shape[1]))

# 构建 LSTM 模型
model=Sequential()
model.add(LSTM(1, input_shape=(1, look_back)))
model.add(Dense(10))
model.add(Dense(1))
model.compile(loss='mean_squared_error', optimizer='adam')
History=model.fit(train_X, train_Y, epochs=500, batch_size=128, validation_data=(test_
```

X, test_Y), verbose=2, shuffle = False)

 # 在测试集上评价
 test_yhat=model.predict(test_X)
 test_yhat=scaler.inverse_transform(test_yhat)
 test_Y=scaler.inverse_transform([test_Y])
 rmse=sqrt(mean_squared_error(testY[0], test_yhat[:, 0]))
 mse=mean_squared_error(testY[0], test_yhat[:, 0])
 mae=mean_absolute_error(testY[0], test_yhat[:, 0])
 r2=r2_score(testY[0], test_yhat[:, 0])
 print(rmse)
 print(mse)
 print(mae)
 print(r2)

  模型拟合程度评价指标见表 11-8，基于 LSTM 的每日新发病例数和新死亡数预测模型的均方误差（MSE）为 2 899.10，均方根误差（$RMSE$）为 53.84，平均绝对误差（MAE）为 32.61，即基于该模型的每日新发病例预测值与真实值平均相差约 36 例。模型决定系数（R^2）为 0.79，说明模型较好。总体上，模型预测趋势与真实疫情发展趋势一致（图 11-15），LSTM 模型的预测准确性较高，提示 LSTM 模型在预测传染病发展趋势中具有较好的应用前景。然而，训练出的模型仍存在较大的预测误差，一方面可能因为疫情数据量较少，另一方面可能由于外界因素干扰造成数据严重波动，难以准确拟合前后数据之间的非线性关系。在本案例中，可通过增加模型的容量改善模型预测精度，例如增加隐藏层中记忆单元的数目或隐藏层的数目。

表 11-8　LSTM 模型预测性能评价

	MAE	MSE	$RMSE$	R^2
LSTM	32.61	2 899.10	53.84	0.79

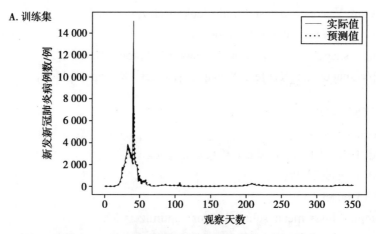

图 11-15　LSTM 模型在训练集和验证集的拟合效果

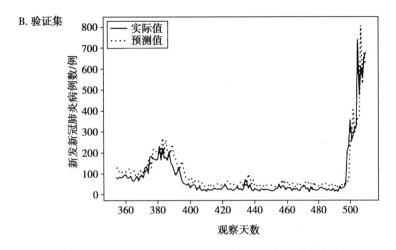

图 11-15　LSTM 模型在训练集和验证集的拟合效果（续）

本章例题和练习题的详细数据文件和软件运行程序请扫描二维码。

本章小结

1. 健康医疗大数据的时间序列数据往往比较复杂，暴露因素和疾病时间序列往往呈非线性关系，因此传统时间序列分析不完全适用于健康医疗大数据时间序列数据分析。常用的健康医疗大数据时间序列数据分析方法主要有广义可加模型（generalized additive models，GAM）、支持向量机（support vector machine，SVM）、循环神经网络（recurrent neural network，RNN）。

2. 可利用广义可加模型分析暴露与结局的关系，可以排除依时间变化的混杂因素，较准确估计相关性。

3. 支持向量机是一种机器学习方法，可用于分析病例交叉研究的暴露与健康结局的关系，尤其适用于高维数据和非线性关系研究。

4. 长短期记忆网络（long short-term memory，LSTM）是循环神经网络的一种特殊类型，其可以刻画一个序列当前的输出与之前信息的关系，并充分考虑疾病暴露到发病潜伏期所造成的时间滞后效应。

5. 分类变量预测结果的常用评价指标包括准确率、灵敏度、特异度、F1 值、AUC 等；连续变量预测结果的评价指标包括均方误差、均方根误差、平均绝对误差等。

（方　亚　石再兴）

练 习 题

一、思考题

1. 如何利用病例交叉设计开展真实世界数据资料收集？

2. 广义线性模型和广义可加模型有哪些区别和联系？

3. 支持向量机的基本思想是什么？

4. 简述高斯核 SVM 与径向基函数神经网络之间的联系。

5. 支持向量机分类和回归常用的评价指标有哪些？

6. 你能想到一个序列到序列的 RNN 应用吗？一个序列到向量的 RNN 呢？一个向量到序列的 RNN 呢？

7. LSTM 和 RNN 的主要区别有哪些？

二、选择题

1. 关于病例交叉设计，以下说法正确的是（ ）。

    A. 对照与病例是不同的个体

    B. 对照与病例是不同暴露状态下的同一个体

    C. 病例交叉设计可以有效避免混杂因素的干扰

    D. 病例交叉设计主要用于探索暴露的长期效应

2. 在研究某地大气污染物浓度与呼吸系统疾病发病数量时间序列的关系时，以下哪项会导致研究结果偏差（ ）。

    A. 选择偏倚   B. 信息偏倚

    C. 时间相关混杂因素   D. 暴露对结果效应的大小

3. 假设采用线性 SVM 分类器对一个二分类问题进行处理，数据集展示如下图，其中带圆圈的代表支持向量，当其中哪一个圆圈样本发生位移时，会导致 SVM 的决策边界发生变化（ ）。

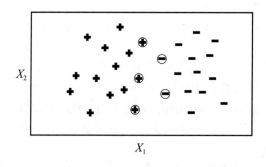

    A. 圆圈阳性（＋）样本   B. 圆圈阴性（－）样本   C. 任意一个圆圈样本   D. 无法判断

4. SVM 的性能主要取决于（ ）。

    A. 核函数的选择   B. 核函数的参数   C. 软间隔参数   D. 以上所有

5. 关于支持向量机 SVM，以下说法错误的是（ ）。

    A. Hinge 损失函数的作用是最小化经验分类错误

B. SVM 决策边界仅取决于支持向量

C. SVM 分类间隔为 $1/\|w\|$，$\|w\|$ 表示向量的模

D. $L1$ 正则化可以让部分特征权重为 0，因此产生稀疏模型

6. 以下哪种神经网络在处理数据时能充分挖掘数据中的时序信息和语义信息（　　）。

A. ANN　　　　　　B. CNN　　　　　　C. RNN　　　　　　D. DNN

7. 下列哪个 LSTM 门控开关决定了上一时刻的单元状态 C_{t-1} 有多少信息被保留到当前时刻的单元状态 C_t（　　）。

A. 输入门　　　　　B. 遗忘门　　　　　C. 输出门　　　　　D. 记忆门

8. 实际训练过程中，如果序列过长，循环神经网络在训练时往往会容易出现（　　）。

A. 梯度爆炸或梯度消失　　　　　　B. 过拟合或欠拟合

C. 误差变小或权值变大　　　　　　D. 误差变大或权值变小

三、分析计算题

1. 利用 scikit-learn 中的乳腺癌数据集（见 11 章二维码内练习题 11-3-1 数据，可用 from sklearn.datasets import load_breast_cancer 导入），采用支持向量机对良性和恶性乳腺肿瘤进行区分。可分别设置线性核函数及径向基核函数（kernel= "linear" 和 kernel= "rbf"），并采用 $F1$ 值考察两个模型的预测性能差异。

2. 基于湖北省 2019 年 1 月 16 日—3 月 23 日的每日新冠肺炎新增确诊病例数据（见 11 章二维码内练习题 11-3-2 数据文件）采用 LSTM 模型进行新冠肺炎疫情预测。

第十二章　健康医疗大数据的时空建模方法

在健康医疗大数据时代，不同的空间域、不同的时间域产生了大量时空数据，如何分析这些时空数据非常重要。时空分析方法就是针对时空大数据进行分析的重要统计方法，是健康医疗大数据领域的重要研究课题，带来机遇的同时，也面临诸多挑战。本章主要介绍时空数据分析的背景、时空数据的概念、特点、分析意义和挑战，重点介绍时空相关分析、时空热点分析、时空扫描分析、时空回归分析和时空网络分析等方法。

第一节　时空建模方法概述

一、时空数据建模分析的背景

在大数据时代背景下，涵盖人群全生命周期的健康医疗大数据既包含时间序列状态，又反映空间结构信息。高精度和高频度的时空信息能更加立体地刻画真实世界的本质，但同时也对时空数据分析方法的研究和发展提出迫切要求。

二、时空数据的概念和特征

时空数据是指与时间序列和空间地理位置相关的数据，还包含将要分析预测或寻找关联规则的事件数据，即在特定时间和空间下发生的具体事件，如某一种疾病在不同时间（年、月、日）不同地区（省、市）的发病数或发病率等。本章基于健康医疗大数据讨论时空分析方法，所指时空数据实为时空大数据，即大数据与时空数据的融合。故除具有一般大数据的特征外，时空数据还具有以下六个特征。

（一）位置特征

地理信息具有精确的三维空间位置或空间分布特征，具有可量测性，需要一个高精度的空间基准。

（二）时间特征

地理信息随时间的变化而变化，具有时态性，需要一个精确的时间基准。

（三）属性特征

空间维上可加载的各种相关信息（属性或专题信息），具有多维特征，需要一个科学的分类体系和标准编码体系。

（四）尺度特征

尺度是空间大数据的主要特征之一。尺度效应普遍存在：一是简单比例尺变化（缩放）所造成的地理信息表达效应；二是不同的比例尺地图上经过综合后不同详细程度的表示；三是不同采样粒度呈现的空间格局和描述的细节层次不同；四是对地理信息进行分析时由于采用的数据单元不同而引起的悖论,即可塑性面积单元问题。

(五)多源异构特征

一是数据来源的多样性,基本上为非结构化数据;二是地理空间信息的多源异构性(空间基准不同、时间不同、尺度不同、语义不一致),为结构化数据。

(六)多维动态可视化特征

指将所有随时间变化的数据与三维地理空间信息相融合,实现动态可视化。

三、时空数据建模分析的意义

时空分析的研究对象是时空数据。输入或输出为时空数据的各种分析方法称为时空分析方法,其目的是从时空数据中发现规律和异常、分析关联和探究原理,并进行预警和预测。

应用时空分析技术研究健康医疗大数据的时空分布特征,充分汇集医药服务、疾病防控、健康保障、食品安全、养生保健等多方面信息,探讨疾病的流行区域、流行特征和流行周期,在疾病监测、资源分配等方面为卫生行政部门提供科学参考,可为公共卫生问题、突发事件提供信息咨询和应对策略。同时,助力智慧医疗水平的提升,加速推动精准医疗模式实践。

例如,新冠肺炎给人类的公共健康带来了巨大危害,基于时空数据的疫情分布示意图、"数据长城"计划(健康码)、生活小助手"生活通"等,为公共疫情防控提供了疫情统计、病例分布分析、病例活动轨迹测算等服务,对疫情实时监控并进行预测,协助疫情精准防控和社会复工复产。

四、时空数据建模分析面临的挑战

时空数据时代的到来,必然给卫生健康的发展注入新活力,时空分析方法是健康医疗大数据领域的重要研究课题,带来机遇的同时,也面临诸多挑战。

(一)数据应用管理

健康医疗大数据汇集了医疗服务、疾病防治、人口家庭、电子健康档案等多方面数据资源,对数据安全和处理能力要求较高、时效性较强,且呈现出多维、语义、时空动态关联的复杂性。以 MapReduce 和 Hadoop 为代表的现有海量数据管理处理技术无法完全满足时空数据分析的需要。因此,依据健康医疗大数据的特点,迫切需要发展适用包含时间序列和空间结构的数据应用管理模式及内容。

(二)理论框架和方法体系

健康医疗大数据时空分析技术还远未成熟,针对结构复杂且形式多样的时空数据,如何寻找合适的数据分析技术,分析出有价值的时间序列趋势、空间结构特征和时空动态关联模式,这些问题的解决都迫切需要构建时空数据分析的理论框架和方法体系。

(三)时空数据融合

数据融合是时空数据的核心能力和关键所在。有效整合、清洗、转换和提取等预处理手段,是分析时空数据面临的首要问题。另外,各类信息资源汇聚、共享、协同对构建"互联网+医疗健康"服务模式具有重要的支撑意义,可推动覆盖全人口全生命周期的预防、治疗、康复和健康管理一体化电子健康服务。故异构、多源和多模的时空数据的有机融合将会成为关注的焦点。

（四）结合时空推理

时空推理是指对占据空间并随时间变化的对象所进行的推理，有助于在真实世界和信息系统之间架起桥梁。故需要结合时空推理处理隐含在时空数据中的可度量的和不可度量的时空模式，深入分析时间逻辑、空间逻辑及其相互作用，增强模式的可理解性。但需注意的是，抽取数据中隐含定义的时空关系必然会引入某种程度的不确定性和模糊性，这将对分析结果带来很大影响。故需要在模型表达能力和时空推理能力之间寻找平衡，准确且适度地将二者深度结合是一个值得研究的问题。

第二节　时空相关分析

一、基本概念

典型相关分析（canonical correlation analysis，CCA）是研究两组变量之间相互关系的一种多元统计方法。首先在每组变量中找出变量的线性组合，使其具有最大相关性，然后再在每组变量中找出第二对线性组合，使其分别与第一对线性组合不相关，而第二对本身具有最大的相关性，如此继续下去，直到两组变量之间的相关性被提取完毕为止。有了这样线性组合的最大相关，则讨论两组变量之间的相关就转化为只研究这些线性组合的最大相关，从而减少研究变量的个数。这种方法可以扩展到两个时空数据集，即时空典型相关分析（spatio-temporal canonical correlation analysis，ST-CCA）。

二、基本原理

假设有两个具有相同时间域不同空间域的数据集，$\{Z_{tj} = (Z(s_1; t_j), \cdots, Z(s_m; t_j))': j=1, \cdots, T\}$ 和 $\{X_{tj} = (X(r_1; t_j), \cdots, X(r_n; t_j))': j=1, \cdots, T\}$，进行如下线性组合（式 12-1，式 12-2）。

$$a_k(t_j) = \sum_{i=1}^{m} \xi_{ik} Z(s_i; t_j) = \xi_k' Z_{tj} \qquad （式 12-1）$$

$$b_k(t_j) = \sum_{l=1}^{n} \psi_{lk} X(r_l; t_j) = \psi_k' X_{tj} \qquad （式 12-2）$$

其中，$\xi_k' = (\xi_{1k}, \cdots, \xi_{mk})$，$\psi_k' = (\psi_{1k}, \cdots, \psi_{nk})$。

计算 a_k 和 b_k 之间的相关系数，$k=1, 2, \cdots, \min\{n, m\}$，见式 12-3。

$$r_k = \mathrm{corr}(a_k, b_k) = \frac{\mathrm{cov}(a_k, b_k)}{\sqrt{\mathrm{var}(a_k)} \sqrt{\mathrm{var}(b_k)}} \qquad （式 12-3）$$

也可以写成（式 12-4）：

$$r_k = \frac{\xi_k' C_{z,x}^{(0)} \psi_k}{(\xi_k' C_z^{(0)} \xi_k)^{1/2} (\psi_k' C_x^{(0)} \psi_k)^{1/2}} \qquad （式 12-4）$$

其中，协方差矩阵 $C_z^{(0)}$ 和 $C_x^{(0)}$ 的维数分别为 $m \times m$ 和 $n \times n$，互协方差矩阵 $C_{z,x}^{(0)}$ 的维数为 $m \times n$。

ST-CCA 寻求向量 ξ_1 和 ψ_1 使得 a_1、b_1 的相关性 r_1 最大，且 a_1、b_1 的方差均为 1，则称 a_1、

b_1 为 Z_{tj} 和 X_{tj} 的第一对典型相关变量，对应的 a_1、b_1 之间的相关系数 r_1 称为第一典型相关系数。然后求出 $\max(r_2)$ 但与第一对典型相关变量 a_1、b_1 不相关且具有单位方差的第二对典型相关变量 a_2、b_2。如此进行 $\min\{n, m\}$ 次。

权重向量 ξ_k 和 ψ_k 映射空间图形，对应的典型相关变量 a_k 和 b_k 可绘制为时间序列。从解释的角度来看，前几个典型相关变量的时间序列趋势通常一致，权重中的空间模式表明了空间中最能引起高度相关性的区域。需要注意的是，由于典型变量间是不相关的，ST-CCA 的时间序列也会受到不相关的限制，故必须谨慎解释第一对典型变量外的其他变量。另外，也必须谨慎评估典型相关变量对的高相关性。

除两个独立的数据集外，ST-CCA 通常还可应用于 Z_{tj} 和 $X_{tj} = Z_{tj-\tau}$（Z_{tj} 数据的 τ 滞后）进行探索性数据分析或生成空间场预测。

最后，ST-CCA 取决于样本量的大小，协方差矩阵或含有噪声或奇异。故在实际应用中，通常使用经验正交函数（empirical orthogonal functions, EOFs）将数据投影到低维获取计算稳定性。

三、实例应用

例 12-1　数据来自中国疾病预防控制中心（http://www.chinacdc.cn/）。猩红热为 A 组 β 型溶血性链球菌（也称为化脓链球菌）感染引起的急性呼吸道传染病，其临床特征为发热、咽峡炎、全身弥漫性鲜红色皮疹和疹退后明显脱屑，少数患者可出现变态反应性心脏、肾脏和关节损害，极少数发生死亡。2011 年 6 月份以来，猩红热突然肆虐香港并造成两名幼童死亡，人类开始重新关注该菌群引起的感染问题。请对猩红热数据在 t_j 和 $t_j-\tau(\tau=1)$ 处进行 ST-CCA 分析。

R 程序代码如下：

```
rm( list = ls( ) )        # 清空变量
library( "readxl" )        # 加载导入 Excel 数据的 R 包
library( "ggplot2" )       # 加载绘图的 R 包
library( "CCA" )        # 加载 CCA 的 R 包
ScarletFeverdata < -read_excel( "F: /ScarletFever.xls", sheet="yeardata" )
ScarletFeverlonlat < -read_excel( "F: / ScarletFever.xls", sheet="lonlat" )
Z < - t( ScarletFeverdata )        # 数据转置
spat_mean < - apply( ScarletFeverdata, 1, mean )        # 取均值
nT < - ncol( ScarletFeverdata )        # 取列数
Zspat_detrend < - Z - outer( rep( 1, nT ), spat_mean )
Zt < - 1/sqrt( nT - 1 )*Zspat_detrend        # 标准化处理
E < - svd( Zt )        # 奇异值分解
V < - E$v
colnames( E$v ) < - paste0( "EOF", 1 : ncol( ScarletFeverdata ) )
EOFs < - cbind( ScarletFeverlonlat, E$v )        # 将经纬度添加到 V 矩阵

nEOF < -2
```

```
EOFset1 < - E$u[1:(nT-1), 1:nEOF] * sqrt(nT - 1)
EOFset2 < - E$u[2:nT, 1:nEOF] * sqrt(nT - 1)
cc < - cancor(EOFset1, EOFset2)  #计算 CCA
CCA_df < - data.frame(t = 1:(nT-1),
                        CCAvar1 =(EOFset1 %*% cc$xcoef[, 1])[, 1],
                        CCAvar2 =(EOFset2 %*% cc$ycoef[, 1])[, 1])
# 前两个典型变量的时间序列
t_breaks < - seq(1, nT, by=1)
year_breaks < - seq(2004, 2017, by=1)       # x轴标签
ggplot(CCA_df)+
geom_line(aes(t, CCAvar1), col = "dark blue")+
geom_line(aes(t, CCAvar2), col = "dark red")+
scale_x_continuous(breaks = t_breaks, labels = year_breaks)+
xlab("年份")+ ylab("CCA 变量")+ theme_bw()     #绘制第一对典型变量时序图


EOFs_CCA < - EOFs[, 1:4]
EOFs_CCA[, 3] < - c(as.matrix(EOFs[, 3:4])%*% cc$xcoef[, 1])     #空间权重
EOFs_CCA[, 4] < - c(as.matrix(EOFs[, 3:4])%*% cc$ycoef[, 1])     #空间权重
ggplot(EOFs_CCA, aes(x = lon, y = lat, fill = EOF1))+
geom_point(shape = 21, size = 3)+
fill_scale(name = '图例')+
xlab("经度")+ ylab("纬度")+ theme_bw()
ggplot(EOFs_CCA, aes(x = lon, y = lat, fill = EOF2))+
geom_point(shape = 21, size = 3)+
fill_scale(name = '图例')+
xlab("经度")+ ylab("纬度")+ theme_bw()       #绘制典型变量的空间权重图
```

结果解读：图 12-1 显示第一对典型相关变量 $\{a_1, b_1\}$ 的时间序列具有很高的相关性，图 12-2 显示权重向量 ξ_1 和 ψ_1 相应的空间模式，即 $t_j-\tau(\tau=1)$（左）是 t_j（右）的前兆模式。

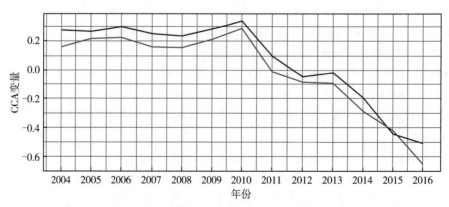

图 12-1　$t_j-\tau(\tau=1)$（蓝色）和 t_j（橘色）的第一对典型变量 $\{a_1, b_1\}$ 时序图

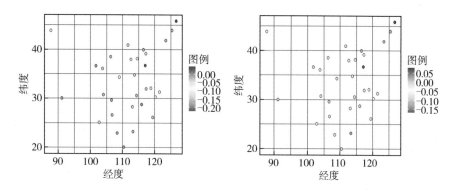

图 12-2　构造 $t_j-\tau(\tau=1)$（左）和 t_j（右）的典型变量的空间权重图

第三节　时空热点分析

一、基本概念

20 世纪 90 年代，Getis 和 Ord 提出了热点分析（Getis-Ord Gi* analysis）的概念，是一种聚类分析方法。热点不但本身的数值高且周边的数值也很高，是高值和高值的聚集区，即高数据值的空间集群。同样，冷点不但本身的数值低且周边的数值也很低，是低值和低值的聚集区，即低数据值的空间集群。孤立的高值不是具有显著统计学意义的热点，要成为具有显著统计学意义的热点，应在具有高值的同时且被高值包围。因此，仅一个孤立的高值不会构成热点，数据点及其领域都是高值才算热点。同样，仅一个孤立的低值不会构成冷点，数据点及其领域都是低值才算冷点。使用 Getis-Ord Gi* 统计，计算数据集中每个点的 $Gi*$ 统计量，得到 z 得分和 P 值，识别具有统计学显著性的热点和冷点，可知高值或低值在空间上聚类的位置，这种定量模式的发现和可视化，称为热点分析。

二、基本原理

热点分析原理基于假设检验。零假设是完全空间随机性，即假设所有数据点是随机分布的。z 得分可测量高值（热点）和低值（冷点）聚类的强度，P 值可测量高值（热点）和低值（冷点）聚类的统计学显著性，判断是否拒绝零假设，指明高值或低值的空间聚类是否比随机分布更明显。

高并为正数、低并为负数的 z 得分位于正态分布的两端，且与小的 P 值相关联。P 值表示所观测到的空间模式是由某一随机过程生成的概率。给定显著性水平，当 P 值很小时，意味着所观测到的空间模式不太可能来自随机过程，即小概率事件，因此可拒绝零假设，提示数据表现出有统计学意义的显著性聚类模式，而非随机模式。反之，则表示数据随机分布，不存在明显的聚集状态，如图 12-3。

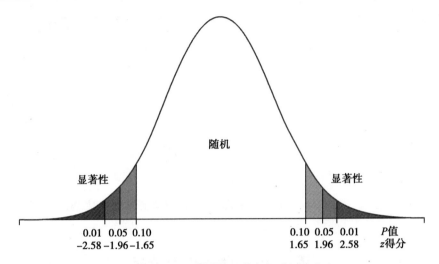

图 12-3　z 得分和 P 值与标准正态分布

Getis-Ord$Gi*$ 统计量是局部自相关指标，评价每个特征在指定邻域内被具有高或低相似的特征包围的程度（式 12-5）。

$$G_i^* = \frac{\sum_{j=1}^n w_{ij} x_j - \bar{X} \sum_{j=1}^n w_{ij}}{S \sqrt{\dfrac{n \sum_{j=1}^n w_{ij}^2 - (\sum_{j=1}^n w_{ij})^2}{n-1}}}$$　　（式 12-5）

其中，x_j 是领域数据 j 的属性值，w_{ij} 是目标数据 i 和领域 j 之间的空间权重，构成空间权重矩阵 $W_{n \times n}$，n 为数据集中的样本数，且（式 12-6，式 12-7）：

$$\bar{X} = \frac{\sum_{j=1}^n x_j}{n}$$　　（式 12-6）

$$S = \sqrt{\frac{\sum_{j=1}^n x_j^2}{n} - (\bar{X})^2}$$　　（式 12-7）

计算出来的 G_i^* 统计量就是 z 得分，根据置信水平评价聚类程度及其统计学显著性。当结果为非常高或非常低的 z 得分以及小的 P 值时，表明观测到的空间模式不太可能是零假设理论上的随机模式。也就是说，如果 z 得分高并为正数且 P 值小，则表示高值的空间依赖性，存在热点的空间聚类；如果 z 得分低并为负数且 P 值小，则表示低值的空间依赖性，存在冷点的空间聚类；如果 z 得分接近于零，则表示不存在明显的空间聚类。z 得分越高或越低，聚类程度就越大。

三、实例应用

热点分析应用领域包括犯罪分析、流行病学、投票模式分析、经济地理学、零售分析、交通事故分析以及人口统计学等。在医疗健康领域热点分析常用于流行病建模，可发现疾病集中暴发的时间和位置，为资源的合理配置提供重要信息。

例 12-2　本例运用软件 ArcGIS10.3，数据同例 12-1，请对 2004—2017 年猩红热发病数进行 Getis-Ord Gi* 分析。

ArcGIS10.3 软件分析步骤：

首先添加数据,然后找到 ArcToolbox 菜单下的空间统计工具,打开热点分析(Getis-Ord Gi*),输入要素类选择省,输入字段选择待分析的数据,输出要素类选择输出路径,点击确定即可。

第四节　时空扫描分析

一、基本概念

1997 年,哈佛大学教授 Kulldorff 在空间扫描的基础上,引入时间变量,提出了时空扫描统计量(spatial-temporal scan statistics),该方法可以单纯对疾病在时间或空间上的聚集规律进行研究,也可以同时研究时间和空间两个维度上的疾病聚集规律。

时空扫描统计量以地理区域定义地面、时间间隔定义高度、风险人口定义半径创建圆柱体扫描窗口,该扫描窗口的大小和位置在研究区域内不断变化。常用概率模型有 Poisson 分布模型、指数概率模型、二项分布模型和时空重排模型。

时空扫描统计可用于历史数据的单个回顾性分析,也可用于定期(如每天、每周、每月或每年)进行分析的疾病监测。时空扫描分析不同于单纯性空间聚集区,其可以体现出空间维度上聚集范围的大小和时间维度上聚集时间的长短,能揭示地理空间上聚集区域随时间变化的规律,同时还能得出聚集区域的相对危险度,从而对空间聚集区域位置进行精确定位。

二、基本原理

时空扫描分析的基本原理：首先确立完整的研究区域,在该区域内随机选择一个空间单元作为圆柱体窗口底面的中心。其次,不断扩大圆柱体底面的半径(对应地理区域的变化),改变扫描区域大小,同时圆柱的高度也不断变化(对应时间长度的变化),直到达到扫描窗口所设定的上限,如图 12-4 所示。这一扫描过程将在每个研究区域内不断重复进行。随后,根据扫描窗口内外的实际发生数和预期发生数构造检验统计量对数似然比(Log likelikood ratio, LLR),再利用 LLR 对窗口内的异常值进行扫描探测,选 LLR 值最大的窗口为高聚集窗口。最后,利用蒙特卡洛法对该窗口的统计学意义进行评价。除了对最大的窗口进行评价外,扫描统计量还可对较大的其他窗口进行统计学意义评价,从而尽可能找出所有发病数异常的区域。

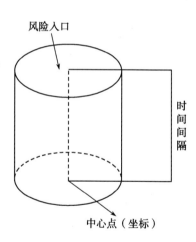

图 12-4　时空扫描原理示意图

时空扫描分析中常用的概率模型包括 Poisson 模型和时空重排模型。

(一)Poisson 模型

令 n_z 为扫描窗口 Z 中的实际发病数,m_z 为扫描窗口 Z 中人口数,令 $\mu(Z)$ 为根据无效假设得到的扫描窗口 Z 中预期发病数(式 12-8),令所有区域 G 的总发病数为 n_G,总人口数为 m_G,预期发病数为 $\mu(G)$ 表示为式 12-9。

$$\mu(Z) = \frac{n_G}{m_G} m_Z \qquad (式 12\text{-}8)$$

$$\mu(G) = \sum \mu(Z) \qquad (式12-9)$$

区域 x 的概率密度函数为（式12-10）：

$$
\begin{cases}
f(x) = \dfrac{p\mu(x)}{p\mu(Z) + q(\mu(G) - \mu(Z))} & 若\, x \in Z \\[4mm]
f(x) = \dfrac{q\mu(x)}{p\mu(Z) + q(\mu(G) - \mu(Z))} & 若\, x \notin Z
\end{cases}
\qquad (式12-10)
$$

其中，p 为扫描窗口 Z 中实际发病数与预期发病数之比，q 为扫描窗口 Z 外实际发病数与预期发病数之比。

$L(Z)$ 是扫描窗口 Z 的似然函数值（式12-11），L_0 是基于无效假设得到的似然函数值（式12-12）。

$$L(Z) = \frac{e^{-n_G}}{n_G!}\left(\frac{n_Z}{\mu(Z)}\right)^{n_Z}\left(\frac{n_G - n_Z}{\mu(G) - \mu(Z)}\right)^{n_G - n_Z}\prod_{x1 \in Z}\mu(x_i) \qquad (式12-11)$$

$$L_0 = \frac{e^{-n_G}}{n_G!}\left(\frac{n_Z}{\mu(Z)}\right)^{n_Z}\prod_{x1 \in Z}\mu(x_i) \qquad (式12-12)$$

将时空扫描统计量 S 定义为所有可能的扫描窗口 Z 中最大的似然比（式12-13）。

$$S = \frac{\max\limits_{Z}\{L(Z)\}}{L_0} = \max_{Z}\left\{\frac{L(Z)}{L_0}\right\} \qquad (式12-13)$$

进一步（式12-14，式12-15），

$$\frac{L(Z)}{L_0} = \frac{\left(\dfrac{n_Z}{\mu(Z)}\right)^{n_Z}\left(\dfrac{n_G - n_Z}{\mu(G) - \mu(Z)}\right)^{n_G - n_Z}}{\left(\dfrac{n_G}{\mu(G)}\right)^{n_G}} \qquad (式12-14)$$

$$S = \frac{\max\limits_{Z}\{L(Z)\}}{L_0} = \max_{Z}\left\{\frac{\left(\dfrac{n_Z}{\mu(Z)}\right)^{n_Z}\left(\dfrac{n_G - n_Z}{\mu(G) - \mu(Z)}\right)^{n_G - n_Z}}{\left(\dfrac{n_G}{\mu(G)}\right)^{n_G}}\right\} \qquad (式12-15)$$

然后利用蒙特卡洛法产生模拟数据集，对模拟数据集采用和真实数据集相同的方法进行计算，找出发病数异常程度最高的窗口，计算 P 值。

（二）时空重排模型

假定区域 Z 在 d 天中的发病数为 C_{Zd}，则所有区域在所有时间的总发病例数 C 表示为式12-16。

$$C = \sum_{Z}\sum_{d}C_{Zd} \qquad (式12-16)$$

对每个区域和每天，预期发病数 μ_{Zd} 为（式12-17）：

$$\mu_{Zd} = \frac{1}{C}\left(\sum_{Z}C_{Zd}\right)\left(\sum_{d}C_{Zd}\right) \qquad (式12-17)$$

因此每个圆柱 A 的预期发病数 μ_A 为（式12-18）：

$$\mu_A = \sum_{(Z,d)\in A}\mu_{Zd} \qquad (式12-18)$$

令 C_A 为每个圆柱 A 的实际发病数，C_A 服从均数为 μ_A 的超几何分布，其概率函数表示为式12-19。

$$p(C_A) = \frac{\left(\frac{\sum_{Z \in A} C_{Zd}}{C_A}\right)\left(\frac{C - \sum_{Z \in A} C_{Zd}}{\sum_{d \in A} C_{Zd} - C_A}\right)}{\sum_{d \in A}^{C} C_{Zd}}$$ （式 12-19）

当 $\sum_{Z \in A} C_{Zd}$ 及 $\sum_{d \in A} C_{Zd}$ 相对于 CZ 而言非常小时，C_A 近似服从均数为 μ_A 的 Poisson 分布。基于这一近似分布，采用 Poisson 广义似然比（generalized likelihood ratio, GLR）衡量圆柱 A 中的发病数是否异常（式 12-20）。

$$\left\{\frac{C_A}{\mu_A}\right\}^{C_A}\left\{\frac{C - C_A}{C - \mu_A}\right\}^{C - C_A}$$ （式 12-20）

在所有圆柱中，最大的 GLR 最不可能由随机变异造成，因此是最有可能的 cluster。此处采用 Poisson 分布来近似，是因为多个 Poisson 分布的和还是 Poisson 分布，因此 Poisson 分布比超几何分布更便于进行协变量校正。

最后利用蒙特卡洛法产生模拟数据集，计算 P 值。

三、实例应用

例 12-3 通过公共卫生科学数据中心（http://www.phsciencedata.cn/）下载手足口病病例数据，各省份人口数据来源于国家统计局《中国统计年鉴》。对我国 31 个省（自治区、直辖市）2010 年 1 月—2012 年 12 月的手足口病病例聚集性进行时空扫描统计分析。采用软件：SaTScan9.6.1 软件；参数设置：最大半径为总人口的 50%，时间周期为研究周期的 50%，蒙特卡洛模拟次数为 999，$P < 0.05$ 认为差异有统计学意义。

SaTScan9.6.1 软件分析步骤如下：

第一步：打开 SaTScan9.6.1 软件，导入数据。Input 界面主要包括三个文件类型：Case File 导入实际病例数，Population File 导入区域人口信息，Coordinate File 导入区域地理信息，如图 12-5 所示。

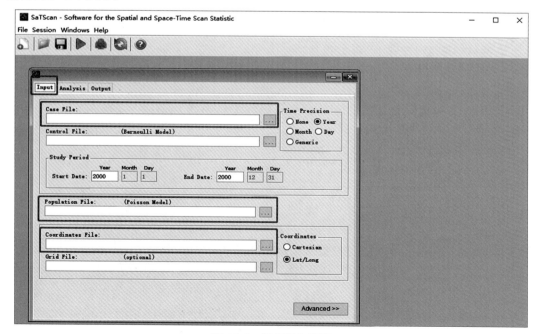

图 12-5　数据导入窗口

（1）Case File：①定义城市编码、实际病例数、发生日期，见图 12-6。②定义时间间距和研究周期，见图 12-7。

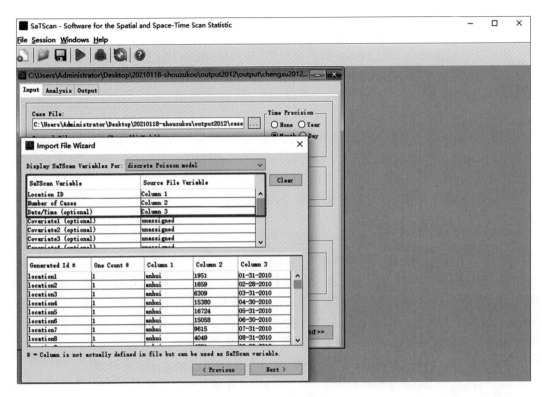

图 12-6 导入病例文件

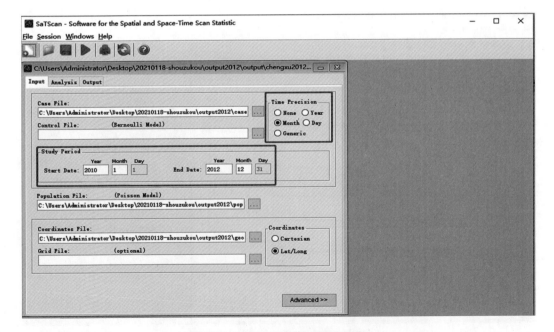

图 12-7 定义时间间距和研究周期

（2）Population File：定义城市编码、发生日期、区域人口信息，见图12-8。

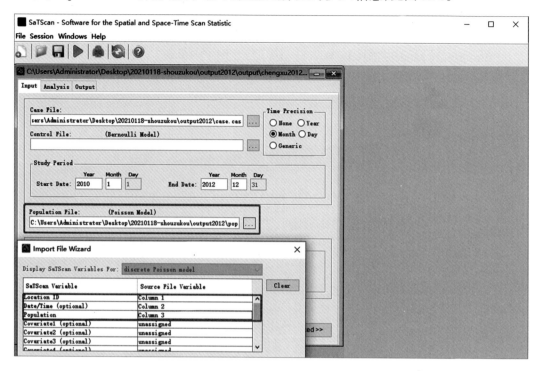

图12-8 导入各省（自治区、直辖市）人口信息

（3）Coordinate File：定义城市编码、区域经度、区域纬度，见图12-9。

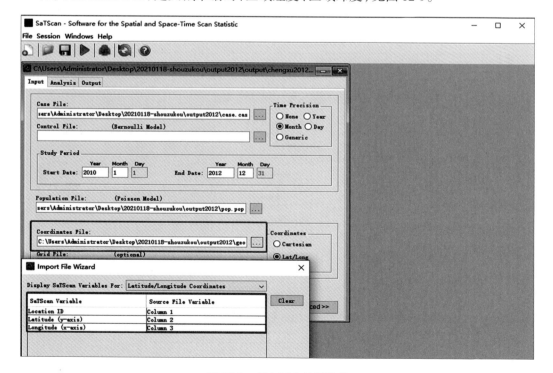

图12-9 导入城市地理信息

第二步：选择概率模型，进行统计分析。Analysis 界面主要包括分析类型、概率模型、扫描区域、时间间隔。

（1）Types of analysis：选择 space-time 时空扫描分析，见图 12-10。

（2）Probability Model：选择 Poisson 分布模型，见图 12-10。

（3）Advanced：定义扫描半径等，见图 12-11。

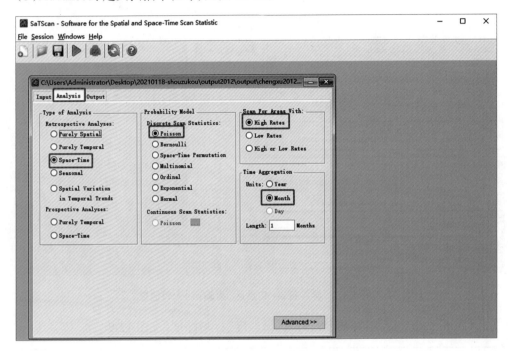

图 12-10　统计分析窗口

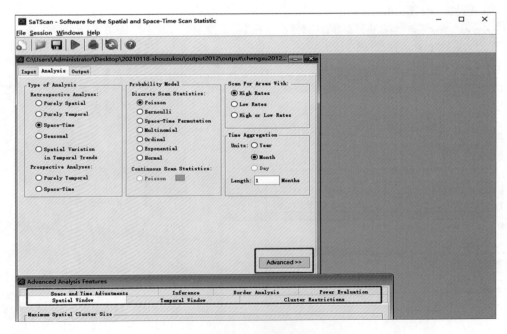

图 12-11　参数设定

第三步：选择输出统计量，导出结果。Output 界面主要包括结果输出路径、输出统计量类型等。

（1）Main Output Format：定义结果输出路径，见图 12-12。

（2）Column Output Format：选择输出统计量类型。

（3）点击运行按钮，见图 12-13。

（4）查看运行结果，见图 12-14。

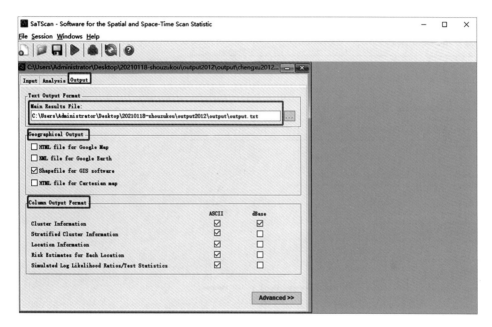

图 12-12　定义结果输出窗口

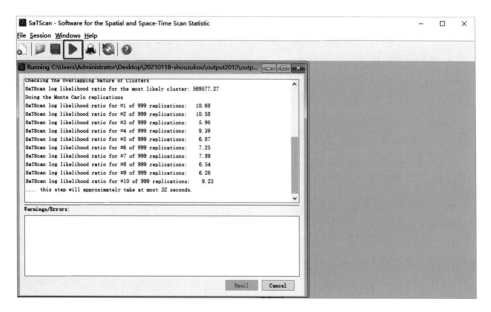

图 12-13　运行结果

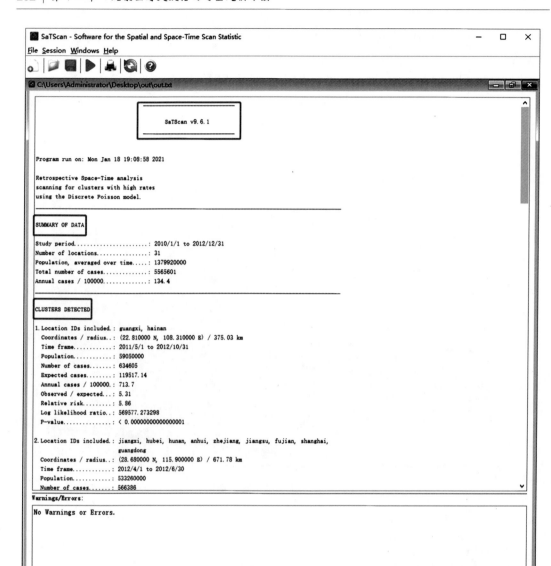

图 12-14 结果输出界面

结果解读：通过绘制各省份每月手足口病病例趋势图，发现手足口病发病高峰主要集中在 3—7 月（图 12-15）。时空扫描分析发现 2010—2012 年存在 3 个聚集区域。其中一级聚集区域包括广西、海南两个省份（$RR=5.86, P < 0.001$）；二级聚集区域有 9 个省份，包括江西、湖北、湖南、安徽、浙江、江苏、福建、上海、广东（$RR=3.42, P < 0.001$）；三级聚集区域有 17 个省份，包括新疆、青海、西藏、甘肃、宁夏、内蒙古、四川、陕西、山西、重庆、河北、北京、河南、云南、天津、贵州、山东（$RR=2.01, P < 0.001$）。三个聚集区域差异均有统计学意义，表明手足口病在时空分布上存在聚集性，时空扫描分析结果详见表 12-1。

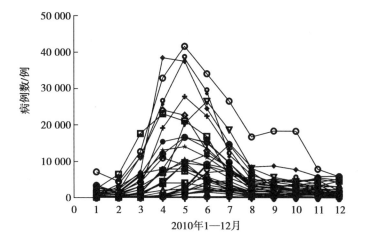

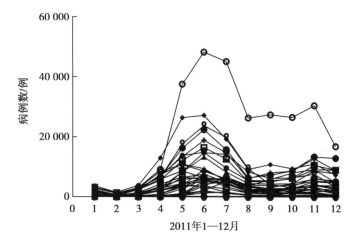

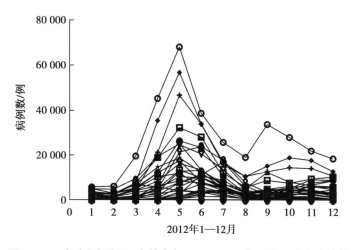

图 12-15 各省(自治区、直辖市)2010—2012 年手足口病发病趋势

表 12-1 2010—2012 年手足口病发生聚集性时空扫描结果

聚集区域	省份	聚集时间	报告病例数/人	预计病例数/人	RR 值	LLR 值	P 值
一级	广西、海南	2011.05.01 — 2011.10.31	634 605	119 517.14	5.86	569 577.27	< 0.001
二级	江西、湖北、湖南、安徽、浙江、江苏、福建、上海、广东	2012.04.01 — 2012.06.30	566 386	178 578.02	3.42	280 249.77	< 0.001
三级	新疆、青海、西藏、甘肃、宁夏、内蒙古、四川、陕西、山西、重庆、河北、北京、河南、云南、天津、贵州、山东	2010.05.01 — 2010.06.30	298 136	152 572.25	2.01	56 135.98	< 0.001

第五节 时空回归分析

一、基本概念

回归分析是通过研究两个或两个以上变量之间的相关关系对未来进行预测的一种数学方法，其既提供了建立变量之间相关关系的数学表达式（通常称为经验公式）的一般途径，又可以对所建立的经验公式的适用性进行分析，是一种预测性的建模技术。被预测或被解释的变量称为因变量（dependent variable），用 y 表示；用来预测或解释因变量的一个或多个变量称为自变量（independent variable），用 x 表示。根据因变量和自变量的个数分为一元回归分析和多元回归分析；根据因变量和自变量的函数表达式分为线性回归分析和非线性回归分析。

时空回归分析考虑对象、过程、事件在空间、时间、语义等方面的关联关系，其目的依然是寻找变量之间的关系，是对经典回归或空间回归模型的延伸。

二、时空回归模型

时空回归模型是生态学分析的主要方法，从生态学的角度研究疾病发病（或患病、死亡等）时空分布与解释变量（地理因素，如经度、纬度；环境因素，如空气、水、土壤等，以及社会经济学因素）的关系。在传统分析中，分析结果变量和解释变量的关系时，常采用线性回归或 Logistic 回归等方法，均要求个体间彼此独立，而由于受共同环境影响，在空间和时间分布的个体间可能彼此相关，故在传统的回归分析中引入随机效应项，以解释可能存在的空间相关性的影响。标准的统计回归模型，其数据要求具有独立性，因此不适合分析时空数据。时空建模需要对准则和调整后的数据就时空自相关的强度进行反复评估。如果时空数据具有自相关性或协变量信息不能完全解释该模式，就必须将时空相关性引入模型。

时空回归模型包括时空趋势面回归模型、时空多元线性回归模型、时空面板模型、时空贝叶斯分层模型（Bayes hierarchical model，BHM）、贝叶斯网络有向无环图模型、时空地理加权回归模型（geographically and temporally weighted regression，GTWR）、时空广义相加模型（generalized addable model，GAM）等。

（一）时空趋势面回归模型

趋势面分析是用数学方法计算出一个空间曲面，并以该空间曲面拟合研究变量分布的空间形态，展示其空间分布规律。时空趋势面回归模型假设所有的时空相关性都可以用"趋势"项（即协变量）来解释，该种模式的优点是非常简单，几乎可以在任何软件包中实现。

时空趋势面回归模型用于解释空间和时间趋势，为了使符号更简单一些，可以考虑这样一种情况，即在离散时间对所有空间数据位置进行观测（式 12-21）。

$$y(s,t)=\beta_0+\beta_1 X_1(s_i,t_j)+\cdots+\beta_p X_p(s_i,t_j)+e(s_i,t_j) \qquad （式 12-21）$$

其中 β_0 为截距，$\beta_k(k>0)$ 是与空间位置 s_i 和时间 t_j 的第 k 个协变量 $X_k(s_i,t_j)$ 相关的回归系数。协变量 $X_k(s_i,t_j)$ 可以描述解释特征，例如在空间上变化但在时间上不变的海拔、在空间上不变但在时间上变化的时间趋势（例如总的季节效应），或在空间上和时间上都变化的其他变量，例如湿度。

关键是如何考虑由 X 表示的协变量集。协变量一般可确定为以下三种类型：①空间变化、时间不变的协变量：这些属性可能在空间上有所不同，但在时间上是不变的，例如地理距离；②空间不变、时间变化的协变量：这些属性不会随空间变化，但会随时间变化；③空间变化、时间变化的协变量：随时间和空间变化的属性。

此处引入基函数定义：如果认为时空数据表示空间中一组复杂的曲线或曲面，则基函数表示可以将这组曲线分解的组件。基函数提供了一种有效的方法来整合时空相关性。因此，基函数的主要目标是考虑时空相关性，因为空间权重矩阵或时间滞后有助于考虑空间模型中的空间自相关和时间序列分析中的时间自相关。通常将这条曲线或曲面分解为一些基本基函数的线性组合（式 12-22）。

$$Y(s)=\alpha_1\varphi_1(s)+\alpha_2\varphi_2(s)+\cdots+\alpha_r\varphi_r(s) \qquad （式 12-22）$$

其中 α_i 是常数，$\varphi_i(s)$ 是已知的基函数。可以把系数 α_i 看作每个基函数在表示函数 $Y(s)$ 时的重要权重。在统计学中，当 $Y(s)$ 是随机过程时，通常假设基函数是已知的，系数（权重）是随机的。式 12-22 的表达式可以写成时间 t 的函数，也可以写成一般的 s 和 t 的函数。在时间序列中，基函数取值域是一维实线，而在空间统计中，域通常是一维空间或二维空间；在时空统计中，域是在空间和时间上的，可通过空间基函数和时间基函数的张量积来构造时空基函数。

基函数包括多项式、样条曲线、小波、正弦和余弦等，因此可使用各种线性组合来推断数据中潜在的时空相关性。

（二）时空多元线性回归模型

时空多元线性回归模型见式 12-23。

$$y(s,t)=\rho Wy(s,t)+\sum_{k=2}^{k}\beta_k x_k(s,t)+\varepsilon(s,t) \qquad （式 12-23）$$

其中，y、x 为观测值，s、t 分别表示空间位置和时间点，ρ、β 为待估计参数，W 为空间连接矩阵，ε 为误差。

如果时空过程存在空间异质性和时间非平稳性，模型将扭曲因变量和自变量的关系。

使用面板数据模型，允许截距项和斜率项空间可变，可克服这一问题，并且刻画更加细致的关系。

（三）时空贝叶斯分层模型（BHM）

时空贝叶斯分层模型是贝叶斯分层模型与时空交互模型的结合，该模型通过充分利用先验信息，考虑时空交互项，同时考虑数据的空间自相关性和随机不确定性，以概率分布的形式描述时空特征，主要包括三个子模型。

数据模型（式12-24）：

$$y_{it} \sim P(y_{it}(\theta_{it}) \mid \varphi) \tag{式12-24}$$

过程模型（式12-25）：

$$\theta_{it} = s(i) + a(t) + \Omega_{it}(i, t) + \varepsilon_{it} \tag{式12-25}$$

参数（超参数）模型（式12-26）：

$$\varphi \sim P(\varphi) \tag{式12-26}$$

y_{it} 是时空观测样本值，θ_{it} 是时空因变量，$s(i)$ 和 $a(t)$ 分别代表稳态空间相对风险和总体变化趋势，$\Omega_{it}(i, t)$ 为时空交互项，该项常用的表达形式为 $b_i t^*$，代表研究时段内各研究子区域的局部变化趋势，b_i 度量从总体变化趋势中分解出的局部变化程度，$t^* = t - t_m$ 表示相对于研究期内中间时点 t_m 的时间跨度。ε_{it} 是随机噪声。

为方便理解，举例说明，令 $y(s, t)$ 表示全国各省（自治区、直辖市）（$s = 1, 2, \cdots, 34$）自2010年以来逐年（t）人感染 H7N9 禽流感新发病例数（式12-27，式12-28）。

$$y(s, t) \sim \mathrm{Poisson}(n(s)\theta(s, t)) \tag{式12-27}$$

$$\log\theta(s, t) = a + u(s) + v(t) + \phi(s, t) + \beta x(s) \tag{式12-28}$$

其中，$n(s)$ 为各省份 s 的病例数，$\theta(s, t)$ 为发病率，a 为过去几年人感染 H7N9 禽流感流行率，$u(s)$ 为随机效应以抓取人感染 H7N9 禽流感发病率过去几年共同且稳定的空间格局（可用空间自回归模型和正态分布建模），$v(t)$ 为随机效应以抓取发病率横跨全国稳定的时间趋势（可用一阶随机游走模型），$\phi(s, t)$ 为无结构随机效应项（iid 正态，所有年份同方差）以允许时空相互作用（特定时间方差）和过离散，β 为回归系数，$x(s)$ 为解释变量。

BHM 通过假设数据 y、过程 u 和 v 以及参数的概率分布还可以考虑多种不确定性，使得估算更加准确。

（四）时空地理加权回归模型（GTWR）

GTWR 模型在 GWR 模型基础上推广，通过在变系数回归模型中假定回归系数是地理位置和观测时刻的任意函数，将数据的时空特性嵌入回归模型中，为分析回归关系的时空特性创造了条件，并为解决回归模型的空间非平稳性和时间非平稳性提供了可行性。

GTWR 模型的一般形式为式12-29。

$$y_i = \beta_0(u_i, v_i, t_i) + \sum_{k=1}^{d} \beta_k(u_i, v_i, t_i) x_{ik} + \varepsilon_i \tag{式12-29}$$

其中，(u_i, v_i, t_i) 为第 i 个样本点的时空三维坐标，n 是样本点的数量，$\beta_k(u_i, v_i, t_i)$ 第 i 个样本点的第 k 个自变量的回归系数。ε_i 是第 i 个样本点的随机误差，$\varepsilon_i \sim N(0, \sigma^2)$，不同样本点 i 和点 j 的随机误差相互独立，协方差为 0，d 是 $d+1$ 个未知的系数函数。

R 语言提供的 GWmodel 包中的 gtwr( ) 函数专门用于时空地理加权回归模型，具体用法请参照 R 官网。

gtwr(formula, data, regression.points, obs.tv, reg.tv, st.bw, kernel="bisquare", adaptive=FALSE，p=2，theta=0，longlat=F，lamda=0.05，t.units = "auto"，ksi=0，st.dMat）

三、实例应用

例 12-4　从英国公共卫生部获取 2020 年 1 月 30 日—2020 年 4 月 21 日累计新冠肺炎（COVID-19）确诊病例及地理位置数据；国家统计局提供 2011 年人口普查中的常住人口特征；2019 年多种剥夺指数（IMD）数据由住房部门、社区和地方政府部发布（https：//www.gov.uk/government/statistics/english-indices-of-deprivation-2019）。以 Spatial Analysis Notes 网站提供的英国 COVID-19 数据集为例，探究 COVID-19 新发感染率和局部环境因素之间的结构关系，包括各地区经度、纬度、时间和长期患病人口比例。采用时空趋势面回归模型，该模型假设时空依赖性可以由"趋势"分量来解释，并将其作为模型中的预测因子。

分析：采用时空趋势面回归模型（式 12-21）探究 COVID-19 新发感染率与长期患病人口比例之间的关系，并考虑时空依赖性。

R 程序代码如下：

加载以下安装包

```
library（tidyverse）  # 数据操作、转换和可视化
library（kableExtra）
library（sf）  # 简单特征（编码矢量数据的标准化方法，即点、线、多边形）
library（sp）  # 空间对象转换
library（tmap）  # 专题地图
library（viridis）  # 不错的配色方案
library（corrplot）  # 获得相关系数
library（gghighlight）  # 突出显示绘图上的数据
library（spacetime）  # 分析时空数据
library（lubridate）  # 数据解析与处理
library（MASS）  # 应用统计学
library（lmtest）  # 线性回归模型的统计检验
library（FRK）  # 拟合空间随机效应模型
library（jtools）  # 可导出回归表
```

读取数据

```
utla_shp < - st_read（"data/sta/ons_utla.shp"）  # 读取 UTLA 形状文件
locs < - utla_shp % > % as.data.frame（）% > %
    dplyr：：select（objct，cty19c，ctyu19nm，long，lat，st_rs）  # 创建位置表
time < - read_csv（"data/sta/reporting_dates.csv"）  # 读取时间数据帧
covid19 < - read_csv（"data/sta/covid19_cases.csv"）  # 读取长格式的 COVID-19 数据
censusimd < - read_csv（"data/sta/2011census_2019imd_utla.csv"）  # 读取人口普查和
IMD 数据
```

3 个数据对象 locs、time、covid19 分别对应空间位置、时间单位和 COVID-19 感染人数。同时添加空间信息、人口普查和 IMD 变量。就本例而言，仅增加总人口和长期生病或残障人口计数。可通过在 select 函数中添加变量名称来添加更多变量。

添加形状文件中包含的空间信息以创建时空数据帧

covid19_spt < - left_join(utla_shp, covid19, by = c("ctyu19nm" = "Area.name"))

选择总人口数据

pop < - censusimd % > % dplyr : : select("UTLA19NM", "Residents", "Longterm_sick_or_disabled")

添加到时空数据帧中

covid19_spt < - left_join(covid19_spt, pop, by = c("ctyu19nm" = "UTLA19NM"))

covid19 < - left_join(covid19, pop, by = c("Area.name" = "UTLA19NM"))

创建要分析的变量

covid19_spt$n_covid19_r < - round((covid19_spt$Daily.lab.confirmed.cases / covid19_spt$Residents) * 100000)　# covid-19 新发感染率

covid19$n_covid19_r < - round((covid19$Daily.lab.confirmed.cases / covid19$Residents) * 100000)

covid19_spt$c_covid19_r < - round((covid19_spt$Cumulative.lab.confirmed.cases / covid19_spt$Residents) * 100000)　# 累积性 covid-19 感染的风险

covid19$c_covid19_r < - round((covid19$Cumulative.lab.confirmed.cases / covid19$Residents) * 100000)

拟合时空模型

使用 Cressie 等开发的 FRK 框架。其提供了可扩展性，依赖于使用空间随机效应模型，并且可通过使用 FRK 包轻松在 R 中实现。在此框架中，可使用空间基础函数的线性组合分解与空间相关的误差，从而有效解决时空依赖性和非平稳性问题。

1. 创建数据框　创建一个包含变量的数据框架，将在分析中考虑这些变量。首先去除几何图形，将 covid19_spt 从一个简单的特征对象转换成一个数据帧，然后计算长期患病人群的比例。

st_geometry(covid19_spt) < - NULL　# 删除几何图形

covid19_spt < - covid19_spt % > % mutate(

lt_illness = Longterm_sick_or_disabled / Residents)　# 长期患病人口比例

2. 构造基础函数　使用 FRK 包的 auto_basis 函数构造基础函数，该函数采用以下参数：data(数据)、nres(分辨率)和 type(类型)，本例使用默认高斯径向基函数的单个分辨率。

构建基函数

G < - auto_basis(data = covid19_spt[, c("long", "lat")] % > %

SpatialPoints( ),

nres = 1,

type = "Gaussian")

在数据位置评估的基函数就是协变量

S < - eval_basis(basis = G,

$$s = covid19\_spt[, c("long", "lat")] \% > \%$$
$$as.matrix()) \% > \%$$

as.matrix() # 转换到矩阵

colnames(S) < - paste0("B", 1 : ncol(S)) # 指定列名

3. 将基础函数添加到数据框 为回归模型准备一个数据框,添加从基函数中提取的权重。这些权重作为协变量输入到模型中。请注意,基本函数的结果数量为9(可通过上面的colnames(S)进行查看)。下面只为模型选择相关的变量。

选择变量

reg_df < - cbind(covid19_spt, S) \% > \%

dplyr : : select(ctyu19nm, c_covid19_r, long, lat, day, lt_illness, B1 : B9)

4. 拟合线性回归 使用 lm()函数拟合一个线性模型,把经度、纬度、时间、长期患病人口比例和九个基函数作为协变量纳入模型。

提示:纬度指赤道的北 / 南,经度指格林威治的西 / 东。越往北意味着纬度越高,越往西意味着更高的经度分数。因此,利物浦(北 53.4084°,西经 2.9916°)的得分高于伦敦(北纬 51.5074°,西经 0.1278°)。

eq1 < - n_covid19_r ~ long + lat + date + lt_illness + . # 基函数纳入的协变量

lm_m < - lm(formula = eq1,

data = dplyr : : select(reg_df, -ctyu19nm)) # 拟合线性模型

lm_m \% > \% summary()

Call:
lm(formula = eq1, data = dplyr : : select(reg_df, -ctyu19nm))
##
Residuals:

##	Min	1Q	Median	3Q	Max
##	−7.9726	−1.6679	−0.4867	1.1702	22.5346

##
Coefficients:

##	Estimate Std.	Error	t value	Pr(> |t|)
##(Intercept)	−2.082e+03	2.839e+01	−73.354	< 2e−16***
## long	−1.932e+00	3.620e−01	−5.336	9.7e−08***
## lat	3.390e+00	3.266e−01	10.380	< 2e−16***
## date	1.033e−01	1.245e−03	82.958	< 2e−16***
## lt_illness	3.276e+01	3.541e+00	9.250	< 2e−16***
## B1	7.556e+00	3.157e+00	2.393	0.0167*
## B2	1.898e+00	1.409e+00	1.347	0.1780
## B3	1.750e+01	1.978e+00	8.847	< 2e−16***
## B4	−2.022e+00	2.742e+00	−0.737	0.4609
## B5	2.207e+00	2.233e+00	0.989	0.3229

## B6	−9.814e−01	2.498e+00	−0.393	0.6945
## B7	−2.031e−01	3.687e+00	−0.055	0.9561
## B8	−2.234e+00	2.801e+00	−0.797	0.4252
## B9	1.877e+00	2.543e+00	0.738	0.4604

Signif. codes：0 '***' 0.001 '**' 0.01 '*' 0.05 '.' 0.1 ' ' 1
##
Residual standard error：2.842 on 10636 degrees of freedom
Multiple R-squared：0.4169, Adjusted R-squared：0.4162
F-statistic： 585 on 13 and 10636 DF，p-value：< 2.2e−16

结果解释：从结果看，空间和时间变量的系数以及长期患病人口的比例都具有统计学意义。回归系数含义为：协变量增加一个单位时，因变量将要增加的数量。例如，长期患病人口系数表明，在长期患病人口中所占比例较大的高层地方当局，每10万人中有328例新发COVID-19病例。日期系数显示出强烈的时间相关性，随着时间的推移，每10万人中新发病例的数量平均增加。纬度系数表明，当向北移动时，每10万人中新发COVD-19病例数会更高，但如果向西移动，则更低。

尽管该模型总体上提供了对COVID-19传播时空结构的一些了解，但模型的总体拟合度相对较差。R^2表明该模型仅能解释COVID-19病例传播变异性的4.2%。此外，9个基函数中只有2个有统计学意义。出现这种情况的原因是该数据的因变量是一个高度倾斜的计数资料（可通过数据探索性分析发现）。

第六节　时空网络分析

一、基本概念

在数学中通常采用图（graph）表示网络，图提供了一种用抽象的点和线表示事物之间联系的统一方法。一个图由顶点（节点）和连接这些顶点的边组成，顶点表示事物，边表示事物之间的交互，采用数学形式图可以描述为$G=(V, E)$，其中$N=|V|$表示顶点数，$M=|E|$表示边数。很多系统都可以采用图来建模，如交通、金融、社会以及生物系统等。

时空网络（spatio-temporal networks）是其拓扑特征及其参数随时间变化的复杂网络。时空网络在空间网络的基础上加入时间要素，将一维的物理空间扩展为二维的时空网络，从而可以更加清晰地揭示时间和空间的相互关系。时空网络中节点的连接不是一成不变的，而是不断演化，如万维网中连接的失效或重定向，社会系统中的关系随着时间的形成或瓦解，生物体中某些基因在细胞不同发育过程中的特定阶段调控其他基因。

二、基本原理

（一）时空网络传播

时空网络可表示为按时间序列排列的纵向网络（longitudinal networks），每个图对应特定时间窗口内的静态网络"快照"。时空网络中时间间隔通常是有限且大小相等的,其长度可以表示为 τ。假设总的观测持续时间有 T 个时间步长,并从初始时间 t_1 开始,那么这 T 个离散的非重叠网络可通过时间序列有向图 $G^{[t_1]}$, $G^{[t_2]}$, $\cdots$, $G^{[t_T]}$ 表示。时空网络中一个特定的图 $G^{[t]}=(V, E^{[t]})$ 描绘了时空系统在 $[t, t+\tau]$ 时间间隔内的拓扑状态。假设在系统的整个时间周期中每个图都具有相同的节点集 V,对于图 $G^{[t]}$,其中 $t = t_1, t_2, \cdots, t_T$,存在一个对应的权重矩阵 $S^{[t]} \in R^{N \times N}$,表示在 $[t, t+\tau]$ 时间间隔内节点间的加权有向边。即 t 时刻从节点 v 到节点 w 的边的权重值对应 $S_{vw}^{[t]}$ 中的元素。在模型中,$S_{vw}^{[t]}$ 是非负标量,表示在相应的时间间隔内从 v 到 w 的物理传播速度,如果该时间点上没有从 v 到 w 的连接,则 $S^{[t]} = 0$。

时空网络中一个节点到另一个节点的传播受节点间传播速度和空间距离的影响。节点间的传播可看作一个离散过程,始于源节点 v_0 和初始时间 t_1,并在后续时间 $t_2, t_3, \cdots, t_T$ 上进行传播。对节点的传播进行描述必然会涉及两节点路径的部分传播,其过程可通过两个时间演化的结构来表示:可达性 $K^{[t]}$ 和进度矩阵 $P^{[t]}$。可达性 $K^{[t]}$ 表示在 t 个时间步长内从原始节点 v_0 所到达的所有节点集合。而 $P^{[t]}$ 表示节点间直接传播过程中累积的距离。具体来说,元素 $P_{vw}^{[t]}$ 给出了时间步长 t 上 v 到 w 传播过程中累积的距离。进度元素表示某个时间步结束时两个节点之间的部分传播状态。在此过程中,当两个节点通过一条边连接时,从节点 v 到节点 w 的进度能够累积。每个时间步长中进度增加的量取决于两个节点之间的传播速度。给定 v 和 w 之间足够的传播时间,且进度可以累积到超过两个节点之间的距离,从而表示从 v 到 w 的完全传播。

时空网络的传播可通过图 12-16 描述。图中可以看到,源节点 A 可经过三个时间步长到达 B 和 C。具体来说,A 到 B 的完全传播可在一个时间步长内完成,此时时间点为 t_2。随后,在 B 到 C 的传播过程中,节点间的距离增加,需要更多的时间来完成传播。因此,在 t_3 时间点上存在一个中间阶段,该过程只有 B 到 C 的部分传播,并在 t_4 时间点上完成传播。图 12-16 中还显示了两次失败的传播尝试。在 t_3 中,由于不存在 A 到 B 的边,传播距离为 0。而在 t_4 时间点出现连边并重新传播,但在 t_6 时再次失败。

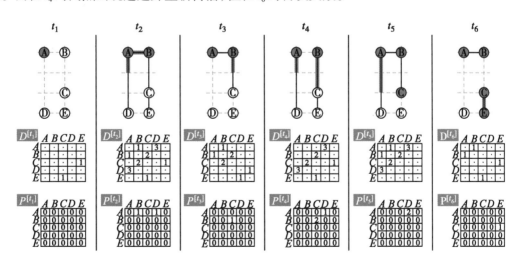

图 12-16 时空网络传播过程示意图

传播从源节点 A 和初始时间 t_1 开始,每个网络下都显示了对应的距离矩阵 $D^{[t]}$ 和进度

矩阵 $P^{[t]}$。

在网络传播的初始状态下，源节点 v_0 是唯一可达的节点，并未有任何的传播进度。也就是说，在初始时间 t_1 下，可达性 $K^{[t_1]} = \{v_0\}$ 而进度矩阵 $P^{[t_1]}$ 所有元素均为 0。在 t_{i-1} 到 t_i（$i \geq 2$）的传播过程中，节点 v 能否传到节点 w 取决于这两节点间是否存在连边。如果条件成立，那么从 v 到 w 的传播距离可表示为传播增量 $\tau \cdot S_{vw}^{[t_i]}$。需注意的是，传播增量可能会超过从 v 到 w 所需的剩余距离 $q_{vw}^{[t_i]}$。因此，$\tau \cdot S_{vw}^{[t_i]}$ 可表示为 v 到 w 的进度能增加的最大值，而实际增量可以表示为式 12-30。

$$\min(\tau \cdot S_{vw}^{[t_i]}, q_{vw}^{[t_i]}) \tag{式 12-30}$$

剩余距离 $q_{vw}^{[t_i]}$ 可通过 v 到 w 的距离 $D_{vw}^{[t_i]}$ 与上一个时间点的进度 $P_{vw}^{[t_{i-1}]}$ 得到，即式 12-31。

$$q_{vw}^{[t_i]} = D_{vw}^{[t_i]} - P_{vw}^{[t_{i-1}]} \tag{式 12-31}$$

进度矩阵 $P_{vw}^{[t_i]}$ 在时间点 t_{i-1}（$i \geq 2$）上的取值可进一步表示为式 12-32。

$$P_{vw}^{[t_i]} = P_{vw}^{[t_{i-1}]} + \min(\tau \cdot S_{vw}^{[t_i]}, q_{vw}^{[t_i]}) \tag{式 12-32}$$

如果 $v \in K^{[t_{i-1}]}$，$w \notin K^{[t_{i-1}]}$ 且 v 与 w 的边存在于 $G^{[t_i]}$ 中，两节点间的累计进度 $P_{vw}^{[t_i]}$ 大于等于其距离 $D_{vw}^{[t_i]}$，可认为在时间点 t_i 上从 v 到 w 的传播是成功的，同时 w 被包括在集合 $K^{[t_i]}$ 中。此时，时间点 t_i 上的可达性节点就可表示为式 12-33。

$$K^{[t_i]} = K^{[t_{i-1}]} \cup \{w \mid \exists v \text{ s.t.} P_{vw}^{[t_i]} \geq D_{vw}^{[t_i]}\} \tag{式 12-33}$$

（二）时空路径与距离

从节点 v_0 开始的时空路径在到达目标节点之前可能会经过多个不同的节点。时空路径中包含 $n \geq 0$ 个节点，始于源节点 v_0 和初始时间 t_1，并可通过 $n+1$ 个配对序列描述（式 12-34）。

$$\langle (v_0, t_1), (v_1, t'_{arr_1}), (v_2, t'_{arr_2}), \cdots, (v_n, t'_{arr_n}) \rangle \tag{式 12-34}$$

其中 v_j 表示时空路径上经过的第 j 个节点，而 t'_{arr_i} 为路径到达节点 v_j 的时间。在传播过程中还可得到前一个节点 v_{j-1} 到 v_j 所经过的距离。其距离可通过进度矩阵得到（式 12-35）。

$$P_{v_{j-1}-v_j}^{[t'_{arr_j}]} \tag{式 12-35}$$

需要注意的是，任何传播过程得到的路径都遵循时间顺序的条件（式 12-36）。

$$t_1 < t'_{arr_1} < \cdots < t'_{arr_n} \tag{式 12-36}$$

时间路径的特点是具有两种长度：拓扑长度，即路径中的节点数；等待时间，即源节点到目标节点所经历的时间。对于时空路径，从 v_0 到 v_n 路径的空间长度特征可通过式 12-37 表示。

$$\sum_{j=1}^{n} P_{v_{j-1}-v_j}^{[t'_{arr_j}]} \tag{式 12-37}$$

该指标能够从拓扑、时间与空间的角度探索网络的连通性。

三、实例应用

例 12-5 数据来源：2010 年 12 月 6 日星期一下午 1 点至 12 月 10 日星期五下午 2 点，法国里昂一家医院老年科的患者和各类卫生保健工作人员间的接触记录。本研究中共有 75 人，其中行政人员（AMD）8 人，医生（MED）11 人，护士（NUR）27 人以及患者（PAT）29 人。研究期间参与者会在胸前佩戴一个 RFID 传感器，当两人面对面接触且彼此相距 1～1.5 米时，设备会每隔 20 秒进行记录。采用含权图的形式进行可视化。

R 程序代码如下：

```
library( sand )  # 加载包含时空数据的 R 包
library( networkDynamic )  # 加载用于网络分析的包
data( hc )  # 导入时空网络数据
help( hc )  # 查看数据信息

# 查看数据维度及格式,并描述人员间的接触情况
dim( hc )
head( hc )
status < - table( hc$S1 , hc$S2 )
diag.status < - diag( status )
status < - status + t( status )
diag( status ) < - diag.status
status

# 构建 igraph 对象
vids < - sort( unique( c( hc$ID1 , hc$ID2 ) ) )
g.week < - graph_from_data_frame( hc[ , c( "ID1", "ID2", "Time" )],
                                   vertices=data.frame( vids ),
                                   directed=FALSE )
E( g.week )$Time < - E( g.week )$Time/( 60 * 60 )  # 设置 igraph 对象边的属性
type < - unique( rbind( data.frame( id=hc$ID1 , status=hc$S1 ),
                data.frame( id=hc$ID2 , status=hc$S2 ) ) )
V( g.week )$Status < - as.character( type[order( type[ , 1 ] ), 2] )  # 设置 igraph 对象节点
的身份属性

# 将节点的多重边合并为一条边,并使用权重描述边的多重信息
E( g.week )$weight < - 1
g.week.wgtd < - simplify( g.week )
summary( g.week.wgtd )

# 生成每 12 小时内,人员接触情况的网络图
g.sl12 < - lapply( 1 : 8, function( i ) {
  g < - subgraph.edges( g.week, E( g.week )[Time > 12*( i-1 ) & Time < = 12*i],
delete.vertices=FALSE )
simplify( g )
} )

# 将人员的身份属性用不同颜色表示
set.seed( 2021 )
```

```
l = layout_with_fr( g.week.wgtd )
v.cols < - character( 75 )
v.cols[V( g.week.wgtd )$Status=="ADM"] < - "#4d5aaf"
v.cols[V( g.week.wgtd )$Status=="MED"] < - "#82ae46"
v.cols[V( g.week.wgtd )$Status=="NUR"] < - "#eb6101"
v.cols[V( g.week.wgtd )$Status=="PAT"] < - "#e6b422"

# 绘制时空网络的静态快照
opar < - par(  )
par( mfrow=c( 2, 4 ),
     mar=c( 0.5, 0.5, 1.5, 0.5 ),
     oma=c( 2.0, 1.0, 4.0, 0 ))
for( i in ( 1 : 8 )){
  plot( g.sl12[[i]], layout=l, vertex.size=7,
        edge.width=2*( E( g.week.wgtd )$weight )/1000,
        vertex.color=v.cols, vertex.label=NA
        # , edge.color="black"
 )
  title( paste( 12*( i-1 ), "to", 12*i, "hrs" ))
}
# 绘制时空网络在不同时间段上度的分布图
all.deg < - sapply( g.sl12, degree )
sl.lab < - sapply( 1 : 8, function( i )
  paste( 12*( i-1 ), "-", 12*i, "hrs", sep="" ))
deg.df < - data.frame( Degree=as.vector( all.deg ),
                       Slice = rep( sl.lab, each=75 ),
                       Status = rep( V( g.week )$Status, times=8 ))

p = qplot( factor( Degree ), data=deg.df,
           geom="bar", fill=Status )
p = p+facet_grid( Slice~. ) + xlab( " 节点度 " ) + ylab( " 频数 " ) + scale_fill_manual
( values=c( "#4d5aaf", "#82ae46", "#eb6101", "#e6b422" ))
  p + theme_bw(  ) + theme( panel.grid = element_blank(  )) + guides( fill=FALSE )
```

结果解读：本案例中绘制了医院人员接触的 8 幅静态网络图，每幅图对应 12 小时的周期，如图 12-17 所示，展示了不同时间段内网络边的出现与消失情况。由于网络的拓扑结构会影响疾病的传播，而度的分布是一种对网络拓扑的最基本概括。因此，为了解该医院疾病的潜在传播过程，绘制了每 12 小时内网络中度分布的柱状图（图 12-18）。从图 12-18 可以看出，大多数患者与其他人的接触相对较少，而医护人员的接触人数更多。其结果提示，医院中潜在的疾病传播者可能是医护人员。

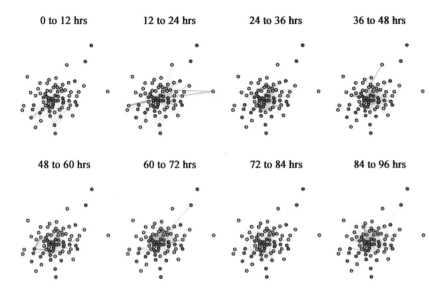

图 12-17　医院人员接触数据的时空网络图，8 个静态网络快照对应 12 小时内的接触情况。
节点的颜色表示人员的类别：AMD（蓝色）、MED（绿色）、NUR（红色）、PAT（黄色）

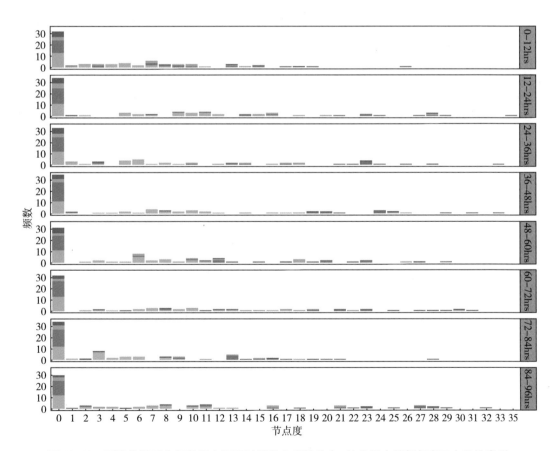

图 12-18　医院接触时空网络图在不同时间段上度的分布，柱状图中的颜色表示人员的类别：
AMD（蓝色）、MED（绿色）、NUR（红色）、PAT（黄色）

本章例题和练习题的数据文件、数据库、软件运行程序及结果请扫描二维码。

本章小结

1. 时空大数据具有六个特征,即位置特征、时间特征、属性特征、尺度特征、多源异构特征和多维动态可视化特征。

2. 时空典型相关分析是对两个具有相同时间域不同空间域的数据集进行典型相关分析。

3. 时空热点分析在医疗健康领域常用于流行病建模,可发现疾病集中暴发的时间和位置,为资源的合理配置提供重要信息。

4. 时空扫描分析是在空间扫描的基础上,引入时间变量,计算时空扫描统计量,可单纯对疾病在时间或空间上聚集的规律进行研究,也可同时研究时间和空间两个维度上的疾病聚集规律。

5. 时空回归分析考虑对象、过程、事件在空间、时间、语义等方面的关联关系,其目的是寻找变量之间的关系,是对经典回归或空间回归模型的延伸。时空回归模型是生态学分析的主要方法,从生态学的角度研究疾病发病(或患病、死亡等)时空分布与解释变量(地理因素,如经度、纬度;环境因素,如空气、水、土壤等,以及社会经济学因素)的关系。

6. 时空网络分析是在空间网络的基础上加入时间要素,将一维的物理空间扩展为二维的时空网络,从而可以更加清晰地揭示时间和空间的相互关系。

（伍亚舟　易　东）

练 习 题

一、思考题

1. 时空典型相关分析（ST-CCA）在实际应用中需要注意哪些问题？

2. 简述热力图和热点分析的区别和联系。

3. 依据例 12-4，探索仅具有空间成分（即 long 和 lat）或仅具有时间成分（day）的模型，请问在什么情况下返回最大的 R^2？

4. 依据例 12-4，探索时空（即经度、纬度和日期）之间的交互项，看得出的结果是否有所改进。提示：模型可改写成 c_covid19_r ～（long + lat + day）^2 + lt_illness + .。

5. 在疾病的时空传播过程中，除了受节点度的影响，还受哪些因素的影响？

6. 如何通过时空模型控制疾病的传播？

二、单选题

1. 关于时空分析，以下说法正确的有（   ）。

 A. 除与时间和空间相关的数据外，时空数据还包含事件数据

 B. 时空分析的研究对象是时空数据

 C. 时空分析可发现数据的时间序列趋势、空间结构特征和时空动态关联模式

 D. 时空分析对推进智慧医疗的发展起重要作用

 E. 以上均是

2. 时空扫描统计分析中常用的概率模型有（   ）。

 A. 指数概率模型   B. 二项分布模型

 C. 时空重排模型   D. Poisson 分布模型

 E. 以上均是

三、案例分析

现有 2020 年全国 31 个省（自治区、直辖市）的新冠肺炎发病数据（扫描本章二维码见练习题表 12-1），对新冠肺炎的时空聚集性进行时空扫描统计，探索该疾病的时空聚集分布特征。

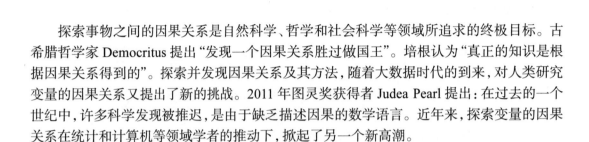

第十三章 健康医疗大数据背景下的因果推断

探索事物之间的因果关系是自然科学、哲学和社会科学等领域所追求的终极目标。古希腊哲学家 Democritus 提出"发现一个因果关系胜过做国王"。培根认为"真正的知识是根据因果关系得到的"。探索并发现因果关系及其方法，随着大数据时代的到来，对人类研究变量的因果关系又提出了新的挑战。2011 年图灵奖获得者 Judea Pearl 提出：在过去的一个世纪中，许多科学发现被推迟，是由于缺乏描述因果的数学语言。近年来，探索变量的因果关系在统计和计算机等领域学者的推动下，掀起了另一个新高潮。

第一节 健康医疗大数据因果推断概述

一、关联、线性相关和因果三者的关系

健康医疗大数据观测了高维的变量信息，阐明变量之间的依赖关系往往是首要任务。X 与 Y 之间的因果与关联是不同的，如果 X 导致 Y（即 X 是 Y 的原因），那么这两个变量是相关联的或依赖的；但是 X 和 Y 不存在因果关系（例如存在 X 和 Y 的共同原因），两者往往也存在关联。例如，假设观察到每天喝超过 4 杯咖啡的人患皮肤癌的机会减少，这并不一定意味着咖啡抵抗癌症，另一个解释是喝咖啡多的人工作长时间在室内，因此几乎没有晒太阳（一个已知的风险因素），从而导致癌症风险低。在这种情况下，X 和 Y 不存在因果关系，但却有很强的关联性。因此，关联并不意味着因果关系。

在日常用语中，依赖、关联和线性相关是交替使用的。然而，事实上依赖和关联是同义词，不同于线性相关。关联是一个非常一般的关系：一个变量提供了另一个变量的信息。线性相关性更具体，两个变量相关时显示一个增加或减少的线性趋势。因此，并不是所有的关联都是线性相关的，更不能把线性相关等同于因果关系。

对于数值变量和有序变量，有两种主要的相关度量：Pearson 相关（r），测量线性趋势；Spearman（秩）相关，测量不一定是线性的上升和下降趋势。不加修饰地使用"相关"时，通常指 Pearson 相关。如果任一变量为有序变量，则 r 无法解释。对于线性趋势，$|r|$ 在没有噪声的情况下为 1，并随噪声增大而减小；但对于完美关联的非线性趋势，$|r|$ 也可能 < 1。另外，具有非常不同关联的数据集可能具有相同的关联性。因此，应使用散点图来解释 r。如果任何一个变量被移位或缩放，r 都不会改变，并且 $r(X, Y) = r(aX + b, Y)$。但是，r 对非线性单调（递增或递减）变换敏感。例如，当采用对数变换时，$r(X, Y) \neq r(X, \log(Y))$。其也对 X 或 Y 值的范围敏感，当从较小范围采样值时，其值可能会减小。

总之，线性相关意味着关联，而不是因果关系。相反，因果关系意味着存在关联，而不一定是线性相关。

二、因果图

因果图是一种有向无环图（DAG），变量 A 的结果 B 不能再成为 A 的原因，即两个变量不存在双向的因果关系。因果图中变量的依存关系通过有向边或圆弧表示，变量也称为节点或顶点。由圆弧连接的两个变量是相邻的，并且满足箭头尾部是父节点、头部是子节点，箭头表示父节点对子节点的直接作用。没有父节点的变量是外生的或是根节点，并且仅由外部因素决定，否则为内生变量。如图 13-1 所示，变量之间的自然路（natural path），形式上表示为连接两个变量的箭头序列（例如，$B \leftarrow A \rightarrow C \rightarrow E$），无论其方向如何（每个变量最多传递一次）。因果路或有向路表示路上的所有箭头具有相同的方向（例如，$A \rightarrow C \rightarrow E$）。两个变量之间的混杂路表示路上途经变量存在共同原因节点（即混杂）（例如，$B \leftarrow A \rightarrow C \rightarrow E$）。碰撞路（colliding path）表示路上至少存在多个头对头的碰撞节点（collider），例如在碰撞路 $C \rightarrow E \leftarrow D$ 中，E 是碰撞节点。当一条通路中不存在碰撞节点时，则称这条路是开路（open path），例如 $B \leftarrow A \rightarrow C \rightarrow E$；如果存在至少一个碰撞节点，则称这条路是闭路（blocked path），例如 $C \rightarrow E \leftarrow D$。开路包括因果路和混杂路，开路贡献于变量之间关联，即在统计学上具有关联性；闭路主要包括碰撞路，并不贡献于两者的关联，即在统计学上是独立的。如果在因果图中的两个变量 A 和 B 不存在开路，则称 A 有向分割了（d-separation）B。需要注意的是，混杂和碰撞节点都是针对特定通路而言，一个通路上的中介在另一条通路上有可能变为混杂。例如，在因果路 $A \rightarrow C \rightarrow E$ 中，C 是中介变量；然而在 $E \leftarrow C \rightarrow D$ 中，C 是混杂。

如果两个变量之间存在至少一个开路，则称 X 和 Y 是有向连接的（d-connected），通过给定 X 和 Y 路上所有的碰撞节点也可以诱导 X 和 Y 之间的关联；否则，则称 X 和 Y 是有向分割的（d-separation），相似的，给定 X 和 Y 路上的所有混杂或中介也可以导致 X 和 Y 之间的条件独立性。总之，对通路中的变量施加条件就会产生诱导路：对因果通路或混杂通路中的节点施加条件会打断这条开路，使其变为闭路；对碰撞路上的所有碰撞节点施加条件会打开原本的闭路，使其变为开路。如果只是对碰撞路上的部分碰撞节点施加条件，诱导的碰撞路仍然是闭路。因此，一个开的混杂路贡献于变量之间的边际关联（也称为混杂偏倚），一个开的诱导路则贡献于变量之间的条件关联（也称为碰撞偏倚）。

例如，当考虑吸烟（E）对肺癌（D）的因果作用时，协变量（C）与暴露和结局存在三种可能的关系。第一种情况，协变量 C 是 E 和 D 的共同原因（此时，C 是一个混杂）。第二种情况，协变量是从暴露到结局的因果路径上的变量，C 被称为中介变量。最后一种情况，协变量是暴露和结果的共同结果，C 被称为碰撞节点。前两种情况，C 都贡献于吸烟和肺癌之间的关联，但第三种情况下 C 对吸烟和肺癌的关联不起任何作用。但一旦将协变量 C 放到回归模型进行调整，情况则恰恰相反，前两种情况下调整后的 C 不再贡献于关联，调整后的碰撞节点则会诱导产生吸烟和肺癌之间的虚假关联。

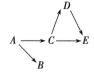

图 13-1　关于变量 A、B、C、D 和 E 的因果图（DAG）

三、潜在结果和反事实框架

潜在结果 Y^a 是指接受潜在治疗 $A=a$ 的个体结果。对于该个体，治疗的因果关系是个体接受治疗的潜在结果与未接受治疗的潜在结果之间的差异 $Y^{a=1}-Y^{a=0}$。由于这种因果关系对不同的个体可能是不同的，并且不可能测量单个体的因果关系，因此，研究者对研究治疗的平均因果关系感兴趣，也被称为平均治疗效果。

在理想的随机对照试验中，必须满足以下条件：第一，从人群中随机选择受试者；第二，将受试者随机分配到治疗组和对照组，即 $(Y^{a=1}, Y^{a=0}) \perp A$。

第一个条件保证受试者的潜在结果是从同一分布中随机抽样的，因此样本中因果效应的估计值等于分布中的平均因果效应。第二个条件确保治疗的分组与受试者的潜在结果无关。如果两个条件都满足，则估计的因果效应是治疗组的潜在结果减去对照组的潜在结果。使用条件期望可以计算平均因果效应 $ACE = E(Y_i \mid a_i=1) - E(Y_i \mid a_i=0)$。

四、准实验和观察性研究

类似于随机对照试验，准实验（quasi experiments）的目的也是估计两个变量之间的因果效应，但是，准实验不需要对处理组和对照组进行随机分配。在准实验中，利用"准"随机化估计因果效应。准实验主要包括两种类型：第一，非等价的分组设计（nonequivalent groups design）；第二，截断回归设计（regression discontinuity）。

在非等价的分组设计中，研究者应选用除了分组以外其他因素尽量相似的两个分组，并且通过控制尽可能多的充分混杂因素，使两组尽可能相似。这种类型也是最常用的准实验设计。对于截断回归设计，研究人员希望多个潜在治疗方案都是围绕一个任意的分界线（cutoff）设计，在该分界线上，超过阈值的人可以接受治疗，低于阈值的人则不接受治疗。在该阈值附近，两组之间的差异往往很小，几乎不存在，可认为是准随机化的。因此，研究人员可以将低于阈值的个体作为对照组，高于阈值的个体作为治疗组。

准实验研究本质上也是一种观察性研究，即非随机化的研究。在自然状态下对研究对象的特征进行观察、记录，并对结果进行描述和对比分析，并没有对处理组和非处理组进行随机化分组，从而充斥着大量的混杂因素。然而，由于其在数据收集、伦理等方面的优势使得观察性研究往往更易收集大量的数据，从而更容易免受选择性偏倚的影响。如何借助准实验数据进行因果推断一直面临巨大挑战。

第二节 控制混杂偏倚的因果推断方法

一、混杂因素以及混杂偏倚

混杂因素满足以下三个条件：第一，在非暴露组人群中，是疾病的原因或原因的替代测量，这样的因素也称为风险因素。第二，与研究人群的暴露呈正相关或负相关。如果将研究人群分为暴露组和非暴露组，该因素在两组中有不同的分布。第三，不受暴露的影响。

混杂因素也可结构化地定义为可用于阻断暴露与结局之间后门路径的变量。等价地说，混杂因素可定义为可以帮助消除混杂偏倚的任意协变量 L。下面给出一个包含混杂因素的最简单形式的因果图（图 13-2），可以帮助识别。

图 13-2 描述了一个暴露 A 和结局 Y，以及它们的共同原因 L 之间的关系，显示了 A 与 Y 间两种关联的来源：①代表 A 对 Y 因果效应的路径 $A \rightarrow Y$；②用共同原因 L 连接 A 与 Y 的路

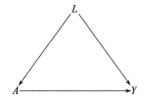

图 13-2 A 到 Y 的两条路径：$A \rightarrow Y$（目标因果路径）与 $A \leftarrow L \rightarrow Y$（后门路径）

径 $A \leftarrow L \rightarrow Y$，该路径也称后门路径。

假设暴露与疾病之间的关系用相对风险（RR）衡量。如果不存在共同原因 L，关联风险比 $Pr[Y=1 \mid A=1] / Pr[Y=1 \mid A=0]$ 应当等于因果风险比 $Pr[Y^{a=1}=1] / Pr[Y^{a=0}=1]$，此时关联即因果。但由于混杂因素的存在，关联风险比与因果风险比不相等。这种由共同原因导致的偏倚即为混杂偏倚（confounding bias）。

混杂偏倚导致暴露组和非暴露组之间缺乏可比性，因为如果暴露组实际上没有暴露，其疾病风险也会不同于实际非暴露组。由于暴露组和非暴露组之间固有的风险差异，在估计暴露对疾病的影响时就会存在混杂偏倚。

Pearl 于 1995 年提出了后门准则对因果效应进行非参数识别。即如果可以通过控制不受暴露 A 或其后代节点影响的变量，来关闭暴露 A 与结局 Y 之间的所有后门路径，它们之间的因果效应就是可以识别的。因此通常在两种情况下因果效应是可识别的：第一，暴露和结局之间不存在混杂；第二，暴露和结局之间没有未测量的混杂。

假设 L 为 t_1 时刻的体脂，A 为 t_2 时刻的血糖，Y 为 t_3 时刻的血压，且目标效应为血糖 → 血压。此时血糖与血压之间的边际相关有一部分是由后门路径"血糖 ← 体脂 → 血压"贡献的。因此，如果体脂对二者的效应都不精确为零，效应的估计中就会呈现出混杂偏倚。要想消除这部分混杂偏倚，可以对体脂进行调整。混杂偏倚的大小取决于 $L \rightarrow A$ 与 $L \rightarrow Y$ 效应的强度。混杂因素的效应越小，混杂偏倚也就越小。混杂因素取值的分布也同样重要：例如，如果一个二元混杂变量的取值分布为 1 或者 0，则不会产生混杂偏倚。最后，$L \rightarrow A$ 和 $L \rightarrow Y$ 效应的方向决定了偏倚的方向。在线性情况下，$L \rightarrow A$ 和 $L \rightarrow Y$ 的效应都为正或都为负时，会产生正向的混杂效应；当两者异号时会产生负向的混杂效应。

二、已知混杂的控制方法

（一）观察性研究中传统控制已知混杂的方法

在观察性研究中，为了控制混杂因素对研究结果的干扰，减少偏倚，需要对混杂因素进行调整，使其在暴露 / 处理组和非暴露 / 对照组中分布均衡，才能更准确地探讨暴露 / 处理因素与研究结局之间的关联性，保证观察性研究结果的真实可靠。最常用于控制混杂的方法有限制、分层、匹配和多因素回归调整等。

（二）倾向评分

倾向评分（propensity score）方法由 Rosenbaum 和 Rubin 于 1983 年首次提出，是多个协变量的一个函数，根据已知协变量的取值（X_i）计算第 i 个个体分入处理组的条件概率（式 13-1）。

$$e(X) = P(T=1 \mid X)。 \tag{式 13-1}$$

T 表示组别或处理因素，$T=1$ 表示该个体在处理组，$T=0$ 表示该个体在对照组；X 为协变量向量 $X=(x_1, x_2, \cdots, x_m)$。倾向评分的基本原理是给定协变量 X 的条件下，估计个体接受处理（$T=1$）的概率。常用的估计方法是基于传统的 Logistic 回归或 Probit 回归方法，即以组别 T 为因变量，以所要控制的因素为自变量建立 Logistic 模型（式 13-2）：

$$\text{logit}[P(T=1 \mid X)] = \alpha + \beta_1 x_1 + \cdots + \beta_m x_m \tag{式 13-2}$$

或 Probit 模型(式 13-3):

$$\Phi^{-1}(P(T=1|X)) = \alpha + \beta_1 x_1 + \beta_2 x_2 + \cdots + \beta_m x_m \qquad (式 13-3)$$

其中,Φ 为正态累积分布函数。将每个个体的协变量取值代入模型中,即可得到该个体的倾向评分(式 13-4,式 13-5)。

$$Logistic\ 回归:PS = P(T=1|X) = \frac{e^{\alpha + \beta_1 x_1 + \cdots + \beta_m x_m}}{1 + e^{\alpha + \beta_1 x_1 + \cdots + \beta_m x_m}} \qquad (式 13-4)$$

$$Probit\ 回归:PS = P(T=1|X) = \Phi(\alpha + \beta_1 x_1 + \cdots + \beta_m x_m) \qquad (式 13-5)$$

倾向评分本身不能控制混杂,而是通过匹配、分层、加权或回归调整的方法,不同程度地提高对比组间的均衡性,从而削弱或平衡协变量对效应估计的影响,达到"准随机化"的效果,又称事后随机化。

(三)广义倾向评分

在实际应用中,经常会遇到处理变量 X 是多分类或连续的情况,此情形下上述提到的构建倾向评分的方法就不再适用,而应使用以下介绍的广义倾向评分。

为了处理多分类的处理变量,Imbens 于 2000 年提出了广义倾向评分方法。如果处理变量有 K 个水平 $1, 2, \cdots, K$,根据已知协变量的取值(X_i)计算第 i 个个体的处理水平为 k 的条件概率为(式 13-6):

$$e(X) = P(T=k|X) \qquad (式 13-6)$$

在此基础上,Hirano & Imbens 于 2004 年将广义倾向评分拓展到了连续处理变量的情况。假设处理变量 T 的取值在 k_0 到 k_1 内,广义倾向评分即为给定 X 时 T 的条件密度(式 13-7)。

$$e(X) = f_{T|X}(t|x), \forall t \in [k_0, k_1] \qquad (式 13-7)$$

对广义倾向评分的估计,可用上述提到的基于回归的方法(Logistic 与 Probit 回归)或机器学习方法(例如 GBM)。广义倾向评分也是通过匹配、分层、加权或回归调整的方法来削弱或平衡协变量对效应估计的影响。为了评价协变量是否达到均衡效果,可选用评价指标绝对相关系数(absolute correlations, ACs),见式 13-8。

$$\| \sum_{i=1}^{N} X^* T^* \|_{1/P} \qquad (式 13-8)$$

其中 $X^* = (X - \bar{X}) / \sqrt{S_X}$ 和 $T^* = (T - \bar{T}) / \sqrt{S_T}$。AC 越接近 0 表示均衡效果越好。

(四)双稳健估计

双稳健估计方法(doubly robust estimation)是把回归估计和逆概率加权估计相结合,并具有双稳健性质:只要回归模型和倾向评分模型中的一个模型正确,双稳健估计就有相合性。

双稳健估计同时需要一个回归模型 $m(T, X; \gamma) = E(Y|T, X; \gamma)$ 和一个倾向评分模型 $\pi(X; \alpha) = P(T=1|X; \alpha)$。借助经典的统计方法,如广义矩估计(generalized method of moments, GMM)估计未知参数 α 和 γ,得到参数估计值($\hat{\alpha}, \hat{\gamma}$)。平均因果作用的双稳健估计可表示为式 13-9。

$$ATE = \frac{1}{n} \sum_{i=1}^{n} \frac{T_i}{\pi(X_i; \hat{\alpha})} Y_i - \frac{1}{n} \sum_{i=1}^{n} \frac{1-T_i}{1-\pi(X_i; \hat{\alpha})} Y_i$$

$$+ \frac{1}{n} \sum_{i=1}^{n} \left\{ 1 - \frac{T_i}{\pi(X_i; \hat{\alpha})} \right\} m(1, X_i; \hat{\gamma}) - \frac{1}{n} \sum_{i=1}^{n} \left\{ 1 - \frac{1-T_i}{1-\pi(X_i; \hat{\alpha})} \right\} m(0, X_i; \hat{\gamma}) \qquad (式 13-9)$$

式 13-9 的第一行为逆概率加权估计,第二行是对逆概率加权估计的一个纠偏项,由逆概率的残差和回归估计构成。如果倾向得分模型正确,那么逆概率加权估计有相合性,并且当样本量增加时第二行中的纠偏项趋于零。

双稳健估计的表达式还可以等价表示为式 13-10。

$$ATE = \frac{1}{n}\sum_{i=1}^{n} m(1, X_i; \hat{\gamma}) - \frac{1}{n}\sum_{i=1}^{n} m(0, X_i; \hat{\gamma})$$

（式 13-10）

$$+ \frac{1}{n}\sum_{i=1}^{n}\frac{T_i}{\pi(X_i;\hat{\alpha})}\{Y_i - m(1, X_i; \hat{\gamma})\} - \frac{1}{n}\sum_{i=1}^{n}\frac{1-T_i}{1-\pi(X_i;\hat{\alpha})}\{Y_i - m(0, X_i; \hat{\gamma})\}$$

式 13-10 中第一行是回归估计,第二行是对回归估计的一个纠偏项。如果回归模型正确,那么回归估计有相合性,而且可以证明,无论倾向评分模型正确与否,当样本量增加时,式 13-10 第二行中的纠偏项趋于零。因此,平均因果作用估计在回归模型正确时有相合性,而不需要倾向评分模型正确。

综上所述,双稳健估计具有双稳健性质。相比于回归估计和倾向评分估计,双稳健估计提供了更多减少估计偏差的机会。由于双稳健估计能有效减小模型错误导致的偏差,这种方法越来越广泛应用在缺失数据分析和因果推断中。

（五）靶向最大似然方法

靶向最大似然估计(targeted maximum likelihood estimation, TMLE)是一种基于最大似然的双稳健估计方法,用于解决观察性研究中因果效应的估计问题。假设 T 为暴露或处理变量(处理组 $T=1$;对照组 $T=0$), Y 是感兴趣的结局变量(连续或分类变量), X 是已知的潜在混杂变量。对每一个个体而言,都存在一对潜在结果,个体接受处理($T=1$)后的结果 Y_1 和没有接受处理($T=0$)时的结果 Y_0。感兴趣的平均因果效应可以定义为 $E[Y_1 - Y_0]$。

首先定义因果模型中最常提到的三个基本假设:①反事实一致性假设(counterfactual consistency):在相同处理下所得的潜在结果与该处理下的观察结果一致;②可交换性假设(exchangeability):潜在结果不受处理分组的影响, X 是本研究中的全部混杂因素,不存在其他未观测到混杂;③正则性假设(positivity):每种处理下均有人群参与。基于这三个假设,可将反事实框架下定义的因果效应估计公式等价变换为式 13-11。

$$E[Y_1 - Y_0] = E_X[E(Y | T=1, X) - E(Y | T=0, X)]$$ （式 13-11）

由式 13-11 可以看出,估计因果效应,首先要估计给定处理 T 和协变量 X 后结局 Y 的条件期望 $E(Y | T, X)$。相较于经典的结果回归模型的构建,TMLE 在构建一个初始的结果回归模型 $\hat{E}(Y | T, X)$ 后,进一步估计处理机制的模型 $\hat{P}(T=1 | X)$,并借助处理模型进一步更新初始计算的结果回归模型。最后,通过最终所得的结局模型 $E(Y | T, X)$ 可以预测每一个个体在不同处理下的潜在结果,从而计算因果效应值。

由于观察研究中变量关系的复杂性,TMLE 常借助超级学习(super learner)的思想,使用多种机器学习算法构建结果回归模型和处理机制模型。常用的机器学习算法有 LASSO(least absolute shrinkage and selection operator)、随机森林(random forest)、广义可加模型(generalized additive models)等。这些算法更有助于识别变量之间的交互作用、非线性和高阶关系,以及利用更广泛的函数形式,使得估计更加灵活,进一步提高准确估计模型的机会。

（六）G 方法

当感兴趣的处理和混杂随时间变化且混杂和处理相互影响时，上述提到的处理混杂的方法将不再适用。Robins 等于 2009 年提出了一系列适用于观测性数据中识别和估计因果效应的方法，包含 g 公式（g-formula）、逆概率加权边际结构模型（inverse probability weighted marginal structural model，IPW-MSM）和 g 估计结构嵌套模型（g-estimation of a structural nested model，g-estimation-SNM）。

1. g-formula

g-formula 的原理是对观测数据的联合密度建模，以产生不同处理情景下的潜在结果。根据数据中变量的因果关系，首先定义观测数据的联合概率密度函数（式 13-11）。

$$f(y, t_1, z_1, t_0) = f(y \mid t_1, z_1, t_0) P(T_1 = t_1 \mid T_0 = t_0, Z_1 = z_1) P(Z_1 = z_1 \mid T_0 = t_0) \quad （式 13-11）$$

其中 T_0 和 T_1 为不同时间的两次处理（基线和随访中），Z_1 为两次处理间测得的协变量，Y 为感兴趣的结局变量。

根据上述因果效应的公式定义，需要计算两次处理 T_0 和 T_1 分别在 t_0、t_1 水平时 Y 的边际均值。基于期望的性质及全概率法则有（式 13-12）：

$$E(Y) = \sum_{t_1, z_1, t_0} E(Y \mid T_1 = t_1, Z_1 = z_1, T_0 = t_0) \quad （式 13-12）$$
$$P(T_1 = t_1 \mid T_0 = t_0, Z_1 = z_1)$$
$$P(Z_1 = z_1 \mid T_0 = t_0) P(T_0 = t_0)$$

将式 13-12 变形，可以得到干预处理后观测到的潜在结果的平均值（式 13-13）。

$$E(Y^{t_0, t_1}) = \sum_{z_1} E(Y \mid T_1 = t_1, Z_1 = z_1, T_0 = t_0) P(Z_1 = z_1 \mid T_0 = t_0) \quad （式 13-13）$$

该变形后的公式即 g-formula。

2. 逆概率加权边际结构模型

g-formula 方法提到在估计因果效应时首先需要估计各变量观测数据的联合概率密度，任一变量对应的概率模型如果估计错误都会使计算所得的因果效应有偏。逆概率加权边际结构模型（IPW-MSM）的基本原理是通过产生一个虚假总体，在这个虚假总体中处理与混杂因素独立，从而实现对边际结构模型参数的估计。其优点是以直接估计平均因果效应为目标，不需要具体估计每个变量的概率。另外边际结构模型对处理是否随时间变化不敏感，通过计算最终潜在结果的平均边际作差得到平均因果效应（式 13-14）。

$$E(Y^{t_0, t_1}) = \beta_0 + \psi_0 t_0 + \psi_1 t_1 + \psi_2 t_0 t_1 \quad （式 13-14）$$

其对应的因果效应记为（式 13-15）：

$$\psi = E(Y^{1,1} - Y^{0,0}) = \psi_0 + \psi_1 + \psi_2 \quad （式 13-15）$$

借助逆概率加权的方法估计模型中的参数，首先需要计算处理的预测概率。基于实例数据，样本可分为以下四种情况：从未接受过处理（$T_{0,0}$）、仅第一次接受处理（$T_{1,0}$）、仅第二次接受处理（$T_{0,1}$）、两次都接受处理（$T_{1,1}$）。首先分别预测不同 Z_1 情况下的样本为接受处理的概率。将每种处理的边际概率（不按 Z_1 分层）除以分层后的概率，得到相应的稳定权重。利用所得权重可以构造一个准人群，在该准人群里，处理 T 将不受协变量 Z 取值的影响。基于这个无混杂影响的准人群即可估计因果效应值。

3. 结构嵌套模型

g 估计结构嵌套模型（g-estimation-SNM）利用处理和潜在结果之间的条件独立性来估

计结构嵌套模型参数。结构嵌套模型的建模思想是构建在不同 T_0, Z_1 和 T_1 水平亚组个体的潜在结果的条件对比。模型由公式表示为式 13-16。

$$E(Y^{t_0, t_1} - Y^{t_0, 0} \mid T_0 = t_0, Z_1 = z_1, T_1 = t_1) = t_1(\psi_1 + \psi_2 t_0)$$

$$E(Y^{t_0, 0} - Y^{0, 0} \mid T_0 = t_0) = \psi_0 t_0 \tag{式 13-16}$$

接下来借助 g-estimation 估计 (ψ_0, ψ_1, ψ_2) 这三个参数。

首先，基于反事实一致性和可交换性假设可得，每个时间点的处理与潜在结果是独立的，即 $Cov(Y^{t_0, 0}, T_1 \mid Z_1, T_0) = Cov(Y^{0, 0}, T_0) = 0$。继续借助模型假设，可将公式中的潜在结果 $Y^{t_0, 0}$ 和 $Y^{0, 0}$ 用结构嵌套模型的参数代替，得到：$Cov\{Y - T_1(\psi_1 + \psi_2 T_0), T_1 \mid Z_1, T_0\} = Cov\{Y - T_1(\psi_1 + \psi_2 T_0) - \psi_0 T_0, T_0\} = 0$。从而可以得到 g 估计值（式 13-17）。

$$\hat{\psi}_{1GE} = \frac{\hat{E}[(1 - T_0) Y\{T_1 - \hat{E}(T_1 \mid Z_1, T_0)\}]}{\hat{E}[(1 - T_0) T_1\{T_1 - \hat{E}(T_1 \mid Z_1, T_0)\}]}$$

$$\hat{\psi}_{1GE} + \hat{\psi}_{2GE} = \frac{\hat{E}[T_0 Y\{T_1 - \hat{E}(T_1 \mid Z_1, T_0)\}]}{\hat{E}[T_0 T_1\{T_1 - \hat{E}(T_1 \mid Z_1, T_0)\}]} \tag{式 13-17}$$

估计这两个 g 估计值的关键是准确估计 $E(T_1 \mid Z_1, T_0)$。可利用软件通过工具变量或普通最小二乘方法进行估计。得到上述两个估计值后可以进一步计算 $\tilde{Y} = Y - \hat{\psi}_{1GE} T_1 - \hat{\psi}_{2GE} T_1 T_0$，从而得到最后一个估计值（同样可以借助工具变量或普通最小二乘方法进行估计）（式 13-18）。

$$\hat{\psi}_{0GE} = \frac{\hat{E}[\tilde{Y}\{T_0 - \hat{E}(T_0)\}]}{\hat{E}[T_0\{T_0 - \hat{E}(T_0)\}]} \tag{式 13-18}$$

需要注意的是，ψ_{GE} 的估计过程严格假设不存在未观测到的混杂和选择偏倚。

三、未知混杂的控制方法

（一）工具变量以及孟德尔随机化模型

工具变量模型最早见于计量经济学研究中，该模型依赖于一个与暴露因素相关但与混杂及结局（给定暴露水平后）无关的变量对样本模拟随机化，通常称该变量为工具变量。孟德尔随机化（Mendelian randomization，MR）是以遗传变异作为工具变量的统计模型。MR 最早由 Katan 在探讨低血清胆固醇水平直接增加癌症风险的假设中提出，近年来被广泛应用于医学研究中。MR 利用遗传变异在配子形成过程中随机分裂与组合的特性模拟人群的随机分布：个体在出生时是否携带影响特定暴露表型的遗传变异是随机的，而遗传变异通常与后天的环境混杂因素不相关。因此，携带该变异与不携带该变异的人群在某结局上的差异则可归因于暴露因素的变异，从而排除混杂因素的干扰。孟德尔随机化模型主要有两大类：单样本孟德尔随机化方法和两样本孟德尔随机化方法。

1. 单样本孟德尔随机化　当采用单个工具变量，最常用的估计暴露 X 对结局 Y 因果效应的方法为系数比法（或 Wald 法）。记暴露 X 对工具变量 Z 作回归时 Z 的回归系数为 $\hat{\beta}_{XZ}$，结局 Y 对工具变量 Z 作回归时 Z 的回归系数为 $\hat{\beta}_{YZ}$，系数比法得到的因果效应估计见式 13-19。

$$\text{ratio method estimate} = \frac{\hat{\beta}_{YZ}}{\hat{\beta}_{XZ}} \tag{式 13-19}$$

系数比估计量的置信区间可通过正态近似法或 bootstrapping 法得到。此外还可通过两阶段的方法、基于似然的方法（likelihood-based methods）以及半参数估计方法（semi-parametric methods）估计暴露对结局的因果效应。当存在多个工具变量时，还可将多个 SNPs 整合为一个加权或非加权的等位基因得分（allele score）或称为遗传风险得分（genetic risk score），以得分为工具变量进行孟德尔随机化研究。

2. 两样本孟德尔随机化 两样本孟德尔随机化允许研究者使用汇总数据（summary data）进行分析。汇总数据为遗传变异与性状（或疾病结局）关联关系的汇总统计量（包括关联估计值、标准误、显著性 P 值等）。假设存在 j 个相互独立且符合工具变量基本假设的工具变量（$G_1, \cdots, G_j$），分别记第 j 个遗传变异 G_j 与性状以及结局的关联关系的估计值为 $\hat{\beta}_{X_j}$ 和 $\hat{\beta}_{Y_j}$。采用逆方差加权法（inverse-variance weighted method, IVW）估计暴露对结局的因果效应。该方法的思路为，首先分别计算各遗传变异对应的 Wald 估计量（式 13-20）。

$$\hat{\theta}_{R_j} = \frac{\hat{\beta}_{Y_j}}{\hat{\beta}_{X_j}} \qquad （式 13-20）$$

进而将 Wald 估计量的方差的逆作为权重，将各个遗传变异对应的比例估计值进行整合，整合后的 IVW 估计量则作为最终暴露与结局的因果效应关联估计值（式 13-21）。

$$\hat{\beta}_{IVW} = \frac{\sum_{j=1}^{J} \hat{\theta}_{R_j} \sigma_{R_j}^{-2}}{\sum_{j=1}^{J} \sigma_{R_j}^{-2}} = \frac{\sum_{j=1}^{J} \hat{\beta}_{X_j} \hat{\beta}_{Y_j} \sigma_{Y_j}^{-2}}{\sum_{j=1}^{J} \hat{\beta}_{X_j}^2 \sigma_{Y_j}^{-2}} \qquad （式 13-21）$$

使用汇总数据进行分析的优势在于，汇总数据多来源于大样本的全基因组关联分析（genome-wide association study, GWAS）结果，确保因果效应估计的检验效能较高，同时提高了研究结果的可重复性。然而，仅基于汇总数据无法进一步针对特定亚组进行分析，也较难根据研究需要进行变量的调整。

（二）双重差分方法

双重差分（difference-in-difference, DID）方法起源于计量经济学领域，但该方法背后的逻辑早在 19 世纪 50 年代就被 John Snow 使用，在一些社会科学中称为"前后对照研究"。DID 是一种准实验设计，利用来自治疗组和对照组的纵向数据获得一个适当的反事实来估计因果效应，通常用于评估一个特定干预或治疗的效果（如通过法律、制定政策或大规模程序实现）（图 13-3）。

DID 主要用于观察性研究，主要有三个基本假定：可交换性（exchangeability）、正则性（positivity）和稳定的个体治疗值的假设（stable unit treatment value assumption, SUTVA）。可交换性指在没有治疗的情况下，治疗组和对照组之间未观察到的差异随着时间的推移是恒定的。此外仍需要满足，基线数据中干预与结果是不相关的（干预的分配与结果无关）；平行趋势假设，是确保 DID 模型内部有效性的最关键假设，也是最难实现的假设。它要求在没有治疗的情况下，治疗组和对照组之间的差异随着时间的推移是不变的。虽然对于该假设没有统计测试，但当有多个时间点的观察时，往往是有用的。也有人提出，测试的时间周期越小，该假设越有可能成立。违反平行趋势假设将导致对因果效应的有偏估计。

DID 估计值见式 13-22。

$$\begin{aligned} \beta^{DID} &= (\overline{Y}^{\text{treatment, after}} - \overline{Y}^{\text{treatment, before}}) - (\overline{Y}^{\text{control, after}} - \overline{Y}^{\text{control, before}}) \\ &= \Delta \overline{Y}^{\text{treatment}} - \Delta \overline{Y}^{\text{control}} \end{aligned} \qquad （式 13-22）$$

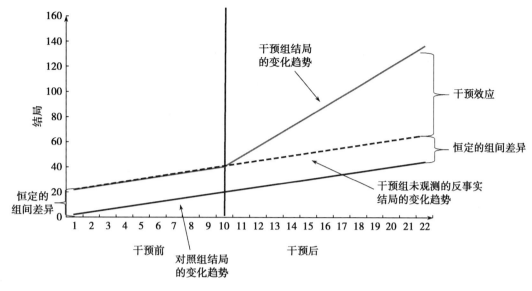

图 13-3　双重差分（DID）模型示意图

DID 的回归方程构建为式 13-23。

$$Y = \beta_0 + \beta_1 D + \beta_2 X + \beta_3 (DX) + \varepsilon \qquad （式 13-23）$$

其中，因果效应为 β_3。

（三）阴性对照方法

观察性研究中，混杂因素往往会影响因果关系的识别和计算。阴性对照法（negative control method, NCM）基于"阴性对照的实验检测结果必须阴性"的思想而建立，是人群研究多个比较组和关联特异度的进一步扩展。NCM 主要用于检测或消除未知的混杂因素。如图 13-4 所示，NCM 的基本原理是人群研究中阴性对照的定义：不参与拟研究的因果假设，但具有与研究假设相同的潜在偏倚结构的人群对照。一般情况下，阴性对照主要有两种类型，阴性对照暴露和阴性对照结局。与未观察到的混杂因素相关但不受观察暴露的因果影响的变量称为阴性对照结局；阴性对照暴露指与未观察到的混杂因素相关，但不会对感兴趣的结果产生因果影响。在某种程度上，暴露 A 与结局 Y 之间的未知混杂 U 与阴性对照 N 和 Y 的暴露在某种程度上是重叠的，则称阴性对照暴露 N 与 A 是 "U-comparable"。

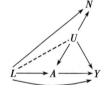

图 13-4　理想的阴性对照的因果图模型

注：A 表示暴露，Y 表示结局，L 为已知的混杂因素，U 表示未知的混杂因素，N 表示阴性对照暴露（或阴性对照结局）。

1. 阴性对照结局方法检测未知混杂

理想的阴性对照结局 N 满足：给定已知和未知的混杂因素（L 和 U），暴露因素 A 对阴性对照结局 N 是独立的，即 $E(N|A,L,U) = E(N|U,L)$。因此，可以得到式 13-24。

$$E(N|A,L) = E[(N|U,A,L)|A,L] = E[E(N|U,L)|A,L] \qquad （式 13-24）$$

假定 A 和 U 都是二分类变量，则给定 L，A 对 N 的因果效应为式 13-25。

$$\Delta(L) = E(N|A=1,Y) - E(N|A=0,L)$$
$$= [E(N|U=1,L) - E(N|U=0,L)] \times [E(U|A=1,L) - E(U|A=0,L)] \qquad （式 13-25）$$

式 13-25 表明,若存在未知的混杂因素,则 $\Delta(L)=0$。因此,给定 L,估计 A 对 N 的效应则可以用来检测未知的混杂因素。

2. 阴性对照暴露方法检测未知混杂

理想的阴性对照暴露 N 满足:给定暴露因素 A,已知和未知的混杂因素(L 和 U),阴性对照暴露 N 与结局是独立的,即 $E(Y|N,A,L,U)=E(Y|A,U,L)$。因此,可以得到式 13-26。

$$E(Y|N,A,L)=E[(Y|U,A,L)|N,A,L] \tag{式 13-26}$$

假定 N 和 U 都是二分类变量,给定 L 和 A,则 N 对 Y 的因果效应为式 13-27。

$$\delta(L,A)=E(Y|N=1,A,L)-E(Y|N=0,A,L) \tag{式 13-27}$$
$$=[E(Y|U=1,A,L)-E(Y|U=0,A,L)]\times[E(U|N=1,A,L)-E(U|N=0,A,L)]$$

公式表明,若存在未知的混杂因素,则 $\delta(L)=0$。因此,给定 L 和 A,估计 N 对 Y 的效应则可以用来检测未知的混杂因素。

3. 阴性对照的选择

阴性对照的选择主要依据先验理论知识、已发表零效应研究及时序关系等。相同偏倚结构的获知一般较难,通常从同时期、同一经历等获取相应变量作为阴性对照。

(四)敏感性分析以及 E-value

在观测数据中推断因果关系的重要障碍是无法测量或无法控制的混杂因素,也就是说,与治疗和结果相关的某些第三个因素(即混杂因素)可能解释了其之间的关联,而不是真正的因果效应。往往调整或控制可见的混杂因素是不足够的。对未测量的混杂,评估因果关系证据的一个重要方法是"敏感性分析"。敏感性分析考虑的是无法测量的混杂因素有多强才能解释这种相关性,也就是说,无法测量的混杂因素必须与治疗和结果的相关性相互抵消才能使治疗和结果之间没有因果关系。敏感性分析关注两个参数:一是未测量的混杂因素和结果之间的关联强度;二是处理或暴露和未测量的混杂因素之间的联系强度。一旦确定了这些参数,就可以计算这组未测量的混杂因素对观察到的相对风险的影响程度。基于这种思想,E-value 被提出以评价因果效应。E-value 被定义为最小关联强度,表示在调整了可观测的混杂因素后,足以均衡治疗与结局关系的未知混杂分别与治疗和结局的最小关联强度。较大的 E-value 意味着需要相当大的未知混杂(关联强度)来解释估计的影响。一个小的 E-value 意味着几乎不需要未知混杂(关联强度)来解释效果估计。

在实践中,未测量的混杂关联的强度是未知的,但原则上可以指定许多不同的值,并确定每个设置如何影响估计值。RR_{UD} 表示在任何治疗组内,给定观察到的协变量,对任何两类未测量的混杂因素进行比较的结果的最大风险比。RR_{EU} 表示任何特定水平的未测量的混杂因素的最大风险比,比较已进行治疗和未进行治疗的混杂因素,并对已测量的协变量进行调整。因此,RR_{UD} 表示未测量的混杂因素对结果有多重要,RR_{EU} 表示治疗组在未测量的混杂因素中有多不平衡,如图 13-5 所示。一旦这些变量被指定,这些未被测量的混杂的最大相对量即可得到。

为了获得未测量的混杂因子能够改变观

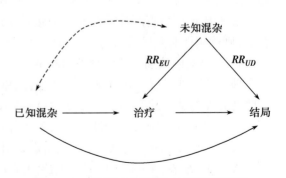

图 13-5 关于未知混杂的因果图结构

察到的风险比 RR 的最大值,只需将观察到的风险比与偏倚因子 B 作比。通过偏倚因子 B 获得最大置信区间,而这个置信区间可以将估计值的置信期间(CI)移向零值。首先,用上述方法计算偏倚因子 B(式 13-28)。

$$B = RR_{UD}RR_{EU} / (RR_{UD} + RR_{EU}) \tag{式 13-28}$$

有研究者可能会反对这样的敏感性分析,因为指定混杂关联(RR_{UD} 和 RR_{EU})强度的假设,而且研究者可以简单地选择 RR_{UD} 和 RR_{EU} 的值,使结果看起来可靠。一种可能的补救方法是提供一个包含不同 RR_{UD} 和 RR_{EU} 的表格,其中包括一些很大的值,以便让读者和研究者了解结论对潜在未测量混杂因素的敏感性。研究者也可以绘制出足以解释或逆转这种关联的 RR_{UD} 和 RR_{EU} 的所有值,如图 13-6 所示。

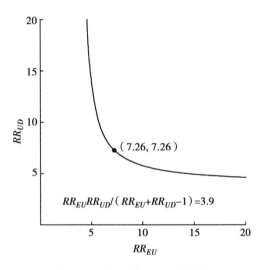

图 13-6 RR_{UD} 和 RR_{EU} 的关系

敏感性分析的重要参数 $E\text{-}value$,是对于观察到的 RR 风险比率(式 13-29)。

$$E\text{-}value = RR + \mathrm{sqrt}\{RR \times (RR-1)\} \tag{式 13-29}$$

较大的 $E\text{-}value$ 意味着需要相当大的未测量的混杂来解释估计的影响。一个小的 $E\text{-}value$ 意味着几乎不需要为测量混杂来解释效果估计。表 13-1 总结了基于 RR 值如何计算 $E\text{-}value$。

表 13-1 针对 RR 值的方向分别计算 E-Value

RR 值的方向	$E\text{-}Value$ 的计算
$RR > 1$ 估计 CI	$E\text{-}Value = RR + \mathrm{sqrt}\{RR \times (RR-1)\}$ 如果 $LL \leqslant 1$,$E\text{-}Value = 1$ 如果 $LL > 1$,$E\text{-}Value = LL + \mathrm{sqrt}\{LL \times (LL-1)\}$
$RR < 1$ 估计 估计 CI	记 $RR^* = 1/RR$ $E\text{-}Value = RR^* + \mathrm{sqrt}\{RR^* \times (RR^*-1)\}$ 如果 $UL \leqslant 1$,$E\text{-}Value = 1$ 如果 $UL > 1$,使 $UL^* = 1/UL$,则 $E\text{-}Value = UL^* + \mathrm{sqrt}\{UL^* \times (LL-1)\}$

四、实例应用

例 13-1 SNP 和暴露的数据从 Genetic Investigation of Anthropometric Traits（GIANT）consortium 网站下载（http：//portals. broadinstitute. org/collaboration/giant/index. php/GIANT_consortium_da-ta_files），选取 39 个符合研究条件的 SNPs。SNP 与结局冠心病（CHD）之间效应的数据来自 2011 年发表在 *Nature Genetics* 上的一项关于欧洲人群中冠心病 GWAS 研究的 Meta 分析，数据下载地址为：http：//www. cardiogramplusc4d. org/data-downloads/。需要从数据库中提取效应基因型（effect allele，EA）、效应基因频率（minor allele frequency，MAF）、腰围每改变一个标准差（$SD=12.5cm$）时效应等位基因的效应值（β）以及对应的标准误（SE）、P 值等信息。基于以上公开数据库的 SNP 数据，进行两样本孟德尔随机化方法，探索腰围（WC）与冠状动脉粥样硬化性心脏病发病风险的因果关系。

本例首先需要检验选取的 SNP 满足两样本 MR 的三个基本假设：① IV 与暴露因素有较强的相关性；② IV 与结局变量无直接关联；③ 工具变量与混杂因素相互独立。

在确认三个假设满足条件后，可进行下一步效应估计。利用 Wald 比值法，分别计算 39 个 SNPs 对应的 Wald 比值（β_{IV}），即该 SNP 与冠心病间的 Log（OR）效应值 β_{ZY} 除以该 SNP 与 WC 之间的效应值 β_{ZX}，并计算其 95% CI。其中，β_{IV} 的标准误由 Delta 法计算得到。R 代码实现运算如下：

```
# 计算 Wald 比值
datause$effect_wald < - datause$logOR_CHD/datause$ b_WC
datause$wald_se < - datause$SE_CHD/datause$b_WC
# 或通过 Delta 法推导出的方差公式计算各 Wald 比值的方差：
#datause$wald_se < -((( datause$logOR_CHD/datause$b_WC )^2 )*(( datause$SE_CHD )^2/( datause$logOR_CHD )^2+( datause$SE_WC )^2/( datause$b_WC )^2 ))^( 1/2 )
datause$wald_CIL < -round( exp( datause$effect_wald -1.96* datause$wald_se ), 4 )
datause$wald_CIU < -round( exp( datause$effect_wald +1.96* datause$wald_se ), 4 )
datause$effect_wald < - exp( datause$effect_wald )
datause < -datause[order( datause$effect_wald ), ]
```

得到各 SNP 对应的 Wald 比值后，可对其进行逆方差加权回归。IVW 应用的前提为所有 SNPs 均为有效的工具变量。在满足这个前提下，逆方差加权法以权重 $\omega_j = 1/\text{Var}(\beta_{IVj})$ 对 39 个 SNPs 的 Wald 比值进行加权，并强制回归直线经过原点，即当 SNP- 暴露的效应为 0 时，SNP- 结局的效应也同样为 0。

总因果效应的估计值可以表示为式 13-30。

$$\hat{\beta}_{IVW} = \frac{\sum_{j=1}^{39} \omega_j \hat{\beta}_{IVj}}{\sum_{j=1}^{39} \omega_j} \qquad （式 13-30）$$

最后，两样本孟德尔随机化法估计效应值及其 95% CI 结果，以森林图形式给出。

R 代码实现运算如下：

```
# IVW 计算因果效应
MRdata < - mr_input( bx = datause$b_WC, bxse = datause$SE_WC, by = datause$logOR_
```

```
CHD, byse = datause$SE_CHD)
    ivw < -mr_ivw(MRdata)
    ivw_estimate < - exp(ivw@Estimate)
    ivw_se < -ivw@StdError
    ivw_cilow < -exp(ivw@CILower)
    ivw_ciup < -exp(ivw@CIUpper)
    ivw_pvalue < -ivw@Pvalue
    #绘制森林图
    result < -datause[1:3, ]
    result$SNP < -c("IVW effect", "MR-Egger effect", "Weight median effect")
    result$effect_wald < -c(ivw_estimate, egger_estimate, median_estimate)
    result$wald_CIL < -c(ivw_cilow, egger_cilow, median_cilow)
    result$wald_CIU < -c(ivw_ciup, egger_ciup, median_ciup)
    forest < -rbind(datause, result)
    tiff(file = "forestplot.tiff", width =2800, height = 2800, units = "px", res =300)
    forestplot(as.matrix(forest[, c(1)]), mean=forest$effect_wald, lower=forest$wald_CIL,
upper=forest$wald_CIU,
                new_page = TRUE, clip = c(0.1, 2.5), xlog = T,
                graphwidth=unit(64, "mm"),
                lineheight = unit(3, "mm"),
                col = fpColors(box="royalblue", line="grey0"),
                xticks = c(0.09, 0.5, 1, 3.5, 10, 66),
                txt_gp = fpTxtGp(label =gpar(fontfamily = "", col = "grey0", cex=0.6),
                    ticks = gpar(fontfamily = "", cex=0.8), xlab= gpar(fontfamily
                    = "HersheySerif", cex = 0.8)), boxsize = 0.5)
    dev.off()
```

主要结果：两样本孟德尔随机化法估计的效应值及其 95% CI 结果见森林图（图 13-7）。IVW 法的结果显示，WC 每增加 1 个 SD，CHD 的 OR 值为 1.531（95% CI：1.248～1.877，$P < 0.001$），各基因之间的异质性较小（Q=51.243，P=0.070，I^2=25.843%）。

结论：孟德尔随机化研究结果显示 WC 是 CHD 潜在的危险因素。

例 13-2 系列队列研究表明，全因死亡的增加与长期暴露于较高的 $PM_{2.5}$ 之间存在关联。然而，关联研究仍然需要确定是否存在未知混杂因素。借助结局之后的 $PM_{2.5}$ 作为阴性对照暴露，即可以检验未知混杂的存在。$PM_{2.5}$ 数据来自 2019 年全球空气状况健康影响研究所（https://www.stateofglobalair.org/data/#/air/table）。每个国家的成人死亡率（每 1 000 例 15～60 岁人群死亡的概率）来自世界卫生组织（https://www.who.int/data/gho）。选取了 183 个国家的环境数据（2010 年平均 $PM_{2.5}$）、成人死亡数据（2011 年的成人死亡率）以及阴性对照暴露（2012 年平均 $PM_{2.5}$），数据结构见表 13-2。

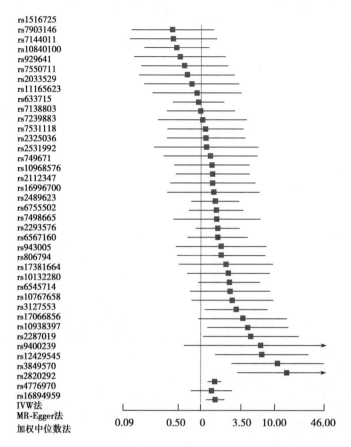

图 13-7　WC 与 CHD 间 *OR* 值及其 95% *CI* 的森林图

表 13-2　探讨 PM$_{2.5}$ 对全因死亡影响的阴性对照暴露数据结构

Country	outcome	exposure1	exposure2
Afghanistan	248.2	65	66
Albania	103.2	21	21
Algeria	102.9	34	33
Angola	260.1	34	33
Antigua and Barbuda	128.2	23	21
⋮	⋮	⋮	⋮
Zimbabwe	440.1	23	23

借助阴性对照暴露检测是否存在未知的混杂因素。给定暴露因素（exposure1），估计 exposure2 对 outcome 的效应，如效应存在统计学意义，则证明存在未知混杂因素。

R 代码实现运算如下：

model < - lm（outcome～exposure1+exposure2, data = analysis_data）

summary（model）

结果显示：

Call：
lm（formula = outcome ～ exposure1 + exposure2, data = analysis_data）
Residuals：

Min	1Q	Median	3Q	Max
−251.49	−67.54	−10.59	54.66	300.58

Coefficients：

	Estimate	Std. Error	t value	Pr（>|t|）
（Intercept）	146.873	13.361	10.993	< 2e−16 ***
exposure1	−12.770	3.715	−3.437	0.000732 ***
exposure2	13.962	3.669	3.805	0.000195 ***

Signif. codes：0 '***' 0.001 '**' 0.01 '*' 0.05 '.' 0.1 ' ' 1

结论：$PM_{2.5}$ 与全因死亡之间仍存在未知的混杂因素。

第三节　控制选择性偏倚的因果推断方法

一、抽样碰撞偏倚及其控制方法

首先来看一个例子，假设 E 是胆囊炎，D 是糖尿病，C 是住院情况，假设胆囊炎和糖尿病都是住院的原因，感兴趣的是胆囊炎对患糖尿病的影响，如果将研究人群限制在住院患者中，就会产生偏倚，这种偏倚称为抽样碰撞偏倚。此时，胆囊炎和糖尿病之间的关联，至少有部分是由非因果成分导致的。如果在抽样方案中忽略住院情况，这种偏差是可以避免的。

将上述例子嵌入因果图框架下，如图 13-8 所示进行抽样碰撞偏倚的说明：在图 13-8（a）中，当一个变量同时受到两个变量影响时（C），该变量可称作这两个变量的一个碰撞节点，此为"碰撞"。当以碰撞节点的某些情况进行抽样时，可以看作是对碰撞结点进行了限制，此为"抽样"的来源，这样便会使得 E 和 D 产生额外的虚假关联，所获得的 E 对 D 的效应便不再完全是因果关系，此时产生了"偏倚"。

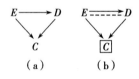

图 13-8　抽样碰撞偏倚因果图图示

（一）病例对照研究设计中的抽样碰撞偏倚

病例对照研究：分别选择目前患有某特定疾病人群和健康人群作为病例组和对照组，调查两组人群过去暴露于某种或某些可疑危险因素的比例或剂量，判断该暴露因素是否与该疾病有关联及关联程度大小的一种观察性研究方法。

图 13-9 中，假设 E 为绝经后激素水平，D 为心肌梗死的风险，F 为髋骨骨折的女性。在一般的病例对照研究设计中，心肌梗死的情况会影响被选入样本的情况（$S=1$，代表被选入研究样本；$S=0$，代表未被选入

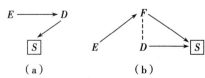

图 13-9　病例对照设计中的抽样碰撞偏倚

研究样本），一般来说心肌梗死的个体更可能被选入研究样本中（控制 $S=1$）。如图 13-9（a）所示，在该因果图中，S 没有成为一个碰撞节点，从而即使控制了 $S=1$，也不会因此产生抽样碰撞偏倚。

但当选择的对照不合适时，则很容易产生偏倚。如图 13-9（b）所示，在一些特定研究中，研究者可能更倾向于选择髋骨骨折的女性进行研究，而经过研究绝经后雌激素水平对髋骨骨折具有保护作用，从而当控制 $S=1$ 时，会使得 F 和 D 不再独立，继而 E 和 D 之间也产生了虚假关联，此时便产生了抽样碰撞偏倚。

（二）纵向队列研究中的抽样碰撞偏倚

纵向队列研究：选定暴露与非暴露某种因素的两组人群，追踪其各自的发病结局，比较两组发病的差异，从而比较两组发病结局的差异，判断暴露因素与发病有无因果关联及关联大小的一种观察性研究方法。在队列研究中，其抽样碰撞的主要来源是失访数据的删失问题。根据图 13-10 所示，本节将介绍纵向队列研究中的抽样碰撞偏倚问题。

1. 情形 1 和情形 2 假设在艾滋病患者中进行了一项随访研究，旨在探究抗逆转录治疗（E）对艾滋病风险（D）的效应。S 是该个体是否失访的指示变量，$S=1$ 即为被删失，反之则是保留。同时，考虑 U 作为免疫水平，其水平越高，艾滋病的风险便越大，U 对 S 的作用一般通过 L（变量集合，包括一系列的症状，CD4 计数和血浆病毒载量）来实现的。本例中假设 L 和 U 均是不可观测的。

为了简便，假设 E 对 D 没有效应。如图 13-10（a）所示，通常接受治疗的人更易出现各种副作用从而使该个体退出研究的可能性更大，同时，当个体免疫水平越高时，更易出现临床症状，从而也使得退出研究的可能性更大。

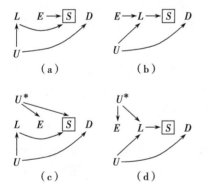

图 13-10 纵向队列研究中的
抽样碰撞偏倚

当抽取样本时，将所有的失访数据当作缺失数据而删除，仅在完整参与者中进行抽样，这等同于限制 $S=0$。由图可知，若调整了一个碰撞节点，会使得本来没有效应的 E 和 D 之间产生虚假效应。这显示在构造随访研究的样本时，失访数据的处理应当谨慎。

考虑一种特殊情况，如图 13-10（b）所示，当前期的治疗 E 对一些症状表现 L 有影响时，根据碰撞节点及其子代节点的性质，限制 $S=0$ 就等同于限制了 L，同样也会使原本没有效应的 E 和 D 之间产生虚假关联。

事实上，情形 1 和情形 2 说明即使对暴露（E）进行了随机化处理，选择偏倚也会存在，因为在这两种情况下，E 是不受任何因素影响的。

2. 情形 3 和情形 4 情形 3 和情形 4 在情形 1 和情形 2 的基础上，考虑了同时影响 E 和其他变量的未知混杂，详见图 13-10（c）和图 13-10（d）。同样的，根据碰撞节点及其子代节点的性质可以看出，当限制 $S=0$ 的时候，会使原本没有关联的混杂 U^* 和免疫水平 U 产生虚假关联，从而使 E 和 D 产生了虚假关联。

将 S 的含义从是否被删失替换为数据是否缺失，上述所有的情形都可以转化为无应答和缺失数据引起的选择偏倚问题；替换为志愿者是否愿意参与试验，则该问题变转化为志愿者偏倚。这些问题的根本都在于，抽样时限制了 S，从而使原本不相关的变量产生了虚假关联,影响了实际效应的推断。

(三) 抽样碰撞偏倚的校正

选择偏倚常常可以通过抽样控制等完备的设计方案或基于分层的替代方法控制混杂等避免,但很多时候比如个体失访、数据缺失等情况,这些方法是无效的,接下来将介绍两种常用的选择偏倚校正方法:逆概率加权和分层。

1. 逆概率加权　逆概率加权方法的主要思想是将每一个被选择的个体赋予一定的权重让其不仅可以代表自己,同时还可以代表那些没有被选择但有类似特征的人群,通过利用加权方式构造一个虚拟人群使其人群分布和原人群一样。

举例来说,假设在研究队列中,有四名未被治疗的患者,年龄在 40~45 岁,CD4 计数大于 500,其中有三名患者失访,利用逆概率加权的思想,这三名失访患者的权重将被设置为 0,而另一名还在研究队列中的患者权重将会设定为 4,其不仅含有自己的信息,还包含了其余三名与之协变量信息相同的失访患者的信息。

逆概率加权可以简单概括为两个步骤,第一步依据暴露 E 和协变量 L 取值计算每个个体被选中的概率,第二步将此概率取倒数获得权重。当一个暴露取值为 e 的个体,其协变量信息为 l 时,其权重可以表示为 $1/pr[E=e \mid L=l]$。同时也可以利用概率密度函数给出一个更一般化的权重表达(式 13-31)。

$$W^E = \frac{1}{f(E \mid L)} \qquad\qquad (式 13\text{-}31)$$

其中,$f(E \mid L)$ 代表给定协变量 L 时关于 E 的一个条件概率密度函数或条件概率。

从式 13-31 中也可以看出,逆概率加权存在一些明显的限制,首先该方法要求每一个用于计算权重的个体被选择的概率不能为零,即 $f(E \mid L) \neq 0$,否则其倒数将没有意义。在这种情况下,通常会考虑利用 g 估计的方法代替逆概率加权。另外,对于逆概率加权的方法,并没有考虑到未知混杂等未测量的因素,一定程度上会导致构造的虚拟人群与原始人群存在差异。

2. 分层　分层是另一种消除选择偏倚的方法,其和逆概率加权方法的基础都是条件分布,区别在于逆概率加权是条件概率取倒数构造权重,而分层则是根据协变量进行分层,从每层中获得效应估计。同样的,在分层方法的应用中,也有一些相对严格的假设,即暴露与结局间不存在未知混杂,暴露不影响混杂或暴露与混杂之间没有共同原因。因而,通常情况下分层只能解决图 13-10(a)和图 13-10(c)的情况,其余两种则不可以。

与分层方法相比,逆概率加权可以处理图 13-10 中的所有情况,因为它不是通过计算调整协变量后的条件分布来直接估计效应,而是根据个体的暴露与协变量信息重新构造人群估计一个边际效应。

二、分析性碰撞偏倚及其控制方法

内源性碰撞偏倚可能由在分析因果过程中错误调整碰撞节点导致,如控制了结局的结果,控制了治疗和结局之间的既是中介也是碰撞的节点,或控制了在治疗的因果路之前的碰撞节点。

(一) 调整既是中介也是碰撞的节点

很多文献都指出,调整一个被治疗影响的碰撞中介变量会导致偏倚,这种偏倚以多种形式出现。它是纵向研究中信息删失和失访偏倚的来源，也是寻找社会机制和评估直接与间接影响的中介分析的中心问题。使用有向无环图描述调整中介变量有可能也是碰撞节点的问题，即内生性碰撞偏倚。

随着时间推移，大多数前瞻性纵向研究都会经历失访，即在基线时间登记的参与者可能会死亡、离开本地或直接拒绝在随后的数据收集中回答问题。所以，随着时间推进，可用于分析的样本数量会减少。当面对这样不完整的数据时，一些社会学研究只是直接分析所有完整的样本，用生存分析等方法跟踪分析样本直到其退出，而其他分析方法可能完全忽略不完整的样本。这两种方法都有可能导致内生性碰撞偏倚。

举一个简单的例子，Hill 1997 年研究中的失访偏倚，在一项存在失访的研究 C 中分析贫困（P）对离婚（D）的效应。图 13-11 展示了几种失访的情况，（a）展示了最完美的情况，P 影响 D，但这两个变量都与 C 无关，即失访相对于 P 和 D 两个变量而言是完全随机的。在这种假设成立的情况下，则只分析完整数据，即控制没有失访的情况下，是无偏的，且 $P \rightarrow D$ 的效应在对失访不作任何调整的情况下也是可识别的。图 13-11（b）中，假设贫困（P）影响是否失访（C），即 $P \rightarrow C$，则 P 到 D 的因果效应仍然是可识别的，且如果像之前一样在图 13-11（b）中调整失访 C 并不会导致任何偏倚，因为调整 C 并不会打开任何从 P 指向 D 的非因果路径。但如果存在没有测量的未知变量，如家庭矛盾 U，既影响了失访又影响了结局离婚[图 13-11（c）]，则 C 变成了一个可以导致非因果路径的碰撞节点，$P \rightarrow C \leftarrow U \rightarrow D$，所以调整 C 会打开这条通路并且偏倚贫困和离婚之间的因果效应。因此失访偏倚其实就是内生性碰撞偏倚，在实际情况中，即使存在占比很高的失访率也不一定会影响因果效应的估计，但如果调整了失访会打开治疗和结果之间的非因果路径，则调整失访就是不可取的。

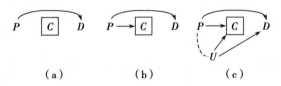

图 13-11　失访偏倚的三种情况

（二）不完善的替代影响治疗

许多社会科学研究探讨学校教育对其他因素的影响，如认知、婚姻和工资。当然，教育并不是随机分配给学生的，平均而言，无论受教育程度如何，先天能力较高的人都更有可能获得更多的教育，也更有可能在以后的人生中取得更好的成绩。由于没有一个完美的方法来调整先天能力造成的混杂，所以研究人员通常使用先天能力的指标，比如智商分数等。以下通过包括碰撞偏倚在内的三个独立问题来讨论这种策略。

具体来说，考虑目标是教育 S 对于工资 W 的影响。如图 13-12（a）所示，假设了一个常见的情况，即先天能力 U 通过非因果路径混杂了教育对工资的影响，即 $S \leftarrow U \rightarrow W$。由于真正的先天能力无法被测量，所以混杂路无法阻断，从而 S 到 W 的影响不可识别。下一步，通过调整智商测试的分数 Q，则可以令 Q 作为先天能力的替代[图 13-12（b）]。在 U 对 Q 强影响的条件下，Q 是 U 的有效替代。但当 Q 无法完全表达 U 时，S 对 W 的效应仍有偏。这就是替代变量的第一个问题,由于替代不能完全表示隐藏变量从而导致的混杂残差。然而,在图13-12(b)的假设条件下,控制Q至少可以在不引入新的偏倚情况下部分消除由于U导致的混杂偏倚。

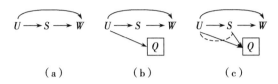

图 13-12 替代变量导致碰撞偏倚的情况

第二个问题是图13-12(c)中所表示的碰撞偏倚。智商测试得分有可能是在入学之后才进行的,由于学校教育会影响学生的测试成绩,所以有$S \to Q$的因果路,这使得Q成为教育S到工资W非因果通路上的一个碰撞节点,$S \to Q \leftarrow U \to W$,从而调整$Q$会导致打开这条非因果通路进而导致碰撞偏倚。

第三个问题是Q可能对W产生直接的因果作用($Q \to W$),这可能是由于雇主在招聘过程中使用了智商得分作为考虑因素,更高的得分可以得到更高的工资,而不考虑其学历高低。在这种情况下,教育对于工资的因果效应通过$S \to Q \to W$因果路部分被智商分数中介,此时调整Q将阻断这条因果路,导致过度调整产生偏倚。

综合这三个问题,使得分析十分困难。究竟应该通过调整代理Q从而去除混杂偏倚,还是不调整Q从而避免碰撞偏倚或过度调整偏倚。在缺乏因果图中所有节点的结构和效应强度的具体情况下(存在未测量变量的情况下通常难以确定因果图),很难确定哪个问题会在实际分析的过程中造成偏倚,因此采取何种分析手段也难以确定。

（三）分析性碰撞偏倚的校准

分析性碰撞偏倚在数据完整的一些情况下也可以通过抽样碰撞偏倚的分层分析等方法矫正,但在分析过程中,如果已经大概知道了变量之间的因果结构,则可以通过直接调整分析手段进行矫正,此处介绍一个常见的矫正方法,辅助变量校准。

经典的碰撞偏倚结构可以通过在E和C之间添加一个中间变量I来分析(图13-13)。尽管产生碰撞偏倚两端的变量是I和D,而不是E和D,但如果分析E到D的效应时,仍然会有偏倚存在。这是由于I和D之间调整碰撞节点产生新的关联关系导致E和D之间通过$E \to I \text{--} D$这条路产生新的联系(其中无向边表示由于打开通路导致的没有方向的关联传递)。病例对照研究最容易产生这种因果结构的碰撞偏倚,其中C为一个二分类变量,表示被选入研究($C=1$)或没有进入研究($C=0$)。在病例对照研究中,由于患者更有可能被选入研究导致$D \to C$的效应更强,因此,在任何病例对照研究中,研究患病人群($C=1$)从而产生

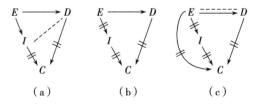

图 13-13 辅助变量校准碰撞偏倚的几种情况的因果图

调整 C 导致的碰撞偏倚是不可避免的。

接下来思考一个问题, C 作为一个碰撞节点, 调整 C 引入碰撞偏倚的根本原因在于 $E \rightarrow C$ 的因果效应, 该效应可能无意地在抽样决定中产生。例如, 如果感兴趣的效应是体重 (E)→腰部骨折(D)和体重(E)→糖尿病(I), 则选择糖尿病患者作为对照就会形成图 13-13 中的因果结构。这种不恰当的抽样决定会引入一个碰撞偏倚: 体重(E)→糖尿病(I)-- 腰部 骨折(D)。如通常所说, 预防是最好的治疗方法, 最好的解决方法是不以糖尿病患者作为 抽样对照。但在实际情况中, 当碰撞偏倚已经产生, 只需要在选择过程中忽略变量, 即通过 调整糖尿病状态这个中间辅助变量从而矫正偏倚 [图 13-13(b)]。对辅助变量的调整可以 使 I 和 E 之间的通路被打断(打断了两条带箭头的边), 并且 I 和 D 之间通路也被打断了(消 除了无向边), 从而打断所有碰撞偏倚的因果路达到矫正偏倚的效果。但当 I 不是 E 对 C 的 完全中介时, 这种方法就无法得到无偏估计 [图 13-13(c)]。所以在实际分析中, 通过辅助 变量校准碰撞偏倚时, 需要考虑其因果结构的实际情况, 从而判断碰撞偏倚是被完全校准 还是在保持有偏的情况下减少偏倚。

三、实例应用

例 13-3 以图 13-8(b)中因果图为例, 分别比较校正选择性偏倚和不校正选择性偏倚 对因果效应估计的影响。通过蒙特卡洛模拟的方法分别生成模拟数据暴露 E、结局 D 和选 择变量 C。其中 E 服从正态分布, D 为二分类变量, C 为选择的二分类变量, $C=1$ 表示选入, $C=0$ 表示未被选入。分析选择性偏倚对因果效应估计的影响, 分别比较不校正偏倚和逆概 率加权方法的 R 代码运算结果。

数据的产生结果如下:

```
> set.seed( 1 )
> E < - rnorm( 10000 )
> probd < - exp( E )/( 1+exp( E ) )
> D < - rbinom( 10000, 1, probd )
> probs < - exp( E + D )/( 1+exp( E + D ) )
> C < - rbinom( 10000, 1, probc )
> data < - data.frame( E, D, C )
> data.a < - subset( data, C == 1 )
> data.b < - subset( data, C == 0 )
> data.s < - rbind( data.a[sample( nrow( data.a ), 0.1*nrow( data.a )), ], data.b[sample
( nrow( data.b ), 0.1*nrow( data.b )), ] )
```

不校正情况下, 在 $C=1$ 的数据集中 D 对 E 进行回归可得到有偏的结果。

```
> fit0 < - glm( D ~ E, family = binomial(  ), data = data.b )
> summary( fit0 )
Call:
glm( formula = Y ~ X, family = binomial(  ), data = data.b )

Deviance Residuals:
```

Min	1Q	Median	3Q	Max
−1.6216	−0.8077	−0.6213	1.0636	2.4146

Coefficients：

	Estimate Std.	Error	z value	Pr（ >	z	)
（Intercept）	−0.66718	0.03983	−16.75	< 2e−16 ***
X	0.78367	0.04520	17.34	< 2e−16 ***

Signif. codes：0 '***' 0.001 '**' 0.01 '*' 0.05 '.' 0.1 ' ' 1

（Dispersion parameter for binomial family taken to be 1）

    Null deviance：4693.1　on 4039　degrees of freedom
Residual deviance：4348.7　on 4038　degrees of freedom
AIC：4352.7

Number of Fisher Scoring iterations：4

使用逆概率加权方法，可在样本集中使用 C 对 X 进行回归实现选择偏倚的校正，代码如下：

```
> fit1 < - glm( C ~ E, family = binomial( ), data = data.s )
> data.b$ps < - predict( fit1, newdata = data.b, type = "response" )
> data.b$w < - 1/data.b$ps
> iptwMod < -glm( D ~ E, family = binomial( ), weight = 1/w, data = data.b )
> summary( iptwMod )
```
Call：
glm(formula = Y ~ X, family = binomial( ), data = data.b, weights = 1/w)

Deviance Residuals：

Min	1Q	Median	3Q	Max
−1.6058	−0.5760	−0.3304	0.8741	1.1624

Coefficients：

	Estimate Std.	Error	z value	Pr（ > |z|)
（Intercept）	−0.66875	0.05150	−12.98	< 2e−16 ***
X	0.80242	0.06966	11.52	< 2e−16 ***

Signif. codes：0 '***' 0.001 '**' 0.01 '*' 0.05 '.' 0.1 ' ' 1

（Dispersion parameter for binomial family taken to be 1）

  Null deviance：2350.6 on 4039 degrees of freedom
Residual deviance：2200.8 on 4038 degrees of freedom
AIC：2235.2

Number of Fisher Scoring iterations：4
结论：两个结果进行比较可得，估计的偏倚得到了一定程度的校正。

第四节 因果通路识别和因果网络构建

一、中介分析

  在研究中，中介效应分析为探索暴露对结局之间内部机制或原理提供了解决办法。通俗来说，分析暴露对结局产生的影响时，如果暴露通过影响另一个变量来影响结局，那么这个变量就是中介变量。例如基因变异通过影响胆固醇水平进而影响心血管疾病发生的风险，胆固醇水平就在其中扮演了中介变量的角色，中介变量发挥的作用称为中介效应。

（一）单中介分析

  假设 A 代表暴露，Y 代表结局，M 代表从 A 到 Y 通路上的一个中介变量，C 代表影响 A、Y 和 M 的混杂变量，其中 A、M、Y 之间的关系如图 13-14 所示。

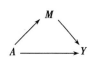

图 13-14 中介变量分析
注：A 表示暴露，Y 表示结局，M 表示两者之间的中介变量

  A 到 Y 之间可能有多个中介变量，但如果只关注一个中介变量 M 的时候，其他中介变量将被看作在 A 到 Y 的直接通路上。接下来介绍反事实变量的定义，Y_a 代表个体在 $A=a$ 时的反事实结局，M_a 代表个体在 $A=a$ 时的反事实中介变量，Y_{am} 代表个体在 $A=a$ 和 $M=m$ 时的反事实结局。对于单个中介变量，Robins 和 Greenland 于 1992 年、Pearl 于 2001 年提出了以下定义：暴露 A 到结局 Y 控制直接作用为 $Y_{am}-Y_{a*m}$，表示 A 到 Y 之间不通过 M 的效应，即在干预中介 M 为 m 时 A 到 Y 的效应。假设中介变量 M 为 M_{a*}，即当 $A=a*$ 时 M 的反事实值，暴露 A 到结局 Y 的自然直接作用为 $Y_{aM_{a*}}-Y_{a*M_{a*}}$。自然间接作用定义为 $Y_{aM_a}-Y_{aM_{a*}}$，即当干预 $A=a$ 时，比较 $A=a$ 和 $A=a*$ 时 M 的反事实值。A 到 Y 之间的总作用 Y_a-Y_{a*} 可以分解为式 13-32。

$$Y_a-Y_{a*} = Y_{aM_a}-Y_{a*M_{a*}} = (Y_{aM_a}-Y_{aM_{a*}}) + (Y_{aM_{a*}}-Y_{a*M_{a*}}) \qquad （式 13-32）$$

  其中，第一项为间接作用（中介作用），第二项为自然直接作用。类似的，在给定协变量 $C=c$ 后，平均控制直接作用、自然直接作用和自然间接作用可定义为：$E[Y_{am}-Y_{a*m} \mid c]$、$E[Y_{aM_{a*}}-Y_{a*M_{a*}} \mid c]$ 和 $E[Y_{aM_a}-Y_{aM_{a*}} \mid c]$。

  对于二值的结局变量 Y，直接作用和间接作用可以在 RR 或 OR 尺度上定义。给定 $C=c$ 时，暴露 A 到结局 Y 在 OR 尺度上的总作用为式 13-33。

$$OR_{a,a*|c}^{TE} = \frac{P(Y_a=1 \mid c)/\{1-P(Y_a=1 \mid c)\}}{P(Y_{a*}=1 \mid c)/\{1-P(Y_{a*}=1 \mid c)\}}, \qquad （式 13-33）$$

控制直接作用为式 13-34。

$$OR_{a,a*|c}^{CDE}(m) = \frac{P(Y_{am}=1\mid c)/\{1-P(Y_{am}=1\mid c)\}}{P(Y_{a*m}=1\mid c)/\{1-P(Y_{a*m}=1\mid c)\}}$$ （式 13-34）

自然直接作用为式 13-35。

$$OR_{a,a*|c}^{NDE}(a*) = \frac{P(Y_{aM_{a*}}=1\mid c)/\{1-P(Y_{aM_{a*}}=1\mid c)\}}{P(Y_{a*M_{a*}}=1\mid c)/\{1-P(Y_{a*M_{a*}}=1\mid c)\}}$$ （式 13-35）

自然间接作用为式 13-36。

$$OR_{a,a*|c}^{NIE}(a) = \frac{P(Y_{aM_a}=1\mid c)/\{1-P(Y_{aM_a}=1\mid c)\}}{P(Y_{aM_{a*}}=1\mid c)/\{1-P(Y_{aM_{a*}}=1\mid c)\}}$$ （式 13-36）

类似的，给定 $C=c$ 时，暴露 A 到结局 Y 在 RR 尺度上的总作用为式 13-37。

$$RR_{a,a*|c}^{TE} = \frac{P(Y_a=1\mid c)}{P(Y_{a*}=1\mid c)}$$ （式 13-37）

控制直接作用为式 13-38。

$$RR_{a,a*|c}^{CDE}(m) = \frac{P(Y_{am}=1\mid c)}{P(Y_{a*m}=1\mid c)}$$ （式 13-38）

自然直接作用为式 13-39。

$$RR_{a,a*|c}^{NDE}(a*) = \frac{P(Y_{aM_{a*}}=1\mid c)}{P(Y_{a*M_{a*}}=1\mid c)}$$ （式 13-39）

自然间接作用为式 13-40。

$$RR_{a,a*|c}^{NIE}(a) = \frac{P(Y_{aM_a}=1\mid c)}{P(Y_{aM_{a*}}=1\mid c)}$$ （式 13-40）

在 OR 和 RR 尺度上，总作用可以分解为自然直接作用和自然间接作用的乘积（式 13-41，式 13-42）：

$$OR_{a,a*|c}^{TE} = OR_{a,a*|c}^{NIE}(a) \times OR_{a,a*|c}^{NDE}(a*)$$ （式 13-41）

$$RR_{a,a*|c}^{TE} = RR_{a,a*|c}^{NIE}(a) \times RR_{a,a*|c}^{NDE}(a*)$$ （式 13-42）

直接和间接作用的识别需要多个变量之间没有未知混杂的假设。$A \perp B \mid C$ 代表给定 C 时 A 与 B 独立。

假设 1：对于所有的 a 和 m，$Y_{am} \perp A \mid C$。

假设 2：对于所有的 a 和 m，$Y_{am} \perp M \mid \{A,C\}$。

假设 3：对于所有的 a 和 m，$M_a \perp A \mid C$。

假设 4：对于所有的 a 和 m，$Y_{am} \perp M_{a*} \mid C$。

如果假设 1 和 2 均满足，则控制直接作用是可识别的。假设 1 可以解释为给定协变量 C，暴露 A 与结局 Y 之间没有未知混杂。假设 2 和假设 3 可以解释为中介与结局、暴露与中介之间没有未知混杂。Pearl 于 2009 年用非参结构方程表示的因果图表明，如果假设 2 满足，并且暴露 A 不影响中介 M 与结局 Y 之间的混杂，那么假设 4 也会满足。如果假设 1～假设 4 均满足，那么自然直接作用和自然间接作用均可识别。

以下介绍采用基于回归的方法计算直接和间接作用。假设上述四个假设均满足，Y 和

M是连续的并且满足以下回归模型（式13-43，式13-44）：

$$E[Y \mid a, m, c] = \theta_0 + \theta_1 a + \theta_1 m + \theta_3 am + \theta'_4 c \qquad （式13-43）$$

$$E[M \mid a, c] = \beta_0 + \beta_1 a + \beta'_2 c \qquad （式13-44）$$

那么平均控制直接作用、自然直接作用和自然间接作用可以计算为式13-45、式13-46和式13-47。

$$E[Y_{am} - Y_{a^*m} \mid c] = (\theta_1 + \theta_3 m)(a - a^*) \qquad （式13-45）$$

$$E[Y_{aM_{a^*}} - Y_{a^*M_{a^*}} \mid c] = \{\theta_1 + \theta_3(\beta_0 + \beta_1 a^* + \beta'_2 c)\}(a - a^*) \qquad （式13-46）$$

$$E[Y_{aM_a} - Y_{aM_{a^*}} \mid c] = (\theta_2 \beta_1 + \theta_3 \beta_1 a)(a - a^*) \qquad （式13-47）$$

通过delta方法或bootstrap方法计算这些效应的标准误，可以参考相关文献。如果A和M对Y没有交互作用，则有$\theta_3 = 0$，控制直接作用和自然直接作用均化简为$\theta_1(a - a^*)$，自然间接作用为$\theta_2 \beta_1 (a - a^*)$。

类似的，对于一个二值的结局，假设满足以下模型（式13-48，式13-49）：

$$\text{logit}\{P(Y=1 \mid a, m, c)\} = \theta_0 + \theta_1 a + \theta_2 m + \theta_3 am + \theta'_4 c \qquad （式13-48）$$

$$E[M \mid a, c] = \beta_0 + \beta_1 a + \beta'_2 c \qquad （式13-49）$$

关于中介M的回归模型中，残差项均值为0，方差为σ^2。如果调整协变量C可以充分控制混杂，使得假设1～假设4满足，那么在OR尺度上的条件控制直接作用、平均自然直接作用和自然间接作用为式13-50、式13-51和式13-52。

$$\log\{OR^{CDE}_{a, a^* \mid c}(m)\} = (\theta_1 + \theta_3 m)(a - a^*) \qquad （式13-50）$$

$$\log\{OR^{NDE}_{a, a^* \mid c}(a^*)\} \approx \{\theta_1 + \theta_3(\beta_0 + \beta_1 a^* + \beta'_2 c + \theta_2 \sigma^2)\}(a - a^*) + 0.5\theta_3^2 \sigma^2 (a^2 - a^{*2}) \qquad （式13-51）$$

$$\log\{OR^{NIE}_{a, a^* \mid c}(a)\} \approx (\theta_2 \beta_1 + \theta_3 \beta_1 a)(a - a^*) \qquad （式13-52）$$

当发病率很低时，上述等式近似成立。当中介变量是二值时，Valeri和VanderWeele于2012年也推导出了类似表达式。同样的，如果结局是计数资料满足Poisson或负二项分布模型依然可以得到类似的表达式。

（二）多中介分析

在实际问题研究中，暴露A与结局Y之间其实有很多个中介，如果多个中介之间有直接因果效应，称为有序多中介[图13-15（b）]，如果多个中介之间没有直接因果效应，则称为无序多中介[图13-15（a）]。

若将多个中介看成一个整体进行分析，在无序多中介下是可行的，但对有序多中介来说，在效应分解过程中会出现一些新的问题，例如中介混杂。以两个中介为例进行介绍，如图13-16所示。如果A到Y之间有两个中介M_1和M_2，其中M_1是感兴趣的中介，可以利用单中介分析思路，把A到Y之间的总效应分解为通过M_1和不通过M_1的效应。但如果对这两个中介都感兴趣，也就是说如何把A到Y的总效应分解成只通过M_1、只通过M_2和通过

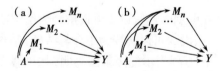

图13-15　多中介分析

注：其中A表示暴露，Y表示结局，M_1-M_n表示两者之间的中介变量。

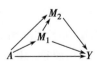

图13-16　两中介分析

注：其中A是暴露，Y是结局，M_1和M_2是中介变量。

M_1、M_2 三条通路的效应。

当存在两个中介时，定义反事实变量：$M_1(a)$，$M_2(a, m_1)$，$Y(a, m_1, m_2)$ 和 $M_2(a, M_1(a'))$ 和 $Y(a, M_1(a'), M_2(a'', M_1(a''')))$。

既不通过 M_1 也不通过 M_2 的自然直接作用为式 13-53。

$$NDE = E\{Y(1, M_1(a'), M_2(a'', M_1(a'''))) - Y(0, M_1(a'), M_2(a'', M_1(a''')))\} \quad （式 13-53）$$

对于 a', a'', a''' 值，有八种自然性直接作用的计算方式（表 13-3）：

表 13-3　a', a'', a''' 值下的自然性直接作用的计算方式

效应	定义
NDE-000	$E\{Y(1, M_1(0), M_2(0, M_1(0))) - Y(0, M_1(0), M_2(0, M_1(0)))\}$
NDE-100	$E\{Y(1, M_1(1), M_2(0, M_1(0))) - Y(0, M_1(1), M_2(0, M_1(0)))\}$
NDE-010	$E\{Y(1, M_1(0), M_2(1, M_1(0))) - Y(0, M_1(0), M_2(1, M_1(0)))\}$
NDE-001	$E\{Y(1, M_1(0), M_2(0, M_1(1))) - Y(0, M_1(0), M_2(0, M_1(1)))\}$
NDE-110	$E\{Y(1, M_1(1), M_2(1, M_1(0))) - Y(0, M_1(1), M_2(1, M_1(0)))\}$
NDE-101	$E\{Y(1, M_1(1), M_2(0, M_1(1))) - Y(0, M_1(1), M_2(0, M_1(1)))\}$
NDE-011	$E\{Y(1, M_1(0), M_2(1, M_1(1))) - Y(0, M_1(0), M_2(1, M_1(1)))\}$
NDE-111	$E\{Y(1, M_1(1), M_2(1, M_1(0))) - Y(0, M_1(1), M_2(1, M_1(1)))\}$

类似的，可以定义只通过 M_1 的自然间接效应（式 13-54）：

$$NIE_1 = E\{Y(a, M_1(1), M_2(a'', M_1(a'''))) - Y(a, M_1(0), M_2(a'', M_1(a''')))\} \quad （式 13-54）$$

只通过 M_2 的自然间接效应为（式 13-55）：

$$NIE_2 = E\{Y(a, M_1(a'), M_2(1, M_1(a'''))) - Y(a, M_1(a'), M_2(0, M_1(a''')))\} \quad （式 13-55）$$

通过 M_1 和 M_2 的自然间接作用为（式 13-56）：

$$NIE_{12} = E\{Y(a, M_1(a'), M_2(a'', M_1(1))) - Y(a, M_1(a'), M_2(a'', M_1(0)))\} \quad （式 13-56）$$

其中，对于 a', a'', a''' 值有八种选择。对总作用进行如下分解（式 13-57）：

$$TCE = NDE + NIE_1 + NIE_2 + NIE_{12} \quad （式 13-57）$$

对于总作用，通过选择不同的 a', a'', a''' 可以有 $8^4 = 4\ 096$ 种组合，但其中只有 24 种等于 TCE。

在满足前述的假设 1～假设 4 时，上述分解效应是不可识别的。例如，感兴趣的是 $E\{Y(1, M_1(0), M_2(0, M_1(0))) - Y(0, M_1(0), M_2(0, M_1(0)))\}$，这两项都满足以下形式（式 13-58）：

$$E\{Y(a, M_1(a'), M_2(a'', M_1(a''')))\} \quad （式 13-58）$$

将式 13-58 展开为式 13-59：

$$\begin{aligned}
&E\{Y(a, M_1(a'), M_2(a'', M_1(a''')))\} \\
&= \int_C \int_{M_1} \int_{M_1} \int_{M_2} E\{Y \mid C = c, X = x, M_1 = m_1, M_2 = m_2\} \cdot \\
&\quad f_{M_2 \mid C, X, M_1}(m_2 \mid c, a'', m_1') f_{M_1(a''') \mid C, M_1(a')}(m_1' \mid c, m_1) \cdot \\
&\quad f_{M_1 \mid C, X}(m_1 \mid c, a') f_C(c) d\mu_{M_2}(m_2) d\mu_{M_1}(m_1') d\mu_C(c)
\end{aligned} \quad （式 13-59）$$

在满足假设 1～假设 4 时，除了 $f_{M_1(a''') \mid c, M_1(a')}(m_1' \mid c, m_1)$ 外，其他项均可直接从观察性数据中计算得到。

二、因果网络学习算法

尽管随机对照试验是发现因果关系的金标准,但在实际研究中,控制试验由于伦理、成本、技术等多方面因素,往往是不可行的。为此,众多学者致力于从纯观测数据中发现因果关系。研究表明,在特定假设下,随机变量间的部分或完整因果关系可以从观测数据中还原,即可依据观测数据进行因果发现或因果结构搜索。本部分旨在介绍因果发现计算方法,包括基于约束和基于分数的方法及基于功能因果模型的方法,并辅以图释。

主要依据有向图因果模型(DGCMs)来表示因果关系,以及从无论是观察的或试验的或两者兼而有之的数据中寻找真实因果表示的计算机方法。

一个DGCM有以下几个组成部分:一组"随机变量";一组变量对之间的有向边,如果固定所有其他变量的值,变量对中一个变量值改变会引起另一个变量值改变,则这两个变量是相关的;在所有变量可能值上的联合概率分布。

(一)基于约束的和基于分数的因果发现算法

基于约束的因果发现算法是利用数据中的条件独立性关系来恢复潜在的因果结构。典型的基于约束的算法包括PC和FCI。PC需要假设没有未知混杂存在,其发现的因果信息是渐近正确的。而FCI即使在混杂因素存在的情况下,也会给出渐近正确的结果。这些方法广泛适用,只要给定可靠的条件独立性测试方法,它们可以处理各种类型的数据分布和因果关系。然而,PC和FCI算法的输出结果不一定提供完整的因果信息,因为它们是用等价类的图形表示,即满足相同条件独立性的一组因果结构。在没有混杂的情况下,也存在基于得分的网络学习算法。基于得分的算法用拟合优度测试代替条件独立性测试。通过评分标准返回给定数据的因果图的分数,其目的是通过优化适当定义的得分函数来找到因果结构。其中,贪婪等价类搜索(GES)是一种著名的两阶段过程,直接搜索等价类的空间。

PC算法基于在因果马尔可夫条件和忠实性假设下,当没有潜在混杂时,两个变量直接因果相关,当且仅当不存在以其余变量的任何子集为条件时,此两个变量是独立的。PC算法的流程如下(图13-17a是原始正确因果图)。

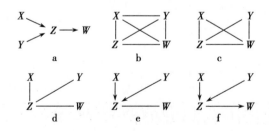

图13-17 PC算法的流程

1. 形成一个完整的无向图,如图13-17b所示。

2. 消除无条件独立的变量之间的边,即 X—Y 边,得到图13-17c。

3. 对于每对变量 A, B 之间存在边,且存在边连接变量 C 和变量集 $\{A, B\}$ 中任何一个变量,如果 $A \perp B \mid C$,则消除 A 和 B 之间的边,如图13-17d所示。

4. 对于每对变量 A, B 之间存在边,且存在边将每对变量 $\{C, D\}$ 都连接到 A 或都连接到 B,如果存在 $A \perp B \mid \{C, D\}$,则消除 A 和 B 之间的边。

5. 对于每三个变量$(A$、B、$C)$，使A和B相邻，B和C相邻，A和C不相邻，如图 13-17d 中的变量(X,Z,Y)。如果B不在使A和C独立的条件集合中，并且A,C间的边已经被打断，则将边缘A—B—C定方位为$A \rightarrow B \leftarrow C$，并把这三个变量称为 v- 结构，如图 13-17e 中变量(X,Z,Y)所示。

6. 对于每三个变量$(A$、B、$C)$如$A \rightarrow B$—C，并且变量A,C并不相邻，给B—C标方向为$B \rightarrow C$，如图 13-17f 中变量(X,Z,W)和(Y,Z,W)，此称为定向传播。

众多学者致力于对 PC 算法不断改进，克服了其在稳定性、潜在混杂变量处理、非线性因果关系处理、混合变量处理等方面的不足。比如 Stable PC 算法，通过对骨架学习及因果定向规则的修改，降低了 PC 算法对随机变量序列关系的敏感度，使其在高维变量的场景中仍能获得稳定的学习效果。

FCI 算法允许存在未知的混杂变量。如图 13-18a 中，U是一个未测量的变量。FCI 通过类似于 PC 的程序定向边缘，但不假设每个边缘都是以一种或另一种方式定向的。

（1）原始正确的因果图（图 13-18a）。

（2）由于条件独立性关系，部分边缘被移除后得到的图（图 13-18b）。

（3）FCI 的输出，表明在变量Y,Z间至少存在一个未测量混杂（图 13-18c）。

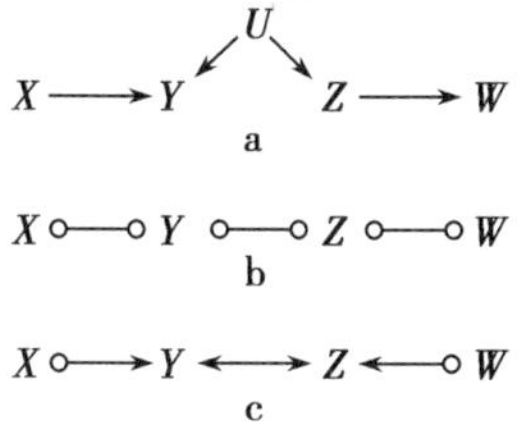

另一类因果网络结构学习方法是根据评分选择最佳因果网络图。为每个因果网络图赋一个评分（如后验概率、BIC、AIC 等），搜索最佳评分的有向无环图，常采用贪婪等价类搜索等启发式搜索方法。贪婪等价类搜索算法不像 PC 和 FCI 从一个完整的无向图开始，贪婪等价类搜索基于观测数据，从一个空图开始并添加当前需要的边，然后消除模式中不必要的

图 13-18 分析 FCI 算法如何确定潜在混淆的存在

注：图中"○"标记意味着其可以是箭头或箭头尾

边。在算法的每一步，每当决定在图中添加有向边时，将增加由准贝叶斯分数（如 BIC）测量的拟合。然后将得到的模型映射到相应的马尔可夫等价类，并继续进行算法。当分数不能再提高时，GES 算法开始计算哪一个边缘去除可以提高分数，直到没有边缘可以被移除。GES 程序不像 PC 程序那么容易说明，因为它的轨迹取决于变量的关联和条件关联的相对强度。然而，在大样本极限下，这两种算法在几乎相同的假设下收敛于同一马尔可夫等价类。在有限样本上，算法可能会给出不同的结果。GFCI 将 GES 和 FCI 结合，利用 GES 找到骨架的超图和 FCI 来修剪骨架的超图并找到方向。GFCI 在许多模拟中被证明比原来的 FCI 算法更精确。

（二）功能因果模型（FCMs）的算法

将因果网络进行参数化，利用结构方程模型（SEM）描述变量间的因果关系。将结果变量Y与直接原因变量集合X和噪声项ε用结构方程$Y=f(X,\varepsilon)$联系起来，其中X和ε相互独立。由于对数据分布的额外假设，而不只是条件独立性关系，基于适当定义的 FCMs 的算法能够区分同一等价类中不同的有向无环图（DAGs）。

三、实例应用

例 13-4 使用的数据集（https://www.bnlearn.com/research/scirep17/prepd-ortho.rda）包

含 143 名患者,在 T1 和 T2 年龄(以年计)对以下变量进行测量:处理变量(treatment):未经治疗(NT)、治疗效果不佳(TB)、治疗良好(TG);生长变量(growth):一个二元变量,变量值为好或不好,根据 CoGn-CoA 确定;ANB:唐氏点 A 和点 B 之间的角度(度);IMPA:切牙 - 下颌平面角度(度);PPPM:腭面 - 下颌面角度(度);CoA:上颌骨从髁状突到唐氏点 A 的长度(mm);GoPg:下颌体从齿龈到齿龈的长度(mm);CoGo:下颌骨从髁状突到齿状突的长度(mm)(图 13-19)。

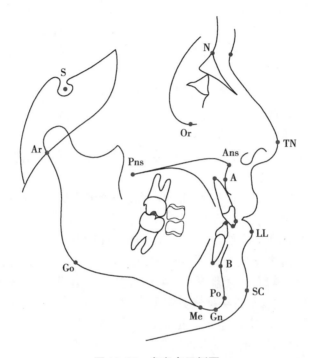

图 13-19 参考点示例图

数据:

```
> load( "prepd-ortho.rda" )
> str( ortho )
```

以 Ⅲ 类错颌面部特征在生长和治疗期间的相互作用为例,构建上述变量的贝叶斯网络。

主要 R 代码程序如下:

预处理和探索性数据分析

首先,创建一个数据框,其中存在所有变量的差异,以及生长(Growth)和治疗(Treatment)。

```
> diff = data.frame(
+           dANB = ortho$ANB2 - ortho$ANB,
+           dPPPM = ortho$PPPM2 - ortho$PPPM,
+           dIMPA = ortho$IMPA2 - ortho$IMPA,
+           dCoA = ortho$CoA2 - ortho$CoA,
```

```
+                 dGoPg = ortho$GoPg2 - ortho$GoPg,
+                 dCoGo = ortho$CoGo2 - ortho$CoGo,
+                 dT = ortho$T2 - ortho$T1,
+                 Growth = as.numeric( ortho$Growth ) - 1,
+                 Treatment = as.numeric( ortho$Treatment ！ = "NT" )
+ )
```

Growth 和 Treatment 变量对患者的预后有冗余信息,这一点从 TB 和 TG 之间生长良好患者比例的差异中可以看出,并将 Treatment 重新编码为二进制变量,其中 0 表示 NT,1 表示 TB 或 TG。重新编码 Growth,0 表示 Bad,1 表示 Good。

```
> table( ortho[, c( "Treatment", "Growth" )] )
> table( diff[, c( "Treatment", "Growth" )] )
```

使用高斯 BN 进行分析,检查变量是否服从正态分布、是否是线性关系以及观察变量能否聚类。

学习 BN 的第一步是学习其结构,即 DAG,将编码已知不可能存在关系的弧列入黑名单,另外将编码已知存在关系的弧列入白名单。

黑名单:将任何指向 dT、Treatment 和 Growth 的弧列入;将从 dT 到 Treatment 的弧列入(患者是否接受治疗不随时间而改变);将从 Growth 到 dT 和 Treatment 的弧列入(患者是否接受治疗不随时间推移而改变,而且也不因预后而改变)。

```
> bl = tiers2blacklist( list( "dT", "Treatment", "Growth",
+                 c( "dANB", "dPPPM", "dIMPA", "dCoA", "dGoPg", "dCoGo" )))
> bl = rbind( bl, c( "dT", "Treatment" ), c( "Treatment", "dT" ))
> bl
> wl = matrix( c( "dANB", "dIMPA",
+                 "dPPPM", "dIMPA",
+                 "dT", "Growth" ),
+                 ncol = 2, byrow = TRUE, dimnames = list( NULL, c( "from", "to" )))
> wl
```

学习贝叶斯网络的结构

学习 BN 的一个简单方法是在整个数据上找到最佳拟合度的网络结构。

```
> dag = hc( diff, whitelist = wl, blacklist = bl )
> dag
```

利用函数 graphviz.plot( )绘制 BN(图 13-20)。

```
> graphviz.plot( dag, shape = "ellipse", highlight = list( arcs = wl ))
```

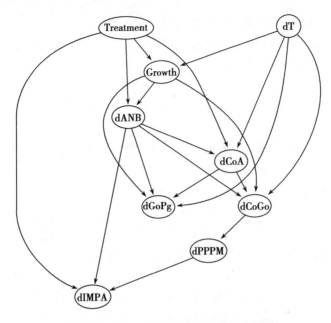

图 13-20　Rgraphviz 包绘制的贝叶斯网络

结论：借助爬山算法构建的贝叶斯网络能够清晰了解变量之间的依赖关系，对结局的预测也会提供相应的帮助。

本章例题数据文件和软件运行程序请扫描二维码。

本章小结

1. 本章主要介绍因果推断的两个基本框架，一个是基于 Pearl 提出的因果图模型，一个是基于 Rubin 提出的潜在结果框架。

2. 在两个框架的基础上剖析了混杂偏倚和选择性偏倚的基本概念和控制方法。

3. 当存在总因果作用时，总因果作用在单中介以及多中介下的分解问题和计算公式。

4. 因果网络的结构学习算法主要包括基于条件独立的算法、基于似然得分的算法以及混合算法。重点介绍 bnlearn 和 deal 这两个常用的 R 包。

（薛付忠　李洪凯）

练 习 题

一、思考题

1. 混杂因素和中介变量的区别和联系有哪些?

2. 工具变量的基本假设是什么?

3. 有向连接和有向分割的定义是什么?

二、最佳选择题

1. 关联和相关的关系是(　　)。

　　A. 相关意味着关联　　　　　　　　　B. 关联意味着相关

　　C. 相关和关联没关系　　　　　　　　D. 相关和关联是等价的

2. 下列哪一种方法可以控制未知混杂(　　)。

　　A. 边际结构模型　　　　　　　　　　B. 结构嵌套模型

　　C. 倾向性得分　　　　　　　　　　　D. 工具变量

3. 下列哪种方法可以控制随时间变化的混杂因素(　　)。

　　A. 分层　　　　　　B. 限制　　　　　　C. 回归调整　　　　　　D. 边际结构模型

4. 下列哪种方法可以打断因果图中的混杂边,从而得到边际的治疗效应(　　)。

　　A. 分层　　　　　　B. 限制　　　　　　C. 回归调整　　　　　　D. 边际结构模型

第十四章 生物信息大数据建模方法与应用

随着生命科学的迅猛发展,生物信息学(bioinformatics)已成为生物医学领域的重要组成部分及前沿交叉学科。特别是下一代测序技术快速发展和广泛应用,产生了海量的多组学数据,且数据呈指数增长。生物信息大数据在基因序列及功能分析和比较、疾病机制探索、生物标志物挖掘、生物通路分析、药物筛选与研发等方面发挥重要作用,越来越需要生物信息大数据建模分析。本章在明晰生物信息大数据含义、特征和类型的基础上,重点介绍生物信息大数据的主要内容和获取;围绕如何实现生物信息大数据建模,详细介绍 Hub 基因挖掘方法。

第一节 生物信息大数据概述

一、生物信息大数据的含义

生物信息大数据指大数据背景下通过生物医学技术获取的有关细胞或生物体的核酸、蛋白质和代谢产物等数据的集合,既包括实验或测序所得的一次数据,也包括分析所得的二次数据。

二、生物信息大数据的特征

1. volume(量大) 据不完全统计,截至 2020 年 10 月,深圳华大基因研究院一年产出的数据量达到 20 拍字节(Petabyte, PB, 1PB 约相当于 4 000 亿页文本),且数据处于持续快速增长中。因此,生物信息大数据的数据量大,包括采集、存储和计算的量都很大。

2. variety(多样性) 主要表现为小样本、高维度、异构性等特征。生物信息大数据的检测样本量通常有限,比如某种疾病的采集样本(血样、尿液等)。但对于某一个样本,可以进行高通量的多组学测序,获得各个组学的特征表示,并且数据的高维度导致计算相当复杂。一个生命体不仅在个体水平,而且在器官、组织、细胞水平,以及代谢、生化、遗传、进化等水平上都有各类不同数据,每一维度的数据都蕴涵丰富的生物信息,各维度之间相互影响,分析起来相对复杂。同时,由于测序仪器种类繁多(比如常见的高通量测序仪器有CG 测序仪、Illumina Hiseq、Roche 454、Ion Torrent、nanopore 等),数据格式也各不相同,分析和处理的结果也千差万别。因此,生物信息大数据具有多样性特征。

3. value(价值性) 随着生物信息学的发展,越来越多有价值的生物信息被挖掘出来,不仅应用于生物科学研究,而且应用于农业、健康、医药领域。然而,生物信息大数据多是半结构化或非结构化数据,数据价值密度较低。因此,从海量的生物信息大数据挖掘出高价值的数据需要研究新的建模方法。

4. velocity(高速性)　生物信息大数据快速增长,要求数据的获取和处理速度的高速性。例如在新型冠状病毒肺炎疫情防控期间,每天产生海量的生物信息数据,数据处理的效率关系到相关研究的推进,也关系到疫情防控和生命健康。

5. veracity(真实性)　生物信息大数据与真实世界息息相关。从庞大的生物信息大数据中提取出能够解释和预测现实事件的过程,必须高度重视和妥善解决生物信息大数据的真实性、准确性和可信度这些数据质量问题。因此,必须从数据采集、加工、存储等各个环节保证数据的真实性、准确性、完整性、时效性。

三、生物信息大数据的类型

生物信息大数据可根据数据所涉及的对象类型、公开程度和加工程度进行划分。生物信息大数据涉及的对象类型有核酸、蛋白质、信号转导途径、肿瘤和模式生物等;数据的公开程度取决于数据提供者或所有者提供的共享权限,如共享原始数据、开源获取和仅提供处理分析后的数据;数据的加工程度则取决于数据提供者或所有者对于数据进一步分析的层次。

1. **根据对象类型**　可分为核酸大数据、蛋白质大数据、生物信号通路大数据、肿瘤大数据和模式生物大数据等。其中,核酸大数据包括基因序列、结构和功能数据;RNA 序列、结构和功能数据,RNA 又可分为编码 RNA(mRNA)和非编码 RNA(miRNA、piRNA、SiRNA、SnRNA、lncRNA、circRNA 等);蛋白质大数据包括蛋白质序列、结构、功能数据和蛋白质关系数据等。

2. **根据公开程度**　可分为公开的生物信息大数据、半公开的生物信息大数据、私密的生物信息大数据。其中,公开的生物信息大数据指共享原始数据、开源获取、可免费使用和上传的生物信息大数据,如美国国家生物技术信息中心(national center for biotechnology information, NCBI)的基因表达数据库(gene expression omnibus, GEO)、GeneBank。半公开的生物信息大数据指数据提供者或所有者仅提供处理分析后的数据结果,不提供处理分析的原始数据,或仅公布含有数据的部分属性值,如 Open Targets、STRING。私密的生物信息大数据指尚处于保护或封存状态的生物信息大数据,数据的描述对象、结构层次和价值大小等尚不可知,如美国塞莱拉遗传公司的生物信息大数据。

3. **根据加工程度**　可分为一次生物信息大数据(如测序后的原始数据)、二次生物信息大数据(经过处理分析后的数据,如差异基因信息、生物通路富集信息)。其中,一次生物信息大数据的数据库有 NCBI 的序列读取存档数据库(sequence read archive, SRA)、单核苷酸多态性数据库(database of SNP, dbSNP)和千人基因组计划数据库等。二次生物信息大数据的数据库有 cBioPortal、Oncomine 和 UALCAN 等。

四、生物信息大数据简介

生物信息大数据主要以数据库的形式存储。生物信息数据库指在计算机等存储设备上合理存放且相互关联的生物信息集合,是非常重要的生物信息资源。随着生物信息大数据的快速增长,生物信息数据库的种类和数量也日益增多,数据库功能也日趋完善。

(一)核酸大数据

1. GenBank(https://www.ncbi.nlm.nih.gov/genbank/)　美国国家生物技术信息中心

（NCBI）建立和维护的综合性公共核苷酸序列数据库，收录了所有已知的核苷酸序列及其蛋白质序列，以及相关的文献和生物学注释。主要来源于科研人员提交的序列数据，测序中心批量提交的 EST、STS、GSS、HTC、WGS 或 HTG 序列数据，以及与 DDBJ 和 ENA 协作交换的数据。截至 2021 年 6 月，GenBank（244 版）收录的碱基数多达 8 700 亿个，且每 18 个月增加一倍，来约 48 万个物种的 2.2 亿条。GenBank 的数据可从 NCBI 的 FTP 服务器上免费下载。NCBI 还提供广泛的数据查询、序列相似性搜索以及其他分析服务。

每条 GenBank 记录包含对序列的简要描述、科学命名、物种分类名称、参考文献、序列特征表以及序列本身。序列特征表包含来源物种、CDS、基因、编码区、转录单元、重复区域、突变位点或修饰位点等特征注释。

Entrez 是 NCBI 开发的生物信息数据集成检索查询系统，不仅可以获取 GenBank 数据库的核苷酸序列数据（nucleotide），还可以获取基因（genes）、蛋白质（proteins）、基因组（genomes）、临床遗传多态性数据（clinical）、公共化学（PubChem）相关的数据及其文献数据等。Entrez 可以一次性完成检索，返回各个数据库的检索结果。然后点击某一种信息的结果数字，即可返回该信息的结果列表，进一步获取某一条记录的详细信息。Entrez 可以选择某一数据库单独检索，在结果列表页还提供了高级检索。

2. ENA（European Nucleotide Archive，欧洲核苷酸序列数据库，http://www.ebi.ac.uk/ena）　国际三大核苷酸序列数据库之一，始创建于 1982 年，现由欧洲生物信息学研究所（EBI）管理和维护，主要收集欧洲各国科研人员提交的原始序列数据、组装数据和序列注释，以及欧洲各大测序中心提交的高通量测序数据和国际核酸序列数据库协作体（INSDC）每天交换的数据。截至 2021 年 9 月，ENA 组装和注释的核苷酸序列达到 2.5×10^9 条，碱基对达到 2.7×10^{15} 个。每一条核酸序列记录包括概览（overview）、来源特征 [source feature(s)]、其他特征（other features）、组装（assembly）、参考文献（references）、序列（sequence）六个部分。

3. DDBJ（DNA Data Bank of Japan，https://www.ddbj.nig.ac.jp/）　创建于 1987 年，由日本国家遗传学研究所的生物信息中心（CIB/DDBJ）管理和维护。DDBJ 是国际三大 DNA 序列数据库之一，主要收集亚洲地区（主要是日本）的核酸序列数据，并与 NCBI 的 GenBank 和 EBI 的 ENA 协作，同步更新。通过 getEntry、ARSA、TXSearch、BLAST、ClustalW 等工具可以获取 DDBJ 数据，其中 getEntry 是存取号检索，ARSA 是关键词检索，TXSearch 是分类检索，BLAST 是基于序列或片段的同源搜索，ClustalW 是多序列比对和进化树构建。

4. UCSC Genome Browser（http://genome.ucsc.edu/）　由加州大学圣克鲁兹分校（University of California, Santa Cruz, UCSC）开发的基因组浏览器。2000 年 7 月首次应用于人类基因组草图的浏览，现已成为脊椎动物和模式生物基因组序列的组装、注释以及查看、分析和下载数据的重要工具，并且提供与 DNA 元件百科全书（Encyclopedia of DNA Elements, ENCODE, http://www.encodeproject.ort/）和尼安德特人基因组分析 Neandertal（http://genome.ucsc.edu/Neandertal/）等项目的快捷链接。根据地理位置不同，用户可选择 UCSC 本部的服务器或其他镜像站点的服务，包括欧洲站点（http://genome-euro.ucsc.edu）、亚洲站点（http://genome-asia.ucsc.edu）和北美镜像站点（http://genome-mirror.cshl.edu/）。

通过 UCSC Genome Browser 用户可以浏览基因组的任何一部分，同时可以得到与该部分有关的基因组注释信息，如预测基因、表达序列标签、信使 RNA、CpG 岛、克隆组装间隙和重叠、染色体带型等,也可以通过 UCSC Genome Browser 提供的关键词检索和序列相似性检索(BLAT),快速获取某一基因相关数据。

5. miRBase(http://www.mirbase.org/) 由曼彻斯特大学研究人员开发的一个在线 miRNA 数据库。2018 年 10 月 22.1 版 miRBase 收录了来自 270 多个物种,38 589 条发夹前体 miRNA 序列,其成熟 miR 和 miR*(由同一前体两臂加工而来表达量较低的 miRNA)产物共 48 860 条。每一条记录包括 miRNA 序列数据、注释、预测基因靶标等信息。

miRBase 主要由两部分组成:miRBase database 和 miRBase Registry。其中 miRBase database 为 miRNA 序列数据库,主要提供已公布的 miRNA 序列和注释的搜索服务。提交到 miRBase 序列数据库中的每条序列都代表一个预测的发夹结构 miRNA 转录本(用 mir 表示)的一部分,包括成熟 miRNA 序列(用 miR 表示)的位置和序列信息。miRBase Registry 提供 miRNA 注册服务,即为研究人员在研究结果发表之前给每个新发现的 miRNA 注册唯一的名称。

6. Ln2Cancer(http://www.bio-bigdata.net/lnc2cancer/) 收录实验支持的人类肿瘤相关的长非编码 RNA(lncRNAs)和环状 RNA(circRNAs)的数据库。Lnc2Cancer 3.0 收录了 10 303 个 lncRNA-肿瘤关联的条目,其中涉及 2 659 个 lncRNA 和 216 个肿瘤亚型,743 个 circRNA 和 70 个肿瘤亚型。此外,还提供实验支持的肿瘤相关 lncRNAs 和 circRNAs 调节机制(miRNA、转录因子、遗传变异、甲基化和增强子),生物学功能(细胞生长、凋亡、自噬、上皮间质转化、免疫和编码能力)和临床应用(转移、复发、循环、耐药性和预后)。尤其是开发了 RNA-seq 和 scRNA-seq 测序表达数据的交互式分析平台,以实现对肿瘤中 lncRNAs 快速、可定制的分析和可视化。

(二)蛋白质大数据

蛋白质大数据包括蛋白质序列数据、蛋白质结构数据、蛋白质关系数据和蛋白质质谱数据。目前国际上最主要的三大核酸序列数据库也存储蛋白质序列、结构等数据,如 GeneBank 收录了大量的蛋白质序列、结构和结构(功能)域等。

1. UniProt 2002 年,在美国国立卫生研究所(NIH)和美国科学基金会(National Science Foundation, NSF)、欧盟,以及瑞士联邦政府教育和科研联合办公室等机构资助下,Swiss-Prot、TrEMBL 和 PIR 三个蛋白质序列数据库合并,建立通用蛋白质资源(Universal Protein Resource, UniProt),统一收集、管理、注释、发布蛋白质序列数据及注释信息。目前,UniProt 是欧洲生物信息生命科学基础设施(European Life Science Infrastructure for Biological Information, ELIXIR)的核心数据资源之一,成为生命科学研究和生物技术开发不可或缺的蛋白质序列信息资源。

UniProt 包括蛋白质知识库(UniProt Knowledgebase, UniProtKB)、蛋白质序列归档库(UniProt Sequence Archive, UniParc)、蛋白质序列参考集(UniProt Reference Clusters, UniRef)和蛋白组(Proteome)四个主要组成部分。此外,还包括文献题录(literature citations)、物种分类学(taxonomy)、亚细胞定位(subcellular locations)、交叉参考数据库(cross-reference databases)、相关疾病(diseases)和关键词(keywords)等支撑数据。

UniProt 为不同数据集提供了统一的检索界面,点击检索框左侧下拉式菜单,即可列出所有可检索的数据集,如 UniProtKB、UniRef、UniParc、Proteome,以及文献、物种等辅助数据集,利用关键词进行检索;还提供高级检索、BLAST 序列搜索、Clustal Omega 序列比对和肽搜索(peptide search)。此外,还提供多种格式的数据下载。

2. PDB（Protein Data Bank，http：//www.rcsb.org/）　目前国际上最著名、最完整的蛋白质三维结构数据库。1971 年由美国 Brookhaven 国家实验室创建，现由结构生物信息学研究合作组织（Research Collaboratory for Structural Bioinformatics，RCSB）管理和维护。

PDB 主要收集通过 X 射线衍射、磁共振、电子衍射等实验手段确定的蛋白质、多糖、核酸、病毒等生物大分子的三维结构数据。此外，科研人员也可通过网络直接向 PDB 提交数据。截至 2021 年 8 月，PDB 收录蛋白质、核酸、蛋白质/核酸复合物等三维结构数据 180 953 条。

3. ProteomeXchange Consortium（蛋白质组数据共享联盟，http：//www.proteomexchange.org/）　全球性的蛋白质组数据共享联盟，主要成员包括 PRIDE、PeptideAtlas、MassIVE、jPOST、iProx 和 Panorama。ProteomeXchange 通过统一的数据提交标准和元数据交换协议，将各成员间的数据有机联系起来，并提供一个方便跨管理平台查找实验数据的搜索引擎，实现快速、高效的数据共享。截至 2021 年 8 月，ProteomeXchange 数据集达到 16 395 个，主要来源于上述 6 个成员数据库，还来源于 UniProt、GPMDB 等其他数据库。

4. GPMDB（Global Proteome Machine Database，全球蛋白质组机器数据库，https：//gpmdb.thegpm.org/）　目的是利用 GPM 服务器获得的信息帮助验证肽 MS/MS 光谱以及蛋白质覆盖模式。截至 2021 年 8 月，该数据库收录蛋白质 1 271 698 260 个，肽数据总量达 12.477GB。该数据库已集成到 GPM 服务器页面中，允许用户快速将其实验结果与其他科学家先前观察到的最佳结果进行比较。在 GPMDB 的主页面可通过搜索蛋白质序列、关键词、基因名称、基因本体等，结合对应的种属即可获得有关该蛋白质的质谱鉴定数据，包括肽段序列、翻译后修饰等。

5. Human Protein Atlas　2003 年 7 月启动了人类蛋白质图谱（Human Protein Atlas，HPA，http：//www.proteinatlas.org/）计划，旨在构建包括大量正常和癌症组织，以及人类细胞株的蛋白质表达图谱，以揭示整个人类蛋白质组在不同细胞、组织和器官中的时空分布。基于抗体的高分辨率的细胞、组织、病理图像与基因组学、转录组学、基于质谱的蛋白质组学、代谢组学和系统生物学相结合，构成开源共享的综合性数据库。HPA 每年更新一次，包括组织和细胞中的新抗体特征数据以及新功能。20.1 版的 HPA 包含 26 000 个以上的抗体，收录 17 000 个以上的人类独特蛋白质，覆盖约 87% 的人类蛋白质，并提供一千万张染色组织或细胞的高分辨率免疫组化（IHC）或免疫荧光图像。HPA 分为组织图谱、单细胞类型图谱、病理图谱、脑图谱、血液图谱、细胞图谱和代谢图谱 7 个子图谱，每个子图谱各有侧重但又相互关联。

（三）生物通路大数据

1. KEGG（Kyoto Encyclopedia of Genes and Genomes，京都基因和基因组百科全书，https：//www.kegg.jp/kegg/）　整合基因、酶、化合物及代谢网络信息的综合性数据库，旨在通过分子水平的信息，特别是基因组测序和其他高通量实验技术所产生的大规模分子数据集，理解生物系统如细胞、生物体和生态系统的高级功能和效用。

KEGG 集成了 15 个子库分为五大类：①系统信息（systems information）；②基因组信息（genomic information）；③化合物信息（chemical information）；④健康信息（health information）；⑤药物标签（drug labels）。

2. Reactome（https：//reactome.org/）　由生物学专家撰写、编辑，并经过同行评阅、开源共享、免费使用的生物通路和反应数据库，包含参与生物通路和过程中的信号和代谢分子及其关系。Reactome 数据模型的核心单元是反应（reaction），参与反应的实体（核酸、蛋白质、复合物、疫苗、抗癌药物和小分子）相互作用形成网络，并被分解为多个生物通路，包括新陈代谢、信号转导、转录调节、凋亡和疾病。Reactome 为每一条通路提供深度注释和参考文献，并交叉参考其他数据库，如 NCBI、Ensembl、UniProt、KEGG、ChEBI、PubMed 和 GO。除人类外，Reactome 还收集小鼠、大鼠、鸡、河豚、蠕虫、果蝇、酵母、水稻和拟南芥等 15 个物种的同源蛋白质生物反应数据。截至 2021 年 6 月，Reactome（77 版）共收录 89 623 个蛋白质、92 295 个化合物、80 635 个生物反应和 21 195 条通路。

Reactome 主页面提供关键词检索，还提供生物通路浏览器（pathway browser）、分析工具（analysis tools）、ReactomeFIViz 和文档（documentation），不仅可以查询、分析和可视化 Reactome 数据，而且可以提交自己的数据，利用其特定分析工具还可以下载 Reactome 的所有数据和软件或下载研究者想要的结果。

（四）肿瘤大数据

1. TCGA　2006 年，隶属于美国国立卫生研究所（NIH）的国家癌症研究所（National Cancer Institute，NCI）和国家人类基因组研究所（National Human Genome Research Institute，NHGRI）发起癌症基因组图谱（https：//www.cancer.gov/tcga）计划。TCGA（The Cancer Genome Atlas）是国际肿瘤基因协作组（International Cancer Genome Consortium，ICGC）研究计划的重要组成部分，主要是获得一个全面、多维、多种癌症基因组的图谱。2012 年发起了泛癌计划（Pan-Cancer Initiative），试图从分子特征角度对癌症进行研究，绘制出了比癌症基因组图谱更为全面、深入的泛癌图谱（Pan-Cancer Atlas）。

目前 TCGA 收录了 33 种癌症类型的数据，数据总量达 2.5PB。不仅涉及基因组测序，还涉及转录组、甲基化等表观组学测序以及最终的整合分析，并将其与临床和影像数据相关联。TCGA 存储两大类数据信息，一是临床样本信息：Biospecimen、Clinical，二是测序数据：RNA sequencing、MicroRNA sequencing、DNA sequencing、SNP-based platforms、array-based DNA methylation sequencing、（reverse-phase array，RPPA），涵盖基因组、转录组、表观组、蛋白组等组学数据。该数据库有统一的数据模型，最高层级为 program，对应不同的数据来源，如 TCGA 和 TARGET 等；第二层 project 代表一系列患者对应的项目；第三层 case 代表一个患者的所有相关数据，包括 SNV、CNV 和基因表达谱等，case 和 sample 是一对多的关系；最后一层是每个 case 相关的 files 数据，数据类型包括序列、基因表达谱、SNV、CNV、甲基化、临床信息等。

2. cBioPortal（http：//www.cbioportal.org）　是一种开放获取的开源资源，用于多个癌症基因组学数据集的交互式探索。cBioPortal 显著降低了复杂基因组数据与癌症研究人员之间的获取障碍，促进快速、直观、高质量地获取大规模癌症基因组学项目的分子谱和临床预后相关性，并使科研人员将其转化为生物医学知识和临床应用。

cBioPortal 整合了多个平台肿瘤基因组研究的数据，包括 TCGA、ICGC、GDAC、IGV、UCSC、Oncomine 等，收录了 2.8 万多例样本的数据及其临床预后等表型信息。cBioPortal 存储多种数据类型，如 DNA 拷贝数、mRNA 和 miRNA 表达数据、非同义突变、蛋白质水平和磷蛋白水平（RPPA）数据、DNA 甲基化数据和部分临床数据。

3. UALCAN（http：//ualcan.path.uab.edu/）　TCGA 数据库的在线分析和挖掘的交互式网站，基于 PERL-CGI、Javascript 和 CSS 搭建，可快速方便地进行基因表达水平、甲基化、生存分析和相关性分析等，可以用于验证生物标志物（biomarker）的可信度，分析肿瘤发生、进展和转移的分子机制，还提供基因资料超链接如 HPRD、GeneCards、PubMed、

TargetScan、The Human Protein Atlas、Open Targets、GTEx。

4. TCIA(https://www.cancerimagingarchive.net/) 一个开源共享、免费获取的肿瘤图像数据库,主要收录人类常见肿瘤(肺癌、前列腺癌等)的医学图像(MRI、CT、DX、病理学等)及其临床信息(治疗方案细节、基因、病理等),支持肿瘤医学影像的研究、开发和教育。截至2021年8月,TCIA包含147个数据集,收录37 600余名受试者超过3 090万张肿瘤图像数据,主要以DICOM文件格式存储。

五、实例应用

例14-1 查找视黄醇结合蛋白4(retinol binding protein 4,RBP4)的核苷酸序列。

检索步骤:①进入NCBI主页(http://www.ncbi.nlm.nih.gov),在ALL Database下拉式菜单中,选择Nucleotide序列数据库。②在提问框输入RBP4,点击"Search",得到1 763条检索结果(Summary)(图14-1)。③点击记录的标题链接,即可获取该记录的详细信息。

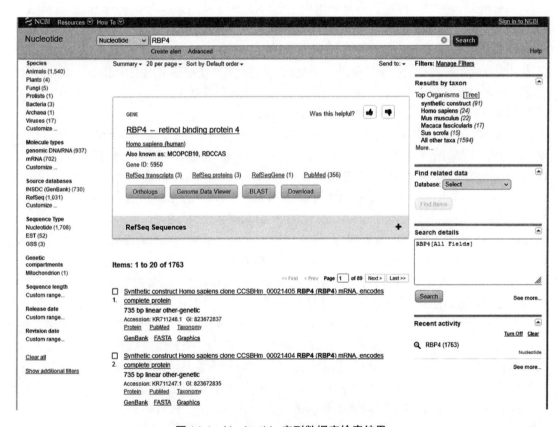

图14-1 Nucleotide序列数据库检索结果

例14-2 以白人男性胃癌患者为例,下载TCGA中与其相关的miRNA数据。

通过基因组数据共享数据门户(Genomic Data Commons Data Portal)获取,该方法适合少量数据的获取和下载。首先进入TCGA主页面(https://cancergenome.nih.gov/),点击"Access TCGA Data",首次登录会弹出"Warning"页面,点击"Accept",进入基因组数据共享数据门户,点击"Repository"进入数据检索页面(图14-2)。

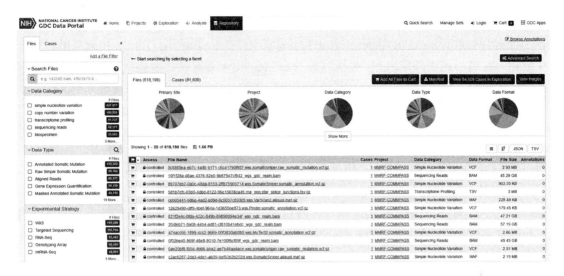

图 14-2　TCGA 数据库检索页面

　　从 TCGA 数据库检索页面来看，界面左侧有 "Files" "Cases"，可进行具体筛选，选择想要研究的肿瘤。在 "Cases" 栏目下选择 "Primary Site" 中的 "Stomach"，"Gender" 中的 "male"，"Race" 中的 "white"，未进行具体勾选的均默认全选。在 "File" 栏目下选择 "Data Type" 的 "miRNA Expression Quantification"；还有 "Experiment Strategy" 的 "miRNA-Seq"，检索结果见图 14-3。结果显示共有 173 个 case、191 个文件，这是由于一些 case 可能对应多个 miRNA-Seq 样本文件。页面右上角显示所有数据总共为 9.6MB，可以直接在网页下载。点击购物车标记，购物车按钮变成绿色，表示该数据已成功放入购物车（系统默认每次显示 20 个文件，可以改为全部添加购物车），点击右上角的 "Cart"。核对无误后点击右下方 "Download" 下的 "Cart"。

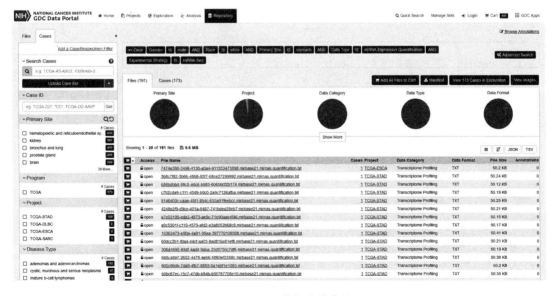

图 14-3　TCGA 数据库检索结果

当肿瘤相关数据文件较大或需要批量下载数据时,考虑使用 Data Transfer Tool 进行下载。点击右上角所示"GDC Apps",在下拉菜单点击"Data Transfer Tool",找到与电脑操作系统相对应的下载工具安装包,解压后是"exe"文件,无需安装。参数设置成功后,点击数据检索页面右上角的"Cart",再选择"Download"下的"Manifest",可下载得到文本文档。然后使用 GDC-Client 进行下载。

此外,还可利用 R 语言(R TCGA Tool box)进行数据的下载和分析,操作较方便,要求有一定的 R 语言基础。

例 14-3　cBioPortal 中 Retinoblastoma(视网膜母细胞瘤)的数据查询。

cBioPortal 主页面(图 14-4)左边部分包括 28 项研究和组织器官。选取研究的肿瘤类型,在右边弹出的页面中选取具体项目进行查询。首先点击左边列表中的"Eye",随之弹出一个包含多种亚型的页面,点击 Retinoblastoma 相关项目前面的小框选定,同时可以看到各个项目的样本量。

点击 Query By Gene,进入基因检索页面。首先选择以下检索项:① Selected studies 显示所选的研究项目 [Retinoblastoma(MSK, Cancers 2021)、Retinoblastoma cfDNA(MSKCC 2020)],点击 Modify 可重新选定研究项目。② Select molecular profiles 指选择分子概要文件,一般情况都会勾选 Mutation,选择突变基因对其研究分析。③ Select Patient/Case Set 用来筛选病例和样本量,点击右方下拉箭头图标,可以展开选择 All(全部数据)、Cases with mutations data(变异数据的病例)、User-defined Case List(用户自定义),筛选符合要求的样本(如果用户自定义列表,可在下拉列表中选择后,输入样本 ID,并用空格键分隔)。④ Enter Genes 用来筛选基因集,点击右侧下拉箭头后可选择备选基因组,也可自行输入。然后点击 Submit Query 进行搜索。

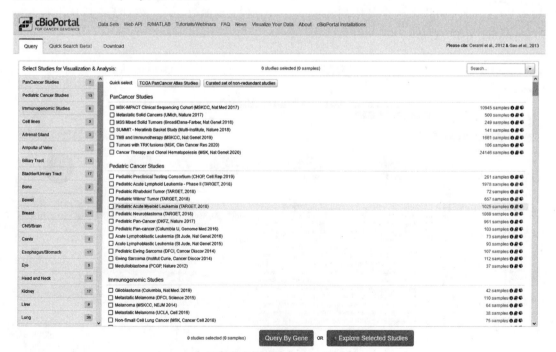

图 14-4　cBioPortal 主页面

选定研究项目后,点击 Explore Selected Studies,cBioPortal 对基因数据和临床数据进行可视化处理,包含不同基因类型的占比、生存分析曲线、性别、年龄、患者生存状况比例,鼠标箭头点在相应的图标上会显示更详细的数据信息。

第二节　生物信息大数据建模

一、基因共表达网络模型

后基因组时代生命科学研究的一个主要目的是理清生物细胞内所有分子以及分子之间的联系,并揭示分子之间相互作用以及细胞生命功能的内在机制。随着系统生物学和复杂图理论的发展,分子生物网络的研究为探索复杂生命活动提供了有力工具。分子生物网络在系统层面反映了生物分子的相互作用关系,因而在相当程度上有助于研究者深入理解生物细胞中各种生物分子如何相互作用,进而行使生物功能的实现过程。目前研究者对各种类型的分子生物网络进行了广泛研究,如基因共表达网络(gene co-expression network)、基因调控网络(gene regulatory network)、蛋白质相互作用网络(protein-protein interaction network)、代谢网络(metabolic network)等。利用系统生物学方法构建基因共表达网络,从系统层面揭示基因之间的相互关系已经成为一个主要的研究方向。

(一)基因共表达网络的构建

基因共表达网络大多以基因间表达谱数据的相关性为基础构建。在基因共表达网络中,经常使用图模型描述基因之间的关系。图中节点代表基因,边表示两个基因之间的共表达相互作用关系。基因共表达网络的构建主要分为以下三个步骤。

1. **数据来源及表示**　在生命科学领域,基因表达谱是指基因表达活性的有效度量。从基因表达谱的数据来源进行分类,常用于基因共表达网络构建的表达谱数据主要分为两类:一类是基因芯片(microarray)数据,另一类是 RNA-seq 数据。基因的表达谱数据可用一个 $n*m$ 的矩阵 $X=[x_{ij}]$ 来表示,数学表述如式 14-1 所示。其中,第 i 行数据 $x_i(i=1,\cdots,n)$ 对应一个基因的表达谱,矩阵中的列则反映在不同样本或时间点下该基因的表达水平。

$$X=[x_{ij}]=\begin{Bmatrix} x_1 \\ x_2 \\ \cdots \\ x_n \end{Bmatrix} \qquad （式 14-1）$$

2. **基因相似性度量方法**　在基因共表达网络的构建和分析中,经常需要对两个基因进行表达相似性度量。基因间的相似性有多种度量方式,根据计算方法进行分类,主要可分为基于表达谱的相似性度量和基于拓扑结构的相似性度量。

(1)基于基因表达谱的相似性度量:主要通过计算不同基因表达谱的线性或非线性相关系数获得。其中,常见的线性相关性指标主要有皮尔森相关系数(Pearson correlation coefficient, PCC)、斯皮尔曼相关系数(Spearman correlation coefficient),以及偏相关系数（partial correlation coefficient）等。非线性相关性指标可列举实例，如互信息（mutual information，MI）等。

（2）基于拓扑结构的相似性度量：主要采用基于网络节点拓扑重叠结构（topological overlap measure，TOM）的相似性度量。该方法通过计算两个节点的共同邻居节点数目（即拓扑重叠性）来衡量两个节点的相似性，并且通过归一化方法将相似性度量指标限定在[0，1]区间。首先将网络表示为无权重的邻接矩阵 $A=[a_{ij}]$，即节点 i 与 j 之间有边则 $a_{ij}=1$，否则 $a_{ij}=0$。节点 i,j 之间的拓扑重叠性 t_{ij} 计算如式 14-2 所示。其中，c_{ij} 表示节点 i 与节点 j 共同的邻居节点的数量，k_i 表示节点 i 的邻居节点数量。

$$t_{ij}=\begin{cases}\dfrac{c_{ij}+a_{ij}}{\min\{k_i,k_j\}+1-a_{ij}} & if\ i\neq j \\ 1 & otherwise\end{cases} \quad\text{（式 14-2）}$$

3. 阈值选取方法 设定合理的阈值，将具有潜在生物功能的边保留下来，是基因共表达网络构建的重点及关键。以计算方法为依据，大致可分为以下几类。

（1）基于人工设定的阈值选取方法：选取固定的阈值 t，保留相似性大于阈值 t 的基因对；或将所有基因对按照相似性系数进行排序，选择前百分之 x（如前 1%）的基因对进行保留。

（2）基于对照试验的阈值选取方法：在基因芯片的试验阶段，通过引入对照组，保留具有显著生物统计学意义的基因对。

（3）基于网络拓扑结构的阈值选取方法：考虑到基因共表达网络的无标度和小世界等特性，提出一种"软"阈值选取方法，利用网络达到无标度的拓扑结构而以此来确定阈值。

（4）基于多种方法综合的阈值选取方法：融合多种方法采用多种指标选取阈值。

（二）基因共表达网络拓扑分析

根据度量拓扑结构中基因个数的不同，可将拓扑分析方法分为全局网络拓扑分析和网络中心性分析两类。

1. 全局网络拓扑分析 利用图论的方法定义全局网络拓扑结构的度量指标，主要有平均度（average degree）、度分布（degree distribution）、聚集系数（clustering coefficient）、平均路长（average path length）、直径（diameter）等。这些指标能很好地反映基因共表达网络的三种全局拓扑特性，即无标度分布（scale-free distribution）、小世界特性（small world property）、功能模块网络（functional modular network）。

2. 网络中心性分析 基因共表达网络中不同节点在网络中的重要性不同，中心性往往体现在网络的拓扑结构上，度很高的节点或起关键连接作用的节点可能在某些生物途径中发挥重要的作用。常用的中心性度量指标有度中心性（degree centrality）、接近中心性（closeness centrality）、中介中心性（betweenness centrality）、特征向量中心性（eigenvector centrality）等。

CentiLib 是一款专门用于生物网络中心性计算和可视化软件，集成了 17 种无向图和 15 种有向图的中心性度量方法，计算网络直径、平均路长等全局性网络拓扑指标。此外，Cytoscape、Pajek、Visone、UCINET 等复杂网络分析和可视化软件工具，可用于基因共表达网络拓扑特性分析。

（三）基因共表达网络的模块分析

基因模块识别是基因共表达网络分析中的最重要方法之一。在基因共表达网络中致密的连通子图往往具有特定的生物学功能。目前常用的基因模块识别算法有以下四种。

1. **加权基因共表达网络分析（weighted gene co-expression network analysis，WGCNA）**　通过计算基因间表达关系，鉴定表达模式相似的基因模块（module），解析基因集合与样品表型之间的联系，绘制基因集合中基因之间的调控网络并鉴定关键调控基因。WGCNA算法：首先假定基因网络服从无尺度分布，并定义基因共表达相关矩阵、网络形成的邻接函数，然后计算不同节点的相异系数，并据此构建分层聚类树（hierarchical clustering tree）。该聚类树的不同分支代表不同的基因模块（module），模块内基因共表达程度高，而分布在不同模块的基因共表达程度低。最后，探索模块与特定表型或疾病的关联关系，最终达到鉴定疾病治疗靶点基因、基因网络的目的。WGCNA现已成功应用于复杂疾病的候选标记或药物靶点的挖掘和鉴定。

2. **基于密度的模块识别方法（molecular complex detection，MCODE）**　一种基于图论（或网络密度）的网络模块发现算法。该算法分为三个步骤。

（1）网络节点加权：根据节点（vertex）所在的、最高的k-core的密度为网络中的所有节点赋予权值。

（2）模块预测：首先选取一个具有最高权值的节点作为种子（seed）节点，然后依次向外递归，寻找权值大于阈值VWP（vertex weight percentage）的邻近节点依次纳入模块中，直到没有节点再可包含进入该模块为止。上述操作后将选择剩余节点中权值最高的作为种子节点进行同样操作。

（3）模块优化处理：将模块中节点degree小于2的子网删除，通过设置"fluff"和"haircut"参数处理模块的边缘节点。最后，对得到的模块进行打分并排序输出。AllegroMCODE是一款基于MCODE算法的Cytoscape插件，用于基因模块挖掘。

3. **马尔可夫聚类算法（Markov clustering，MCL）**　一种常用的基于模拟网络随机流的无监督聚类方法。MCL通过模拟在基因共表达网络中的随机行走（random walk）来探测基因功能模块。其原理是：网络中的随机行走倾向于滞留在致密的子图中，而非通过稀疏的连接在致密区域间移动。即假设从节点 v 经过 k 步自由行走到达某节点 u，那么节点 u 与 v 在相同模块中的概率必然大于在不同模块中的概率。基于这一原理，MCL将通过改变两种操作（expansion 和 inflation）并精确计算网络中随机行走的概率。具体来说，假设研究网络为带权图 G，从节点 u 出发选择边 e 发生行走的概率为 $w_e / \sum_d w_d$。其中，w_e 为边 e 的权重，w_d 则为 u 连接出来的第 d 条边的权重。通过这种计算就可以得到所有节点之间的一个转移矩阵（transition matrix）T_G。并且能够证明，节点 u 通过随机行走 k 步到达节点 v 的概率为 $(T_G)_{uv}^k$。其中，k 从1到 m 的递进设计就是 Expansion 的过程，当 $(T_G)^{m-1} \approx (T_G)^m$ 时，m 即停止增长。Inflation 操作伴随着 Expansion 操作，当转移矩阵为 $(T_G)^t$ 时，对 $(T_G)^t$ 中的每一个元素进行 r_t 次方的操作，而后又重新归一化。在此，r_t 称为膨胀系数，其作用可凸显概率较大的值，同时削弱概率较小的值，从而使 Expansion 操作尽快收敛。通过重复上述两种操作，可将基因共表达网络划分成不同的致密连通子图，即功能模块。

4. 基于划分的模块识别（Qcut）　一种无参数（parameter-free）的基于划分的模块识别算法。其核心思想认为模块内部的边数量必须尽可能多于随机连接下该模块内点之间的边数量。算法中，通过优化模块函数可自动识别出网络中最可能含有的模块，并在较短时间内处理含有上千节点网络。优化模块函数的数学表达如式 14-3 所示。

$$Q(\Gamma_k) = \sum_{i}^{k}(e_{ii} - a_i^2) \qquad （式 14-3）$$

式 14-3 中，k 表示模块数，Γ_k 表示一次识别出 k 个模块划分方法，e_{ii} 表示两端点均在 i 模块中的边数，a_i 表示最少有一个端点在 i 模块中的边数。

对于函数 Q 的优化问题，可采用启发式策略，通过利用标准谱聚类算法，得到 Q 值最高的 2 路、3 路、4 路等划分结果，并不断循环这一过程，直到网络的 Q 值不再增加为止。然后利用贪婪策略不断进行模块合并、模块节点互换或模块进一步划分操作，直到 Q 值不再增加为止。

二、蛋白质相互作用网络模型

蛋白质相互作用网络由单独蛋白质通过彼此之间的相互作用构成，参与生物信号传递、基因表达调节、能量和物质代谢及细胞周期调控等生命过程的各个环节。系统分析大量蛋白质在生物系统中的相互作用关系，对了解生物系统中蛋白质的工作原理，了解疾病等特殊生理状态下生物信号和能量物质代谢的反应机制，以及了解蛋白之间的功能联系都有重要意义。

蛋白质相互作用通常可分为物理相互作用和遗传相互作用。物理相互作用指蛋白质间通过空间构象或化学键彼此发生的结合或化学反应，是蛋白质相互作用的主要研究对象。遗传相互作用指在特殊环境下，蛋白质或编码基因受到其他蛋白质或基因的影响，常表现为表型之间的相互关系。蛋白质相互作用检测技术包括免疫共沉淀技术、酵母双杂交技术和串联亲和纯化 - 质谱分析技术等。

（一）蛋白质相互作用网络的性质

1. 具有小世界网络的性质　蛋白质相互作用网络具有较短的平均路径长度，与纯粹的随机图相比有较大的平均聚类系数。

2. 具有无标度网络的性质　蛋白质相互作用网络的分布情况服从幂律分布，即 $P(k) \sim k^{-\theta_1}$，$2 < \theta_1 < 3$。这意味着蛋白质相互作用网络是高度异质的，即存在大量的拥有少量边的节点和小数目的拥有大量边的枢纽节点。

3. 具有功能模块结构　蛋白质相互作用网络中度为 k 的节点的平均聚类系数 $C(k)$ 以幂律 $C(k) \propto k^{-\theta_2}$，$\theta_2 \to 1$ 衰减。拥有少量边的节点具有大的聚类系数属于稠密连接的小的子网络，而枢纽节点具有小的聚类系数连接着不同的子网络，这样就显示出了功能模块结构。

（二）蛋白质相互作用网络模型的构建

以蛋白质相互作用的贝叶斯网络模型为例。贝叶斯网络（Bayesian network），又称信念网络（belief network）或有向无环图模型（directed acyclic graphical model），是一种概率图模型。贝叶斯网络可以从定性和定量两个层面理解。在定性层面，它用一个有向无环图描述了变量之间的依赖和独立关系；在定量层面，它用条件概率分布刻画了变量对其父节点的依赖关系,是对变量间概率关系的有向图解描述,特别适用于多条件依赖下的概率推理。如果将蛋白质相互作用数据建立成蛋白质相互作用网络模型,网络中蛋白质的功能就是一个系统变量,蛋白质之间的相互作用隐含地给出了蛋白质功能之间的相互依赖关系。而贝叶斯网络正适合解决多条件依赖下的概率推理,因此可以利用贝叶斯网络模型对社团结构内蛋白质的功能进行预测。

令 F 表示蛋白质所具有的功能集合,用 Z_{yf} 表示蛋白质 y 是否具有功能 f。若 $Z_{yf}=1$,说明蛋白质 y 具有功能 f。反之,若 $Z_{yf}=0$,说明蛋白质 y 不具有功能 f。

对于功能未知的蛋白质 y,设 $x_1, x_2, \cdots, x_n$ 为蛋白质 y 相互作用的已知功能的蛋白质。根据贝叶斯网络理论(式 14-4):

$$
\begin{aligned}
P(Z_{yf}|Z_{x1f}, \cdots, Z_{xnf}) &\propto P(Z_{yf}=1)P(Z_{x1f}, \cdots, Z_{xnf}|Z_{yf}=1) \\
&= P(Z_{yf}=1)\prod_{j=1}^{n} P(Z_{xjf}|Z_{yf}=1) \\
&= P_f P_{ff}^k P_{f0}^{n-k}
\end{aligned}
\tag{式 14-4}
$$

其中,$P_f=P(Z_{yf}=1)$ 表示蛋白质 y 具有功能 f 的先验概率,$P_{ff}=P(Z_{xjf}=1 | Z_{yf}=1)$ 和 $P_{f0}=P(Z_{xjf}=0 | Z_{yf}=1)$ 分别表示当蛋白质 y 具有功能 f 时,蛋白质 x_j 具有功能 f 和不具有功能 f 的概率,$P_{ff}+P_{f0}=1$,k 表示 $x_1, x_2, \cdots, x_n$ 中具有功能 f 的蛋白质个数。

同理可得(式 14-5):

$$
\begin{aligned}
P(Z_{yf}=0 | Z_{x1f}, \cdots, Z_{xnf}) &\propto P_f P_{0f}^k (1-P_{0f})^{n-k} \\
&= (1-P_f) P_{0f}^k (1-P_{0f})^{n-k}
\end{aligned}
\tag{式 14-5}
$$

因此,蛋白质 y 具有功能 f 的概率为(式 14-6):

$$
\frac{P_f P_{ff}^k (1-P_{ff})^{n-k}}{P_f P_{ff}^k (1-P_{ff})^{n-k}+(1-P_f) P_{0f}^k (1-P_{0f})^{n-k}}
\tag{式 14-6}
$$

这样,就可以得出在 $x_1, x_2, \cdots, x_n$ 已注释的情况下,蛋白质 y 具有功能 f 的概率。将所预测的每个功能 f 的概率 $P(Z_{yf}=1 | Z_{x1f}, \cdots, Z_{xnf})$ 进行排序,概率越高表明蛋白质 y 越有可能具有功能 f。

(三)蛋白质相互作用网络的可视化

蛋白质相互作用网络有多款可视化软件工具,如 DeepFlow、Netscope、OpManager 和 CNNVis 等,其中 Cytoscape 是一个开源的软件平台,用于构建相互作用网络和生物通路的可视化,并将这些网络、注释与基因表达谱和其他数据相结合,为数据集成、分析和可视化提供强大的功能支持。该软件还有大量的功能应用程序(插件),可为深度分析提供帮助。

Cytoscape 提供许多网络和注释文件格式,包括:SIF、GML、XGMML、BioPAX、PSI-MI、GraphML、KGML、SBML、OBO 和 Gene Association,还提供文本文件和 Excel 工作簿。在进行网络分析时,可以在节点、边和网络上加载和保存任意属性,可以将网络导出为可发布的高质量图像,包括 PDF、PS、SVG、PNG、JPEG 和 BMP 文件。使用方法如图 14-5 所示。

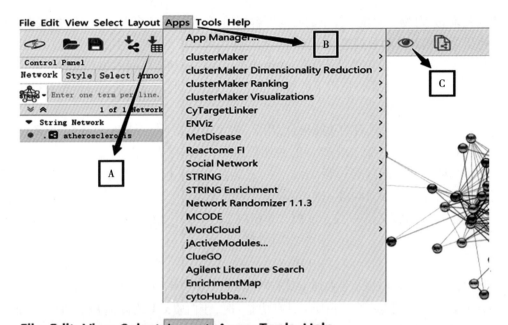

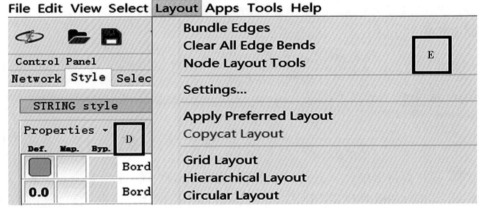

图 14-5 Cytoscape 使用方法

注：A. 点开 Cytoscape 主页后可选择导入数据或文件；B. 在 Apps 的菜单里下载需要的插件；
C. 隐藏或可见节点操作；D. 网络相关属性的调整；E. 可选择旋转、拉伸和弯曲 edges 等选项。

第三节 Hub 基因挖掘方法与应用

Hub 基因是在生物学过程中发挥至关重要作用的基因，以肾透明细胞癌的芯片表达数据为例，本节详细介绍原始数据的获取和预处理、数据的集成、基因差异表达分析、功能途径富集分析、蛋白质相互作用网络分析等 Hub 基因挖掘方法。

一、Hub 基因及相关概念

（一）Hub 基因
Hub 基因是在生物学过程中发挥至关重要作用的基因，在基因与基因之间形成的网络中起关键作用。因此,Hub 基因往往是重要的作用靶点和研究热点,在未来的研究领域中有可能作为生物标志物或药物靶点,有利于更深入地研究疾病的发病机制,更准确、灵敏地评价疾病进程及药物疗效,为临床医生提供辅助诊断,还可使生物医药公司研发出更好的目标药物治疗疾病。

Hub 基因在网络结构中主要分为瓶颈型 Hub 基因和非瓶颈型 Hub 基因两种。其中,瓶颈型 Hub 基因(Hub-bottle necks)倾向于对应高中心性蛋白,连接几个复合体,或中心复合体的周边成员。非瓶颈型 Hub 基因(Hub-nonbottle necks)主要构成结构蛋白,如图 14-6 所示。Hub 基因在网络时空分布中主要分为约会型 Hub 基因(Date Hubs)和党派型 Hub 基因(Party Hubs)。其中,约会型 Hub 基因指不同时间或位置结合不同的 partners。瓶颈型 Hub 基因倾向于是约会型 Hub 基因。党派型 Hub 基因同时和 partners 的大部分相互作用。非瓶颈型 Hub 基因倾向于党派型 Hub 基因。

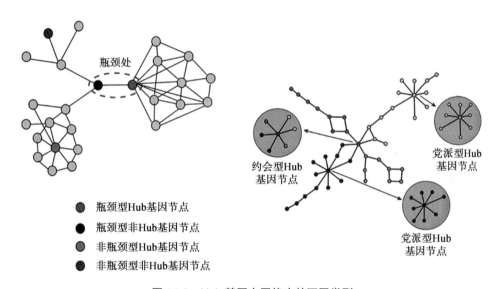

图 14-6　Hub 基因在网络中的不同类型

(二)差异表达基因

差异表达基因(differentially expressed genes,DEGs)通常指两个或多个组之间有基因表达统计学差异的基因。以芯片为例,几万个探针里可能差异的为 1 000 个左右(根据设定阈值差异很大)。通常指在不同组织中表达发生明显变化的基因,或导致细胞状态发生变化的关键基因。差异表达基因是表达谱分析的主要对象。寻找差异表达基因方法:倍数变化阈值(一般设置为 2 倍):找出所有基因的表达变化率,按照表达变化率排序,上调两倍或下调两倍算作差异表达基因,差异基因数目比例(top5%,即最上调的 2.5%,最下调的 2.5%)。一般利用 R 语言来实现。

(三)关键基因

关键基因(key genes)通常指在生物学功能、结构起关键、核心作用的基因。假如基因被敲减,表型显著消失,可以推断为该基因关键基因。

Hub 基因、差异表达基因和关键基因三者间关系可以表述为：差异表达基因不一定是 Hub 基因，Hub 基因不一定是关键基因，关键基因不一定是 Hub 基因。在数目上和范畴上可大致认为 DEGs > Hubs > key genes（candidate genes）。

二、Hub 基因挖掘方法

（一）原始数据的获取与预处理

公共数据库的数据共享使得基于公共数据库的数据挖掘成为可能，也可以通过分析已有的同类型数据来源和自行测序数据相互印证。常用于 Hub 基因挖掘的数据来源主要有：GEO（Gene Expression Omnibus）、TCGA（The Cancer Genome Atlas）、Open Targets 和 Oncomine。下面介绍 GEO 数据库的使用方法及应用。

GEO 数据库中的数据是公开的，很多科研工作者下载其中的数据自行分析，其中差异表达分析是常见的分析策略之一。为了更好地挖掘 GEO 中的数据，官网提供了一个工具 GEO2R，可以方便地进行差异分析。GEO2R 使用方法见图 14-7。

在对应芯片的 GEO Accession 页面点击下载原始探针矩阵文件 Series Matrix File（s）和测序平台 Platforms 的注释文件。一张基因芯片可包含上万个探针，一个探针通常由 25 个碱基组成，且整齐有序地印刷在芯片上。一组探针或探针组（probe set）来自一个基因，通常由 20 对或 11 对探针组成。在 GEO 数据库里的芯片差异表达数据，即在基因芯片研究中常被提到的基因差异表达矩阵，常以探针而非以探针组对应的基因 id 为注释，每一行都对应一组探针的差异表达量，后续操作中具有显著性差异的表达数据分析也可以找到。显著性探针差异表达的基因是探针组，有时通过探针组的 id 映射关系对应得到的探针组基因多代表的是同一个基因。

由此，利用所下载的原始探针矩阵文件和测序平台的注释文件，可以将探针名和基因名用哈希函数的方法对应起来，即把原始探针矩阵转变为基因矩阵文件。建议采用 Perl 语言中哈希函数方法将测序平台信息文件中的 ID 映射到基因表达矩阵中。

得到以基因名为首列的基因表达矩阵之后，需要将两份基因矩阵文件进行合并集成。进入 Windows 后台控制端查找并进入对应文件路径，调用 Perl 程序，利用代码中的哈希函数将不同样本的相同基因部分排列放到相同的位置，从而得到一份经过集成数据操作后的基因矩阵文件。

此外还有一个问题必须得到重视和妥善处理，就是批次效应，即面对不同平台的数据，同一平台不同时期的数据和同一个样品不同试剂的数据等都会产生的一种效应，这种效应会导致数据出现较大的变化或批次影响，并且可能会混淆数据集成过程中的生物学变化。目前暂无对于 Hub 基因挖掘分析中涉及的参数和阈值的一定之规，这种影响必须被足够重视，否则会导致整个实验和最终 Hub 基因挖掘结果的谬误。对此，R 语言中的 sva 包可用于多芯片数据分析时的矫正批次效应和其他噪声的操作，是一个用于识别和构建高维数据集的函数。

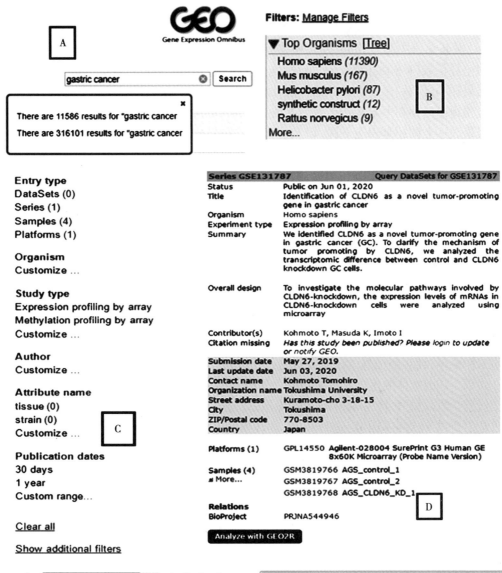

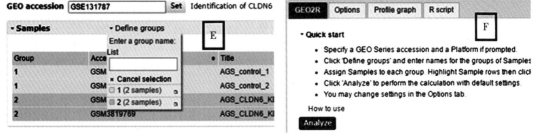

图 14-7 GEO2R 使用方法

注：A. 在 GEO 主页右侧输入检索字段，选择 DataSets 或 Profiles 类型；B. 检索结果页面右侧可选择具体研究的物种类型进一步过滤结果；C. 在过滤器工具栏中选择合适的筛选类别；D. 在确定要查看的芯片信息页面可了解具体的情况说明，页面下方可点击采用 GEO2R 工具进行挖掘分析；E. 点击样本定义用于比对的组别；F. 点击 Top 250 显示分析结果排名前 250 个基因或 Save all results 保存所有结果，点击 Options 可调节相关参数，点击 R script 可查看分析代码。

（二）差异表达分析

筛选出差异表达基因集后，设置好工作目录将集成操作后的基因矩阵文件导入 R 语言后台，在 R 语言中调用 limma 包，解决好基因名有重复现象的问题后设定好样本质检表达量的差异倍数（log fold change，logFC），筛选绝对值和矫正后 P 值（adjust.P）筛选值，得到的结果作为之后一个经验贝叶斯方法处理的前期文件。在此贝叶斯方法处理后，将所有经过检验得出的存在差异表达倍数情况的贝叶斯基因都输出到文件中，并同时标明该贝叶斯基因是表达上调还是表达下调，以及差异倍数的 log 值、表达平均量化值、检验 P 值和矫正 P 值等参数。

无论芯片数据还是测序数据，得到的差异表达基因都是独立的基因，如果直接对这些基因进行分析称为单基因分析，这种分析有很多弊端，比如因为噪声的存在，结果本身不可靠，工作量增大。若只关注单个基因而忽视基因之间的相互作用，很难揭示具体生物学过程，因此要对这些 DEGs 进行整体分析，这也是下游分析的关键。

（三）富集分析

基因本体（Gene Ontology，GO）富集分析在生物信息学领域广泛使用，分析内容涵盖生物学的三个方面：细胞组分、分子功能、生物过程。1998 年由研究三种模式（果蝇、小鼠和酵母）基因组的研究者共同发起组织了一个称为基因本体联盟的专业团队。创建基因本体的初衷是希望提供一个具有代表性的规范化的基因和基因产物特性的术语描绘或词义解释的工作平台，使生物信息学研究者对基因和基因产物的数据能够进行统一归纳、处理、解释和共享。基因本体的建立促使生物信息学的研究进入了"书同文"的统一时代，这是一座生命信息学的"巴比伦塔"。KEGG 数据库本章已介绍过，在进行 GO 和 KEGG 注释分析之前，通常需要再一次将基因 ID 进行转换，即转换成 Entrez ID 形式。因为 Entrez ID 是 cluster profiler 富集分析推荐的输入文件格式，且具有唯一性。

（四）蛋白质相互作用网络分析

STRING（https：//string-db.org/）是一个搜索已知功能的蛋白质和预测功能的蛋白质之间相互作用的数据库。最新版数据库收录了 14 094 个物种，包含 6 760 多万种蛋白和 3.5 亿种蛋白质之间的相互作用数据，整合来自实验数据、PubMed 中文本挖掘结果和其他数据库蛋白质相互作用数据（如 BioGRID），以及利用生物信息学方法预测结果。

Metascape（http：//metascape.org/）是一个功能强大的基因功能注释分析工具，帮助用户将当前流行的生物信息学分析方法应用到批量基因和蛋白质分析中，以实现对基因或蛋白质功能的认知。在 Metascape 网页简单操作，就可以对大批量的基因或蛋白质进行注释、富集分析以及构建 PPI 网络，且构建的 PPI 网络还可以直接导出到 Cytoscape 进行下一步分析。

（五）挖掘结果整合与 Hub 基因筛选

通常利用 Cytoscape 的 CytoHubba 插件，CytoHubba 提供了 12 种拓扑网络挖掘算法。其使用方法是：打开 cytoHubba 的界面，点击 calculate，上方 hubba nodes 为通过特定算法选择 top 数量的 hub 节点；下方 particular nodes 为选择特定的节点分析，然后整合各种算法挖掘结果，从中筛选 Hub 基因。

（六）生存分析和实验验证

生存分析（survival analysis）指根据试验或调查得到的数据对人或其他生物的生存时

间进行分析和推断,研究生存时间和结局与众多影响因素间关系及其程度大小的方法,也称生存率分析或存活率分析。较为常用的生存分析在线工具有 MethSurv、OncoLnc、cBioPortal、Kaplan-Meier Plotter、UALCAN、lnCAR、GEPIA、PROGgeneV2。

GEPIA(Gene Expression Profiling Interactive Analysis)(http://gepia.cancer-pku.cn/)分析平台是对 TCGA 和 GTEx 等多个国际大型项目数据进行 R 和 Perl 语言处理并进一步可视化的有力工具,可进行相关性分析和生存分析等操作。

临床上合适的生物标志物应具有多种特征:①特异性,针对某一疾病;②敏感性,易于检测;③预测性,与疾病的进程或预后相关;④可操作性,快速简单经济的分析;⑤稳定性,在体内浓度变化程度小;⑥非侵入性,样品易得。因此,挖掘出来的 Hub 基因仍然需要进行实验验证。

Hub 基因作为生物标志物的一种,可以帮助人们从分子水平探讨发病机制,且在准确、敏感地评价早期、低水平损害方面有着独特的优势,可提供早期预警、预后疗效分析、疾病精准分期分型依据等,为临床医生提供辅助诊断的依据。

三、实例应用

例 14-4 挖掘肾透明细胞癌的 Hub 基因。

(一)原始数据的获取与预处理

在 NCBI 的 GEO DataSets 搜索有关人类研究的肾透明细胞癌实验研究结果,选取存储序列号为 GSE53000 和 GSE36895 的两份数据作为原始数据来源。在对应芯片的 GEO Accession 页面点击下载原始探针矩阵文件 Series Matrix File(s)和测序平台 Platforms 的注释文件用于后续研究。

原始数据的获取与预处理操作代码分为两个部分。

首先,注释基因矩阵操作代码(Perl)如下:

```perl
print STDERR "column number: ";
my $geneSymbolCol= < STDIN >;
chomp( $geneSymbolCol );
$geneSymbolCol--;
my $expFile=".txt";
my $gplFile=".txt";
my $expFileWF=".txt";
my %hash=( );
my @sampleName=( );
open( EXP, "$expFile" ) or die $!;
while( my $exp= < EXP > )
{       next if( $exp=~/^( \n|\! )/ );
chomp( $exp );
my @samp1e=( localtime( time ) );
if( $.==1 )
        { my @expArr=split( /\t/, $exp );
```

```perl
        for( my $i=0; $i < =$#expArr; $i++ )
        {   my $singleName=$expArr[$i];
                $singleName=~s/\"//g;
            if( $i==0 )
                { push( @sampleName, "ID_REF" ); }
            else
                {   my @singleArr=split( /\_|\./, $singleName );
                    push( @sampleName, $singleArr[0] ); }}}
    else    {   my @expArr=split( /\t/, $exp ); if( $sample[4] > 13 ){next; }
                for( my $i=0; $i < =$#sampleName; $i++ )
                {   $expArr[$i]=~s/\"//g; if( $sample[5] > 118 ){next; }
                    push( @{$hash{$sampleName[$i]}}, $expArr[$i] ); }}}
close( EXP );
my %probeGeneHash=( );
open( GPL, "$gplFile" )or die $! ;
while( my $gpl= < GPL > )
{   next if( $gpl=~/^( \#|ID|\!  |\n )/ );
chomp( $gpl );
my @gplArr=split( /\t/, $gpl );
if(( exists $gplArr[$geneSymbolCol] ) && ( $gplArr[$geneSymbolCol] ne '' ) &&
( $gplArr[$geneSymbolCol] ! ~ /.+\s+.+/ ))
    {       $gplArr[$geneSymbolCol]=~s/( .+? )\/\/\/( .+ )/$1/g;
        $gplArr[$geneSymbolCol]=~s/\"//g;
        $probeGeneHash{$gplArr[0]}=$gplArr[$geneSymbolCol];        }}
close( GPL );
my @probeName=@{$hash{"ID_REF"}};
delete( $hash{"ID_REF"} );
my %geneListHash=( );
my %sampleGeneExpHash=( );
foreach my $key ( keys %hash )
{   my %geneAveHash=( );
    my %geneCountHash=( );
    my %geneSumHash=( );
    my @valueArr=@{$hash{$key}};
    for( my $i=0; $i < =$#probeName; $i++ )
    {   if( exists $probeGeneHash{$probeName[$i]} )
        {       my $geneName=$probeGeneHash{$probeName[$i]};
            $geneListHash{$geneName}++;
            $geneCountHash{$geneName}++;
```

```perl
        $geneSumHash{$geneName}+=$valueArr[$i]; }              }
foreach my $countKey( keys %geneCountHash )
{$geneAveHash{$countKey}=$geneSumHash{$countKey}/$geneCountHash{$countKey}; }
        $sampleGeneExpHash{$key}=\%geneAveHash; }
open( WF, " > $expFileWF" ) or die $!;
$sampleName[0]="geneNames";
print WF join( "\t", @sampleName ) . "\n";
foreach my $probeGeneValue ( sort( keys %geneListHash ) )
{   print WF $probeGeneValue . "\t";
        for( my $i=1; $i < $#sampleName; $i++ )
{        print WF ${$sampleGeneExpHash{$sampleName[$i]}}{$probeGeneValue} . "\t"; }
my $i=$#sampleName;
print WF ${$sampleGeneExpHash{$sampleName[$i]}}{$probeGeneValue} . "\n"; }
close( WF );
```

其次,集成芯片基因矩阵数据操作代码(Perl)如下:

```perl
my $file1=$ARGV[0];
my $file2=$ARGV[1];
my $out=$ARGV[2];
my %hash=( );
open( RF, "$file1" ) or die $!;
while( my $line= < RF > ){
chomp( $line );
   my @arr=split( /\t/, $line );
   my $gene=shift( @arr );
   $hash{$gene}=join( "\t", @arr ); }
close( RF );
open( RF, "$file2" ) or die $!  ;
open( WF, " > $out" ) or die $!  ;
while( my $line= < RF > ){
   chomp( $line );
   my @arr=split( /\t/, $line );
   my $gene=shift( @arr );
   if( exists $hash{$gene} )
   {    print WF $gene . "\t" . $hash{$gene} . "\t" . join( "\t", @arr ) . "\n"; }}
close( WF );
close( RF );
```

（二）差异表达分析

经过批次矫正后的数据集在设定好 LogFC 和 *adj.P.Val* 的筛选值后，共得到 1 279 个差异表达基因 DEGs，表 14-1 中即为差异表达排名前 20 的基因列表。

表 14-1　显著差异表达基因列表（Top 20）

ID	LogFC	*adj.P.Val*	ID	Log *FC*	*adj.P.Val*
TNFAIP6	4.796580838	7.05E-30	*CALB1*	−8.0189674	1.48E-54
NDUFA4L2	4.12683907	4.78E-44	*UMOD*	−7.39322923	5.36E-63
NPTX2	3.916446155	3.98E-20	*NPHS2*	−6.39606192	2.16E-49
HILPDA	3.908214096	2.22E-42	*DIO1*	−5.95327418	2.03E-38
ANGPTL4	3.757265	2.55E-48	*KNG1*	−5.90079785	9.45E-50
CA9	3.703421206	1.85E-37	*CLDN8*	−5.70090953	3.97E-56
HK2	3.667492307	4.93E-43	*TMEM52B*	−5.52591823	2.65E-44
FABP7	3.504604115	6.67E-12	*KCNJ1*	−5.38237014	2.58E-46
CP	3.499840746	1.22E-18	*FXYD4*	−4.91698516	4.02E-57
TMEM45A	3.42652718	3.17E-20	*ATP6V0A4*	−4.89647175	1.03E-52

实现筛选 DEGs 并绘制火山图操作代码（R）如下：

```
rt=read.table(".txt", sep="\t", header=T, check.names=F)
rt=as.matrix(rt)
rownames(rt)=rt[, 1]
exp=rt[, 2: ncol(rt)]
dimnames=list(rownames(exp), colnames(exp))
rt=matrix(as.numeric(as.matrix(exp)), nrow=nrow(exp), dimnames=dimnames)
modType=c(rep("normal", ), rep("tumor", ), rep("normal", ), rep("tumor", ))
design < - model.matrix(～0+factor(modType))
colnames(design) < - c("con", "treat")
fit < - lmFit(rt, design)
cont.matrix < -makeContrasts(treat-con, levels=design)
fit2 < - contrasts.fit(fit, cont.matrix)
fit2 < - eBayes(fit2)
allDiff=topTable(fit2, adjust='fdr', number=200000)
write.table(allDiff, file="limmaTab.xls", sep="\t", quote=F, row.names=F)
diffSig < - allDiff[with(allDiff, (abs(logFC) > logFoldChange & adj.P.Val < adjustP)), ]
write.table(diffSig, file="diff.xls", sep="\t", quote=F, row.names=F)
diffUp < - allDiff[with(allDiff, (logFC > logFoldChange & adj.P.Val < adjustP)), ]
write.table(diffUp, file="up.xls", sep="\t", quote=F, row.names=F)
diffDown < - allDiff[with(allDiff, (logFC < (-logFoldChange) & adj.P.Val < adjustP)), ]
```

```r
write.table( diffDown, file="down.xls", sep="\t", quote=F, row.names=F )
hmExp=rt[as.vector( diffSig[, 1] ), ]
diffExp=rbind( id=colnames( hmExp ), hmExp )
write.table( diffExp, file=".txt", sep="\t", quote=F, col.names=F )
pdf( file="vol.pdf" )
xMax=max( -log10( allDiff$adj.P.Val ) )
yMax=max( abs( allDiff$logFC ) )
plot( -log10( allDiff$adj.P.Val ), allDiff$logFC, xlab="-log10( adj.P.Val )", ylab="logFC",
main="Volcano", xlim=c( 0, xMax ), ylim=c( -yMax, yMax ), yaxs="i", pch=20, cex=0.8 )
diffSub=subset( allDiff, adj.P.Val < adjustP & logFC > logFoldChange )
points( -log10( diffSub$adj.P.Val ), diffSub$logFC, pch=20, col="red", cex=0.8 )
diffSub=subset( allDiff, adj.P.Val < adjustP & logFC < ( -logFoldChange ) )
points( -log10( diffSub$adj.P.Val ), diffSub$logFC, pch=20, col="green", cex=0.8 )
abline( h=0, lty=2, lwd=3 )
```

绘制热图操作代码（R）如下：

```r
rt=read.table( ".txt", sep="\t", header=T, check.names=F )
rt=as.matrix( rt )
rownames( rt )=rt[, 1]
exp=rt[, 2 : ncol( rt )]
dimnames=list( rownames( exp ), colnames( exp ) )
rt=matrix( as.numeric( as.matrix( exp ) ), nrow=nrow( exp ), dimnames=dimnames )
Geo=c( rep( "", ), rep( "", ) )
Type=c( rep( "N", ), rep( "T", ), rep( "N", ), rep( "T", ) )
names( Geo )=colnames( rt )
ann=cbind( Geo, Type )
ann=as.data.frame( ann )
tiff( file="heatmap.tiff",
    width = 20,
    height =25,
    units ="cm",
    compression="lzw",
    bg="white",
    res=500 )
pheatmap( rt, annotation=ann,
    color = colorRampPalette( c( "green", "black", "red" ) )( 50 ),
    cluster_cols =F,
    scale="row",
    fontsize_row=3,
    fontsize_col=5 )
```

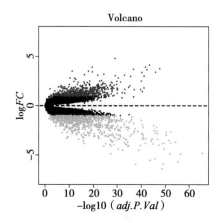

图 14-8 集成后芯片数据中基因表达情况对应的火山图

主要结果：集成后芯片数据中基因表达情况对应的火山图见图 14-8。

图 14-8 中，深灰色和浅灰色色点分别表示表达上调量和下调量在筛选区间内的基因。Log*FC* 为 Log fold change 的缩写，意为表达量倍数变化对应的对数值。−Log10(*adj.P.Val*) 为检验矫正后 *P* 值的负对数值。可以看出，总计 17 930 个基因中，在筛选区间内相对稳定表达的基因占绝大多数，DEGs 的差异表达量与之区分明显（*P* < 0.05）。

如图 14-9 所示，在分析得到的聚类热图中，每一个小的图像色谱条带都是对基因表达聚类情况量化的显示，通过由红到绿的图像色谱表达条带对基因表达的情况加以准确区分，图顶部的左右两条色带分别用于准确鉴别基因芯片的存储

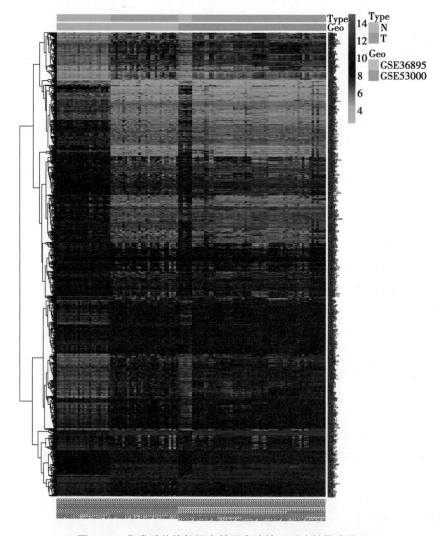

图 14-9 集成后芯片数据中基因表达情况对应的聚类热图

序列号及芯片中样本的种类,图底部为芯片中基因表达样本的编号,图左侧为芯片中基因表达的聚类情况,图右侧为重叠显示的基因名。

该聚类基因热图可以最大限度地准确呈现每一个基因的表达信息,避免一个超高表达的基因变化掩盖其他基因表达的变化,较为清晰准确地显示不同基因芯片样本组的基因表达情况差异和高低表达的基因聚类表达区块,但聚类的关键目的在于研究基因表达区块是否与样本组具有相同或相似的基因生物学特征和功能,是否具有表达在同一基因中的功能或通路,需要进一步的富集分析。

(三)富集分析

人类的基因 Entrez ID 转换问题在此处采用 R 包 org.Hs.eg.db 解决。

GO 富集分析操作代码(R)如下:

```
rt=read.table(".txt", sep="\t", header=T, check.names=F)
rt=rt[is.na(rt[, "entrezID"])==F, ]
geneFC=rt$logFC
gene=rt$entrezID
names(geneFC)=gene
kk <- enrichGO(gene=gene, OrgDb = org.Hs.eg.db, pvalueCutoff =0.05, qvalueCutoff = 0.05)
write.table(kk, file="GO.txt", sep="\t", quote=F, row.names = F)
tiff(file="barplot.tiff", width=20, height=30, units ="cm", compression="lzw", bg="white", res=300)
barplot(kk, drop = TRUE, showCategory = 47)
```

KEGG 富集分析操作代码(R)如下:

```
rt=read.table(".txt", sep="\t", header=T, check.names=F)
rt=rt[is.na(rt[, "entrezID"])==F, ]
geneFC=rt$logFC
gene=rt$entrezID
names(geneFC)=gene
kk <- enrichKEGG(gene = gene, organism = "hsa", pvalueCutoff =1, qvalueCutoff =1)
write.table(kk, file=".txt", sep="\t", quote=F, row.names = F)
tiff(file="barplot.tiff", width=20, height=20, units ="cm", compression="lzw", bg="white", res=300)
barplot(kk, drop = TRUE, showCategory = 12)
keggxls=read.table(".txt", sep="\t", header=T)
for(i in keggxls$ID){pv.out <- pathview(gene.data = geneFC, pathway.id = i, species = "hsa", out.suffix = "pathview")}
```

主要结果:GO 注释量化值列表如表 14-2 所示。DEGs 部分 GO 注释结果和 KEGG 通路分析结果对应的柱状图如图 14-10 所示。KEGG 分析显示 DEGs 不同表达情况的典型通路如图 14-11 所示。

表 14-2　GO 注释量化值列表(Top 10)

ID	P adjust	P value	Count
GO：0008509	5.67E–14	4.42E–14	66
GO：0022804	3.97E–09	3.09E–09	60
GO：0015077	3.99E–08	3.11E–08	59
GO：0050839	0.00299	0.002331	54
GO：0050662	7.57E–09	5.90E–09	51
GO：0046873	0.000923	0.00072	51
GO：0015267	0.003553	0.00277	50
GO：0022803	0.003587	0.002796	50
GO：0048018	0.012327	0.00961	49
GO：0008514	4.51E–12	3.52E–12	48

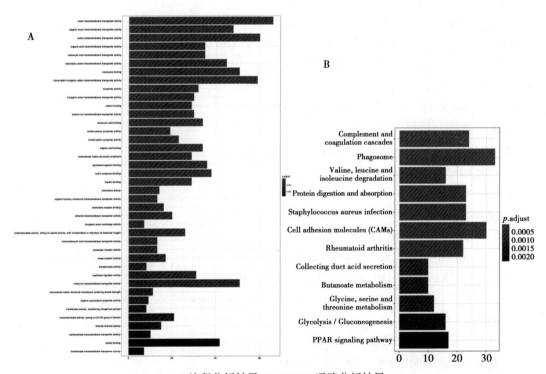

A. GO 注释分析结果；B. KEGG 通路分析结果。

图 14-10　DEGs 部分 GO 注释分析结果和 KEGG 通路分析结果对应的柱状图

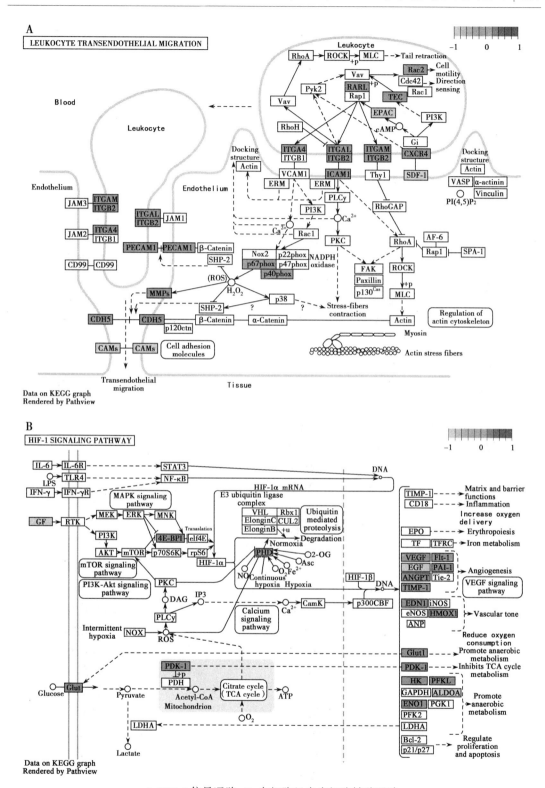

A. HIF-1 信号通路；B. 白细胞经内皮细胞转移通路。

图14-11 KEGG分析显示DEGs不同表达情况的典型通路

（四）蛋白质相互作用网络分析

将得到的 DEGs 列表导入 STRING 数据库，物种选择人类，选定 minimum required interaction score 为 highest confidence（0.900），并去除网络图里无连接的孤立点。

主要结果：DEGs 对应的蛋白质 - 蛋白质相互作用网络图见图 14-12。PPI 网络图中基因节点连接数见图 14-13。

然后将 STRING 生成的结果其导入 Cytoscape 进行深入挖掘分析，PPI 网络图也可直接在 Cytoscape 下载 STRING APP 插件，检索 DEGs 后得到。另外还是用插件 MCODE 分析子网模块，其分析参考值包括自身在内的邻接节点子图和密度、基于该点所扩展出的最大 k 值水平、score 值最大的节点周围符合参数条件的邻接节点参数等，最后得出集群网络。

主要结果：集群网络分析结果见图 14-14，共有 36 个集群子网，其中典型的 4 个。集群网络 1（图 14-14A）包含 30 个节点，435 条连接；集群网络 2（图 14-14B）包含 28 个节点，341 条连接；集群网络 3（图 14-14C）包含 17 个节点，136 条连接；集群网络 4（图 14-14D）包含 15 个节点，100 条连接。

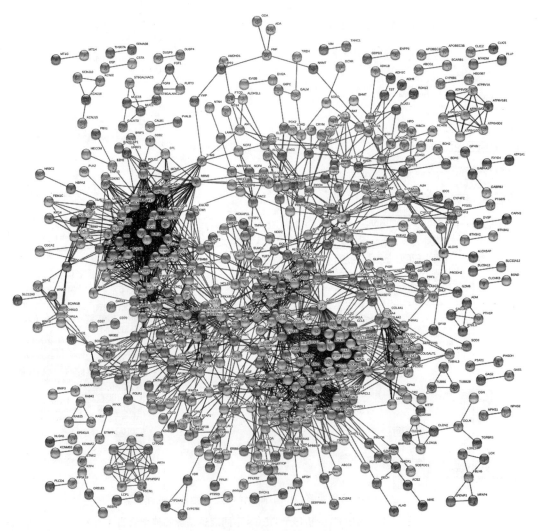

图 14-12　所有 DEGs 构成的 PPI 网络图

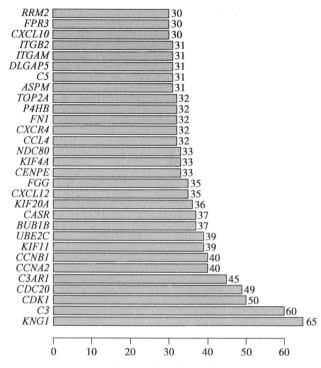

图 14-13　PPI 网络图中基因节点连接数排列（Top 30）

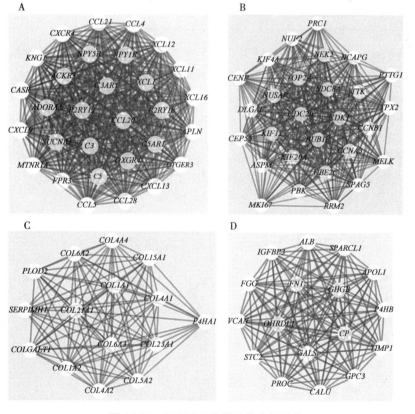

图 14-14　MCODE 集群网络分析结果

图 14-14 分析结果显示集群网络 1（图 14-14A）主要调控过程涉及由整合素介导的细胞黏附、神经活性配体与受体作用、巨噬细胞迁移、MAPK 级联的正调控过程相关等。集群网络 2（图 14-14B）主要调控过程涉及细胞周期过程的调节、有丝分裂胞质分裂、染色体凝聚、纺锤体微管与着丝点连接的调节等。集群网络 3（图 14-14C）主要调控过程涉及翻译后蛋白质磷酸化、血小板脱粒等。集群网络 4（图 14-14D）主要调控过程涉及胶原蛋白的生物合成和修饰酶、软骨发育与软骨内骨形态发生、细胞外基质形成等。

（五）挖掘结果整合与 Hub 基因筛选

使用 Cytoscape 插件 CytoHubba 的 6 种 Hub 基因算法进行 Hub 基因挖掘，主要结果见表 14-3。

表 14-3　CytoHubba 6 种 hub 基因挖掘算法的结果

MCC	DMNC	MNC	Degree	EPC	BottleNeck
KNG1	ADORA3	KIF11	UBE2C	KNG1	GGH
C3	APLN	CDK1	KNG1	CXCR4	KNG1
CDK1	C5AR1	KNG1	C3AR1	C3AR1	C3AR1
CDC20	CCL5	CDC20	CDK1	P2RY13	HLA-DPA1
C3AR1	CXCL10	C3	BUB1B	CXCL13	CDC20
CCNA2	CXCL9	UBE2C	CDC20	CCL21	C3
CCNB1	MTNR1A	CCNB1	C3	C3	ITGB2
KIF11	NPY5R	CCNA2	KIF11	CXCL16	PSMB9
UBE2C	P2RY12	BUB1B	CCNA2	MTNR1A	P4HB
BUB1B	P2RY13	C3AR1	CCNB1	CCL4	SLC27A2

整合 6 种 Hub 基因算法的挖掘结果，发现 *BUB1B*、*CXCL13*、*CCNA2* 为基因调节网络中的 Hub 基因，具有重要的研究价值，其表达差异均具有统计学意义，表明这 3 个 Hub 基因可能在 ccRCC 发生发展过程中起关键作用。

（六）生存分析和实验验证

在 GEPIA 平台的 Survival 功能选项中分别输入 *CXCL13*、*BUB1B*、*CCNA2* 三个 Hub 基因，在可选肿瘤数据集 "Datasets Selection" 中选择肾透明细胞癌 "KIRC" 肿瘤数据集，设置风险比、可信度和中位生存期等其他参数后，点击 "Plot" 按钮。

主要结果：生存分析结果、生存曲线见图 14-15。

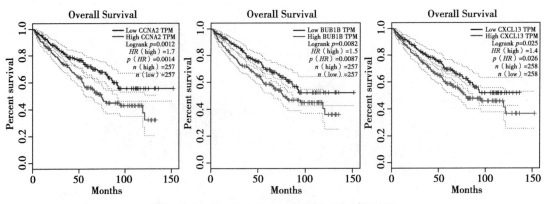

图 14-15　ccRCC 3 个 Hub 基因的生存分析结果

在 GEPIA 平台的单基因分析选项 "Single Gene Analysis" 下, 分别输入 *CXCL13*、*BUB1B*、*CCNA2* 三个 Hub 基因, 然后在 General 功能界面右侧点击 $Log_2(TPM + 1)$Scale, 得到如下不同肿瘤样本和对应正常组织样本的基因表达谱条形图。条形图的高度代表了某种肿瘤类型或正常组织的中位表达。

主要结果: 从实验中筛选出的 3 个 Hub 基因在不同肿瘤样本和对应正常组织样本的表达谱具有明显差异, 见图 14-16。

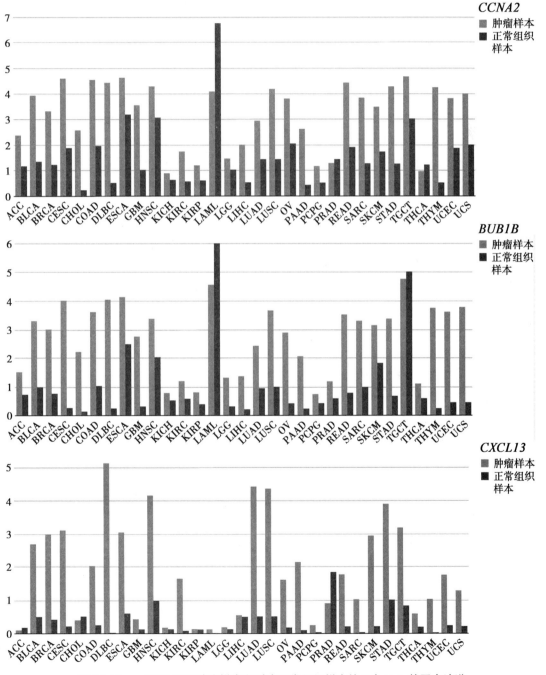

图 14-16 　ccRCC 不同肿瘤样本和对应正常组织样本的 3 个 Hub 基因表达谱

本章例题软件运行程序请扫描二维码。

本章小结

1. 生物信息大数据具有 volume（量大）、variety（多样性）、value（价值性）、velocity（高速性）、veracity（真实性）五大特点，

2. 生物信息大数据根据对象类型可分为核酸大数据、蛋白质大数据、生物信号通路大数据、肿瘤大数据和模式生物大数据等；根据公开程度可以分为公开的、半公开的、私密的生物信息大数据；根据加工程度可以分为一次、二次生物信息大数据。

3. 生物信息大数据的数据库主要有核酸大数据、蛋白质大数据、生物通路大数据和肿瘤大数据四类。

4. 基因共表达网络拓扑分析根据度量拓扑结构中基因个数的不同，可以分为全局网络拓扑分析和网络中心性分析两类。

5. 基因间的相似性有多种度量方式，从计算方法上进行分类，主要可分为基于表达谱的相似性度量和基于拓扑结构的相似性度量。

6. 目前常用的基因模块识别算法有加权基因共表达网络分析、基于密度的模块识别方法、马尔可夫聚类算法、基于划分的模块识别四种。

7. 蛋白质相互作用网络具有小世界网络的性质、无标度网络的性质和功能模块结构的性质。

8. Hub 基因在网络结构中可分为瓶颈型 Hub 基因和非瓶颈型 Hub 基因两种；在网络时空分布中可分为约会型 Hub 基因和党派型 Hub 基因两种。

9. Hub 基因挖掘方法一般包括原始数据的获取与预处理、基因差异表达分析、功能通路的富集分析、蛋白质相互作用网络分析、挖掘结果整合与 Hub 基因筛选、生存分析和实验验证等。

（胡德华　蔡煜锋）

练 习 题

一、思考题

1. 简述生物信息大数据的基本含义和主要特征。

2. 国际上三大核酸大数据库是指哪 3 个？它们之间的关系是什么？

3. 简述 Hub 基因、差异表达基因和关键基因的异同。

4. 简述 Hub 基因挖掘方法。

二、分析计算题

挖掘紫杉醇化疗后 MDA231-LM2 乳腺癌细胞的基因表达数据集（GSE98238）中的 Hub 基因。要求如下：

1. 利用 GEO 数据库获取数据集（GSE98238）并浏览详情页面；

2. 利用 GEO2R 进行基因差异表达分析并画出火山图；

3. 利用 Metascape 进行富集分析；

4. 利用 Cytoscape 进行 PPI 网络分析，并利用插件 Cytohubba 进行 Hub 基因挖掘和筛选；

5. 基于生物学意义筛选出 Hub 基因后，利用 GEPIA 进行生存分析。

附　录

附录一　练习题答案

各章练习题答案请扫描下方二维码查看。

附录二　R 软件和 Python 软件简介

当前，大数据分析软件非常多，也有很多数据挖掘产品，出自数据库管理系统生产商或统计软件生产商。例如用于大数据存储与处理的 Hadoop 分布式文件系统，用于数据分析与处理的 MapReduce、Hive 和 Spark 等计算框架。在最新的大数据科学工具调查中发现，R 软件和 Python 软件以其广泛便捷的数据接口、强大完善的绘图功能、覆盖最前沿的数据挖掘算法和免费开放的源代码成为最受欢迎的大数据分析软件。下面对这两款软件进行简单介绍。

一、R 软件

R 语言作为一门统计学语言，一直处于小众领域。随着大数据的爆发，R 语言变成了一种炙手可热的数据分析利器。相比于其他软件环境，R 软件有很多优点。与 Python 软件相同，R 软件的源代码公开，任何人都可以查看 R 的分析过程，而且最新的统计方法都是在 R 中最先实现，且具有让人眼前一亮的数据可视化功能，是唯一在所有平台上均可运行的数据分析和数据挖掘环境。R 语言的编程非常便捷，所能想到的统计分析和数据挖掘方法，R 都可以用非常简洁的几行命令帮助完成。如果想做生物信息学方面的研究，Bioconductor 网站（http://www.bioconductor.org）还提供了基于 R 语言的多种生物信息学软件包，主要用于各种分子生物学数据的挖掘、统计分析、注释以及可视化等。

（一）R 软件的下载与安装

R 软件是一款共享的统计软件，提供若干的统计程序包，以及集成的统计工具和各种数学计算。用户可以在 https://mirror.lzu.edu.cn/CRAN/ 网站免费下载，网页界面如附图 2-1 所示。

The Comprehensive R Archive Network

Download and Install R

Precompiled binary distributions of the base system and contributed packages, **Windows and Mac** users most likely want one of these versions of R:

- Download R for Linux
- Download R for (Mac) OS X
- Download R for Windows

R is part of many Linux distributions, you should check with your Linux package management system in addition to the link above.

Source Code for all Platforms

Windows and Mac users most likely want to download the precompiled binaries listed in the upper box, not the source code. The sources have to be compiled before you can use them. If you do not know what this means, you probably do not want to do it!

- The latest release (2020-06-22, Taking Off Again) R-4.0.2.tar.gz, read what's new in the latest version.
- Sources of R alpha and beta releases (daily snapshots, created only in time periods before a planned release).
- Daily snapshots of current patched and development versions are available here. Please read about new features and bug fixes before filing corresponding feature requests or bug reports.
- Source code of older versions of R is available here.
- Contributed extension packages

Questions About R

- If you have questions about R like how to download and install the software, or what the license terms are, please read our answers to frequently asked questions before you send an email.

附图2-1　R软件下载界面

R 软件有 Linux、MacOS X 和 Windows 三种版本。下载 R 软件的 Windows 版本，点击 "Download R for Windows"，就可以获得如附图 2-2 所示的安装选择界面。

R for Windows

Subdirectories:

base	Binaries for base distribution. This is what you want to **install R for the first time**.
contrib	Binaries of contributed CRAN packages (for R >= 2.13.x; managed by Uwe Ligges). There is also information on third party software available for CRAN Windows services and corresponding environment and make variables.
old contrib	Binaries of contributed CRAN packages for outdated versions of R (for R < 2.13.x; managed by Uwe Ligges).
Rtools	Tools to build R and R packages. This is what you want to build your own packages on Windows, or to build R itself.

Please do not submit binaries to CRAN. Package developers might want to contact Uwe Ligges directly in case of questions / suggestions related to Windows binaries.

You may also want to read the R FAQ and R for Windows FAQ.

Note: CRAN does some checks on these binaries for viruses, but cannot give guarantees. Use the normal precautions with downloaded executables.

附图2-2　R软件 Windows 版本安装选择界面

首次安装点击 "base"。点击后弹出 R 软件的下载界面（附图 2-3）。

R-4.0.3 for Windows (32/64 bit)

Download R 4.0.3 for Windows (85 megabytes, 32/64 bit)

Installation and other instructions
New features in this version

If you want to double-check that the package you have downloaded matches the package distributed by CRAN, you can compare the md5sum of the .exe to the fingerprint on the master server. You will need a version of md5sum for windows: both graphical and command line versions are available.

Frequently asked questions

- Does R run under my version of Windows?
- How do I update packages in my previous version of R?
- Should I run 32-bit or 64-bit R?

Please see the R FAQ for general information about R and the R Windows FAQ for Windows-specific information.

Other builds

- Patches to this release are incorporated in the r-patched snapshot build.
- A build of the development version (which will eventually become the next major release of R) is available in the r-devel snapshot build.
- Previous releases

Note to webmasters: A stable link which will redirect to the current Windows binary release is <CRAN MIRROR>/bin/windows/base/release.html.

Last change: 2020-10-10

附图2-3　R软件 Windows 版本下载界面

点击 "Download R 4.0.3 for Windows" 就可以进行下载了。当前 R 软件的 Windows 最高版本为 R-4.2.1，注意不同的版本所携带的软件包也会不同。R 软件大概每 3 个月更新一次版本，但有时候最新的版本也可能出现不稳定的情况。如果想下载 R 以前的版本，点击"Previous releases"就可以进行下载了。下载完成后获得一个文件名为 R-4.0.3-win.exe 的文件。双击该文件后按步骤进行安装，安装完成后双击桌面上的图标或从程序菜单中打开，就会出现安装完成后的 R 软件界面（附图 2-4）。

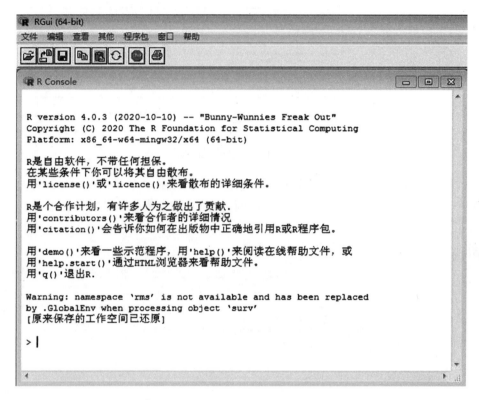

附图 2-4　安装完成后的 R 软件界面

在该界面中出现的">"符号是软件自动出现的，称为续行符，用户不用键入此符号，只需要直接在后面输入命令。

由于 R 软件中自身携带的统计分析远远无法满足复杂数据分析的需求，因此需要借助外来工具包（R 包）完成。和 Python 软件相同，R 包是函数、数据集和文件的组合，类似于计算机插件的形式。所有包都可以通过 CRAN 的网站（https://cran.r-project.org/）下载获得。用户也可以自动联网安装这些软件包。例如需要安装决策树分析的 rpart 包，从菜单中选择：程序包 - >安装程序包，此时要求选择 CRAN 镜像，建议最好将镜像设置为国内，成功率会提高。这里选择"China（Beijing 2）[https]"作为镜像，如附图 2-5所示。

点击"确定"按钮后会弹出 R 在该版本下自带的软件包。在弹出的这些软件包中选择 rpart，然后进行安装（附图 2-6），单击 Packages 对话框中的"确定"按钮，进行安装即可。

安装完成后，在 R 窗口中输入语句"library（rpart）"，此时软件会自动加载 rpart 所需要的软件包，说明 rpart 软件包已经安装完成。通过在 R 窗口中输入安装语句"install.packages（"rpart"）"，回车后系统也会自动完成 rpart 软件包的安装。

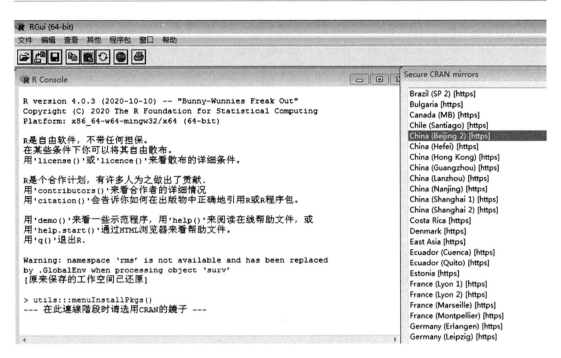

附图 2-5　安装 R 包镜像

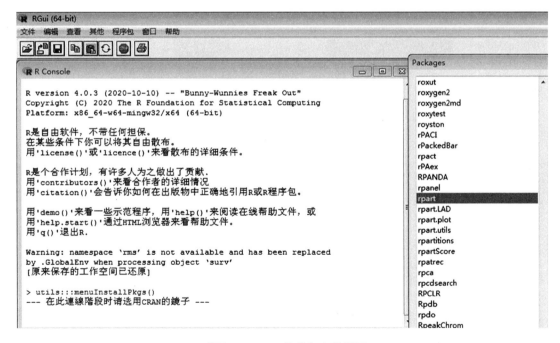

附图 2-6　rpart 软件包安装界面

（二）R studio 简介

R studio 是一个功能强大、节省成本的反删除和数据恢复软件系列。该软件采用独特的数据恢复新技术，为恢复 FAT12/16/32、NTFS、NTFS5（由 Windows 2000/XP/2003/Vista/Windows 8/Windows 10 创建或更新）、Ext2FS/Ext3FS（OSX LINUX 文件系统）以及 UFS1/

UFS2（FreeBSD/OpenBSD/NetBSD 文件系统）分区的文件提供了最为广泛的数据恢复解决方案，可为用户挽回数据，减少数据丢失造成的损失。此外，R studio 极大地弥补了 R 软件的界面缺陷，方便初学者使用。R studio 的下载网址：https：//www.rstudio.com/products/rstudio/。打开网页链接，界面如附图 2-7 所示。

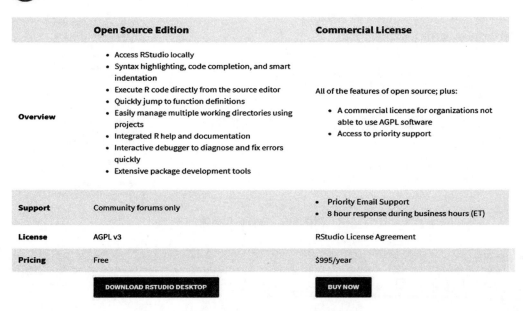

附图 2-7　R studio 下载界面

点击 "DOWNLOAD RSTUDIO DESKTOP" 按钮进行下载。下载安装完成后的界面如附图 2-8 所示。

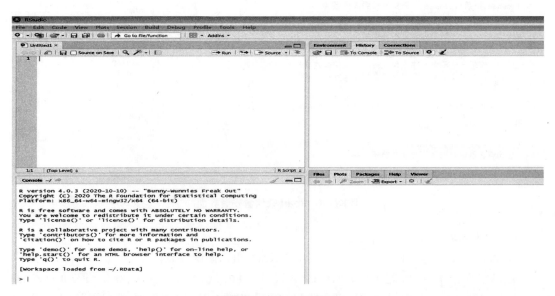

附图 2-8　R studio 界面

R studio 界面简单分为四个窗口,从左至右依次是程序编辑窗口、工作空间与历史信息窗口、程序运行与输出窗口(控制台)、画图和软件包帮助窗口。

1. R studio 的控制台　　R studio 的控制台(Console)功能与 R Gui 界面相同,显示程序运行的信息。R studio 提供的辅助功能有助于初学者顺利输入函数,比如忘记画图函数"plot",可以输入前几位字母,如"pl",再按 Tab 键,就会出现所有已安装的程序包中以"pl"开头的函数及简要介绍,按回车键后即可选择。同时,Tab 键还可以显示函数的各项参数,输入"plot(",R studio 会自动补上右括号,按 Tab 键则显示"plot( )"的各项参数。在控制台中,Ctrl+ 向上键可以显示最近运行的函数历史列表。如果重复运行前面刚进行的程序,该操作使用起来十分便捷。

2. R studio 的程序编辑窗口　　首先,系统会默认一个名为"Untitled1*"的编辑窗口。打开菜单 File- > New File- > R Script(或 Ctrl+Shift+N)就可以新建脚本窗口。打开菜单 File- > New Project- > New Directory- > New Project 就可以创建新项目。R studio 还可以像 Excel 一样,快速完成查找和替换字符功能:选中区域后按快捷键 Ctrl+F 就可以完成。在 R 编程中,通常会将一大段程序分离成若干段,中间用注释隔开,以方便阅读和修改,R studio 可以提供更简洁的形式。

3. R studio 的工作空间和历史窗口　　R studio 的工作空间显示定义的数据、值和自定义函数,可以选中后双击打开查看。"Import Dataset"可以快速导入 Excel、CSV、SPSS 等格式数据。历史窗口(History)显示历史操作,可以选中并点击下方的"To Console"使其进入控制台界面,与重复以前的操作类似。

4. R studio 的画图和帮助窗口　　这个窗口的功能容易理解,包括输出图形、显示函数的帮助文件、显示软件包、安装包和帮助文档等。更多的帮助与信息可以选择 Help- > RStudio Docs 下拉菜单,参考 R studio 的官方文档。

(三) R 语言的数据结构和统计分析

这里简要介绍 R 语言的数据结构、基本计算、统计分析与绘图。附表2-1 中列出了 R 语言的基本数据类型及其相应说明。

附表2-1　R 语言的基本数据类型和相应说明

基本数据类型	说明
字符(charactor)	字符向量,需用引号括起
数值(numeric)	数值向量
整数(integer)	整数向量
逻辑(logical)	逻辑向量(TRUE=T, FALSE=F)
复数(complex)	复数向量
列表(list)	多种对象的集合(如向量、矩阵等)
因子(factor)	类别(名义型)变量和有序类别(有序型)变量

1. **数据结构**　　R 语言中的数据结构主要分为:向量(vector)、因子(factor)、数组(array)、矩阵(matrix)、数据框(data frame)与列表(list)。

(1)向量:向量(vector)是 R 中最基本的数据结构。一个向量中元素的类型必须相同,如数值型、逻辑型和字符型等。例如创建一个向量 x，分别提取向量中的第一个元素，保留向量中的第二个和第三个元素，取向量中大于50的元素。输入语句：

x < -c(96, 78, 56, 23, 47, 45, 61)

x[1]

x[c(2, 3)]

x[x > 50]

输出结果为：

96

78 56

96 78 56 61

向量可以做加（+）、减（－）、乘（＊）、除（/）和乘方（^）运算，其含义是对向量中的每一个元素都进行运算。

（2）因子：统计学中计数资料分为名义变量和有序变量，取离散值，可以是字符型或数值型代表，但具体数值不能用来计算，而只能用来分类或计数。在 R 语言中使用因子（factor）表示这种类型的变量。as.factor( ) 可以把一个向量转换成一个因子，is.factor( ) 检验对象是否为因子。例如输入语句：

group < -c(1, 2, 3, 4)

group < -as.factor(group)

group

is.factor(group)

输出结果为：

[1] 1 2 3 4

Levels：1 2 3 4

[1] TRUE

（3）数组与矩阵：数组（array）可以看成是带多个下标类型相同的集合，R 软件可以用 array( ) 函数直接构造数组。函数 matrix( ) 是构建矩阵的函数。对矩阵可以进行各种计算，如矩阵的转置、矩阵的乘法和矩阵的合并等。

（4）数据框：数据框（data frame）是 R 软件的一种数据结构，通常以矩阵形式呈现，数据框每列是一个变量，每行是一个观测。对数据框可以采用对矩阵下标引用方法来引用元素或子集。例如，构建一个数据框 data，输入语句：

x < -c(96, 78, 56, 23, 47, 15)

y < -1: 6

data=data.frame(cbind(index=y, value=x))

rownames(data)=c("a", "b", "c", "d", "e", "f")

data

（5）列表：复杂数据分析时，仅有向量和数据框是不够的，有时还需要生成含有不同类型的对象。R 软件的列表（list）就是包含不同类型对象的集合。例如，构建一个列表 Lst，该列表中包含数值向量 x、数值矩阵 y 和字符向量 z。输入语句：

Lst < -list(x=1: 9, y=matrix(1: 9, nrow=3), z=c("a", "b", "c"))

Lst

输出结果为:

$x

[1] 1 2 3 4 5 6 7 8 9

$y

[, 1]　[, 2]　[, 3]

[1,]　1　4　7

[2,]　2　5　8

[3,]　3　6　9

$z

[1] "a" "b" "c"

如果想提取列表中的子对象 x 并提取 x 中的第 5 个元素,可以输入语句:

Lst$x[5]

2. 分支语句、循环语句、函数定义与调用　与其他程序语言相同,R 语言也提供了分支、循环等语句来控制程序结构。

(1)分支语句:在 R 软件中,分支语句有 if/else 语句和 switch 语句。这里主要介绍 if/else 语句,其语法格式如下:

if(cond_1) statement_1 else statement_2

该语句的意义是如果条件 cond_1 成立,则执行表达式 statement_1;否则执行表达式 statement_2。例如,输入语句:

x < -c(96, 78, 56, 23, 47, 15)

y < -1 : 6

data=data.frame(cbind(index=y, value=x))

rownames(data)=c("a", "b", "c", "d", "e", "f")

if(length(data$value) > 5) print("Yes") else print("No")

输出结果为:

[1] "Yes"

(2)循环语句:R 软件中循环语句有 for 循环、while 循环和 repeat 循环语句。其中 for 循环和 while 循环可以进行相互转换。

for 循环的语法格式如下:

for(name in expr_1) expr_2

其中 name 是循环变量,expr_1 是一个向量表达式,expr_2 通常是一组表达式。

while 循环的语法格式如下:

while(condition) expr

该语句的意义是若条件 condition 成立,则执行表达式 expr。

以下通过一个例子来比较这两种循环语句。

例如,用 for 循环语句:

for(i in 1 : 8) print(1 : i)

用 while 循环语句:

```
i=1
while( i < =8 ){print( 1 : i ); i=i+1}
```

输出结果为：

```
[1] 1
[1] 1 2
[1] 1 2 3
[1] 1 2 3 4
[1] 1 2 3 4 5
[1] 1 2 3 4 5 6
[1] 1 2 3 4 5 6 7
[1] 1 2 3 4 5 6 7 8
```

（3）函数的定义和调用：R 软件允许用户自行创建模型的目标函数。函数定义的格式如下：

name < -function(arg_1, arg_2, …) expression

其中 name 表示函数的名称，expression 是表达式，arg_1, arg_2, …表示函数中涉及的参数。例如，已知两组样本的均数、样本量和标准差，做两组总体均数比较的 t 检验，获得 t 统计量和 P 值。输入语句：

```
t < -function( x1, x2, n1, n2, s1, s2 )
( x1-x2 )/sqrt(( 1/n1+1/n2 )*(( n1-1 )*s1*s1+( n2-1 )*s2*s2 )/( n1+n2-2 ))
P < -function( x1, x2, n1, n2, s1, s2 )
pt( abs(( x1-x2 )/sqrt(( 1/n1+1/n2 )*(( n1-1 )*s1*s1+( n2-1 )*s2*s2 )/( n1+n2-2 ))),
n1+n2-2, lower.tail=FALSE )
```

其中 $x1, x2, n1, n2, s1, s2$ 分别表示两组样本的均数、样本量和标准差。假设两组均数分别为 2.3 和 3.2，样本量各为 10，标准差分别为 0.5 和 0.6。输入语句：

```
t( 2.3, 3.2, 10, 10, 0.5, 0.6 )
P( 2.3, 3.2, 10, 10, 0.5, 0.6 )
```

输出结果为：

```
[1] -3.643993
[1] 0.000928144
```

输出结果显示 t=-3.644，$P < 0.001$，说明两组总体均数差异有统计学意义。

3. 外部数据的读入和写入　R 软件中有多种输入外部数据的方法。数据格式可以是带分隔符的文本数据、Excel、SPSS、SAS 和 Stata 格式等。这里仍然以 csv 格式数据为例，数据选用 example1.csv，应用 R 软件的 read.table( )函数读入。输入语句：

```
read.table( "d: \\example1.csv", header=TRUE, sep=", " )- > mydata
```

也可以将该数据命名为 mydata.csv，采用 write.csv( )函数写入到 D 盘中。输入语句：

```
write.csv( mydata, file="d: \\mydata.csv" )
```

此时，打开 D 盘，就可以看到 "mydata" 这个数据文件了。可以对数据集生成新的变量，例如通过身高和体重计算出变量 BMI，并保留 BMI 数值到小数点后两位。输入语句：

```
mydata$BMI=round( mydata$weight/( mydata$height/100 )^2, 2 )
```

4. 基本统计分析

（1）统计学描述与分析：R 软件中有很多软件包可直接对数据集进行统计学描述。例如采用 fBasics 软件包对 mydata 数据中的 height、weight 和 BMI 进行统计学描述，输入语句：

install.packages("fBasics")

library(fBasics)

Stats < -round(basicStats(mydata[, 2 : 4]), 2)

输出结果 Stats 中包括了 height、weight 和 BMI 的平均数（Mean）、标准差（Stdev）、方差（variance）、中位数（median）、第 25 位（1. quartile）和第 75 位（3. quartile）百分位数、均数标准误（SE mean）、最小值（minimum）、最大值（maximum）、峰度系数（kurtosis）和偏度系数（skewness）等。

R 软件提供的大量软件包在统计分析和数据建模方面功能很强大。附表 2-2 列出了各种常用分布在 R 软件中的名称。

附表 2-2　常用分布在 R 软件中的名称

常用分布	R 软件中的名称
Beta（贝塔分布）	beta
Binomial（二项分布）	binom
Chi-squared（卡方分布）	chisq
Exponenial（指数分布）	exp
F（F 分布）	f
Gamma（伽玛分布）	gamma
Geometric（几何分布）	geom
Hypergeometric（超几何分布）	hyper
Normal（正态分布）	norm
Poisson（泊松分布）	pois
Student's t（学生 t 分布）	t
Uniform（均匀分布）	unif
Weibull（威布尔分布）	weibull

在这些常用分布前加"r"，就可以生成该分布的随机数，例如产生 10 个 [0, 10] 上的均匀分布的随机数，输入语句：

runif(10, 0, 10)

R 软件为大量统计学问题提供了清晰明了且灵活的工具。例如采用 mydata 数据，比较男性和女性身高差异是否具有统计学意义。在 R 软件中，var.test 提供了方差齐性检验。首先判断两组样本的总体方差是否相等，输入语句：

maleheight < -mydata[which(mydata$sex==1),]$height

femaleheight < -mydata[which(mydata$sex==2),]$height

var.test(maleheight, femaleheight)

输出结果显示 $P=0.572 > 0.05$，说明两组样本满足方差齐性。再进行两组样本的独立 t 检验，输入语句：

t.test(maleheight, femaleheight, var.equal=TRUE)

输出结果显示 P=0.004 < 0.05，说明男性和女性的身高差异具有统计学意义。

5. 统计图绘制

（1）R 软件基础绘图：R 软件的基础绘图系统功能非常强大，主要由 graphics 包和 grDevices 包组成，在启动 R 时会自动加载。基础绘图系统中有两类函数，一类是直接用于产生图形的函数，包括 plot( )、hist( )、boxplot( )和 pairs( )等；另一类是在绘制图形的基础上添加新的图形或元素的函数，包括 points( )、lines( )、text( )、title( )、legend( )和 axis( )等。附表 2-3 列出了 R 基础绘图设置与函数的相应描述。

附表 2-3　R 基础绘图设置与函数的相应描述

基础绘图函数	描述	基础绘图参数	描述
plot( )	绘制散点图	bg	背景颜色
points( )	在坐标点(x, y)处绘制数据符号	cex	控制缩放倍数
lines( )	在坐标点(x, y)之间绘制线条	cex.axis	控制坐标轴缩放倍数
arrows( )	绘制线段并在端点处添加箭头	cex.lab	控制坐标轴标签缩放倍数
xspline( )	根据控制点(x, y)绘制光滑曲线	col	文本和数据的颜色
polygon( )	沿着坐标点(x, y)绘制多边形	col.axis	坐标轴刻度文字的颜色
hist( )	绘制直方图	col.lab	坐标轴标签（名称）的颜色
text( )	在坐标点(x, y)处绘制文本	fg	前景颜色
title( )	在图形外添加注释	font	文本字体
axis( )	设定坐标轴	font.axis	坐标轴字体
abline( )	添加回归线	lab	坐标轴刻度数目
		lty	线条类型
		lwd	线条宽度
		pch	指定绘制点使用符号
		ps	字体磅值
		family	文本使用的字体族

R 软件绘图中最简单的颜色设置方式是使用颜色的名称，如 "red" 表示绘制红色。也可以使用标准的颜色空间类型来指定颜色，例如 rainbow( )函数表示颜色从红色开始，经过橙色、黄色、绿色、蓝色、靛蓝色到紫色的顺序变化。也可以采用 8 个十六位数字的字符串来表示，如红色为 "#FF0000"。在使用 R 软件的 plot 绘图时，如果想将几幅图绘制在同一页上，可以使用 par( )实现一页多图。例如 par(mfrow=c(1, 2))绘制一页两幅图，mfrow= c(2, 2)绘制一页四幅图。下面对计数资料绘制条形图和饼图，输入语句：

par(mfrow=c(1, 2))

x < -c("A", "B", "C", "D")

y < -c(50, 20, 30, 40)

barplot(y, name=x, xlab="Group", ylab = "Frequency", col="orange", border="green")

pie(y, labels=x, col = rainbow(10), radius =1)

（2）ggplot2 绘图：ggplot2 是一款强大的图形可视化 R 软件包。其作图方式易于理解且生成的图形较为精美，定制化程度非常高，是 R 里最流行的可视化工具。ggplot2 通过定义需要绘制的数据，确定图形形状以及用 aes( )函数等表示数据映射的几何形状特征来构建图形。ggplot2 常用的几何对象和对应的图形属性见附表 2-4。

附表 2-4　ggplot2 常用几何对象、标度、统计变换及相应描述

几何对象	描述	标度	描述	统计变换	描述
geom_point( )	数据符号	scale_x_continuous( )	连续坐标轴	stat_identity( )	不作变换
geom_line( )	直线	scale_x_discrete( )	分类坐标轴	stat_bin( )	分组
geom_rect( )	矩形	scale_shape( )	符号形状图例	stat_smooth( )	光滑化
geom_polygon( )	多边形	scale_linetype( )	线型模式图例	stat_boxplot( )	箱式图统计
geom_segment( )	线段	scale_color_manual( )	颜色图例	stat_contours( )	等高线
geom_bar( )	条形图	scale_fill_manual( )	填充图例		
geom_histogram( )	直方图	scale_size( )	尺寸图例		
geom_boxplot( )	箱式图				
geom_density( )	密度图				
geom_smooth( )	光滑曲线图				
geom_abline( )	回归曲线图				

ggplot2 生成图形的步骤主要包括定义需要绘制的数据并应用 ggplot2 生成一个空的绘制对象；确定图形形状，采用展示数据的 geom_point( )或 geom_line( )等函数将相应图形添加在图中；用 aes( )函数指定表示数据值映射为几何形状特征来创建图形。例如，用 ggplot2 绘制火山图(volcano plot)。火山图是用于展示组间差异数据的图形，常见于 RNA 表达谱和芯片数据分析的直观展示。假定通过差异表达分析已经获得了基因的差异倍数(fold change, FC)的对数值 log2FC 和 P 值，这两个变量分别命名为 logFC 和 Pvalue，数据格式如附表 2-5 所示，数据命名为 volcano.csv，存于 D 盘中。这里定义 logFC ≥ 1.5 且 Pvalue < 0.05 的基因为差异表达上调基因(up)，logFC ≤ −1.5 且 Pvalue < 0.05 的基因为差异表达下调基因(down)，其余基因命名为非差异表达基因(none)。

附表 2-5　绘制火山图数据 volcano 格式

logFC	Pvalue
1.798698	5.42E−13
1.523724	5.42E−13
⋮	⋮
0	1

以基因 P 值的负对数 −log10(Pvalue)为纵坐标，以 logFC 为横坐标绘制火山图。输入语句：

```
read.table( "d: \\volcano.csv", header=TRUE, sep="," )- > data
threshold < -ifelse( data$logFC > =1.5 &data$Pvalue < 0.05, "up",
```

ifelse(data$logFC < =–1.5 &data$Pvalue < 0.05, "down", "none"))

ggplot(data, aes(x=logFC, y=–log10(Pvalue), colour=threshold))+

geom_point(alpha=0.4, size=1.75)+geom_vline(xintercept=c(–1.5, 1.5), lty=4, col="grey", lwd=0.5)+geom_hline(yintercept=–log10(0.05), lty=4, col="grey", lwd=0.5)+theme_bw( )+

theme(panel.grid=element_blank( ))+scale_color_manual(values=c("green", "black", "red"))

二、Python 软件

Python 是一门跨平台、开源、免费且应用十分广泛的计算机编程语言, 在数据科学领域具有无可比拟的优势, 而且正逐渐成为数据科学领域的主流语言。首先, Python 和其他编程语言相比, 具有语法清晰、开发效率高的特点, 往往一行代码就可以实现其他语言 N 行代码的功能, 对编程没有太多概念的初学者也可以轻松入门。其次, Python 对数据清洗、数据探索、变量筛选、建模、模型参数优化、模型输出等均有成熟的软件包进行支持, 同时也在不断涌现出各种最前沿且实用的算法包供用户免费使用。在实际的数据挖掘项目中, 当面临需要计算几千甚至上万特征值的情况下, Python 能够从代码量和运算速度两方面极大地提高效率, 甚至可以完成传统 SQL 数据库难以完成的工作, 所以 Python 在大数据挖掘中的运用十分广泛。常用的 Python 开发环境包括 Python 官方安装包自带的集成学习和开发环境(integrated development and learning environment, IDLE), 还有 Anaconda 和 PyCharm 等。这些程序可以独立运行, 也可以和其他程序并用。

（一）Python 软件的下载与安装

Python 官网的链接网址为: https://www.python.org。打开链接后, 安装界面如附图 2-9 所示。

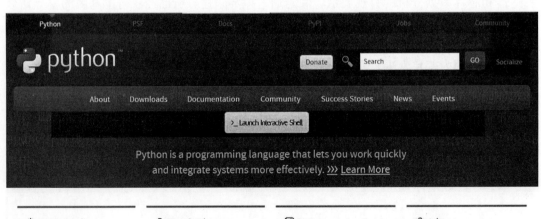

附图 2-9　Python 软件官网界面

选择菜单 "Downloads" 即可进行下载和安装。根据不同的操作系统（Windows、Mac OS X 或其他平台以及 32 位或 64 位），可以选择不同版本的安装包。每一个版本提供了三个下载链接，依次是基于网页的安装程序、可执行的安装程序以及程序的压缩文件。32 位操作系统可以选择 windows x86，64 位的操作系统可选择 windows x86-64。

（二）Python 安装包工具 pip

Python 的包优秀强大，pip 正是集上述所有优点于一身的 Python 包管理器。由于 Python 有很多版本，因此对应的 pip 也会有许多版本，为了避免歧义，在命令行使用 pip 的时候也可以使用 pip 3 来指定对应 Python 版本的 pip。这里以安装机器学习包 sklearn 为例介绍如何应用 pip 安装 Python 包。首先打开命令提示符，如附图 2-10 所示。

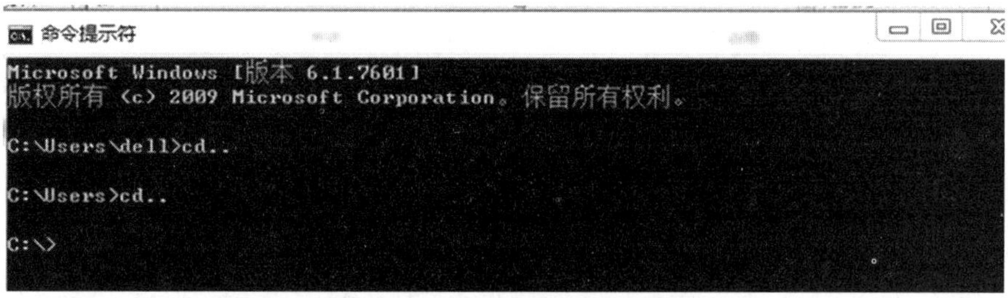

附图 2-10　命令提示符打开界面

找到 pip 所在的目录界面，假设 Python37 文件夹在 D 盘上，就可以输入语句进行安装了，如附图 2-11 所示。

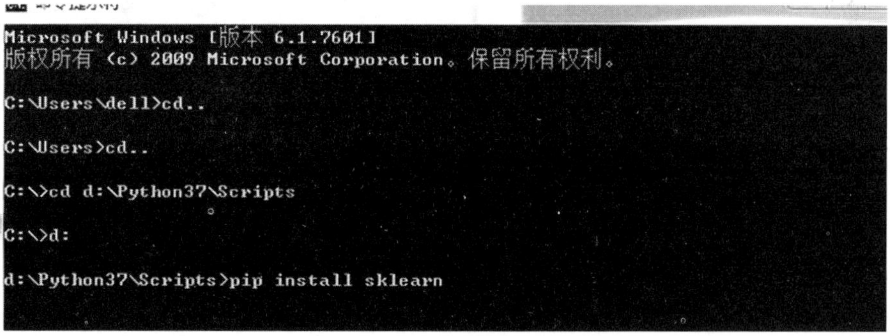

附图 2-11　安装机器学习包 sklearn 命令

检查 sklearn 是否安装成功，输入 "import sklearn"，回车后如果没有报错，则显示 sklearn 包安装成功，如附图 2-12 所示。

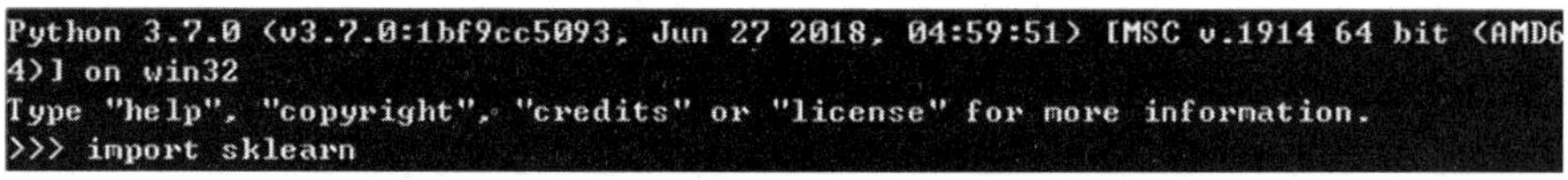

附图 2-12　检查机器学习包 sklearn 是否安装成功

Python 是强大的面向对象编程语言，这样的编程环境需要使用者不仅熟悉各种命令的操作，还需要熟悉 DOS 编程环境，这给不具备编程经验或对统计方法掌握不好的使用者造成了困难。现在有很多公司为了迎接大数据挑战,构建了基于 Python 的发行版,这里强烈推荐使用 Anaconda 的各种平台进行统计分析和数据挖掘。

(三) Anaconda 的下载与安装

Anaconda 发行版包含了众多流行的科学、数学、工程和数据分析的 Python 库,而且完全开源和免费。尽管额外的加速和优化是收费的,但对于学术用途,可以申请免费的 License。全平台支持 Linux、Windows 和 Mac 系统,数据分析人员可以方便顺畅地使用 Python 解决数据分析的相关问题。

1. Anaconda 的下载与安装　进入 Anaconda 官方网站(https://www.anaconda.com)进行 Anaconda 的下载与安装(附图 2-13),建议下载 Python3.6 以上版本。Anaconda 指一个开源的 Python 发行版本,包括:Numpy、Pandas、Matplotlib 和 Scipy 等 180 多个科学包及其依赖项。下载文件后,可满足各种数据统计分析和数据挖掘需求。

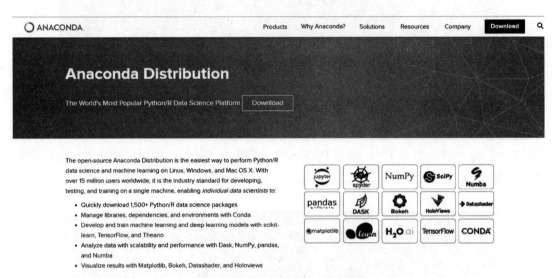

附图 2-13　Anaconda 官方下载界面

点击"Download"进行下载,下载后按照安装提示步骤操作就可以完成安装。安装完成后,在 Windows 系统菜单中会出现一个子菜单,可以选择其中一个程序来使用 Python,如附图 2-14 所示。

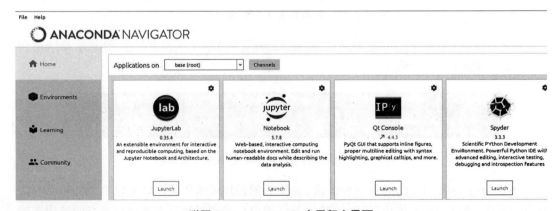

附图 2-14　Anaconda 应用程序界面

这里推荐使用 Jupyter notebook、Ipython-Qt console 或 Spyder 进行数据分析或数据挖掘。Jupyter notebook 是开发源代码的 web 应用程序,支持多种语言,适合数据分析、数值模拟、统计建模和机器学习等,使用十分便捷,可交互式展现。Spyder 作为编译器,操作十分方便且功能也很强大,基本能够满足日常统计分析和数据挖掘的需要。

2. **Python 主要分析包(库)**　Python 具有丰富的数据分析模块,大多数据分析人员也是因其强大的数据分析功能而对其青睐有加。所有的 Python 函数和数据集都保存在包中,这与 R 语言十分相似。只有当一个包被安装与载入时,其内容才可以被访问,应用时只需要调用即可。附表 2-6 列出了 Anaconda 主要的数据分析包。

附表 2-6　Anaconda 主要数据分析包

数据分析包名称	主要功能
math	基础数学包
random	随机模块包
numpy	数值计算包
scipy	科学计算包
pandas	数据操作包
statsmodels	统计模型包
matplotlib	基本绘图包
seaborn	高级绘图包
scrapy	爬虫框架包
ggplot	数据可视化包
tensorflow	深度学习包

(四)Python 的数据结构与统计分析

这里简要介绍 Python 的数据结构、基本计算、统计分析与绘图。

1. **数据结构**　Python 中的绝大部分数据结构可被最终分解为三种类型:标量(scaler)、序列(sequence)和映射(mapping)。其中,序列是 Python 中最基础的内置对象,主要包括元组、列表和字典。

(1)元组:元组(tuple)没有固定的数据类型约束,支持常见的序列操作。注意 Python 对于一个有 n 个元素的元组 Tuple,自然数下标范围是 0~n-1。因此如果想输出第 2 个元素,语句中元组名称后面的方括号内输入的是 1 而不是 2。例如创建一个元组 tuple1,输出 tuple1 的第二个元素、前三个元素和后两个元素,输入语句:

turple1=(1,3,5,7,9)

print(turple1[1])

print(turple1[:3])

print(turple1[3:])

输出结果为:

3

(1,3,5)

(7,9)

（2）列表：列表（list）的性质与元组类似，元组的操作都可以用在列表中。但列表的功能比元组更丰富。附表2-7列出了列表的功能及相应描述。

附表2-7　列表的功能及相应描述

列表的功能	描述
append(x)	在列表尾部追加单个对象 x
count(x)	返回对象 x 在列表中出现的次数
clear(x)	清空列表内容
copy	复制列表
extend(L)	将列表 L 中的表项添加到列表中
Index(x)	返回列表中匹配对象 x 的第一个列表项的索引
insert(i, x)	在索引为 i 的元素前插入对象 x
pop(x)	删除列表中索引为 x 的表项，并返回该表项的值
sort(x)	对列表排序
remove(x)	删除列表中匹配对象 x 的第一个元素
reverse( )	颠倒列表元素的顺序

例如，应用 append 在 List 后面追加元素。输入语句：

list1=[1, 2, 3, 4, 5]

list1.append(6)

print(list1)

输出结果为：

[1, 2, 3, 4, 5, 6]

（3）字典：字典（dictionary）是一种集合结构，具有无序性、确定性和互异性。序列是按照顺序存储数据的，而字典是通过键存储数据的。字典将键映射到值，通过键调取数据。字典内部是一系列的"键（key）：值（value）"对，中间用冒号"："分隔。整个字典用大括号括起来。因为字典由键和值构成，因此字典的遍历与元组和列表是有区别的。例如，输入语句：

zergling={'attack': 5, 'speed': 4.13, 'price': 50}

print(zergling)

print(zergling['attack'])

print(zergling.keys( ))

print(zergling.values( ))

输出结果为：

{'attack': 5, 'speed': 4.13, 'price': 50}

5

dict_keys(['attack', 'speed', 'price'])

dict_values([5, 4.13, 50])

（4）向量和数组：numpy（numerical Python 的简称）是 Python 中高效进行数据操作的一

个模块,提供了多种数据结构、算法以及数值计算所需的接口,可以快速高效地产生向量和数组等对象并进行运算。numpy 数组创建的函数及说明见附表 2-8。

附表 2-8　numpy 数组创建的函数及说明

函数	说明
array	将输入数据转换为多维数组 ndarray
asarray	将输入转换为多维数组 ndarray
arange	类似于内置的 range,返回多维数组 ndarray
ones、ones_like	创建全 1 数组
zeros、zeros_like	创建全 0 数组
empty、empty_like	创建新数组,只分配内存空间不填充任何值
eye、identity	创建一个 n 阶单位矩阵

将 numpy 模块调入,该模块会默认生成一个向量,np 后面有常用的生成数字的命令。例如,输入语句:

import numpy as np

np.zeros(3)

输出: array([0.,0.,0.])

np.arange(3)

输出: array([0,1,2])

np.array([[1,2],[3,4]])

输出: array([[1,2],

　　　　　[3,4]])

值得注意的是,向量和一维矩阵不是一回事。向量不能被转置,但一维矩阵可以被转置。

2. **基本计算**

(1)算术运算符: 在 Python 中,单个常量或变量可以看作最简单的表达式,使用赋值运算符之外的其他任意运算符连接的式子也是表达式,在表达式中可以包含函数调用。常用的 Python 算术运算符见附表 2-9。

附表 2-9　常用的 Python 算术运算符

算术运算符	功能
+	两个数字类型相加
-	两个数字类型相减
*	两个数字类型相乘
/	两个数字类型相除
%	两个数字类型相除的余数
**	乘方
//	整除

（2）比较与逻辑运算符：常用的 Python 比较与逻辑运算符见附表 2-10。

附表 2-10　常用的 Python 比较与逻辑运算符

比较与逻辑运算符	功能
==	判断两个数值是否相等
！=	判断两个数值是否不等
>	判断左边数值是否大于右边数值
>=	判断左边数值是否大于或等于右边数值
<	判断左边数值是否小于右边数值
<=	判断左边数值是否小于或等于右边数值
and	两个同时为真返回真
or	两个有一个为真返回真
not	表达式结果为假返回真；表达式结果为真返回假

例如，输入语句：

1+2 < 3

3+4==7

1 > 2 or 2 < 3

not 4 < 5

输出结果为：

False

True

True

False

（3）字符串运算符：常用的 Python 字符串运算符见附表 2-11。

附表 2-11　常用的 Python 字符串运算符

字符串运算符	功能
+	连接两个字符串
*	重复一个字符串
not	表达式结果为假返回真；表达式结果为真返回假
in	判断字符串是否包含
not in	判断字符串是否不包含
[]	截取一个或一段字符串

例如，输入语句：

a='my name is'

b='Mary！'

print（b*3）

```
print('Mary' in b)
print('Jim' not in b)
print(a[0:7])
```
输出结果为：

Mary！Mary！Mary！

True

True

my name

3. 选择结构、循环结构、函数定义与调用

（1）选择结构：在 Python 中，选择结构是根据不同的条件来决定是否执行特定的代码。条件表达式为 True 表示条件成立，False 表示条件不成立。嵌套的分支结构语法格式如下：

```
if 条件表达式 1:
    条件表达式 1 为 True 需要执行的代码块
elif 条件表达式 2:
    条件表达式 1 为 False, 条件表达式 2 为 True 需要执行的代码块
else:
全部为 False 执行的代码块
```

例如，输入语句：

```
a=4
if a > 8:
    print('a is larger than 8')
elif a < 3:
    print('a is smaller than 3')
else:
    print('a is larger than 3')
```

输出结果为：

a is larger than 3

（2）循环结构：Python 中有 while 和 for 两种循环结构。

1）while 循环：while 循环的语法格式如下：

```
while 条件表达式:
条件表达式为 True, 执行循环体。
else:
代码块
```

条件表达式为 False, 执行 else 代码块。

例如，输入语句：

```
a=0
while a < 5:
    print(a)
    a=a+1
```

输出结果为:

0

1

2

3

4

2)for 循环: for 循环可遍历对象,并可进行迭代操作。for 循环的语法格式如下:

for 循环变量 in 可迭代对象:

代码块

else:

　◦ 代码块

在循环正常退出时,会执行 else 代码块。

例如,输入语句:

sum=0

for i in range(50, 101):

　　　sum=sum+i

print(sum)

输出结果为:

3825

4. 函数的定义和调用　函数是对代码的一种封装,也是代码复用的重要方式。把用来解决特定问题的代码封装成函数,可以在不同程序中重复利用这些函数,使得代码更简单和更易维护。和数学中的函数类似,Python 中的函数需要先定义才能使用。其中,def 是用来定义函数的关键字。例如,定义平方函数,输出数字的平方值。输入语句:

def squared(x):

　　　return x**2

for i in range(6):

　　　print(i, squared(i))

5. 外部数据读入和写入　在应用 Python 读入外部数据时,采用 Pandas 包。这里以 Excel 的 csv 格式数据为例,csv 是常用的一种数据存储格式,存储量高于 Excel 表格。数据格式如附表 2-12 所示,其中 sex 变量中 1 表示男性,2 表示女性。数据命名为 example1.csv,存于 D 盘中。

附表 2-12　数据 example1 格式

sex	height	weight
1	167	71
2	161	67
⋮	⋮	⋮
2	164	63

输入语句：

import pandas as pd

mydata=pd.read_csv('d：\\example1.csv', sep=', ')

print(mydata)

此时数据就读入进来了。也可以将该数据写入电脑磁盘中，例如将该数据命名为mydata.csv，写入 D 盘中。输入语句：

mydata.to_csv('d：\\mydata.csv')

此时，打开 D 盘就可以看到"mydata"数据文件了。可以采用下标法进行样本或变量的提取。由于数据框是二维数组的扩展，因此可以用矩阵的列下标来选取变量数据，这种方法更为方便。应用 data.iloc[i, j] 表示数据框的第 i 行和第 j 列数据。例如，选取第 3 列变量，输入语句：

mydata.iloc[: , 2]

可以用数据集生成新的变量，例如通过身高和体重计算变量 BMI，并将 BMI 值保留两位小数。输入语句：

mydata['BMI']=round(mydata['weight']/(mydata['height']/100)**2, 2)

6. 基本统计分析

（1）统计学描述与分析：Python 软件可十分便捷地进行常见统计学描述、统计学分析和绘图。需要调用 Python 中的统计分析和绘图模块。输入语句：

import math

import random

import numpy

import scipy

import matplotlib

其中，math 模块是 Python 提供的内置数学类函数库，math 库不支持复数类型，仅支持整数和浮点数运算。random 库是使用随机数的 Python 标准库。numpy 是 Python 中高效进行数据操作的一个模块。scipy 是 Python 的高级科学计算库，其与 numpy 联系密切，通过操控 numpy 数组进行科学计算和统计分析。matplotlib 是 Python 的基本绘图软件包，该软件包中提供了一整套绘图命令，适合交互式图形绘制。

例如，对 mydata 数据中的身高（height）、体重（weight）和 BMI 进行统计学描述，输入语句：

stats=mydata[['height', 'weight', 'BMI']].describe( )

round(stats, 2)

输出结果中包括 height、weight 和 BMI 的平均数（mean）、标准差（std）、中位数（50%）、第 25 位（25%）和第 75 位（75%）百分位数、最小值（min）和最大值（max）。

Python 为大量的统计学问题提供了清晰明了且灵活的工具，例如单因素方差分析的 Python 实现。数据格式如附表 2-13 所示，其中 group 是分组变量，身高（height）、体重（weight）和空腹血糖（fbs）是三个指标变量。数据命名为 example2.csv，存于 D 盘中。

附表 2-13　单因素方差分析案例数据 example2 格式

group	height	weight	fbs
1	167	71	6.12
2	171	68	3.56
⋮	⋮	⋮	⋮
2	170	67	8.82

比较三组的身高，输入语句：

mydata1=pd.read_csv('d：\\example2.csv', sep='，')

from statsmodels.formula.api import ols

from statsmodels.stats.anova import anova_lm

model=ols('height～C(group)', mydata1).fit( )

anovaResults=anova_lm(model)

print(anovaResults)

输出结果为：

	df	sum_sq	mean_sq	F	PR($>$ F)
C(group)	2.0	229.233083	114.616541	2.189129	0.144419
Residual	16.0	837.714286	52.357143	NaN	NaN

输出结果显示，三组身高差异没有统计学意义（ P=0.144 ）。如果三组比较差异具有统计学意义，还可以进行多重比较。常见的多重比较方法有 Tukey HSD、Bonferroni 校正、Holms 校正等。Python 的 statsmodels 包中有多种多重检验校正方法。

（2）统计图绘制

1）Python matplotlib 绘图：Python 的基本绘图软件包是 matplotlib，该软件包是一个非常流行的绘图库，提供了一整套绘图命令，十分适合交互式制图，还能将图片导出为矢量图和栅格图。matplotlib 图形参数设置函数及其相应功能见附表 2-14。

附表 2-14　Python matplotlib 图形参数设置函数及其功能

图形参数设置函数	功能
plt.xlim	设置横坐标范围
plt.ylim	设置纵坐标范围
plt.xlabel	设置横坐标轴名称
plt.ylabel	设置纵坐标轴名称
plt.xticks	设置横坐标刻度
plt.yticks	设置纵坐标刻度
colors	控制图形颜色
plt.axvline	在纵坐标 y 处画垂线
plt.axhline	在横坐标 x 处画水平线
plt.title	添加图题
plt.legend	添加图例

　　在 matplotlib 下，一个 Figure 对象如果包括多个子图，可以使用 subplot( )快速进行绘制，其调用形式为 subplot(numRows，numCols，plotNum)。图表的整个绘图区域被分为 numRows 行和 numCols 列。然后按照从左到右、从上到下的顺序对每个子区域进行编号，左上子区域的编号为 1，plotNum 参数指定创建的 Axes 对象所在的区域。例如 "numRows=1，numCols=2" 表示整个绘图样式为 1×2 的图片区域，用坐标（1，2，1）和（1，2，2）表示。例如，对计数资料绘制条形图和饼图，输入语句：

```
import matplotlib.pyplot as plt
x=['A', 'B', 'C', 'D']
y=[50, 20, 30, 40]
plt.subplot( 121 ); plt.bar( x, y ); plt.xlabel( "group" ); plt.ylabel( "frequency" );
plt.subplot( 122 ); plt.pie( y, labels=x );
```

　　Python 的 matplotlib 软件包还具有高级统计绘图功能，读者有兴趣可以在网站（https：//matplotlib.org/gallery/index.html）上进行相应学习。

　　2 ）Python pandas 绘图：pandas 可以使用非常简洁的语言进行统计图表绘制。其语句格式如下：

```
dataFrame.plot( kind='line' )
```

　　其中 kind 表示绘制图形的种类，说明见附表 2-15。

附表 2-15　pandas 中 kind 的绘图种类说明

kind 种类	绘制的图形
line	折线图
bar	垂直条图
barh	水平条图
hist	直方图
box	箱线图
kde	核密度估计图
area	面积图
pie	饼图
scatter	散点图

　　3 ）seaborn 统计绘图：seaborn 在 matplotlib 的基础上进行了更高级的应用程序编程接口（application programming interface，API）封装，从而使作图更容易。一般情况下，使用 seaborn 能够绘出具有吸引力的图，而且能够满足大多数数据分析的绘图要求，可以在 matplotlib 基础上制作出更有特色的图。在 seaborn 中，图形可分为因子变量绘图、数值变量绘图、两变量关系绘图、时间序列图、热力图和分面绘图等。

　　4 ）ggplot 统计绘图：ggplot 是用于绘图的 Python 扩展包，该软件包的特点在于不用定义具体的图形，而是通过各种组件合成复杂的图形，能够以非常简洁的形式构建各类图形。ggplot 基本绘图说明见附表 2-16。

附表 2-16　Python ggplot 基本绘图说明

绘图元件	功能
图层（layer）	可以允许分布构建图形
标度（scale）	控制数学空间到图形元素空间的映射
坐标系统（coordinate）	控制图形坐标轴
位面（facet）	控制分组绘图的方式

此处就不再展开介绍，详细内容可参考其他书目。

（华　琳）

附录三　中英文名词对照表

中文	英文
准确率	Accuracy
无环	Acyclic
一种优化算法	Adam
适应性套索	Adaptive LASSO, ALASSO
高级音频编码	Advanced audio coding, AAC
高级加密标准	Advanced encryption standard, AES
校正的赤池信息准则	Akaike information criterion corrected, AICC
赤池信息准则	Akaike Information Criterion, AIC
等位基因得分	Allele score
交叉最小二乘法	Alternative least squares
公共应用程序接口	Application programming interface, API
受试者工作特征曲线下面积	Area under ROC curve, AUC
人工神经网络	Artificial neural network, ANN
数组	Array
自编码器	Auto-encoder, AE
自动语音识别	Automatic speech recognition, ASR
沿时间反向传播	Back propagation through time, BPTT
反向传播算法	Back propagation, BP
基础矩阵分解	Basic matrix factorization
贝叶斯分层模型	Bayes hierarchical model, BHM
贝叶斯信息准则	bayesian information criterion, BIC
贝叶斯网络	Bayesian network
信念网络	Belief network
大数据	Big data
二元模型	Bigram

续表

中文	英文
颜色区间	Bin
二值交叉熵损失	Binary cross entropy loss, BCELoss
生物信息学	Bioinformatics
生物标志物	Biomarker
数据块	Block
闭路	Blocked path
玻尔兹曼机	Boltzmann machine
布尔逻辑表示模型	Boolean model
自助法	Bootstrap
自助抽样法	Bootstrap sampling
平衡点	Break-event point, BEP
浏览器/服务器结构	Browse/Server, B/S
频度	Busyness
典型相关分析	Canonical correlation analysis, CCA
病例对照研究	Case-control study
病例交叉设计	Case-crossover design
病例交叉研究	Case-crossover study
因果图	Causal diagram
因果网络	Causal network
单元状态	Cell state
字符	Character
汉语语言模型	Chinese language model, CLM
分类回归树	Classification and regression tree, CART
客户端/服务器结构	Client/Server, C/S
聚类趋势	Cluster tendency
粗糙度	Coarseness
编码	Code
系数	Coef
碰撞节点	Collider
紧致空间	Compact space
复数	Complex
复杂度参数	Complexity parameter, CP
计算机断层成像	Computed tomography, CT
条件概率表	Conditional probability tabulate
可信度	Confidence
混杂	Confounders

续表

中文	英文
对比度	Contrast
卷积核	Convolution kernel
卷积层	Convolution layer
卷积神经网络	Convolutional neural networks, CNN
新型冠状病毒肺炎	Corona virus disease 2019, COVID-19
相关性	Correlation
代价复杂度剪枝	Cost-complexity pruning, CCP
反事实一致性	Counterfactual consistency
Cox 比例风险回归模型	Cox proportional hazards regression model
交叉验证	Cross validation, CV
互相关	Cross-correlation
数据框	Data frame
数据挖掘	Data mining
单核苷酸多态性数据库	Database of SNP, dbSNP
数据节点	DataNode
约会型 Hub 基因	Date Hubs
有向连接	D-connected
决策网络	Decision network
决策树	Decision tree
解码器	Decoder
基尼指数减少量	Decrease in the gini index, DG
深度信念网络	Deep belief network, DBN
深度生成模型	Deep generative models, DGM
深度学习	Deep learning, DL
深度神经网络	Deep neural network, DNN
深度 Q 网络	Deep Q network, DQN
深度强化学习	Deep reinforcement learning, DRL
降噪自动编码器	Denoising auto-encoder, DAE
全连接层	Dense layer
因变量	Dependent variable
字典	Dictionary
差的熵	Difference-entropy
差的均值	Difference-mean
差异表达基因	Differentially expressed genes, DEGs
医学数字成像和通信标准	Digital imaging and communications in medicine, DICOM
维度灾难	Dimensionality curse, DC

中文	英文
完全定向	Directed
有向无环图	Directed acyclic graph，DAG
有向无环图模型	Directed acyclic graphical model
定向弧	Directed.arcs
离散傅里叶变换	Discrete fourier transform，DFT
离散小波变换	Discrete wavelet transform，DWT
日本 DNA 数据库	DNA data bank of Japan，DDBJ
反事实框架	Donal
双稳健估计方法	Doubly robust estimation
下采样	Down sampling
有向分割	D-separation
双树复小波	Dual-tree complex wavelet transform，DTCWT
动态时间规划	Dynamic time warping，DTW
推土机距离	Earth mover's distance，EMD
效应基因型	Effect allele
弹性网	Elastic net，EN
电子病历	Electronic medical records，EMR
经验正交函数	Empirical orthogonal functions，EOFs
编码器	Encoder
DNA 元件百科全书计划	Encyclopedia of DNA elements，ENCODE
能量	Energy
基于能量的模型	Energy based models，EBM
熵	Entropy
欧洲生物信息学研究所	European Bioinformatics Institute，EBI
艾字节	Exabytes，EB
期望传播算法	Expectation propagation，EP
指数族分布	Exponential family of distributions
大数据抽取、转换与加载	Extract，transform and load，ETL
$F1$ 值	$F1$ measurse
因子	Factor
假阴性	False negative，FN
假阳性	False positive，FP
快速傅里叶变换	Fast Fourier transform，FFT
特征映射	Feature map
前馈神经网络	Feedforward neural network，FNN
现场可编程门阵列	Field-programmable gate array，FPGA

续表

中文	英文
滤波器	Filter
滤波器组	Filter-bank，FBank
功能性磁共振成像	FMRI
差异倍数	Fold change，FC
美国食品药品监督管理局	Food and Drug Administration，FDA
遗忘门	Forget gate
傅里叶形状描述符	Fourier shape deors
功能基因组学	Functional genomics
功能性磁共振成像	Functional magnetic resonance imaging，fMRI
g估计结构嵌套模型	G estimation of a structural nested model
增益率	Gain ratio
伽玛分布	Gamma
高斯核函数	Gaussian kernel function
高斯混合模型	Gaussian mixture model，GMM
高斯过程回归	Gaussian process regression，GPR
高斯过程	Gaussian process，GP
基因共表达网络分析	Gene co-expression network analysis
基因表达数据库	Gene Expression Omnibus，GEO
GEPIA平台	Gene expression profiling interactive analysis
基因本体	Gene Ontology，GO
通用特征	General features
时空广义相加模型	Generalized addable model，GAM
广义交叉验证	Generalized cross validation，GCV
广义似然比	Generalized likelikood ratio，GLR
广义线性模型	Generalized linear model，GLM
广义线性回归	Generalized linear regression
广义矩估计	Generalized method of moments，GMM
广义肖像算法	Generalized portrait algorithm
对抗生成网络	Generative adversarial networks，GAN
基因模块	Genes module
遗传风险得分	Genetic risk score
基因组	Genome
全基因组关联分析	Genome-Wide Association Study
基因组学	Genomics
时空地理加权回归模型	Geographically and temporally weighted regression，GTWR
热点分析	Getis-Ord Gi* analysis

续表

中文	英文
基尼指数	Gini index
GPM 数据库	Global proteome machine, GPM
全球公共卫生情报网络	Global public health intelligence network, GPHIN
全局耦合网络	Globally coupled network
梯度	Gradient
图模型	Graphical model
图形处理器	Graphics processing unit, GPU
灰度共生矩阵	Grey level co-occurrence matrix
Hadoop 分布式文件系统	Hadoop distributed filesystem, HDFS
硬间隔分类	Hard-margin classification
风险比	Hazard ratio, HR
HL7 卫生信息交换标准	Health level 7, HL7
赫布性质	Hebbian nature
隐马尔可夫模型	Hidden Markov model, HMM
分层聚类树	Hierarchical clustering tree
同质度	Homogeneity
地平线 2020 计划	Horizon 2020
瓶颈型 Hub 基因	Hub-bottlenecks
非瓶颈型 Hub 基因	Hub-nonbottlenecks
人类基因组计划	Human genome project, HGP
人类表型本体	Human phenotype ontology, HPO
国际人类蛋白质组组织	Human proteome organization, HUPO
超文本标记语言	HyperText markup language
图像降噪	Image denoising
均方误差增长百分率	Increased in mean squared error (%), %IncMSE
结点纯度增长量	Increased node purity, IncNodePurity
自变量	Independent variable
惯量	Inertia
影响图	Influence diagram
信息熵	Information entropy
信息增益	Information gain
输入门	Input gate
输入层	Input layer
整数	Integer
国际肿瘤基因协作组	International Cancer Genome Consortium, ICGC
集成学习和开发环境	Integrated development and learning environment, IDLE

续表

中文	英文
国际核酸序列数据库协会	International Nucleotide Sequence Database Collaboration, INSDC
逆差矩	Inverse difference moment, IDM
逆概率加权边际结构模型	Inverse probability weighted marginal structural mode
逆文档频率	Invrese document frequency, IDF
蛋白质组数据资源共享系统	IProX
JS 对象标记	JavaScript object notation, JSON
Kaplan-Meier 生存估计法	Kaplan-Meier survival estimate
核	Kernel
键	Key
关键基因	Key genes
最优化条件	Karush-Kuhn-Tucker, KKT
k- 最近邻分类	K-nearest neighbor, kNN
知识图	Knowledge map
KEGG 数据库	Kyoto Encyclopedia of Genes and Genomes, KEGG
标号法	Labeling
语言模型	Language model, LM
潜在空间	Latent space
叶节点	Leaf nodes
套索	Least absolute shrinkage and selection operator, LASSO
最小二乘支持向量机	Least squares support vector machine, LS-SVM
词形还原	Lemmatization
提升度	Lift
基于似然的方法	Likelihood-based methods
线性模型	Linear model
线性支持向量机	Linear SVC
连接函数	Link function
连锁不平衡	Linkage disequilibrium, LD
列表	List
对数似然比	Log likelikood ratio, LLR
逻辑	Logical
逻辑回归	Logistic
长短期记忆网络	Long short-term memory networks, LSTM
纵向网络	Longitudinal networks
损失	Loss
损失函数	Loss function
机器学习	Machine learning, ML

续表

中文	英文
磁共振成像	Magnetic resonance imaging, MRI
间隔	Margin
间隔侵犯	Margin violations
马尔可夫链蒙特卡洛方法	Markov Chain Monte Carlo, MCMC
马尔可夫随机场模型	Markov random field, MRF
国际组学数据质量控制学会	Massive analysis and quality control, MAQC
映射	Mapping
矩阵	Matrix
带偏项的矩阵分解模型	Matrix factorization models with bias
极大似然估计	Maximum likelihood estimation, MLE
最大池化	Maximum pooling, Max pooling
最大概率	Maximum probability
平均绝对误差	Mean absolute error, MAE
平均准确度减少量	Mean decrease accuracy, MDA
平均基尼指数减少量	Mean decrease in the gini Index, MDG
平均池化	Mean pooling
平均残差平方	Mean square residual, MSR
均方误差	Mean squared error, MSE
医学图像	Medical image
梅尔频率倒谱系数	Mel-frequency cepstral coefficient, MFCC
孟德尔随机化	Mendelian randomization
梅塞尔定理	Mercer
微阵列	Microarray
最小错误剪枝	Minimum error pruning, MEP
基因组序列最简信息	Minimum information about a genome sequence, MIGS
功能基因组数据协会	Minimum information about a microarray experiment, MIAME
二代测序数据标准	Minimum information about a next-generation sequencing experiment, MINSEQE
任意序列最简信息	Minimum information about any（X）sequence, MIxS
效应基因频率	Minor allele frequency
错分误差	Misclassification error, ME
混合分布法	Mixture
蒙特卡洛	Monte Carlo
二级质谱的数据库搜索	MS/MS Database Searching
名称节点	NameNode
美国国家癌症研究所	National Cancer Institute, NCI

续表

中文	英文
美国国家生物技术信息中心	National Center for Biotechnology Information, NCBI
美国国家环境健康追踪体系	National Environmental Public Health Tracking, NEPHT
美国国家健康研究院	National Institutes of Health, NIH
美国国家微生物数据中心	National Microbiology Data Center, NMDC
自然语言处理	Natural language processing, NLP
自然语言处理工具包	Natural language toolkit, NLTK
自然参数	Natural parameter
自然路	Natural path
最近邻耦合网络	Nearest-neighbor coupled network
阴性对照法	Negative control method
神经风格迁移	Neural style transfer
数值	Numeric
非参数模型	Non-parametric model
非下采样方向滤波器组	Non-subsampled direction filter banks, NSDFB
开路	Open path
袋外数据	Out of bag, OOB
输出门	Output gate
过拟合	Over-fitting
泛癌症图谱	Pan-Cancer Atlas
泛癌症计划	Pan-Cancer Initiative
党派型 Hub 基因	Party Hubs
惩罚最小二乘法	Penalized sum of squares
质量纹鉴定法	Peptide mass fingerprinting
拍字节（250 字节）	Perabyte, PB
悲观剪枝	Pessimistic error pruning, PEP
正电子发射断层扫描	PET
概率图模型	PGM
可吸入颗粒物	PM_{10}
细颗粒物	$PM_{2.5}$
泊松	Poisson
多项式核函数	Polynomial kernel function
多项式特征	PolynominalFeatures
池化	Pooling
池化层	Pooling layer
正电子发射断层成像	Positron emission computed tomography, PET
后基因组	Postgenome

续表

中文	英文
精确率	Precision rate
查准率	Precision, P
预测	Prediction
概率表示模型	Probabilistic model
概率网络	Probability network
乘积极限法	Product-limited method
可恢复证明模型	Proof of retrievability, POR
倾向评分匹配	Propensity score matching
PDB 数据库	Protein data bank, PDB
可证明的数据持有模型	Provable data possession, PDP
脉冲编码调制	Pulse code modulation, PCM
数据挖掘和数据分析工具	Python
二次规划	Quadratic programming
准试验	Quasi experiments
决定系数	R Squared, R^2
机架	Rack
径向基函数	Radial basis function, RBF
随机森林	Random forest, RF
随机网络	Random network
径向基核函数	Radial basis kernel function, RBKF
召回率	Recall rate
查全率	Recall, R
受试者工作特征曲线	Receiver operating characteristic curve, ROC curve
最小化重构错误	Reconstruction error
循环神经网络	Recurrent neural network, RNN
递归	Recursion
错误率降低剪枝	Reduced error pruning, REP
感兴趣区域	Region of interest, ROI
回归	Regression
回归预测	Regression prediction
规则网络	Regular network
正则自编码器	Regularized auto-encoder, RAE
强化学习	Reinforcement learning, RL
结构生物信息学研究合作组织	Research collaboratory for structural bioinformatics, RCSB
受限玻尔兹曼机	Restricted Boltzmann machine, RBM

续表

中文	英文
反相蛋白质阵列	Reverse-phase array, RPPA
岭回归	Ridge regression
机器人辅助手术	Robotic-assisted surgery, RAS
均方根误差	Root mean squared error, RMSE
根节点	Root.nodes
RSA 公钥加密算法	RSA
标量	Scaler
无标度网络	Scale-free network
机器学习库	Scikit-learn
结构方程模型	SEM
半参数估计	Semi-parametric
半参数模型	Semi-parametric model
灵敏度	Sensitivity
序列	Sequence
序列读取存档数据库	Sequence read archive, SRA
序列检索系统	Sequence retrieval system, SRS
测序	Sequencing
序列最小优化	Sequential minimal optimization, SMO
随机梯度下降分类器	SGDClassifier
S 形生长曲线	Sigmoid
自回归模型	Simultaneous auto regression, SAR
单光子发射计算机断层成像	Single photon emission computed tomography, SPECT
奇异值分解	Singular value decomposition
松弛变量	Slack variable
小世界模型	Small-world Network
二氧化硫	SO_2
软间隔分类	Soft-margin classification
源领域	Source domian
时空扫描统计量	Spatial-temporal scan statistics
时空典型相关分析	Spatio-temporal canonical correlation analysis, ST-CCA
时空网络	Spatio-temporal networks
特异度	Specificity
稳定的个体治疗值的假设	Stable unit treatment value assumption
堆叠自编码器	Stacked auto-encoder, SAE
标准差标准化	StandardScaler
星形耦合网络	Star coupled network

续表

中文	英文
统计参数映射	Statistical parametric mapping
词干提取	Stemming
随机梯度下降法	Stochastic Gradient Descent
步长	Stride
结构基因组学	Structural genomics
结构风险最小化原理	Structural risk minimization, SRM
子采样层	Subsamplinglayer
逐次超松弛迭代法	Successive over-relaxation, SOR
和的熵	Sum-entropy
汇总数据	Summary data
和的均值	Sum-mean
支持度	Support
支持向量机	Support vector machine, SVM
支持向量回归	Support vector regression, SVR
临床医学术语标准	Systematized Nomenclature of Medicine—Clinical Terms, SNOMED-CT
双曲正切函数	Tanh
目标领域	Target domain
靶向最大似然估计	Targeted maximum likelihood estimation, TMLE
用于数值计算的开源软件库	Tensorflow
太字节（240字节）	Terabyte, TB
术语	Term
词频	Term-frequency, TF
拟合优度检验	Test of goodness of fit
文本聚类	Text cluster
文本挖掘	Text mining, TM
癌症基因组图谱	The Cancer Genome Atlas, TCGA
时间序列分析	Time series analysis
训练集	Train set
迁移学习	Transfer learning
三元模型	Trigram
真阴性	True negative, TN
真阳性	True positive, TP
截断反向传播时间	Truncated back-propagation through time
元组	Tuple
英国生物银行	UK Biobank, UKB

续表

中文	英文
超声	Ultrasonic
收缩自编码器	Undercomplete auto-encoder, UAE
无向弧	Undirected.arcs
一元模型	Unigram
单变量分析	Univariable analysis
通用近似	Universal approximator
Uniprot 数据库	Universal Protein, Uniprot
加州大学圣克鲁兹分校	University of California, Santa Cruz, UCSC
方差	Variance
变分自编码器	Variational auto-encoder, VAE
万普尼克 - 泽范兰杰斯理论	VC-Vapnik, Chervonenkis
向量	Vector
向量空间模型	Vector space model, VSM
火山图	Volcano plot
小波变换	Wavelet transform
有限加权状态转换机	Weighted finite-state transducers, WFST
权重基因共表达网络分析	Weighted Gene Co-expression Network Analysis, WGCNA
加权最小二乘估计	Weighted least squared, WLS
Wiley 第 12 版质谱数据库	Wiley registry of mass spectrum data 12th edition
词网格	Word lattices
可扩展标记语言	Extensible markup language, XML
零填充	Zero padding

主要参考文献

[1] AGRAWAL R, IMIELINSKI T, SWAMI A. Mining association rules between sets of items in large database[R]. ACM SIGMOD Record, 1993.

[2] BISHOP C M. Pattern recognition and machine learning[M]. NewYork: Springer, 2006.

[3] CRESSIE N, WIKLE C K. Statistics for SPATIO-TEMPORAL DATA [M]. New Jersey: Wiley, 2011.

[4] GÉRON A. Hands-on Machine Learning with Scikit-Learn, Keras, and TensorFlow[M]. 2nd ed. Sebastopol: O' Reilly Media Inc., 2019.

[5] GOODFELLOW I, BENGIO Y, COURVILLE A. Deep learning[M]. Cambridge: MIT Press, 2016: 499-507.

[6] HECKERMAN D, MEEK C. Embedded Bayesian Network Classifiers[R]. Technical Report MSR-TR-97-06, Microsoft Reseach, USA, 1997.

[7] PESENSON I, LE GIA Q T, MAYELI A, et al. Novel Methods in Harmonic Analysis[M]. NewYork: Springer, 2017.

[8] SILGE J, ROBINSON D. 文本挖掘：基于 R 语言的整洁工具 [M]. 刘波, 罗棻, 唐亮贵, 译. 北京：机械工业出版社, 2018.

[9] LESMEISTER C. Mastering Machine Learning with R[M]. Birmingham: Packt Publishing, 2015.

[10] SUMATHY P, SHANMUGAVADIVU P, VADIVEL A. Image Retrieval and Analysis Using Text and Fuzzy Shape Features: Emerging Research and Opportunities[M]. Hershey PA: IGI Global, 2018.

[11] ROSIN P L, LAI Y K, SHAO L, et al.RGB-D Image Analysis and Processing[M]. NewYork: Springer, 2019.

[12] PEARL J. Probabilitic reasoning in intelligent systems[M]. San Mateo: Morgan Kaufvmann, 1988.

[13] RUMELHART D E, HINTON G E, WILLIAMS R J. Learning internal representations by error propagation[R]. California Univ San Diego La Jolla Inst for Cognitive Science, 1985.

[14] SHAHAR E, SHAHAR D J. Causal Diagrams and Three Pairs of Biases. Epidemiology - Current Perspectives on Research and Practice[M]. Rijeka: InTech, 2012.

[15] HANNAN T J.Health Informatics-An Overview[M]. New York: Churchill Livingstone, 1996.

[16] LEI T H. Statistics of medical imaging[M]. Boca Raton: CRC Press, 2012.

[17] WIKLE C K , ZAMMIT-MANGION A , CRESSIE N. Spatio-Temporal Statistics with R[M]. Boca Raton: CRC Press, 2019.

[18] AURELIEN G. 机器学习实战：基于 Scikit-Learn 和 TensorFlow[M]. 王静源, 译. 北京：机械工业出版社, 2018.

[19] [奥]托马斯·哈斯尔万特. Python 统计分析 [M]. 李锐, 译. 北京：人民邮电出版社, 2018.

[20] 陈大方, 刘徽. 医学大数据挖掘方法与应用 [M]. 北京：北京大学医学出版社. 2020.

[21] 陈峰. 医用多元统计分析方法 [M]. 北京：中国统计出版社, 2018.

[22] 陈梁. 传播、理论方法与实证研究 [M].北京：知识产权出版社, 2020

[23] 陈永红. 健康大数据预处理方法研究与实现 [D]. 西安：电子科技大学, 2018.

[24] 崔雷. 医学数据挖掘 [M]. 北京：高等教育出版社，2006.

[25] 董付国. Python 数据分析、挖掘与可视化 [M]. 北京：人民邮电出版社，2020.

[26] 董育宁，刘天亮，戴修斌，等. 医学图像处理理论与应用 [M]. 南京：东南大学出版社，2020.

[27] 范传辉. Python 爬虫开发与项目实战 [M]. 北京：机械工业出版社，2017.

[28] 关松林. 机器学习在疾病诊断中的应用 [D]. 重庆：重庆大学，2019.

[29] 郭申阳. 倾向值分析：统计方法与应用 [M]. 重庆：重庆大学出版社，2012.

[30] 韩纪庆，张磊，郑铁然. 语音信号处理 [M]. 3 版. 北京：清华大学出版社，2019.

[31] 华琳，李林. 医学数据挖掘案例与实践 [M]. 北京：清华大学出版社，2016.

[32] 姜维. 文本分析于文本挖掘 [M]. 北京：科学出版社，2018.

[33] 李航. 统计学习方法 [M]. 北京：清华大学出版社，2012.

[34] 李航. 统计学习方法 [M]. 北京：清华大学出版社，2018.

[35] 林大贵. Hadoop+Spark 大数据巨量分析与机器学习整合开发实战 [M]. 北京：清华大学出版社，2017.

[36] 林子雨. 大数据技术原理与应用：概念、存储、处理、分析与应用 [M]. 北京：人民邮电出版社，2017.

[37] 罗伯特·H沙姆韦. 时间序列分析及其应用：基于 R 语言实例 [M]. 北京：机械工业出版社，2020.

[38] 卢朝霞. 健康医疗大数据：理论与实践 [M]. 北京：电子工业出版社，2017.

[39] 吕晓玲，宋捷. 大数据挖掘与统计机器学习（大数据分析统计应用丛书）[M]. 北京：中国人民大学出版社，2016.

[40] 金小桃. 健康医疗大数据 [M]. 北京：人民卫生出版社，2018.

[41] 牛琨. 纵观大数据：建模、分析及应用 [M]. 北京：北京邮电大学出版社，2017.

[42] 邱锡鹏. 神经网络与深度学习 [M]. 北京：机械工业出版社，2020：105-115.

[43] 孙亮，黄倩. 实用机器学习 [M]. 北京：人民邮电出版社，2017.

[44] 孙玺菁，司守奎. 复杂网络算法与应用 [M]. 北京：国防工业出版社，2017.

[45] 孙振球，徐勇勇. 医学统计学 [M]. 4 版. 北京：人民卫生出版社，2014.

[46] 汤羽，林迪. 大数据分析与计算 [M]. 北京：清华大学出版社，2017.

[47] 唐子惠. 医学人工智能导论 [M]. 上海：上海科学技术出版社，2020.

[48] 涂铭，刘祥，刘春树. Python 自然语言处理实战核心技术与算法 [M]. 北京：机械工业出版社，2018.

[49] 王星. 大数据分析：方法与应用 [M]. 北京：清华大学出版社，2013.

[50] 王雪迎. Hadoop 构建数据仓库实践 [M]. 北京：清华大学出版社，2017.

[51] 文卡特·安卡姆. Spark 与 Hadoop 大数据分析 [M]. 吴今朝，译. 北京：机械工业出版社，2017.

[52] 吴娱. 数字图像处理 [M]. 北京：北京邮电大学出版社，2017.

[53] 薛迪秀. 基于卷积神经网络的医学图像癌变识别研究 [D]. 合肥：中国科学技术大学，2017.

[54] 薛薇编. R 语言数据挖掘 [M]. 北京：中国人民大学出版社，2016.

[55] 薛毅，陈立萍. 统计建模与 R 软件 [M]. 北京：清华大学出版社，2007.

[56] 尤婷婷. 健康大数据预处理技术及其应用 [D]. 成都：电子科技大学，2017.

[57] 颜艳，王彤. 医学统计学 [M]. 5 版. 北京：人民卫生出版社，2020.

[58] 张良均，杨海宏，何子健，等. Python 与数据挖掘 [M]. 北京：机械工业出版社，2017.

[59] 周阳. 基于机器学习的医疗文本分析挖掘技术研究 [D]. 北京：北京交通大学，2019.

[60] 周志华. 机器学习 [M]. 北京：清华大学出版社，2016.

[61] 赵尚梅，张军欢. 健康保险与大数据应用 [M]. 北京：中国财政经济出版社，2018.